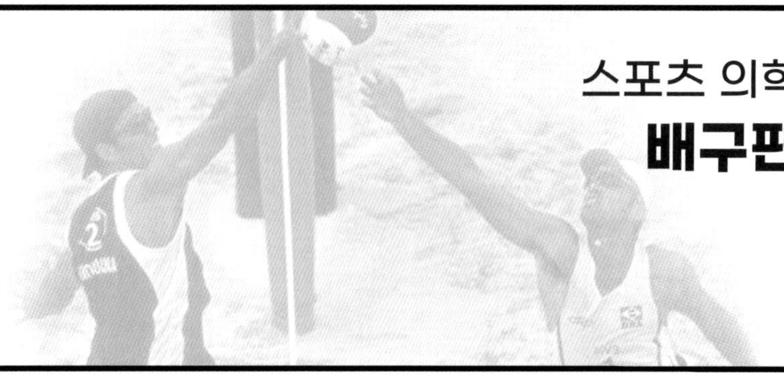

스포츠 의학
배구편

SECOND EDITION

EDITED BY

Jonathan C. Reeser, MD

Marshfield Clinic Research Foundation
Marshfield, Wisconsin, USA

Roald Bahr, MD

Oslo Sports Trauma Research Center, Department of Sports Medicine,
Norwegian School of Sport Sciences, Oslo, Norway
Aspetar Orthopaedic and Sports Medicine Hospital, Doha, Qatar

스포츠의학 : 배구편

첫째판 1쇄 인쇄 | 2025년 1월 14일
첫째판 1쇄 발행 | 2025년 1월 21일

저 자 Jonathan C. Reeser, Roald Bahr
역 자 도원수 , 박지훈 , 이현준
감 수 대한배구협회 의무분과위원회
발 행 인 장주연
출 판 기 획 임경수
책 임 편 집 이연성
편집디자인 주은미
표지디자인 김재욱
제 작 담 당 황인우
발 행 처 군자출판사 (주)
등록 제 4-139 호 (1991. 6. 24)
본사 (10881) **파주출판단지** 경기도 파주시 회동길 338(서패동 474-1)
전화 (031) 943-1888 팩스 (031) 955-9545
홈페이지 | www.koonja.co.kr

ISBN 979-11-7068-215-8 (93510)
정가 25,000원

역자 소개

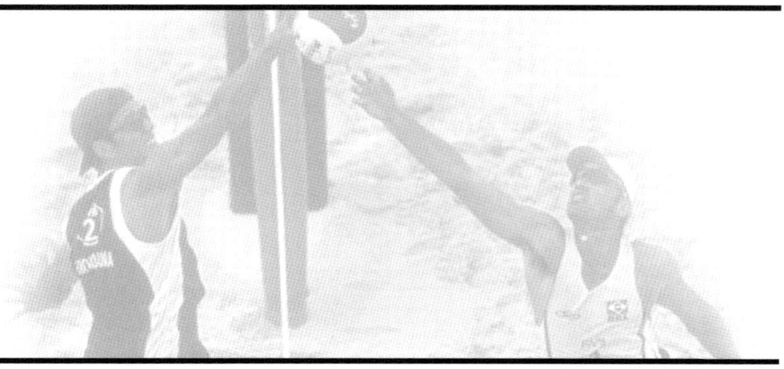

도 원 수

재활의학과 전문의
강남연세재활의학과의원 원장
연세대학과 의과대학 재활의학과교실 외래교수
대한배구협회 의무분과위원
신촌세브란스병원 재활의학과 전공의 수련
미국 피츠버그 의과대학 스포츠손상과정 연수
미국 하버드 의과대학 항노화과정 연수

박 지 훈

한방재활의학과 전문의
박지훈한의원 원장
대한배구협회 의무분과위원
국제올림픽위원회(IOC) 스포츠의학 Diploma
진천국가대표선수촌 한의과진료실 촉탁의

이 현 준

이현준한의원 원장
대한배구협회 의무분과위원
국제올림픽위원회(IOC) 스포츠의학 Diploma
국제올림픽위원회(IOC) 엘리트스포츠에서 정신건강 Diploma
세계수기근골의학연합회(FIMM) 교육위원
대한스포츠한의학회 부회장
척추신경추나의학회 이사 및 교육위원

목차

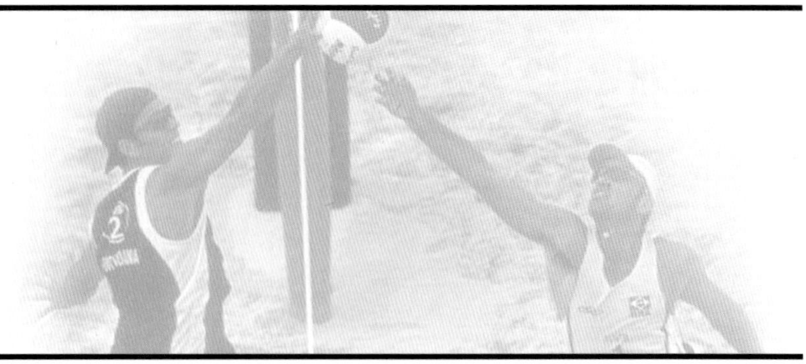

기고자 목록

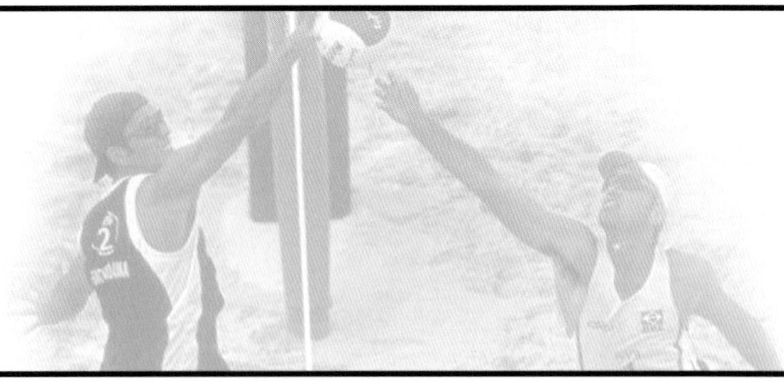

Roald Bahr, MD, PhD
Oslo Sports Trauma Research Center, Department of Sports Medicine, Norwegian School of Sport Sciences, Oslo, Norway
Aspetar Orthopaedic and Sports Medicine Hospital, Doha, Qatar

Emily C. Barnhart, BS
Department of Human Sciences, The Ohio State University, Columbus, Ohio, USA

William W. Briner, Jr, MD
Hospital for Special Surgery, Long Island, Uniondale, New York, USA

Louise M. Burke, PhD
Sports Nutrition, Australian Institute of Sport, Canberra, ACT, Australia
Mary McKillop Institute for Health Research, Australian Catholic University, Melbourne, Victoria, Australia

Lydia K. Caldwell, MS
Department of Human Sciences, The Ohio State University, Columbus, Ohio, USA

Alvaro Chamecki, MD
Artro Clinica de Ortopedia, Curitiba, PR, Brazil

Ann M.J. Cools, PT, PhD
Department of Rehabilitation Sciences and Physiotherapy, Ghent University, Ghent, Belgium

Heather Curtiss, MD
University of Utah Orthopedic Center, University of Utah, Salt Lake City, Utah, USA

Alex B. Diamond, DO
Department of Human Sciences, The Ohio State University, Columbus, Ohio, USA

Katrien Fransen, PhD
Department of Kinesiology, KU Leuven, Leuven, Belgium

Andrew J.M. Gregory, MD
Department of Sports Medicine, Vanderbilt University Medical Center, Nashville, Tennessee, USA

Manfred Holzgraefe, MD, PhD
University of Goettingen, Asklepios Clinics, Seesen, Germany

Karim Khan, MD, PhD PT, PhD
Department of Family Practice (Sports Medicine) and School of Human Kinetics, University of British Columbia, Vancouver, Canada
Sports and Exercise Medicine Research Centre, La Trobe University, Bundoora, Australia

William J. Kraemer, PhD
Department of Human Sciences, The Ohio State University, Columbus, Ohio, USA

Constance Lebrun, MD
Glen Sather Sports Medicine Clinic, University of Edmonton, Edmonton, Alberta, Canada

Kerry MacDonald, PhD
University of Calgary Sport Injury Prevention Research Centre, Calgary, Alberta, Canada

Scott A. Magnes, MD
Department of Orthopaedic Surgery, Fort Belvoir Community Hospital, Fort Belvoir, Virginia, USA

Ronald J. Maughan, PhD
School of Medicine, University of St Andrews, St Andrews, Scotland

Wilhelm Meeuwisse, MD, PhD
University of Calgary Sport Injury Prevention Research Centre, Calgary, Alberta, Canada

Julien D. Périard, PhD
Aspetar Orthopaedic and Sports Medicine Hospital, Doha, Qatar

Jonathan C. Reeser, MD, PhD
Marshfield Clinic Research Foundation, Marshfield, Wisconsin, USA

Susan M. Shirreffs, PhD
School of Medicine, University of St Andrews, St Andrews, Scotland

Christopher Skazalski, PT, DPT, ATC
Aspetar Orthopaedic and Sports Medicine Hospital, Doha, Qatar

Markus Tilp, PhD
University of Graz, Institute of Sports Science, Graz, Austria

Gert Vande Broek, PhD
Department of Kinesiology, KU Leuven, Leuven, Belgium

Evert Verhagen, PhD
Department of Public and Occupational Health, VU University Medical Center, Amsterdam, The Netherlands

Nadège Veintimilla
Fédération Internationale de Volleyball, Lausanne, Switzerland

Håvard Visnes, MD, PhD
Oslo Sports Trauma Research Center, Haukeland University Hospital, Bergen, Norway

추천사

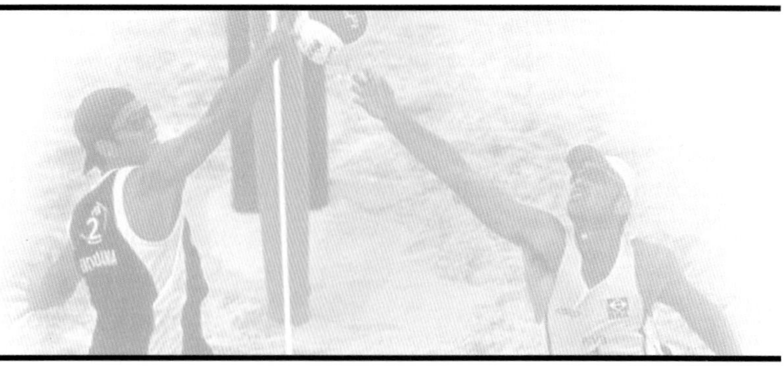

배구 트레이닝뿐 아니라 역학, 생리학, 영양학과 부상예방까지 다방면의 내용을 접할 수 있는, 지도자부터 선수까지 모든 스포츠인들에게 필수 교본 같은 도서입니다.

김 연 경

I first met Dr. Hyun Joon Lee in 2019 at the beginning of my mandate as head coach for the Korean Women's National Team, while he served as a team doctor.

Besides the professional value, I've been surprised by his care for the neighbor. I understood quite soon how much satisfaction Dr. Lee finds in helping the others, it looks like he feels good when people that surround him feel good.

It's easy for me to believe that, in translating this book, Dr. Lee put the same passion for his job, the same altruism and generosity, the same pleasure in sharing knowledge that can definitely help to increase the quality of our work and life.

If I've never expressed my gratitude for the part of the journey that we have walked together and for his friendship, I now add it to my thanks for contributing with this book's translation to the development of Korean volleyball.

Stefano Lavarini
2020 도쿄올림픽 여자배구대표팀 감독
(4강 신화의 주역, 대한민국 대표팀 첫 외국인 감독)

추천사

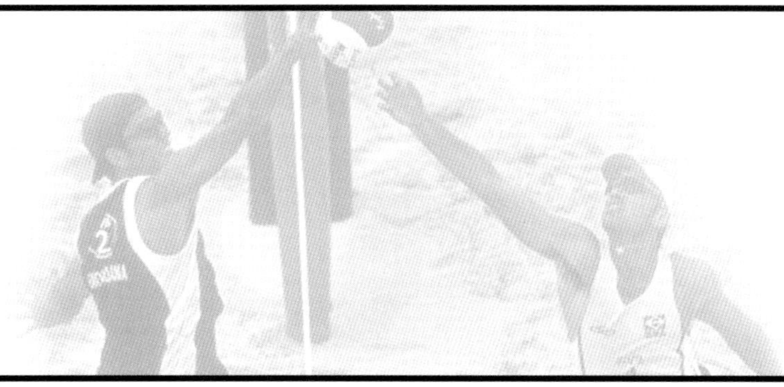

"스포츠의학-배구편"의 국내 번역 출간을 축하드립니다.

본 서적은 국제올림픽위원회(IOC)가 2017년도에 출간한 책자로 배구 종목 스포츠의과학에 대한 귀중한 자료입니다. 배구 종목에 특화된 스포츠의과학 지침서인 이 책은 영양, 생체역학, 저항운동 프로그램, 부상방지, 치료, 재활, 연령대별, 성별, 수준별 스포츠의학적 접근방법 등을 기술하고 있는 아주 유용한 책자입니다.

현재 우리나라에는 초/중/고등학교, 대학교, 실업, 프로 등 많은 배구 선수들이 매일 땀을 흘리며 기량을 연마하고 있습니다. 또한 동호인, 학생 스포츠 클럽 등 배구를 즐기는 인구 또한 늘어나고 있습니다.

대한배구협회는 우리나라의 배구인들 사이에서 본 책자가 널리 알려지고 읽혀 더 많은 선수들이, 더 많은 지도자들이 이 책자에 수록된 배구 스포츠의과학 지식과 지침을 활용하여 더욱 안전하고 건강하게 배구를 즐길 수 있게 되기를 진심으로 바랍니다.

감사합니다.

대한배구협회 회장

오 한 남

추천사

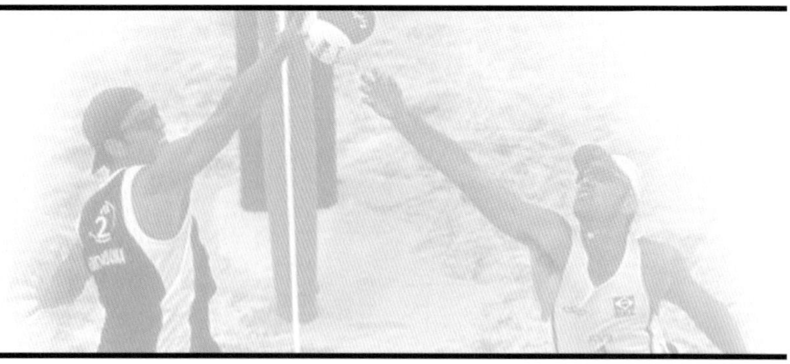

"스포츠의학-배구편"의 국내 번역 출간을 진심으로 축하드립니다. 저는 정형외과 전문의로서, 대한배구협회 의무위원장으로서 오랜 기간 배구 선수들의 부상과 치료를 경험하던 중 배구와 관련된 적절한 스포츠의학 지침서가 필요하다는 생각이 들었습니다. 다소 늦은 감이 있지만 이 책은 배구라는 고강도 스포츠 종목에 대한 심층적인 이해와 전문적인 스포츠의학지식을 결합하여, 선수들의 경기력 향상과 부상 예방을 위한 필수적인 가이드라인을 제공하고 있으며, 특히 번역자들은 대한배구협회 의무위원으로서 다년간 국가대표 선수들과 엘리트 청소년 선수들의 경기에 팀닥터로 참여하며 선수들의 부상과 치료과정을 직접 경험해 오신 스포츠의학 전문가들이기 때문에 실제 현장에서의 부상 치료와 예방에 대한 깊은 통찰이 포함되어 있어 매우 큰 의미가 있다고 생각합니다.

이 책은 배구의 스포츠과학과 스포츠의학을 포괄적으로 다루고 있습니다. 배구는 짧은 시간 내에 높은 강도의 운동을 반복적으로 요구하는 종목으로 근육 피로와 근육 및 관절 손상이 발생할 수 있습니다. 이에, 배구의 에너지 요구량, 최적의 경기력을 위한 영양, 생체역학, 저항성 트레이닝 프로그램 개발 등 다양한 주제를 통해 선수들이 경기 중 높은 파워를 유지하고 피로를 효과적으로 관리하고 도울 수 있도록 구성되어 있습니다. 또한, 배구 부상 역학 및 예방, 어깨 부상, 무릎과 발목 부상 등 구체적인 부상 사례와 재활의 원칙을 제시하여 선수들이 부상 위험을 최소화할 수 있는 방법을 제공합니다. 특히 이 책은 청소년 및 여성 배구 선수, 엘리트 실내 배구 선수, 장애가 있는 선수들을 위한 특수 배구 등 다양한 주제를 다루며, 각 선수의 고유한 신체적 요구와 특성을 반영한 맞춤형 훈련 및 재활 프로그램을 소개합니다. 그리고, 성정체성 이슈, 보조제, 도핑방지, 스포츠 심리학 등 현대 스포츠에서 중요한 주제들도 포함되어 있어 폭넓은 이해를 도울 수 있도록 구성되어 있습니다.

이 책은 선수들의 훈련 상태와 경기력을 객관적으로 평가하고 적절한 회복 및 재활 방법을 제공함으로써 선수들이 경기 중 최상의 컨디션을 유지하는 데 도움이 될 것입니다. 이와 같이 "스포츠의학-배구편"은 국내에서 처음 발간되는 배구 관련 스포츠의학 서적으로서 선수, 지도자, 트레이너 및 스포츠 의학과 연관된 많은 분들에게 도움을 주어, 이를 통해 선수들의 부상을 예방하고 적절한 치료와 재활을 받음으로써 선수들의 안전과 배구 발전에 기여하리라고 기대합니다.

대한배구협회 의무이사 및 의무위원회 위원장

서울대학교 의과대학 정형외과 교수

이 재 협

추천사

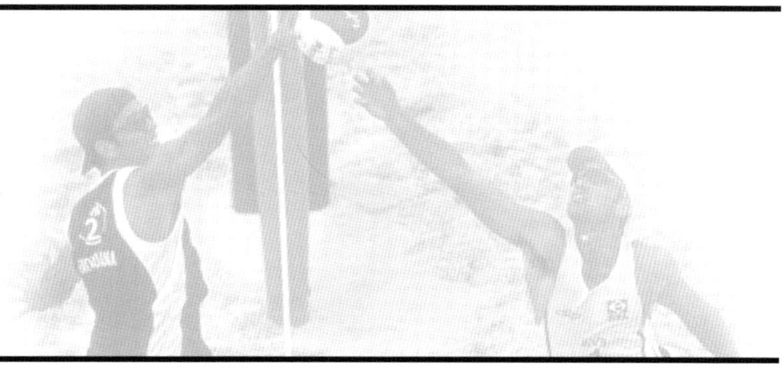

이번 IOC에서 발간한 배구 관련 핸드북을 번역한 이재협 의무분과위원장님을 비롯한 의무분과위원회에 감사와 수고의 말씀을 전합니다.

예전 1994년에 FIVB에서 발간한 VOLLEYBALL INJURIES를 번역하던 중 130페이지 분량을 소화하지 못하고 중도에 포기했던 아픈 기억이 있습니다. 능력 있는 후배님들의 노력으로 260페이지 이상의 방대한 분량을 번역한 것을 보니 제 마음이 더 뿌듯합니다.

이번의 IOC핸드북에서는 단순한 부상과 재활에 관련된 내용뿐만 아니라 배구할 때의 에너지대사, 생리적 반응, 영양학적 측면까지 다루었으며 훈련과 더불어 시합 도중의 에너지와 수분공급으로 경기력 저하요인 제거 및 향상에 대한 내용이 포함되었을 뿐만 아니라 생체역학적 연구를 통해 공의 궤적에 대한 신체반응과 공격 수비 시에 사용되는 근육관절의 효율을 극대화하고 부상방지에도 일조한 것이 인상 깊었습니다.

재활 또한 부상초기와 회복단계 기능단계를 구분해 시의적절한 재활법을 소개하여 늘 선수들의 부상과 치료에 애써왔던 우리에게 공감을 주었고, 남녀선수들의 생리에 맞게 구별하여 분석하였으며 성장기 청소년들의 골격 미성숙으로 인한 부상과 심리적 부분까지도 고려하는 등 부상예방에 최선을 다한 내용이 마음에 와닿았습니다.

마지막으로 단체의 팀원으로서 개인과의 조화를 통하여 팀의 잠재력을 극대화하는 방법에 대한 연구가 시도된 것을 보며 이 책이 국내의 배구인들뿐만 아니라 모든 스포츠인들에게 큰 도움이 될 것으로 사료되어 이 긴 글의 번역이라는 큰일을 감히 시도하고 또한 성공한 여러분들에게 아낌없는 박수로 치하를 드리고자 합니다.

대한배구협회 의무분과위원회 명예위원장

장 병 수

추천사

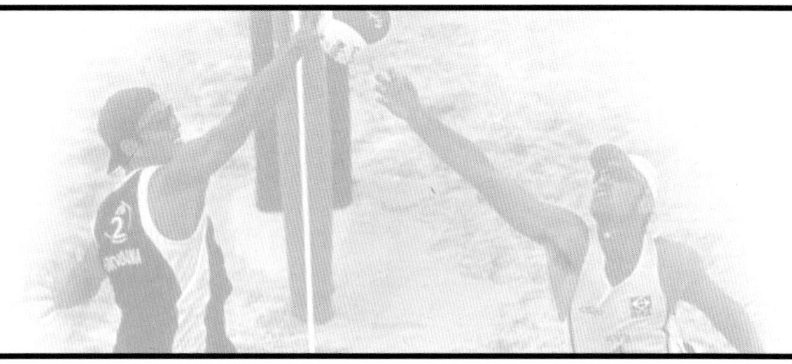

스포츠 선수들이 훌륭한 기량을 충분히 발휘하기 위해서는 종합적이고, 체계적이고, 효과적인 훈련과 함께, 선수의 기량을 저해하는 부상이 발생하였을 때 신속한 치료와 적절한 재활이 요구됩니다.

50년 가까이 배구선수들의 부상 치료와 예방을 위해 헌신해 온 대한 배구 협회 의무위원회가 이번에 IOC에서 발간한 배구 편을 번역 출간하게 된 것을 축하합니다. 이 책은 배구 운동을 할 때 인체가 어떻게 작용하는지에 대한 생리적 상황, 스포츠 활동과 피로 회복에 필요한 스포츠 영양학, 배구에 필요한 트레이닝 프로그램, 다빈도로 발생하는 부상의 치료 등 배구에 관한 전반적 내용을 담고 있어서 선수들을 치료하는 의료진뿐만 아니라 현역에서 활동하는 아마추어, 프로 배구 선수들, 선수들을 가르치는 지도자들, 체력 증진을 도와주는 트레이너들, 어린 선수들이 최고의 선수가 되도록 아낌없는 지원을 해 주시는 부모님들에게도 많은 도움이 되는 길라잡이 책이 되리라 생각됩니다.

과거부터 선수들의 빛나는 성적 뒤에서 묵묵히 도움을 준 선후배 의무위원들과, 특히 책의 번역에 힘써주신 도원수, 박지훈, 이현준 선생님께 깊은 감사의 말씀을 올립니다.

대한배구협회 의무분과위원회 명예위원장

하 상 철

서문

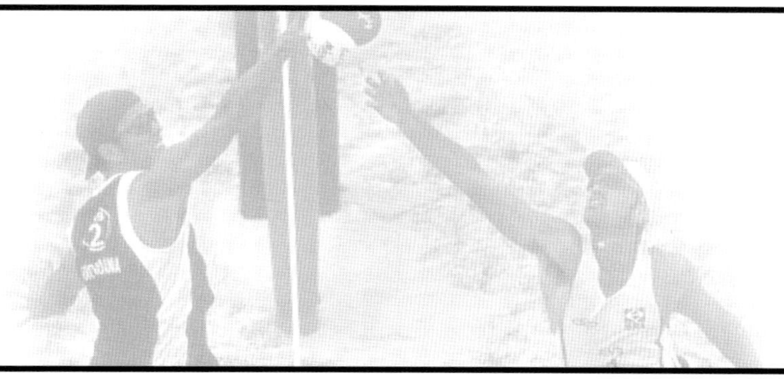

배구는 정말로 보편적인 스포츠이다. 세계 어디에서든 모든 연령과 국적의 사람들이 할 수 있다. 이 스포츠는 최근 몇 년간 급속한 발전을 겪고 있으며 성공의 황금 시대를 누리고 있다. FIVB의 주요 행사에서 더 많은 국가들이 경쟁하고 있으며, 아마추어 수준에서 이 스포츠를 하는 사람들도 더 많아졌다.

배구를 책임지는 국제 연맹인 FIVB는 배구 선수들의 건강과 안녕을 보호하고, 222개의 국가 연맹에게 의학적인 모범 사례를 교육하고 알려야 하는 책임이 있다. FIVB의 의료위원회는 이를 위한 기본적인 역할을 하며, 배구에서 흔히 발생하는 부상의 예방과 치료를 포함한 여러 분야에서 의학 연구를 수행하여 배구 환경이 안전할 수 있도록 만든다.

더 많은 사람들이 배구에 참여하는 시대에 배구의 요구 사항을 인식하고 그 건강상의 이점을 홍보하는 것이 중요하다. 따라서 우리는 이 핸드북을 전 세계의 배구 의료 전문가들에게 중요한 도구로, 그리고, 선수, 코치, 그리고 관리자들에게 유용한 자료로 가치있게 평가한다.

Dr. Ary S. Graça
FIVB President

서문

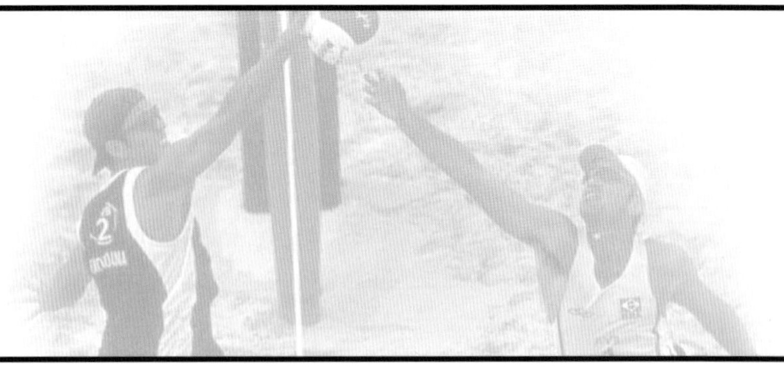

1895년에 스포츠 세계에 소개된 배구는 국제 스포츠 장면에서 가장 인기 있는 스포츠 중 하나가 되었다. 배구는 1964년 도쿄 올림픽에서 올림픽 데뷔를 했으며, 비치발리볼은 1996년 애틀랜타 올림픽에서 데뷔했다. 이 두 종목 모두서 남성과 여성이 경쟁한다. 생체역학, 협응 및 생리적으로 큰 요구가 있으므로 배구 선수는 기술 수행과 생리학적 조건을 위한 훈련이 필요하다.

국제 올림픽 위원회 의학위원회의 스포츠 의학 및 과학 핸드북 시리즈에서의 배구에 대한 첫 번째 판은 2003년에 출판되었다. 이 출판물은 배구 경기의 모든 측면에 대한 권위 있는 정보의 출처로 널리 사용되었다. 첫 번째 판과 현재 판은 Jonathan Reeser 박사(미국)와 Roald Bahr 박사(노르웨이)의 편집 지도 아래 개발되었다. 공동 편집자는 뛰어난 임상가 및 과학자를 대표하는 기고 작자 팀의 전문 지식을 활용했다.

배구 스포츠 과학, 스포츠 의학 주제, 특수 인구를 위한 배구, 그리고 운동능력향상 보조제, 도핑 및 스포츠 심리학의 특수 주제에 대한 권위 있는 정보가 제공되었다.

이 IOC 배구 핸드북의 두 번째 판을 스포츠 의학 및 스포츠 과학 문헌 모두에 높은 가치를 부여하는 데에 기여한 편집팀 및 모든 기여자에게 우리는 매우 감사를 표한다.

Thomas Bach
IOC President

저자 서문 및 감사의 말

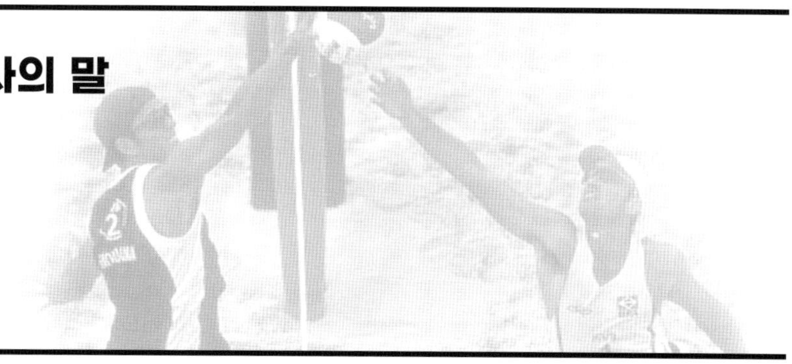

자랑스럽게도, 우리는 IOC 스포츠 의학 및 과학 핸드북의 두 번째 판인 배구편을 발표한다. 첫 번째 판이 출간된 이후 10년이 넘었으며, 그동안 스포츠는 빠르게 발전해왔다. 또한, 배구와 관련된 임상 및 기초 과학 문헌이 폭발적으로 증가했다. 이는 핸드북의 내용에 반영되어 있다. 목차가 개정되었고 대부분의 장들이 본질적으로 다시 쓰여졌으며, 일반적으로 새로운 기여자를 포함하여 새로운 시각을 제시하였다.

두 번째 판의 내용은 업데이트되었지만, 그것이 이루어진 과정은 본질적으로 변경되지 않았다. 이 프로젝트를 참여하면서 인내심 있는 감독을 해주신 IOC 의학위원회의 과학 출판물 코디네이터인 Howard G. (Skip) Knuttgen 박사에게 우리는 여전히 감사하게 생각한다. 이 두 번째 판을 완성하는 데 기여한 Wiley-Blackwell의 직원들에게도 감사를 표한다. 우리는 또한 국제배구연맹(FIVB)과 그 회장인 Ary Da Silva Graça Filho 박사, 그리고 IOC 의학 및 과학 부서(Richard Budgett, 이사)의 지원에 감사를 표한다. 마지막으로, 많은 기고자들에게 진심으로 감사를 표한다. 이들이 없었다면 이 책은 나오지 못하였을 것이다.

현재 우리가 이해하고 있는 배구 스포츠 과학과 스포츠 의학의 실천에 필수적인 대부분의 발전을 포착한 작업을 제공하고자 한 목표가 성공했기를 진심으로 희망한다. 이전과 마찬가지로, 향후 핸드북의 개정판이 지속적으로 개선될 수 있도록 여러분과 의견 및 제안을 나누게 되기를 바란다.

Jonathan C. Reeser, MD

Marshfield, Wisconsin, USA

Roald Bahr, MD

Oslo, Norway

역자 서문

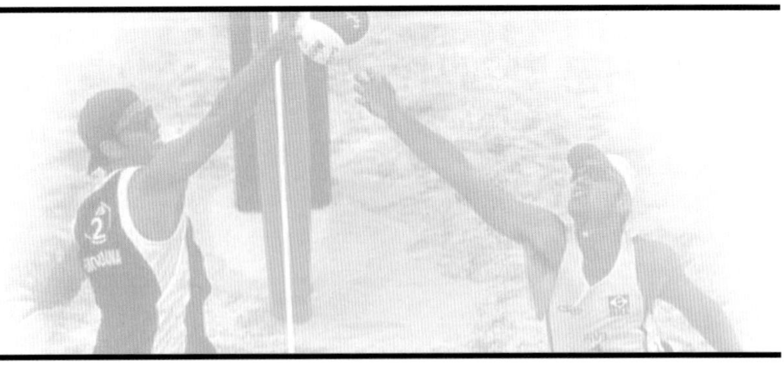

올해로써 재활의학을 공부한 지 30년이란 시간이 지났습니다. 그동안 다양한 환자들의 재활치료를 해드리면서, 특히 운동선수들의 부상 후 정상으로의 빠른 복귀, 유청소년 선수들의 철저한 부상 관리 및 부상 예방을 위한 재활운동 등을 체계적으로 관리를 해야 된다는 신념으로 2014년 초, 중, 고 배구부 선수들을 치료해 주는 일을 맡게 되었습니다.

그동안 현장에서 선수들과 같이 호흡하면서 선수, 코치, 감독님 또 스포츠 의료 전문가들이 배구 선수들만을 의한 운동역학, 운동생리학, 임상치료 등의 분야를 총괄적으로 이해하는 데 도움이 되는 책의 필요성을 간절히 느끼게 되었습니다. 이번에 번역된 이 책은 배구분야에 관여하시고 관심이 많으신 의료인, 체육인들께서 배구를 이해하시는 데 조그마한 길잡이가 되었으면 하는 바람입니다.

이번에 같이 책 번역에 참여한 박지훈, 이현준 의무위원님의 깊은 노고와 열정을 존경하고 같이 참여한 인연에 감사한 마음을 드립니다. 오한남 회장님, 조용구 사무처장님께 진심으로 감사드립니다. 늘 묵묵히 응원해주는 가족이 있어 마무리를 더 잘할 수 있었던 것 같고 평생 하루도 빠짐없이 기도해 주시는 어머니, 많은 도움을 준 아들 정현이, 와이프 은주에게 고맙다는 말을 이 자리를 빌려 전합니다.

대한배구협회 의무분과위원

도 원 수

역자 서문

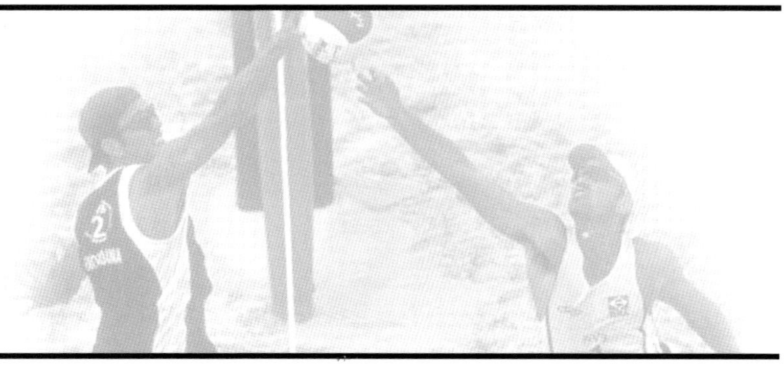

2010년부터 배구 팀닥터 출장으로 여러 나라를 다녔습니다. 배구의 인기가 대단한 도시들은 공원에서 누구나 배구를 즐기는 모습을 쉽게 볼 수 있습니다. 국내에도 수많은 클럽의 팀이 있는데, 동호인 활동으로 배구를 즐기는 이분들이야말로 진정한 배구팬입니다. 이 책이 엘리트 선수뿐 아니라 생활체육 배구인들과 지도자들께 도움이 되길 바랍니다. 그동안 드러나지 않아도 묵묵히 배구 발전에 봉사해 오신 의무위원회 여러 선배님들께 감사합니다.

대한배구협회 의무분과위원

박 지 훈

역자 서문

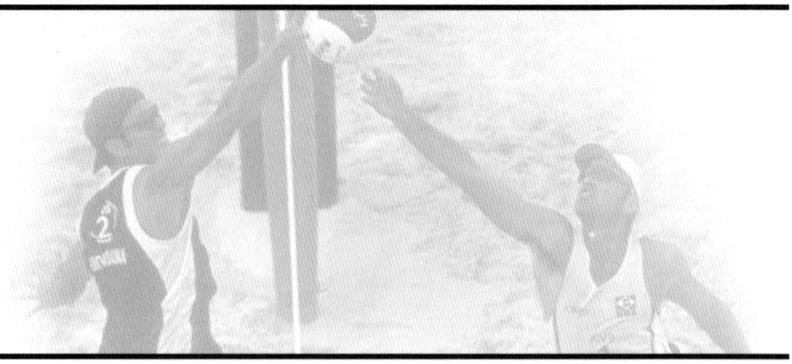

2014년도에 처음 대한배구협회 의무분과위원으로서 첫 팀닥터로 출장을 간 것이 엊그제 같은데, 어느덧 10여 년이라는 세월이 흘렀습니다.

최선을 다하기 위해서 노력하는 선수들의 노력이 빛날 수 있도록 팀닥터는 주어진 업무를 잘 수행하여야 합니다. 이를 위하여 스포츠의학과 관련된 최신 지견에 대한 이해 및 관련한 임상 운용이 필요한데, 이번에 번역되어 나오는 이 책은 선수들에게 다빈도로 발생하는 배구 관련 부상 및 그에 대한 치료적 처치들을 잘 설명하고 있습니다.

배구선수를 꿈꾸는 유소년들, 현재 배구를 하고 있는 선수들뿐만 아니라 현장에서 물심양면으로 일하고 계시는 여러 관계자들에게 미약하지만 도움이 되었으면 하는 바람으로 책을 번역하게 되었습니다. 대한민국 배구의 발전에 있어서 이 책이 조그마한 도움이 되었으면 합니다.

오랜 세월 동안 선수들을 위해서 뒤에서 묵묵히 봉사해주고 계신 여러 선후배 의무위원들의 노력과 헌신이 있었기에, 이 책의 번역을 시작함에 있어 주저하지 않을 수 있었습니다. 또한 책을 번역하는 데 흔쾌히 함께 해주신 도원수 원장님, 박지훈 원장님에게도 깊은 감사의 말씀을 올립니다.

마지막으로 항상 무한한 신뢰를 보내주는 아내 조혜린 박사님, 번역 작업이 힘들 때마다 해맑게 웃어주며 원기를 충전해 준 아들 은호에게도 지면을 빌려 감사하다는 말과 사랑한다는 말을 전합니다.

대한배구협회 의무분과위원

이 현 준

PART 1
배구의 스포츠 과학

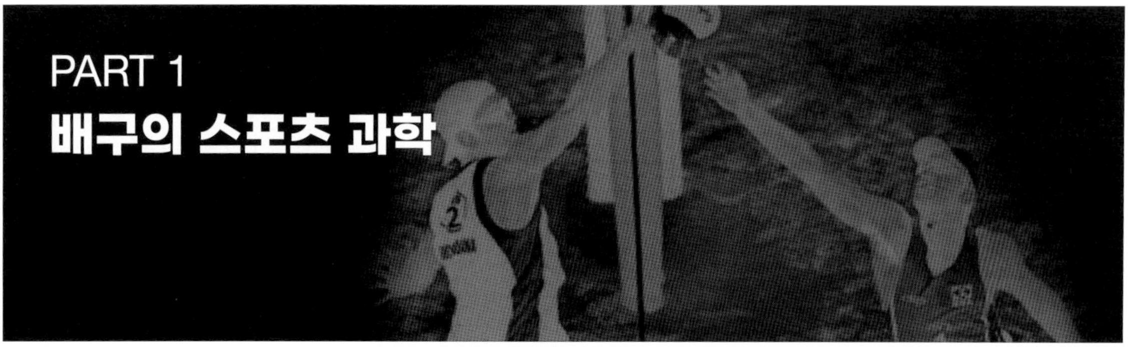

1장

배구의 에너지 요구량

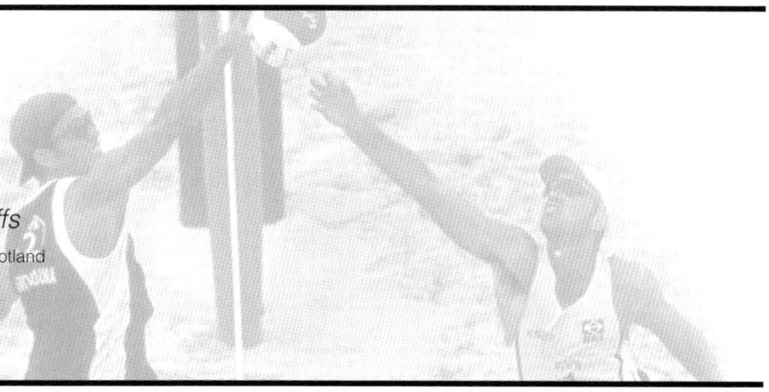

Ronald J. Maughan and Susan M. Shirreffs
School of Medicine, University of St Andrews, St Andrews, Scotland

서론

배구는 다른 팀 스포츠와 마찬가지로 고강도의 반복적인 운동이 요구된다. 경쟁력 있는 성과를 얻기 위해 배구 선수는 스파이크 및 블로킹과 같은 정확한 스포츠 특정 기술을 실행하는 동안 신속하게 파워를 발휘할 수 있어야 한다. 게다가 경기의 전체 기간 동안 충분한 파워를 유지하는 능력은 스포츠적 성공에 있어서 분명히 중요하다. 운동 후의 회복 범위와 속도는 이전 운동의 강도 및 지속 시간, 개인의 영양 상태, 대사 회복을 위한 시간 등에 영향을 받는다. 배구 선수들은 최대 노력을 요구하는 점프와 빠르고 짧은 스프린트를 여러 번 수행하고, 상대적으로 강도가 낮은 운동이나 짧은 휴식 기간을 중간에 가지게 된다. 고강도 경기에서의 에너지 소비는 주로 무산소 대사에서 유래한다. 그러나 경기 과정에서 유산소 대사가 차지하는 부분은 총 에너지 비용을 커버하기 위해 증가한다. 활동과 휴식의 주기는 경기의 패턴에 의해 부과되며, 이는 선수 간이나 경기 간의 다양한 전술과 능력에 따라 매우 다르다.

달리기와 사이클과 같은 지속적인 운동 활동과 비교했을 때, 복잡한 움직임 패턴을 요하는 운동 중 에너지 소비에 대해 관심이 부족했다. 이는 이러한 활동을 연구하기 위한 적절한 실험 모델의 부족 때문일 수 있다. 그러나 최근에는 팀 스포츠에서 관찰되는 활동 패턴을 시뮬레이션하는 일련의 간헐적 운동 표준 모델이 개발되었다. 이 장에서는 이러한 프로토콜과 경기 중 수행되는 측정값이 경기 중 운동에서 발생하는 대사 과정과 최고의 성과 달성에 대한 중요성에 어떻게 빛을 발하는지에 대해 설명한다.

배구와 다른 스포츠에서의 활동 패턴과 운동량

2015년 월드 리그와 그랑프리 대회 중 국제배구연맹(Fédération Internationale de Volleyball, FIVB)이 수집한 비공식 자료에 따르면, 엘리트 남성 실내 선수들의 운동 기간은 일반적으로 6–8초이며, 엘리트 여성 실내 선수들의 운동 기간은 일반적으로 7–9초에 이른다. 또한, 경기 기간 동안 공이 '플레이 중'인 시간은 전체 시간의 약 15%로, 운동:휴식 비율은 대략 1:6이다. 이러한 데이터는 배구 선수들이 폭발적인 파워를 발휘한 후, 다음 활동을 위해 빨리 회복해야 한다는 사실을 반영한다.

경기가 계속되면 선수들이 점차적으로 피로에 시달리게 될 것으로 예상되며, 이는 경기 후반에 운동량이 감소하는 양상으로 나타난다(수행된 최대 점프 횟수나 높이가 줄어든다). Pro-Zone 기술을 사용하여 28경기의 잉글리시 프리미어 리그 경기에서 다양한 활동에 소요된 시간을 분석한 최근 연구에 따르면, 경기 마지막 15분 동안 선수들은 경기 초반에 비해 약 20% 덜 이동한다고 한다. 또한, 경기에서 가장 강도가 높은 5분 직후에 고강도 달리기에서 뚜렷한 감소가 있었으며, 공격수와 중앙 수비수에서 가장 큰 결손(−40−50%)이 있었다. 선수들이 피로하고 실수가 많아지는 상황의 경기 후반부에서 더 많은 실점을 당하는 것이 일반적이다. 또한, 피로가 더 많이 나타나는 후반에 부상이 발생할 가능성이 더 높다.

경기 중 피로의 발생은 최소한 부분적으로는 근육 글리코겐 저장소의 고갈과 관련이 있는 것으로 보인다. 축구 선수들 중 경기 전부터 낮은 허벅지 근육 글리코겐 함량을 가진 선수들은 정상적인 경기 전 허벅지 근육 글리코겐 저장소를 가진 선수들보다 25% 더 적은 거리를 이동하는 것으로 나타났다(**표 1.1**). 게다가, 초기 근육 글리코겐 함량이 낮은 선수들은 총 이동 거리의 50%를 걷고 달리는 거리는 15%에 그쳤으며, 상대적으로 정상적인 또는 높은 근육 글리코겐 저장소를 가진 선수들은 총 이동거리 중 걷는 거리는 27%, 달리는 거리는 24%를 이동한 것으로 나타났다. 경기 종료 시 혈중 젖산 농도(blood lactate concentration)는 하프타임에 측정된 값과 비교하여 일관되게 낮으며, 이는 근육 글리코겐의 가장 큰 감소율이 경기 전반에서 발생한다는 관찰과 일치한다. 다리 근육의 글리코겐 저장소가 낮은 상태에서 경기를 시작하는 선수들은 하프타임에는 완전한 글리코겐 고갈에 가깝다는 점을 감안하면, 이러한 발견은 선수들의 훈련과 영양 준비에 중요한 의미를 갖는다. 그러나 상대적으로 최근까지는 이러한 문제들이 대부분 무시되었다.

표 1.1 근육 세포에서 이용 가능한 대사 경로에 의해 달성할 수 있는 ATP 재생 최대 속도

	μmol/min/g muscle
PCr hydrolysis	440
Lactate formation	180
CHO oxidation	40
Fat oxidation	20

ATP, adenosine triphosphate; CHO, carbodhydrate; PCr, phosphocreatine.

간헐적 고강도 운동에 대한 대사적 반응

모든 세포 활동, 신경 전달, 생합성 및 근육 수축은 아데노신 삼인산(adenosine triphosphate, ATP) 분자의 고에너지 인산 결합이 끊어질 때 방출되는 화학 에너지로 공급된다(**그림 1.1**). ATP는 특정 효소(ATPase)의 영향하에 아데노신 이인산(adenosine diphosphate, ADP)과 무기 인산(inorganic phosphate, P_i)으로 분해되어 근육 활동에 필요한 에너지를 생성하거나 다른 반응을 동력으로 사용한다. 이 고에너지 인산 결합은 세포의 즉각적인 에너지 공급원으로서, 세포의 에너지 화폐라고 불린다. 다른 모든 에너지 생성 반응은 그 결과를 이 메커니즘을 통해 전달한다.

세포가 사용 가능한 ATP 공급을 유지하는 주요

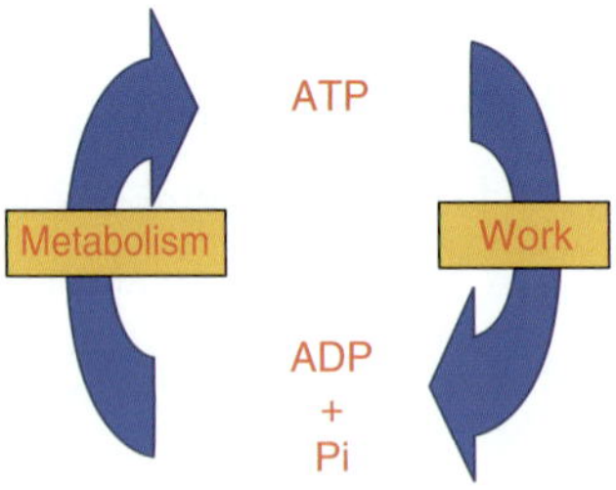

그림 1.1 ATP 분자가 ADP와 Pi로 가수분해될 때 세포가 작업을 수행할 수 있도록 에너지가 방출된다. 세포 내의 ATP 수준은 작업이 계속되도록 유지되어야 하므로, 다른 대사 경로들이 ATP 재생을 위한 에너지를 공급해야 한다.

방법은 세 가지가 있다. 첫 번째 방법은 포스포크레아틴(phosphocreatine, PCr)을 크레아틴과 인산으로 변환하며 시작된다. 그러나 이 인산은 무기인산처럼 해방되는 것이 아니라 직접 ADP 분자에 전달되어 ATP를 재생성한다. 두 번째 경로에서는 포도당-6-인산(근육 글리코겐 분해나 혈중에서 흡수된 포도당에서 파생된)이 젖산으로 대사되며, 하부 수준인 인산화 수준에서 ATP를 생성한다. 이러한 반응 중 어느 것도 산소를 필요로 하지 않으며, 이 경로들은 일반적으로 '무산소성(anaerobic)'으로 간주된다.

세 번째 경로에서는 탄수화물, 지방, 단백질 및 알코올 대사의 생성물이 세포질로 이동하여 미토콘드리아에서 트리카르복시산(tricarboxylic acid, TCA) 사이클(이것을 제시한 Hans Krebs 교수님의 이름을 따서 Krebs 사이클 또는 시트르산 사이클로 알려진 것)에 들어가 이산화탄소와 물로 산화된다. 이 과정은 산화적 인산화로 알려져 있으며, 산소가 존재할 때 ATP 합성에 사용되는 상당한 에너지를 생성한다.

따라서 아데노신 삼인산은 세포의 즉각적인 에너지 공급원이며, 설명된 세 가지 메커니즘의 목적은 근육 내 ATP 농도의 상당한 감소를 방지하기 위해 충분한 속도로 ATP를 재생성하는 것이다. ATP 농도가 감소하면 ADP 및 아데노신 일인산(adenosine monophosphate, AMP) 농도가 증가할 것이다. ATP 대비 ADP 및 AMP의 농도 비율은 세포의 에너지 상태를 나타내는 지표이다. 비율이 높으면 세포는 사실상 '완전히 충전'된다. 이 에너지 충전은 모든 세포에서 모니터링된다. ATP 농도의 감소나 ADP 또는 AMP 농도의 증가는 ATP 생산량을 증가시키기 위해 대사 경로를 활성화 또는 억제한다. 이는 아데닌 뉴클레오타이드(adenine nucleotides)의 농도 변화로 인한 주요 조절 효소의 활성화 또는 억제에 의해 달성된다.

ATP를 재생성하기 위한 다양한 경로를 ATP 재생 속도의 최대 속도로 생각하는 것이 도움이 될 수 있다. 일부 전형적인 값은 **표 1.1**에 표시되어 있다. 이러한 속도는 근육 섬유 형태, 피트니스 수준 및 선수의 영양 상태를 포함한 여러 요인에 영향을 받는다.

근육 조직에 대한 상당한 ATP 저장은 불가능하며(각 ATP 분자에 저장된 화학 에너지 양은 상당히 작으며 더 많은 양을 저장하는 것은 비효율적이기 때문에), 운동 중에는 세포가 ATP를 소비된 속도로 재생성하여 충분한 세포내 에너지 공급을 유지하는 것이 도전적 과제이다. 70 kg 러너가 15 km/h의 속도로 이동하는 경우, 약 3.5 L의 산소가 분당으로 필요하며, 이는 약 1.17 kW에 해당한다. 이 에너지 수요를 충족하기 위해 러너는 매분 약 반 킬로그램의 ATP를 분해하여 속도를 유지해야 한다. 몸 전체의 총 ATP 내용은 약 50 g이며, 이는 몸의 각 분자의 ATP가 평균적으로 약 6초마다 한 번은 재생성되는 것을 의미한다. 활동적인 근육 세포에서는 회전 속도가 훨씬 빠를 것이다.

표 1.1의 데이터는 근육 및 대부분의 다른 조직에서 가능한 다양한 대사 경로에서 생성될 수 있는 ATP 재생 속도의 최대값을 보여준다. 각 시스템이 생성할 수 있는 전력은 시스템의 용량에 의존한다. 산화적 대사 경로의 용량은 매우 큰 양의 하부 물질 저장 및 이러한 하부 물질이 흡수를 통해 운동 중에 보충될 수 있기 때문에 본질적으로 무제한이다.

선수가 활동을 시작할 때마다 PCr 이용률과 해당

표 1.2 각종 대사 경로에서 발생할 수 있는 파워 및 해당 시스템의 총 용량이다.

	Power (W/kg)	Capacity (J/kg)
ATP/PCr hydrolysis	800	400
Lactate formation	325	1000
Oxidative metabolism	200	Unlimited

ATP, adenosine triphosphate; PCr, phosphocreatine.

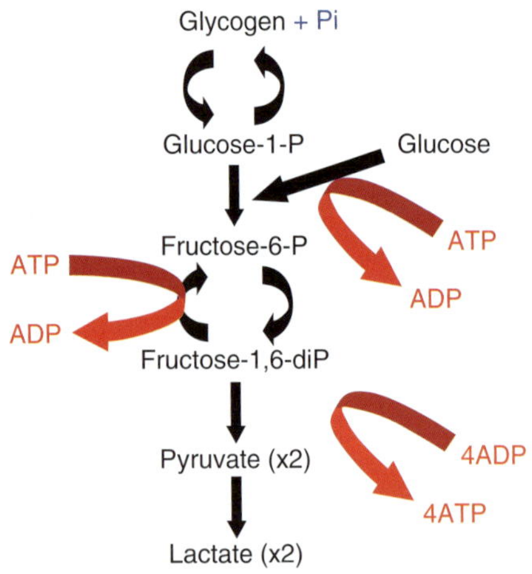

그림 1.2 에너지가 시스템에 추가되어야 하는 단계와 ATP가 생성되는 단계를 보여주는 해당과정(glycolysis)의 주요 반응이다.

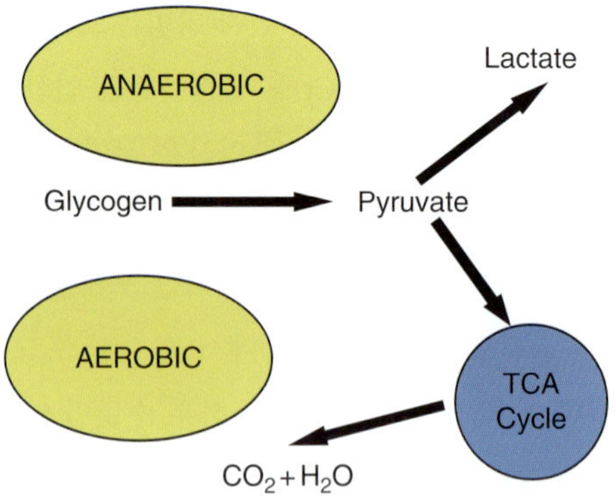

그림 1.3 근육에 저장된 탄수화물(글리코겐)의 대사 운명은 운동 강도와 근육 세포의 대사 능력에 따라 달라진다.

과정(glycolysis)이 증가한다. 축구 선수들이 경기 중 및 후에 채취된 근육 샘플은 운동의 강도와 지속 시간이 증가함에 따라 PCr 농도가 점진적으로 감소하고 혈중 및 근육 젖산 농도가 몇 배나 증가한다는 것을 보여준다. 따라서 경기 중 격렬한 운동을 하는 동안 무산소 에너지 시스템이 많이 사용된다.

해당과정(glycolysis)은 하나의 6-탄소 포도당 분자를 두 개의 3-탄소 분자로 변환하면서 일부 에너지가 ATP로 보존될 수 있도록 한다. 무산소 해당과정의 주요 반응은 **그림 1.2**에 나와 있다. 초기에는 에너지 형태로 초기 투자가 있지만, 글리코겐(또는 포도당)이 젖산으로 분해될 때 ATP가 순수하게 생산된다. 글리코겐이 시작점인 경우, 젖산으로 변환된 각 포도당 잔기에 대해 세 개의 ATP 분자가 형성되며, 만약 포도당이 하부가 될 경우 두 개가 형성된다. 근육 글리코겐이 빠르게 분해될 때, 피루브산염(pyruvate)은 TCA 사이클을 통해 산화될 수 있는 속도보다 빠르게 생산된다. 이로 인해 해당과정 경로에서 수소 원자를 받아들이는 보조 요인으로 작용하는 니코틴아마이드 아데닌 다이뉴클레오타이드(nicotinamide adenine dinucleotide, NAD)가 고갈된다. NAD는 세포 내에 매우 적은 양으로 존재하며, 해당과정(glycolysis)에서 생산된 피루브산염을 이산화탄소와 물로 산화시켜야 한다. 휴식 중과 저강도 운동 중에는 이것이 달성된다. 고강도 운동 중에는 그러나 무산소 경로가 피루브산염을 처리하는 능력보다 해당과정(glycolysis)이 빠르게 진행된다(**그림 1.3**).

피루브산염을 젖산으로 변환하는 것이 피루브산염을 이산화탄소와 물로 대사하는 것보다 빠르기 때문에, 해당과정(glycolysis)에 의한 에너지 생산은 높은 속도로 계속될 수 있다. 따라서 젖산 생성은 종종 부정적인 과정으로 생각되지만, 실제로는 고강도 작업을 수행할 수 있도록 허용되는 긍정적인 과정이다. 무산소 해당과정(anaerobic glycolysis)은 고강도 활동 중에 ATP 재생의 중요한 원천이며, 근육의 크레아틴 인산염(creatine phosphate) 함량이 고갈될 때 특히 중요하다. 무산소 해당과정은 근육 글리코겐에서 유도된 각 포도당 6-인산 분자당 세 개의 ATP 분자만 생성하며, 포도당 분자가 이산화탄소와 물로 완전히 산화될 때는 38개의 ATP 분자가 생성된다. 그러나 무산소

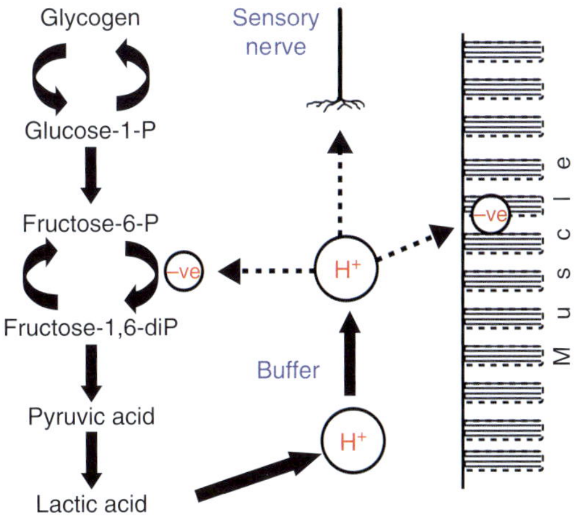

그림 1.4 해당과정 경로(glycolytic pathway)(몇 가지 단계가 생략되었으며 주요 반응과 결과만을 보여준다.)

해당과정 경로로 피루브산염을 이동시켜 ATP 재생의 한계적인 용량은 반응의 속도와 그 결과로 발생할 수 있는 높은 파워에 의해 보상된다고 볼 수 있다.

해당과정 반응은 젖산이 축적되면 근육 pH가 하락하는 수소 이온의 방출을 야기한다. 그 결과는 **그림 1.4**에 나와 있듯이 근육에 다양한 영향을 미친다. 수소 이온 중 일부는 즉시 근육 세포 내에서 완충되고, 일부는 세포 외액으로 확산하여 세포 내 pH를 제한한다. pH가 하락하는 부정적인 영향에도 불구하고, 무산소 해당과정으로 생기는 에너지로 인해, 이 과정이 없다면 불가능한 더 높은 강도의 운동이 가능해진다.

유산소 대사는 궁극적으로 식이나 섭취된 연료인

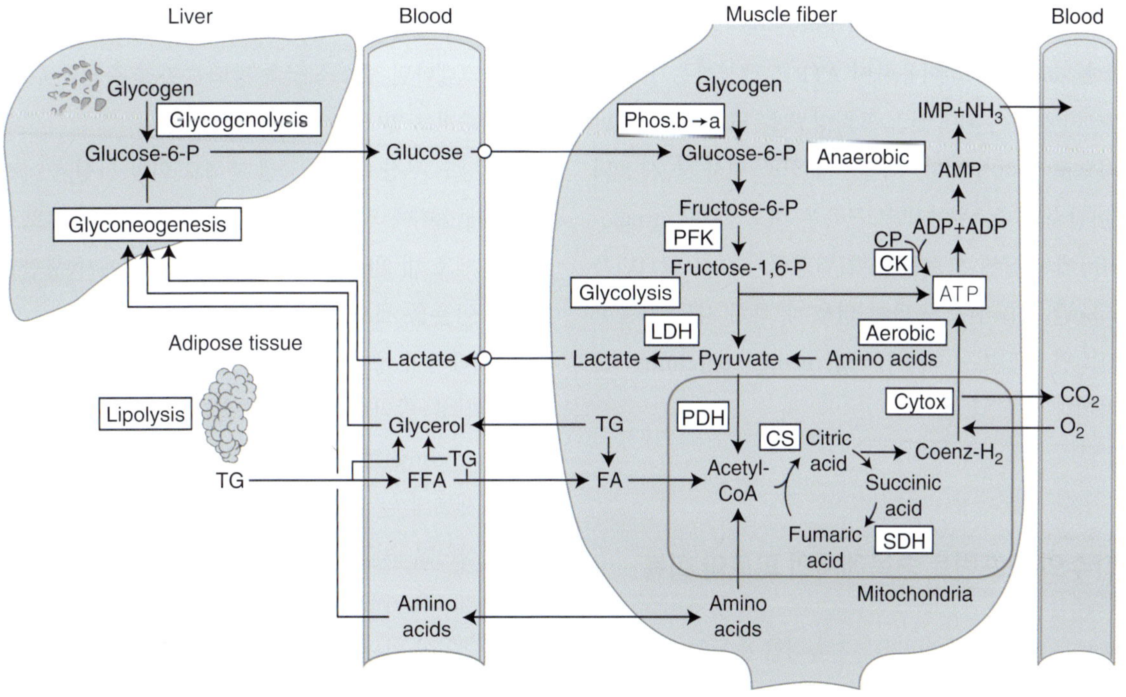

그림 1.5 다양한 조직 간의 하위물질 대사의 통합. ADP, 아데노신 이인산; AMP, 아데노신 단인산; ATP, 아데노신 삼인산; CK, 크레아틴 키나제; CP, 크레아틴 인산염; CS, 시트르산 합성효소; Cytox, 사이토크롬 산화효소; FA, 지방산; FFA, 유리 지방산; IMP, 이노신 단인산; LDH, 젖산 탈수소효소; NH3, 암모니아; PDH, 피루브산어 탈수소효소; PFK, 포스포프룩토키나아제; Phos., 인산화효소; SDH, 사과산 탈수소효소; TG, 트리글리세라이드. *(출처: Bangsbo (1994). John Wiley & Sons의 허가를 받아 재생산되었다.)*

탄수화물, 단백질, 지방 및 알코올의 산화를 통해 신체에서 사용되는 모든 에너지를 제공한다(**그림 1.5**).

해당과정(glycolysis)에서 발생하는 피루브산염(세포의 세포질에서 발생)은 일반적으로 세포질로 이동하여 미토콘드리아에서 대사된다. 이 순환적인 생화학 반응의 연속은 피루브산염을 이산화탄소와 물로 산화시키고, 그 과정에서 산화 인산화에 의해 ATP를 생성한다(유산소 대사). 시트르산 사이클은 탄수화물, 지방 및 단백질 대사의 최종 공통 경로이다. 유산소 대사는 신체에서 생산되는 모든 ATP의 약 90%를 생성하며, 무산소 대사는 나머지 10%를 생성한다.

정의상 산소는 유산소 대사 반응의 마지막 연속에서 필요하며, 수소 이온과 결합하여 물을 생성한다. 산소는 흡입된 공기에서 폐로 추출되며, 거기서 헤모글로빈에 결합되어 혈액 내의 적혈구에 의해 조직으로 운반된다. 선수의 체력을 측정하는 하나의 지표는 산소를 효율적으로 이용하여 ATP를 생산하는 능력이다. 이 능력은 최대 산소 포화량 또는 VO_2max로 일반적으로 알려져 있다. 호흡은 유산소 대사 중 사용되는 산소의 주요원이지만, 근육은 미오글로빈(myoglobin)에 결합된 산소를 소량 저장한다. 미오글로빈은 적당한 호흡 산소 공급이 없을 때 즉시 사용 가능한 산소원으로 기능하는 헴 포함(heme-containing) 분자이다.

다수의 스프린트 종목에서의 피로와 회복

피로는 충분히 강렬하거나 지속적인 운동의 불가피한 결과이다. 다양한 요인이 피로에 기여하며, 몇 가지 경우를 제외하고는 피로의 단일 원인을 찾는 것은 아마도 효과적이지 않을 것이다. 고강도 운동 중 피로의 가능한 원인은 다음과 같다.

- 인산크레아틴 고갈
- pH 감소
- 글리코겐 고갈
- 전해질 불균형
- 중추 신경계 영향

이러한 요인 각각은 특정 상황에서 운동 능력을 제한하는 데 책임이 있을 수 있으며, 이 중 일부는 경기력을 극대화하려는 선수에게 실용적인 영향을 미친다(Mohr *et al*. 1996).

1990년대 초반에 단기간의 크레아틴 보충이 고강도 스프린트에서 근육 인산크레아틴 저장을 증가시키고 성능을 향상시킬 수 있음이 입증되었다(Birch *et al*. 1994). 크레아틴은 약 5분 미만의 활동에서 성능을 향상시키며, 특히 단기간의 회복 기간 동안 반복 스프린트를 수행할 때 효과적이다(Casey *et al*. 1996). 며칠간의 크레아틴 보충은 근육 강도 증가를 촉진할 수 있다는 증거도 있다.

고강도 무산소 글리코겐 분해로 인한 산성이 식전 완충제 섭취에 의해 극복될 수 있다. 탄산염과 시트르산은 세포 밖 완충 역할을 하여 세포 내에서 생성된 수소 이온을 세포 외부로 배출하여 더 많은 젖산(따라서 ATP)이 생성될 때까지 pH가 제한되는 것을 허용한다. β-알라닌 섭취는 디펩티드 카르노신(dipeptide carnosine)의 근육 내 농도를 증가시킬 수 있으며, 이는 세포내 완충 용량을 증가시키고 스프린트 성능을 향상시킬 수 있다.

글리코겐 가용성 자체로는 단기 고강도 운동 중 피로에 책임이 있는 것으로 여겨지지 않는데, 운동전 공복 전글리코겐 저장량이 25 mmol/kgww 이하인 경우에만 해당된다. 그러나 일부 과학자들은 무산소 ATP 재합성 저해가 발생하는 근육 글리코겐 농도의 임계치가 약 45 mmol/kgww인 이상인 것으로 제안하였다. 근육 글리코겐이 장기간에 걸쳐 반복되는 고강도 운동 동안 경기력을 제한할 수 있다. 그러나 이 효과는 대부분 글리코겐 분해 속도와 젖산 생산량의 감소 정도에 크게 의존한다. 앞서 설명한 것처럼 축구 선수의 초기 근육 글리코겐 수준은 그들의 경기력에 영향을 미치며(특히 경기 후반부에서), 대회 전 탄수화물 과부하를 통해 경기전 근육 글리코겐 함량을 12% 증가시킨 아이스 하키 선수 연구에서도 비슷한 결과를 얻었다. 글리코겐을 과부하한 그룹은 경기 중 더 긴 거리를 더 빠른 평균 속도로 경기를 했으며, 이는 탄수화물을 과부하하지 않은 대조군보다 더 높은 성과를 보였다.

나아가 최근 몇 년간 다수의 연구에서 축구와 테니스 경기에서 탄수화물 용액을 섭취하는 것의 유익한 효과가 문서화되었다. 축구에서 대다수의 골이 경기 후반에 기록된다는 사실이 관찰되었다. 이는 수비수의 운동 비율 감소 또는 정신적 피로로 인해 집중력이 떨어지고 기술이 저하되는 경우일 수 있다. 축구 특정 운동 프로토콜에서 혈중 포도당 농도가 감소하지 않으므로 탄수화물 섭취는 저혈당(hypoglycemia) 발생을 예방하여 축구에서 지구력 및 기술 수행을 향상하지 않는다고 결론지을 수 있다.

경기 중 시간–동작 분석 및 성적 평가에 따르면 축구 경기에서 피로나 경기력 저하는 다음과 같은 세 단계에서 발생하는 것으로 보이는데, 경기 후반인 양쪽에서의 단기 고강도 시간 후, 후반의 초기 단계 및 경기 종료 시에 발생한다. 고강도 운동 후 임시 피로는 근육 글리코겐 농도, 젖산 축적, 산도 또는 인산크레아틴 분해와 직접적으로 연결되어 있지 않은 것으로 보인다(Krustrup *et al*. 2006). 대신 이것은 근육 이온 내 항상성의 교란과 근막의 흥분 저하와 관련이 있을 수 있다.

축구 선수가 후반의 초기 단계에서 최대한으로 수행하지 못하는 것은 전반의 끝과 비교하여 낮은 근육 온도 때문일 수 있다. 따라서 선수들이 전후반 사이의 간격 동안 저강도 활동을 할 때 근육 온도와 경기력이 보다 잘 유지된다. 축구 경기 중 근육 글리코겐은 일반적으로 게임 중 40–90%가 감소하며, 아마도 에너지 생산을 위한 가장 중요한 원료이다. 전체 근육 글리코겐이 충분한 것처럼 보일지라도, 경기가 끝날 때까지의 피로는 게임 중 활동한 일부 개별 근육 섬유의 글리코겐 고갈과 관련이 있을 수 있다. 한 연구에서 축구 경기 중 전체 근육 글리코겐은 약 43% 감소했지만, 대회 후 거의 절반 이상의 근육 섬유에서는 완전히 또는 거의 소실되었다.

스웨덴 프로 축구 선수들의 한 그룹이 주중에 경기를 치른 후 토요일에 다른 경기를 준비하는 동안 연구된 결과이다(표 1.3). 그룹의 일부는 경기 사이 며칠 동안 고탄수화물 식이를 섭취했으며, 다른 그룹은 상대적으로 낮은 탄수화물 함량을 가진 일반 식이를 섭취했다. 선수들의 허벅지 근육에서 토요일 경기 하루 전, 하프타임, 경기가 끝날 때 근육 생검이 이루어졌

표 1.3 축구 경기에서 전반전과 후반전 동안 근육 글리코겐 농도와 이동 거리

Muscle glycogen concentration (g/kg muscle ww)			Distance covered (km)			% Distance covered	
Before	Half-time	End	1st half	2nd half	Total	Walking	Sprinting
15	4	1	6.1	5.9	12.0	27	24
7	1	0	5.6	4.1	9.7	50	15

다. 대회 중에 각 선수가 이동한 거리를 비디오 분석으로 측정했다. 선수들이 대회 중 거치한 전체 거리의 일부로, 스프린트를 하거나 걷는 시간도 결정되었으며, 나머지 거리는 중간 속도로 이동된 것으로 측정하였다.

고탄수화물 그룹은 경기 시작 시 더 높은 근육 글리코겐 저장소를 보유하고 있었으며, 경기가 끝날 때 여전히 일부 근육 글리코겐이 남아 있었지만, 대조군에게는 없었다. 두 그룹의 선수들이 전반전에 이동한 총 거리는 유의미하게 다르지 않았지만, 근육 글리코겐 농도가 낮은 후반전에서, 저탄수화물 식이를 한 선수들은 멀리 뛸 수 없었다. 고탄수화물 그룹은 더 많은 거리를 짧은 시간에 달렸으며(총 거리 12.0 km 중 24%), 다른 그룹과 비교하여 더 적은 시간 동안 걷는 시간을 보냈다(**표 1.3**)(Jacobs et al. 1982).

쉬는 동안, 세포 내의 나트륨 농도는 낮고 칼륨 농도는 높다. 반면, 세포 외 환경에서는 상황이 반대이다. 근육 및 신경이 활성화되면, 나트륨이 세포 내로 들어가고 칼륨이 나온다. 고강도 운동에서, 활성 근육의 전위막 변화도는 나트륨 및 칼륨에 대해 감소하여 막전위가 감소한다. 이것은 활동 전위(action potential)의 발달 및 전파를 저해할 수 있지만, 실패를 보여주는 증거는 거의 없다. 고유의 혈당 분해율로 인한 대사성 산증(metabolic acidosis)은 이러한 효과를 상쇄하여 막의 흥분성을 유지한다.

고강도 운동 중 PCr의 신속한 가수분해의 결과로 나타나는 한 가지 결과는 Pi의 축적이며, 이것은 근육 수축을 직접 억제하는 것으로 입증되었다. 그러나 동시에 PCr 소진과 Pi 축적은 PCr 소진의 영향과 Pi 축적을 분리하기 어렵게 만든다. 근육 탈분극(muscle depolarization)의 결과로 근소포체(sarcoplasmic reticulum)에서의 칼슘 방출은 근육의 흥분-수축 결합의 활성화에 필수적이다. 피로성 수축 중에는 칼슘 운반의 감속과 점차 작아지는 칼슘 변화도가 있으며, 이것은 근소포체에서의 칼슘 재흡수 감소 및/또는 세포질 내 칼슘 결합 증가로 해석되었다. 근소포체의 칼슘 처리 방해가 피로의 책임이라는 강력한 증거는 카페인 투여에 의한 소포체에서의 칼슘 방출을 자극하는 연구로부터 나오는데, 심지어 근육 pH가 낮을 때에도 근육 힘 생산을 향상시킬 수 있다. 따라서 이전의 고강도 운동이 근소포체의 칼슘 이온 처리에 장기적인 영향을 미칠 수 있다.

여러 연구들은 감소한 근육 pH가 근육 흥분-수축 결합을 방해할 수 있으며, 높은 근육 젖산 농도가 근소포체로부터의 칼슘 이온 방출을 억제할 수 있다고 보고하였다. 따라서 고강도 운동 반복 중 근력 발휘를 유지하기 위해 근육에서 젖산과 H+를 제거하는 것이 중요하다. 젖산의 배출은 젖산/H+ 공동수송체에 의해 세포막을 통해 이루어지며, 고강도 운동 훈련은 인간의 근육에서 젖산/H+ 수송 능력을 향상시킨다. 가벼운-중등도 운동은 고강도 운동 후 근육과 혈액에서 젖산을 제거하는 속도를 증가시키므로, 활동적인 웜다운은 휴식보다는 더 효과적인 회복을 촉진한다. 젖산은 혈중에서 주로 간, 심장 및 I형 근육 섬유에 의해 흡수되며, 대부분은 피루브산염으로 변환되어 이러한 조직에서 산화된다.

더운 습한 환경에서 탈수와 고열(hyperthermia)로 인지 기능이 감소할 수 있으며, 이는 피로와 경기력 저하에 기여할 수 있다. 이는 혈류량 감소로 인한 뇌 산소화의 변화나 주요 신경전달물질의 합성 및 방출 감소와 관련이 있을 수 있지만, 혈액뇌장벽(blood-brain barrier)의 투과성 변화와 관련이 있을 수도 있다. 이러한 변화는 근육 기능의 악화를 초래하는 운동 신경원의 활성화에 영향을 줄 수 있다. 근육 수축력은 유지되는 것으로 나타났으며, 근육이 신경 운동 신경의 직접적인 전기 자극이나 뇌 자극에 응답하여 계속 수축할 수 있음을 보여주는 것이다.

결론적으로, 다수의 스프린트를 포함하는 스포츠에서의 피로 또는 경기력 저하는 경기의 다양한 단계에서 발생하며, 대회의 각기 다른 시기에 피로에 영향을 미치는 다양한 생리적 메커니즘이 원인이 될 것으로 보인다.

통합된 생리적 반응

운동에 대한 대사적 반응은 주로 근육 섬유의 생화학적 특성과 그들의 활성화 패턴에 따라 결정된다. 저강도 작업에서는 몇 개의 운동 단위만 활성화되며, 이러한 운동 단위는 주로 1형 섬유를 포함한다. 이러한 섬유들은 높은 산화 능력, 상대적으로 낮은 해당 용량(glycolytic capacity), 그리고 충분한 산소 공급이 있다. 이러한 섬유들이 필요로 하는 에너지의 대부분은 혈장이나 세포 내 지방 저장에서 파생된 지방산의 산화를 통해 얻어진다. 이러한 1형 근육 섬유에는 탄수화물이 작은 양만큼 기여한다. 그러나 운동 단위의 활성화가 계속되면 지방 산화 능력이 더 낮고 탄수화물 대사에 점점 더 의존하는 섬유(2형)가 활성화된다. 근육이 피루브산염을 TCA 회로에서 산화되는 속도보다 글리코겐을 빠르게 분해할 때, 과잉 피루브산염은 젖산으로 변환되어 세포의 세포질 내에서 NAD 효소를 재생시키고 해당과정(glycolysis)이 계속될 수 있도록 한다. 이러한 젖산의 일부는 근육에서 나오고 혈중 젖산 농도가 점진적으로 상승하게 된다.

따라서 운동 중에 사용되는 기질의 사용 패턴은 활동의 강도와 지속 시간에 따라 결정된다. 그러나 이러한 패턴은 고정되어 있지 않으며 시간이 지남에 따라 변화할 수 있다. 이는 이전의 식습관 및 운동, 체력 수준 및 환경 조건을 포함한 여러 요인에 의해 조절된다. 며칠동안 고탄수화물 식사를 통해 근육 글리코겐 함량을 높이면 휴식 중과 운동 중에 해당과정(glycolysis) 비율이 증가하며, 혈중 젖산 농도가 상승하고 탄수화물 산화도 증가한다. 마찬가지로 고지방, 저탄수화물 식사를 섭취하면 지방 산화가 증가하는

Box 1.1 근육 섬유 유형

인간의 근육 섬유는 최대 수축 속도, 생화학적 특성 및 피로 저항성에 따라 여러 가지 방법으로 분류될 수 있다. 수축은 섬유 내의 액틴과 마이오신 섬유 간 상호 작용에 의해 발생하며, 수축 속도는 주로 마이오신의 ATPase 활동에 의해 결정된다. ATP가 에너지를 방출하기 위해 빠르게 가수분해될수록 수축이 빠르게 발생한다. 일반적으로 골격 근육은 세 가지 주요 섬유 유형으로 분류된다.

- **I형** 느린 산화형(또는 느린 수축 또는 피로 저항성 섬유로도 불림)은 높은 미오글로빈 함량과 높은 혈관 밀도로 어두운 적색을 띠며, 많은 미토콘드리아를 포함하여 높은 산화 능력을 가지며, 수축 속도가 느리고 상대적으로 피로에 강하다. 이러한 섬유들은 자세 근육에서 더 많이 발생한다. 엘리트 장거리 선수들은 이러한 섬유들을 정상보다 많이 가지고 있다.
- **IIa형** 빠른 산화형(또는 빠른 수축 A 또는 피로 저항성 섬유로도 불림)은 높은 미오글로빈 함량과 높은 혈관 밀도를 가지고 많은 미토콘드리아를 포함하여 높은 산화 능력을 가지지만, 고속으로 ATP를 가수분해할 수 있어 빠른 최고 수축 속도를 가진다. 이러한 섬유들은 피로에 강하지만 I형 섬유만큼은 아니다.
- **IIb형** 빠른 해당형(glycolytic)(또는 빠른 수축 B 또는 피로성 섬유로도 불림)은 낮은 미오글로빈 함량, 낮은 혈관 밀도 및 적은 수의 미토콘드리아를 가지고 있다. 이러한 섬유들은 고속으로 ATP를 가수분해할 수 있어 빠른 최고 수축 속도를 가지며, 높은 해당 효소 활동과 큰 양의 글리코겐을 함유한다. 이들은 고출력이 필요할 때 유용하지만, 빠르게 피로해진다. 엘리트 스프린터의 근육에는 이러한 섬유들이 많이 분포되어 있다.

방향으로 대사가 변경된다. 지구력 훈련을 통해 유산소 피로화의 수준을 증가시키는데, 이는 혈관 및 대사 효과를 가지고 있지만, 주요적응 중 하나는 근육의 산화 능력과 특히 지방산을 산화할 수 있는 능력이 증가한다는 것이다. 이는 대사활동 패턴이 지방 산화를 우위로 변경되는 것으로 나타난다.

개인의 최대 산소 소비량(VO_2max)은 수분 이상의 운동에서의 경기력의 중요한 요소이다. VO_2max는 유산소적으로 달성할 수 있는 에너지 생산의 최고 속도를 나타내며, 이를 초과하는 모든 출력에 필요한 에너지는 완전히 무산소적 대사에서 나와야 한다. 마라톤과 같은 장거리 선수들에게 VO_2max의 중요성은 지구력 용량이 주로 VO_2max의 분율에 의해 결정된다는 사실에 있다. 사용해야 하는 유산소 능력의 비율이 높을수록 특정 속도를 유지할 수 있는 시간이 줄어든다. 경기력을 향상시키기 위해서는 VO_2max를 증가시키거나, 경주 기간 동안 유지할 수 있는 VO_2max의 분율을 증가시키거나, 달리기의 에너지 비용을 감소시키는 것이 필요하다. 실제로 이러한 모든 것은 적절한 훈련으로 달성할 수 있다. 흥미로운 점은 최근 일부 자료에서 고용량의 질산염(nitrate)을 섭취하면 준최대(submaximal) 운동의 산소 소비량을 감소시킬 수 있으며, 더 최근의 자료에서는 이와 유사한 효과를 고질산염 함유량이 높은 비트 주스를 섭취하여 달성할 수 있음을 시사한다.

VO_2max를 제한하는 요인들은 수년 동안 많은 논쟁의 대상이 되었다. 이는 다양한 유형의 운동, 다른 환경 및 다른 개인에 따라 제한이 다를 수 있기 때문이다. 따라서 마라톤 선수의 경우 VO_2max가 70 mL/kg/min일 수 있지만, 배구 선수의 경우 55 mL/kg/min에 불과할 수 있다. 이는 이러한 다른 종목의 훈련 반응을 반영한 것이다. 폐는 폐질환이 없는 경우 해수면 레벨에서는 경기력을 제한하지 않는 것으로 생각되며, 이에 주로 주목되는 것은 산소가 혈관계통에 의해 운반되거나 작동 근육이 산소를 이용하는 능력에 있다. 그러나 고도에서는 흡입된 공기의 산소 함량이 감소하여 동맥 혈액 산소 포화도가 감소하고 산소 운반량이 감소하며 VO_2max가 감소한다. 고도 1500 m 이상에서는 장거리 이벤트에서의 성능이 일반적으로 저하된다. 흡기 근육의 훈련 반응에 대한 연구는 폐의 제한이 있을 수 있는 개념에 대한 근거를 지원한다.

심혈관계

심혈관계는 산소와 영양소를 모든 조직에 공급하고 대사산물을 제거하며, 체내 열흐름을 조절하고, 호르몬을 생산되는 곳에서 작용하는 곳으로 순환시키는 등 여러 중요한 기능을 수행한다. 산소 공급에 대한 제한이 심혈관계에 의해 부과된다는 개념은 강력한 실험적 근거가 있으며, 이러한 제한은 여러 단계 중 하나 이상에 있을 수 있다. 핵심 요소는 달리 말하면 최대 심장 출력량인데, 이는 VO_2max와 내구력 성능과 밀접한 관련이 있다. 심장 출력량은 심박수(분당 심장 박동 수)와 박출량(좌심실이 매 박동마다 배출하는 혈액의 양)의 곱으로 결정된다. 박출량(stroke volume)은 주로 심장의 치수에 의해 결정되며, 큰 좌심실은 성공적인 내구력 운동선수의 주요 특징 중 하나이다. 반면 최대 심박수는 훈련된 사람과 비훈련된 사람 사이에 큰 차이가 없다. 훈련된 내구력 운동선수의 낮은 안정 심박수(일반적으로 분당 30–50박)는 훈련되지 않은 사람(일반적으로 분당 약 70박)보다 큰 박출량을 반영한다. 고혈량은 중심 정맥압을 유지하여 박출량을 유지하는 면에서 내구력 운동선수에게 이점을 준다. 혈액의 산소 운반 능력도 중요하며, 이는 헤모글로빈(Hb) 농도와 총 혈액량에 의해 영향을 받을 것이다.

혈액의 거의 모든 산소는 헤모글로빈에 결합되어 운반되며, 헤모글로빈 1그램당 약 1.34 mL의 산소를 결합할 수 있다. 평균 남성의 경우 Hb 농도가 약 150 g/L 정도이므로 폐에서 나온 동맥혈은 리터당 약 200 mL의 산소를 함유한다. 평균 여성의 경우 Hb 농도가 약 130 g/L 정도이므로 산소 함량은 약 175 mL이다. 이 차이는(일부분에서) 일반적으로 남성의 유산소 능력이 더 높은 이유를 설명한다. 또한 선수들이 혈색소 농도를 높이는 다양한 전략을 사용하는데, 이는 고산소 훈련, 적혈구 생성을 자극하는 에리스로포이에틴(erythropoietin, EPO)과 같은 약물 사용, 경기 전에 혈액 수혈을 포함한다. 이러한 후자의 전략은 세계도핑방지위원회(World Anti-Doping Agency)에 의해 금지되어 있지만, 내구력 운동선수들 사이에서는 발생비율이 배구 선수들보다 높다. 근육에 산소가 전달되는 것은 일부분은 근육 내의 모세관 네트워크 밀도에 따라 달라질 것이다. 모세관의 수가 증가하거나 근육 섬유의 크기가 줄어들면 산소가 모세관에서 근육의 미토콘드리아로 확산되는 거리가 줄어든다.

체온 조절

심부체온(body core temperature)은 좁은 범위 내에 유지되어야 하지만, 영양소의 분해로부터 이용 가능한 에너지의 약 80%는 열로 발생된다. 이는 추운 환경에서 체온을 유지하는 데 유용하지만, 열이 높은 속도로 생성되지만 환경으로의 열 손실이 어려운 더운 환경에서 지속적인 고강도 운동을 하는 경우에는 어려움이 있다. 운동 중 열 스트레스는 심혈관계에 큰 어려움을 주게 된다. 작동 중인 근육, 뇌 및 다른 조직에 계속해서 혈액을 공급하는 것 외에도 피부로의 혈류 수요가 크게 증가한다. 이는 심장 출력량이 증가해야 함을 의미하지만, 또한 혈액의 큰 부분이 피부로 분배되므로 중심 혈액량이 감소하게 된다. 이는 다시 심장으로의 혈액 회귀를 줄일 수 있으며 이로 인해 박출량이 감소할 수 있다. 심장 박동수가 보상할 수 없으면 심장 출력량이 감소한다. 이런 경우 근육으로의 혈류가 줄어들어 산소 및 기질의 공급이 감소하거나 피부로의 혈류가 줄어들어 열 손실이 감소하고 고열(hyperthermia) 발생을 가속화할 수 있다. 뇌 온도가 가장 관련성이 있는 매개변수인 것으로 보이지만, 운동이 종료되어야 하는 정확한 온도는 없으며, 피부 심부 온도의 넓은 범위에서 피로가 발생할 수 있다.

훈련에 대한 적응

훈련의 목표는 기능적 능력을 향상시키는 것이며, 모든 종류의 훈련에 일부 기본 원칙이 적용된다. 훈련은 몸의 모든 장기와 조직에 영향을 미치지만 적응은 훈련 자극 및 훈련되는 근육에 특정된다. 잘 설계된 근력 트레이닝 프로그램은 지구력에는 거의 영향을 미치지 않으며, 그 반대도 마찬가지이다. 한 다리는 힘을 위해, 다른 한 다리는 지구력을 위해 특별히 훈련될 수 있으며, 서로 간의 크로스오버(crossover)는 비교적 적다. 훈련은 완전히 특정되지는 않으며, 달리기나 사이클링과 같은 운동을 할 때 심혈관계에 미치는 영향은 유사하다. 경기력의 향상은 훈련 부하에 비례하며, 훈련 부하는 훈련 세션의 강도, 지속 시간 및 빈도로 설명된다. 한계 내에서 선수가 더 열심히 훈련할수록 경기력 개선도 커진다. 소수의 선수들만이 한계에 도달하며, 그중 일부는 과훈련 증후군(overtraining syndrome)을 경험하여 장기간의 피로와 경기력 저하를 겪을 수 있다.

훈련은 기능성 단백질 발현을 담당하는 유전자를 켜는 자극을 제공한다. 근력 트레이닝은 근육을 더 크고 강하게 만드는 데 필요한 더 많은 액틴과 마이오신의 합성을 유도하며, 지구력 훈련은 산화 효소 및 지구력 성능에 필요한 모든 구성 요소의 합성을 유도한다. 단백질 합성과 분해의 선택적 자극이 진행되고 있을 것이다. 근력 및 파워 선수들은 근육 강도, 최대 파워 및 무산소 용량을 높이기 위해 훈련한다. 이러한 훈련은 일반적으로 고부하 저항 트레이닝과 반복적인 짧은 스프린트를 포함하며 다음과 같은 결과를 초래한다.

- 근육 크기의 증가 및 따라서 근육 강도의 증가, 이는 근육 단면적과 밀접한 관련이 있음
- 훈련된 근육에서 글리코시닌 효소의 활동 증가로 인한 무산소 해당과정(anaerobic glycolysis)에 의한 ATP 생성 능력의 증가
- 골격계 근육의 완충 능력 증가

이러한 변화는 일부로는 특정 형태의 IIb 근섬유의 비대(빠른 수축성, 고해당성 섬유)를 유발한다. 이러한 섬유들은 주로 고강도의 노력이나 느린 수축성, 고산화 섬유의 피로로 활성화되지 못할 때 활성화된다. 저강도로 훈련하거나 가벼운 중량을 들 경우 이러한 섬유가 활성화되지 않으며, 훈련 중에 활성화되지 않으면 적응을 위한 자극이 없다.

유산소 트레이닝은 심폐 기능의 산소 수송 능력과 활용을 향상시키며, 따라서 장기간의 준최대(submaximal) 운동 수행 능력을 향상시킨다. 정상적인 유산소 운동능력을 가진 엘리트 지구력 훈련된 선수들은 일반적으로 70–85 mL/kg/min의 VO_2max 값을 달성할 수 있다. 엘리트 배구 선수들은 보통 55–65 mL/kg/min의 범위 내에 속하는 것으로 보이며, 이는 좋은 클럽 수준의 지구력 선수에 기대되는 일반적인 수치이다. 따라서 선수의 심폐성능 용량은 훈련과 유전자 부여에 의해 결정되며, 예를 들어 다양한 근육 섬유 형태의 비율과 분포에 의해 결정된다. 유산소 적응에 대한 생리학적 적응은 다음과 같다.

- 최대 심장 출력량 증가를 결과로 하는 심장 크기 증가
- 안정 시 심박수 감소, 증가된 심장 박출량을 반영
- 증가된 혈액량 및 산소 운반 능력
- 산화능력이 증가하며, 미토콘드리아의 수와 크기가 증가

요약

모든 팀 게임, 배구를 포함한 모든 게임에서는 반복되는 고강도 운동과 비교적 짧은 기간 동안의 가벼운 운동이 교차된다. 경기 중 평균 운동 강도는 최대 산소 흡수량(VO_2max)의 75%까지 올라갈 수 있지만 경기의 패턴은 복잡하며 에너지 요구량은 지속적으로 변한다. 경기의 전체 기간 동안 경기력을 유지하는 것은 성공에 중요하며, 근육이 숙련된 움직임을 수행하면서 높은 파워를 생성하고 빠르게 회복하는 능력에 크게 의존한다. 회복의 정도는 직전 운동의 강도와 지속 시간, 개인의 생화학적 및 생리학적 특성, 그리고 다음 운동 전에 회복할 시간에 따라 영향을 받는다. 강한 근수축이 시작되면, 산소 전달이 필요 없이 에너지를 제공하기 위해 PCr의 빠른 가수분해와 젖산의 축적이 발생한다. 최대 운동을 반복적으로 수행할 때, 근육 PCr의 가수분해 속도와 젖산의 축적률이 감소한다.

여러 스프린트 활동 중 경기력에 영향을 미칠 가능성이 있는 다른 요인에는 골격근 간질 칼륨 농도와 해당분해 중간체, 무기인산(Pi) 및 수소 이온의 세포 내 농도를 재설정하는 능력이 포함되며, 이는 전기화학적–기계적 결합에 영향을 미친다. 근육 글리코겐 저

장소의 점진적 고갈도 경기 상황 후반에서 경기력에 영향을 줄 것으로 예상된다.

참고문헌

Bangsbo J. (1994) Physiologic demands. In B Ekblom (ed.) *Football (Soccer)*. Blackwell Scientific Publications, Oxford, pp. 43–58.

Birch R *et al*. (1994) The influence of dietary creatine supplementation on performance during repeated bouts of maximal isokinetic cycling in man. *Eur J Appl Physiol*, *69*, 268–270.

Casey A *et al*. (1996) Effect of creatine supplementation on muscle metabolism and exercise performance. *Am J Physiol*, 271, E31–E37.

Jacobs I *et al*. (1982) Muscle glycogen and diet in elite soccer players. *Eur J Appl Physiol*, 48, 297–302.

Krustrup P *et al*. (2006) Muscle and blood metabolites during a soccer game: Implications for sprint performance. *Med Sci Sports Exercise*, 38, 1165–1174.

Mohr M *et al*. (2005) Fatigue in soccer: a brief review. *J Sports Sci*, 23, 593–599.

추천자료

Barrett KE, Barman SM, Boitano S, Brooks H. (2015) *Ganong's Review of Medical Physiology*, 25th edn. McGraw-Hill, New York.

Reilly T. (1996) Motion analysis and physiological demands. In T Reilly (ed.) *Science and Soccer* (pp. 65–81). E & FN Spon, London.

Shephard RJ and Astrand PO. (2000) *Endurance in Sport*. Blackwell Science, Oxford.

2장

배구 선수들의 최적의 경기력을 위한 영양

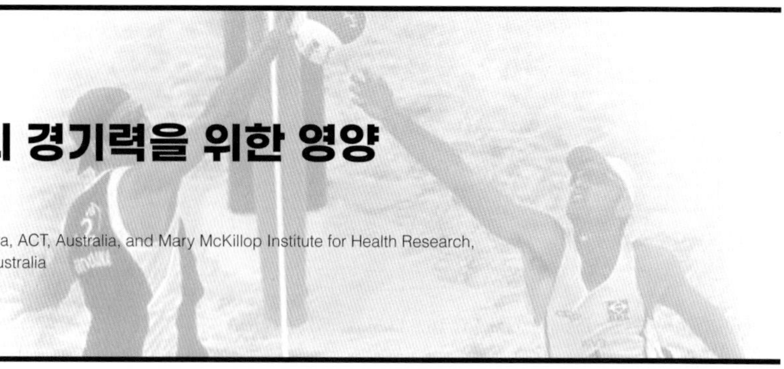

Louise M. Burke

Sports Nutrition, Australian Institute of Sport, Canberra, ACT, Australia, and Mary McKillop Institute for Health Research, Australian Catholic University, Melbourne, Victoria, Australia

서론

배구는 많은 다른 팀 스포츠와 마찬가지로, 간헐적인 고강도 활동 패턴으로 이루어지는 스포츠이며, 포지션마다, 그리고 경기마다 다양한 특징을 지닌다. 이는 배구 선수들의 생리적 과제와 영양 요구에 있어서 다양함을 보인다. 그럼에도 불구하고, 영양은 선수들의 훈련과 경기 목표를 지원하는 방법, 힘든 생활 양식에서 이러한 목표를 달성하는 데 도움이 되는 공통된 전략에 명확하게 도움을 줄 수 있다. 본 장의 목표는 배구에서 경기력을 최적화하기 위한 영양의 네 가지 주요 영역을 살펴보는 것이며, 이는 이상적인 체형과 에너지 요구량 달성, 훈련을 위한 영양 지원, 경기력을 최적화하기 위한 전략, 그리고 스포츠 영양 계획 내 스포츠 음식과 보조제의 신중한 사용과 관련된 것이다.

배구를 위한 충분한 에너지 확보와 이상적인 체형을 지원하는 것

배구에서의 성공은 키가 크고 힘이 세고 민첩하고 빠른 신체적 특성과 강력하게 관련되어 있어 배구 선수에게 여러 가지 영양적 도전을 제기한다. 첫째, 대형 체형과 근육량의 성장과 유지를 지원하기 위한 에너지 및 영양소 요구가 있다. 둘째, 경기 플레이의 기술/운동 요구에 중점을 둔 훈련 프로그램에 대한 특정 요구가 있다. 마지막으로, 선수의 주, 연도 및 경력에 따라 성장 발달, 부상, 비시즌, 강화된 훈련 기간 또는 바쁜 경기 일정과 같은 문제에 대응하여 에너지 요구량이 변할 수 있음을 인식해야 한다. 따라서 배구 선수는 자신의 에너지 요구를 인식할 뿐만 아니라 이러한 요구 변동에 따라 에너지 섭취량을 증감시킬 수 있어야 한다.

적절한 에너지 섭취 달성은 선수의 영양 계획의 주요 원칙이자 그들의 생활방식에서의 도전이다. 에너지 섭취는 체성을 조절하고 운동의 연료 비용을 지원하는 것뿐만 아니라 다른 모든 체계가 최적의 효율로 작동하는지 여부를 결정하는 데 중요한 역할을 한다. 적절한 에너지 섭취는 성장, 근육 비대 또는 훈련 적응과 관련하여 새로운 단백질을 구축할 수 있는 최적의 기회가 있는지를 보장하기 위해 하루 내내 적절한 단백질 섭취를 통해 지원하여야 한다.

키가 크고 근육질인 배구 선수의 기본적인 에너지 수요는 대부분의 다른 선수들보다 높다. 청소년 선수의 성장 수요는 바쁜 트레이닝 프로그램의 연료 수요와 결합될 때 특히 더 높아진다. 에너지 가용성(energy availability)은 선수가 이러한 모든 요구를 충족하기 위해 충분한 에너지를 섭취할 수 있는 능력에 초점을 맞춘 스포츠 영양의 새로운 개념이다. 이는 에너지 섭취량에서 훈련 및 경기로 인해 소비된 에너지를 차감한 후 남은 에너지 양을 구체적으로 다룬다. 이러한 에너지는 성장, 건강 및 최적의 기능을 위한 모든 다른 신체 과정의 비용을 위해 지불해야 하므로, 이러한 과정에 투입할 수 있는 에너지가 너무 낮아지면 신체는 이러한 과정에 할애할 수 있는 에너지를 줄이는 방향으로 적응한다. 결과적으로, 뼈 대사, 근육 단백질 합성, 면역 기능 및 선수의 건강과 경기력을 최적화하는 데 필요한 많은 과정들에 부정적인 영향을 끼친다. 저 에너지 가용성(low energy availability) 또는 최근에는 스포츠에서 상대적 에너지 결핍(relative energy deficiency in sport, RED−S)이라고도 하는 것은 다양한 원인으로 인해 스포츠에서 발생할 수 있으며, 가장 흔한 원인은 섭식 장애(disordered eating), 과노한 또는 잘못된 체중 감량 다이어트를 따르거나 더 높은 에너지 필요에 대해 인식하지 못하거나 대응하지 못하는 것이다(Mountjoy et al. 2014). 다시 말해, 이러한 문제는 시간 관리 상담에서 전문적인 심리적 지원까지 다양한 해결책을 필요로 할 수 있다.

대부분의 배구 선수들에게 가장 기본적인 출발점은 하루 종일 에너지를 균등하게 분산시키는 기본 식사 계획을 조직하고, 간식이나 고에너지 음료를 이용하여 식사에서 제공되는 에너지를 보충하는 것이다. 많은 선수들이 단백질 섭취와 근육 증가를 달성하기 위해 단백질 섭취를 강조하는 근력 트레이닝 선수들의 영양 전략을 따른다. 그러나 특히 어린 선수들과의 작업에서는 영양 섭취의 불균형 및 바쁜 일상에 따른 불균등한 영양 지원이 주로 성장과 근육량 증가를 방해하는 장애라는 것을 보여준다. 일상 일정에서는 트레이닝, 바쁜 경기 일정(어린 선수들은 여러 팀이나 대회에 참가할 수 있음), 학교 및 의료/회복 활동이 포함되어 있으므로 음식 섭취 기회가 제한될 수 있다. **표 2.1**은 선수가 성장, 의도적 체중/근육 증가 또는 높은 운동량을 지원하기 위한 높은 에너지 요구를 충족하기 위한 주요 전략 중 일부를 나타낸다.

단백질은 체형 목표의 달성을 이루는 것뿐만 아니라 훈련에 적응하는 데 중요하다. 팀 스포츠 선수들에 대한 조사를 통해 일반적으로 적절한 총 식이 단백질량에 도달하지 못하는 경우는 드물다는 것을 발견했지만, 많은 사람들은 최적의 결과를 위해 단백질 섭취의 타이밍, 분산 및 품질의 역할을 인식하지 못한다. 많은 연구에서 운동 세션이 고품질 단백질 공급 후에 즉시 따라가면 근육에서 최대 단백질 합성이 일어난다는 것을 발견했다. 이 개념은 주로 저항성 운동과 관련하여 알려져 있지만, 고강도 운동과 지구력 운동에서도 동일한 결과가 발생하며, 운동 유형에 따라 선호적으로 합성되는 단백질 유형이 결정된다. 예를 들어, 저항성 운동은 근육량과 힘에 관련된 단백질 합성을 촉진하고, 지구력 운동은 대사에 관여하는 효소 및 기타 단백질의 합성을 촉진한다. 운동 후 반응을 극대화하기 위해 필요한 고품질 단백질의 양은 약 20 g이다. 그러나 연구자들은 이제 체형이 단백질 요구에 영향을 미치고 배구와 같은 단일 스포츠에서도 나이 그룹, 성별 및 플레이 위치에 걸쳐 다양한 체형이 있을 수 있다는 것을 인식하고 있다. 따라서 단백질 섭취 목표는 작은 여성 세터와 큰 남성 블로커 사이의 범위를 고려하여 0.3 g/kg BM으로 설정하는 것이 더 나을 수 있다.

새로운 추가적 개념은 각 훈련 세션에 대한 반응이 적어도 24시간 동안 지속되며, 하루에 3−5시간 간격으로 단백질 섭취를 분산하는 것이 지속적인 적응을 위한 가장 좋은 기회를 제공한다는 것이다. 하루에

표 2.1 근육 세포에서 이용 가능한 대사 경로에 의해 달성할 수 있는 ATP 재생 최대 속도

신체에 대한 건강한 태도를 지원하기 – 코치를 위한 특별한 주의사항	
청소년기의 신체 변화에 대해 선수들이 편안하게 느끼도록 격려한다.	
운동능력과 무관한 일반적인 신체 변화에 불필요하게 초점을 맞추는 연습이나 행위를 피하거나 방지한다(예: 선수의 체중이나 체지방을 엄격하게 기록하는 것).	
선수들이 최소한 또는 딱 맞는 의류(예: Lycra 수트 입기)로 불편할 수 있는 상황에 민감하게 대응한다.	
제한적인 다이어트나 건강하지 않은 지방 증가의 문제를 인식하고 선수가 조기에 전문가의 도움을 찾도록 돕는다.	
높은 에너지 섭취를 돕는 식사 전략들	**에너지 섭취를 줄이는 데 도움이 되는 식사 전략들**
하루 내내 규칙적인 음악 및 음료 계획을 조직하는 데 도움이 되는 음식 지식과 실용적 기술을 개발한다. 시간 관리 기술, 쇼핑 및 요리, "급행 식사"를 위한 똑똑한 재료 등을 조직하여 음식 섭취가 계획되고 우연히 일어나지 않도록 한다.	
부족한 에너지 섭취 위험 요인을 인식하고 적극적인 조치를 취한다: 성장의 급증, 강화된 훈련 기간, 밀집된 경기 일정, 과중한 생활양식, 음식 접근이 제한된 환경(예: 대학 기숙사나 여행 중), 부족한 영양 지식 및 기술	에너지 섭취가 소비와 비교하여 과도할 수 있는 위험 요인을 인식하고 적극적으로 대응한다: 성장 고점, 부상 또는 비 시즌, 경기 줄이기, 제한 없는 식사 환경(예: 선수촌), 부족한 영양 지식 및 기술
하루 동안 건강한 식사와 간식을 계획하여 에너지와 단백질을 규칙적으로 섭취할 수 있도록 한다. 추가 에너지 필요성을 잘못 이해하여 "안 좋은 음식"을 과식하는 것을 허용하지 않는다.	하루 내내 포만감 있는 식사와 간식을 계획하여 에너지와 단백질을 규칙적으로 섭취하고 배고픔/피로를 방지한다. 음식 선택의 에너지 밀도를 낮추기 위해 지방과 설탕의 불필요한 섭취를 줄인다.
하루에 각 식사나 주요 간식에서 의미 있는 양의 고품질 단백질을 분산하여 섭취하는 것을 계획한다(훈련 후나 잠자리에 들기 전 간식 포함). 목표량은 체중 1 kg당 0.3 g이 유용하며, 예를 들어 60-100 kg의 선수에게는 20-35 g이 된다. 많은 일상 식품이 이 목표를 충족시킬 수 있지만, 저지방 우유나 간단한 단백질 가루는 단백질 강화 음료, 수프 및 디저트를 만드는 데 유용할 수 있다.	각 식사와 훈련 후 간식에서 의미 있는 양의 고품질 단백질을 분산하여 섭취하는 것을 계획한다. 체중 1 kg당 0.3 g의 목표량이 유용하다. 80-100 kg의 선수에게는 25-30 g이 되며, 체중 감량을 진행하는 경우(서두르거나 하는 경우) 단백질 요구량이 더 높을 수 있다(30-40 g씩). 단백질은 하루 종일 포만감을 유지하는 데 도움이 되며, 체중 감량 다이어트의 경우, 근육량 손실을 최소화할 수 있다.
바쁜 생활에서 이동이 가능한 간편한 간식이나 식사를 준비한다.	식사를 거르거나 섭취량을 지나치게 제한하지 않는다. 배고픔은 종종 과식으로 이어진다.
영양소가 풍부한 간편한 음료를 최대한 활용한다: 과일 스무디, 밀크쉐이크, 주스, 액상 식사 등	일일 에너지 섭취의 대부분을 씹어 먹고 천천히 섭취해야 하는 음식으로 한정하여 에너지를 함유하는 음료의 섭취를 최소화한다.
트레이닝 세션 주변에 음식을 섭취하여 에너지 섭취가 추가적인 트레이닝에 따라 조절되도록 한다: 추가 트레이닝 = 추가 음식	분별하여 알코올 섭취를 조심해야 한다. 알코올은 높은 에너지 함유량과 합리적인 식습관을 따르는 것을 방해할 수 있다(그리고 일반적인 행동).
식욕이나 위 공간이 제한되어 있는 경우 고섬유 또는 부피가 큰 식품 선택을 지나치게 하지 않는다. 식사를 넘치게 만들기보다는 채소, 샐러드 및 전곡 선택지가 함께하도록 한다.	식사와 간식을 채우려면 신선한 샐러드와 채소를 풍부하게 넣거나 수분이 많은 과일(예: 베리류와 멜론)을 선택하고, 곡물 식품의 형태로 선택한다. 단백질의 포만감 효과를 더한다.
가끔식이 계획이 얼마나 잘 지켜지고 있는지 또는 식사/간식을 거르는 시간을 파악하기 위해 가끔 기록을 유지한다.	식사 계획이 얼마나 잘 이행되고 있는지 또는 문제 행동이 발생하는 시간을 파악하기 위해 가끔씩 기록을 남긴다(예: 심심해서 먹는 것, 과다 섭취 등).

약 4–5회, 체중 기준으로 약 0.3 g/kg의 단백질 목표를 반복하는 것이 근육 증가, 적응, 성장 및 회복과 관련된 단백질 목표를 최대화하는 가장 적절한 방법으로 보인다. 그러나 대부분의 경우, 이러한 단백질 분배를 달성하는 식사를 섭취하지 않는다. 오히려, 단백질 섭취는 일반적으로 저녁 식사에 중점을 두고 있으며, 아침 식사와 간식 선택에서는 그것이 거의 없다. 따라서 새로운 스포츠 영양 지침(Thomas et al. 2016)은 일일 총 단백질 섭취량에 대한 지침에서 멀어져서(예: 선수들은 하루에 1.2–1.7 g/kg의 단백질 섭취를 목표로 해야 한다) 하루에 4–5회의 식사와 간식으로 단백질을 더 균등하게 분산하는 메시지로 바뀌었다. **표 2.2**는 이러한 목표를 달성하는 데 도움이 되는 고품질 단백질이 풍부한 음식의 체크리스트를 제공한다. 단백질은 모든 필수 아미노산, 특히 류신(leucine)을 포함하여 제공하기 때문에 동물성 단백질 원료가 품질이 높다고 여겨진다. 이제 류신이 단백질 합성에서 특별한 역할을 한다는 것이 인식되고 있으며, 근육 내에서 단백질 구축 장치를 켜는 계기로 작용함으로써, 나머지 아미노산은 목표 단백질을 형성하는 데 필요한 구성 요소를 제공한다(Morton et al. 2015). 식물성 단백질 원료의 아미노산 조합은 동물성 단백질 원료나 다른 식물성 단백질 원료와 함께 식사에 섞어 개선할 수 있다.

비싼 단백질 보충제는 필요하지 않으며, 보디빌더들이 선호하는 복합성분 제품은 건강 및 도핑 문제로 인해 특히 위험할 수 있다. 그러나 간단한 단백질 가루나 강화된 우유/액체 식사 음료가 스포츠 영양 계획에 유용할 때가 있다. 예를 들어, 많은 선수들이 트레이닝 후에 섭취할 수 있는 단백질이 풍부한 음식을 준비하거나 보관하기 어렵다고 느낄 수 있으며, 여행하거나 바쁜 날 동안 쉽게 섭취할 수 있는 간식도 마찬가지이다. 액체 형태의 영양소는 트레이닝 후에 식욕이 억제되었을 때나 대량의 음식을 섭취하기 어려운 상황에서 유용하며, 또한 빠르게 소화되는 단백질 형태로 트레이닝 후에 혈중 아미노산 농도가 빠르게

표 2.2 10 g 단백질을 제공하는 단백질 풍부한 음식 목록

단백질 원료 종류	10 g 단백질을 제공하는 데 필요한 양의 제품
동물성 식품	• 2개의 작은 달걀
	• 저지방 또는 저지방 우유 300 mL
	• 단백질 강화 우유 200 mL
	• 저지방 치즈 30 g (1.5장)
	• 코튼치즈 70 g
	• 저지방 과일 요구르트 200 g
	• 단백질 강화 그리스식 요구르트 100 g
	• 저지방 카스타드 250 mL
	• 불고기, 양갈비, 돼지고기(조리된 무게) 35 g
	• 닭고기(조리된 무게) 40 g
	• 구운 생선 50 g
	• 참치 또는 연어 통조림 50 g
식물성 식품	• 렌틸콩 또는 콩 3/4컵(150 g)
	• 볶은콩 200 g (작은 캔)
	• 두부 또는 대두 고기 120 g
	• 두유 400 ml
	• 견과류 또는 씨앗 60 g
보충제와 스포츠 음식	• 15–20 g 고단백분말 또는 단백분해물
	• 120–150 mL 액상식사보충제
	• 20–30 g 고단백 스포츠 바
스포츠 식품 및 보충제에 비용이 덜 드는 대체품	• 25 g 무지방 분유
	• 250 mL 홈메이드 과일 스무디(레시피: 600 mL 용량 기준으로 250 mL 저지방 우유, 200 g 과일 요거트, 바나나 1개 또는 베리 1컵)
	• 150 mL 강화 우유 쉐이크(레시피: 600 mL 용량 기준으로 500 mL 저지방 플레이버 우유 + 4큰술 아이스크림 + 1/4컵 무지방 분유

증가하여 신속한 회복을 촉진되는 데 사용된다.

체질량(body mass)과 조성(composition)의 조작은 스포츠 영양에서 자주 목표로 삼는 영역이다. 근육량의 증가는 젊은 선수들의 성장과 성숙의 자연스러운 부분이지만, 저항 운동 프로그램을 통해 높은 에너지 섭취와 균형 잡힌 단백질 섭취를 지원함으로써 성인기에도 향상되거나 지속될 수 있다. 많은 경우, 야간 단백질 활성화(Snijders et al. 2015)를 촉진하고, 이러한 결과를 극대화하기 위해 잠자기 전 마지막으로 단백질이 풍부한 간식을 포함한 하루 5–6회의 식사 계획이 필요할 수 있다(**표 2.1**).

그러나 배구 선수들은 경력의 다른 단계에서 체중/지방 감량을 달성해야 할 수도 있다. 많은 종목에서 선수들은 실제 또는 인식된 경기력 이점과 미적 고려사항을 위해 체지방을 매우 날씬한 수준까지 감량해야 할 압박이 있다. 그러나 체중/체지방 감소가 선행된다고 해서 코트에서 수직 점프가 증가하거나 더 큰 속도와 민첩성을 낳을 것이라고 생각하는 것은 오산이며, 이러한 이점은 건강한 체성조성을 달성하는 일환으로 지속될 수 있는 개인의 건강한 식습관의 일부분이어야 한다. 지방 손실이 정당하고 유익한 경우도 있지만, 선수들은 패션 다이어트와 "극단적인 단장(extreme makeover)"에 대한 유혹을 면할 수 없으며, 이는 일반 사회에서 우려되는 사항이다. 실제로 대부분의 스포츠와 마찬가지로, 여성 선수들을 중심으로 팀 스포츠에서 섭식 장애와 나쁜 체형 이미지에 대한 우려가 있다. 배구 프로그램은 몸 조성 목표의 개인화된 선택과 달성에 대한 전문적인 조언 및 주기적인 신체 조성 사전 모니터링에 대한 객관적인 접근을 포함한 모든 성능 영양 측면을 지원하는 환경을 제공해야 한다(Sundgot-Borgen et al. 2013).

저 에너지 가용성 문제는 첫 번째 섹션에서 논의되었으며, 종종 정기적인 월경 기능 상실의 형태로 여성 선수들에서 확인된다. 이것은 정상적이거나 건강한 것으로 간주되어서는 안 되며 스포츠 의사와 상담이 필요하다.

과도한 체지방 감량은 오프시즌이나 부상으로 휴식기간 중과 같은 에너지 섭취 불균형 기간에 필요할 수 있으며, 또한 새로운 식사 환경을 가진 대학으로 이주하거나, 선수 프로그램으로 새로운 곳으로 여행을 하는 시나리오 등에서도 그러하다. 이상적으로 에너지 소비가 감소하고 음식 섭취가 증가하는 기간 동안에는, 발생하는 체지방 증가를 최소화하기 위한 더 나은 관리가 이루어져야 한다. 그 후에는 체지방 감량은 일일 에너지 섭취량을 조금씩 줄이고 적절한 훈련 계획을 포함한 지속적인 천천히 진행되는 과정을 통해 가장 잘 달성될 수 있다(Garthe et al. 2011). 이 기간 동안 단백질 섭취량을 늘리면 근육량의 부작용 손실을 최소화하는 데 도움이 될 수 있다(Phillips 2014). 체지방 증가를 방지하거나 되돌리기 위해 에너지 섭취를 줄이는 지침은 **표 2.1**에 요약되어 있다. 신체 조성 목표 달성에 대한 전문적 지식이나 스포츠 영양의 다른 문제에 대한 조언은 스포츠 영양사가 제공할 수 있을 것이다.

훈련 목표를 지원하는 영양

일상적인 훈련 식단의 목표는 선수들이 훈련 프로그램을 수행하고, 회복하고, 적응하고, 건강하게 부상 없이 유지하는 것이다. 이러한 목표들에서 단백질의 중요성은 이전 섹션에서 다루어졌으며, 이 섹션에서는 탄수화물, 수분 및 미량 영양소의 요구 사항에 대해 다루고 있다. 일상적인 훈련의 요구를 지원하는 것뿐만 아니라, 일상적인 식단은 선수들이 목표로 하는 경기 전략을 연습할 기회를 제공해야 한다. 연습 경기, 실전 경기 및 기타 유사한 패턴의 세션은 경기 중 섭취할 음식, 경기 중 및 경기 후 연료 섭취와 회복 음식과 같은 전략을 시험하거나 세밀하게 조정할 기회를 제공한다.

최근에는 탄수화물이 오해받는 식품 에너지원이 되었다. 실제로 탄수화물은 근육과 뇌에 중요한 연료원을 제공하며, 주요 출처는 근육 글리코겐과 혈당이다. 신체 지방 저장소와 달리, 이러한 탄수화물 저장소는 연습 및 경기에서의 요구에 따라 매일 보충되어야 한다. 이전의 스포츠 영양 가이드라인은 선수들이 탄수화물 함유량이 높은 식단을 섭취해야 한다는 더 일반적인 권장 사항을 제시했지만, 최근의 가이드라인은 탄수화물 섭취에 대해 개별화되고 주기화된 접근 방식을 취하고 있다. 선수들이 현재나 향후의 운동/경기에서 예상되는 연료 비용에 따라 탄수화물이 풍부한 식품을 섭취하는 것을 권장한다(Thomas et al. 2016). 경기일이나 고강도 훈련이 필요한 훈련일 또는 요구되는 경기에 대비하여 선수의 체형 크기에 맞춘 다양한 탄수화물 섭취량을 제안한다(**표 2.3**). 그럼에도 불구하고 선수들은 자신의 연료 요구, 전체적인 에너지 요구 및 음식 선호도/가용성에 맞는 적절한 탄수화물 섭취량을 찾기 위해 실험하는 것이 장려된다. 가벼운 훈련일에는 탄수화물 섭취 목표가 덜 중요하다는 것이 인정된다. 그러나 경기나 연습을 위해 에너지를 충전하거나 요구되는 세션 사이를 보충하는 것이 중요할 때, 세션 전, 중간, 그리고 운동 바로 후에 탄수화물을 적절하게 섭취하는 것이 최상의 경기력을 위해 고려되어야 한다. **표 2.4**는 다양한 상황의 실용적인 요구에 부합하는 몇 가지 탄수화물의 풍부한 식단 선택지를 개요로 제시한다.

지방은 선수의 식이에서 또 다른 중요한 영양소이며, 건강과 경기력에 대한 역할과 관련하여 오해되고 있다. 고지방 저탄수화물 섭취를 촉진하는 인기 있는

표 2.3 팀 선수들을 위해 적용된 훈련 및 경기에 대한 연료 요구량(Burke *et al*. 2011; Thomas *et al*. 2016)

상황	체중 1 kg당 목표 탄수화물
일일 트레이닝	
경량/기술 중심 트레이닝 또는 트레이닝이 없는 날	1 kg 체중당 3–5 g
보통 트레이닝 날	1 kg 체중당 5–7 g
고강도 트레이닝 날 또는 치열한 매치-플레이	1 kg 체중당 6–10 g
특별한 연료 공급 상황	
특별한 연료 공급 상황 매치 날 연료 공급(대회 에서 게임 전 또는 게임 사이)	24시간당 1 kg 체중당 6–10 g
신속한 보충(예: 요구되는 운동/게임 간격<8시간)	첫 번째 세션 이후에 1 kg 체중당 1–1.2 g 정상 식사 일정이 다시 시작될 때까지 매 시간 반복
게임 전 연료 공급	운동 1–4시간 전에 섭취되는 1–4 g/kg
게임 중:	
짧은 경기 시간이나 작은 연료 수요	작은 양 – 단순히 탄수화물 맛 보기
더 큰 게임 수요	30–60 g/h

다이어트는 특히 고강도 활동에 의존하는 스포츠에서 경기력에 도움이 된다는 것이 입증되지 않았다. 지방과 오일의 불필요한 섭취를 줄이는 것은 에너지 섭취를 줄이는 유용한 방법일 수 있지만, 지방을 함유하는 음식을 지나치게 피하는 것은 불필요하다. 실제로 이러한 식사 제한은 영양소가 풍부한 많은 음식을 먹는 기회와 함께 식사를 즐길 수 있는 기회도 줄인다. 또한, 필수 지방산과 지용성 비타민을 얻기 위해 일부 지방 함유 원천을 섭취해야 한다. **표 2.5**는 좋은 지방의 영양소가 풍부한 원천의 몇 가지 예를 보여준다.

일반적으로, 영양소가 풍부한 식품을 기반으로 다

표 2.4 스포츠에서 특별한 상황에 대응하기 위한 실용적인 탄수화물 풍부한 음식 선택지

경기전 식사를 위한 탄수화물 풍부한 선택지

특징: 실행계획과 개인 경험에 따라 경기 1-3시간 전에 익숙하고 소화가 잘되는 음식

아침 경기에 적합한 음식:
- 시리얼과 우유, 그리고 신선하거나 통조림 과일
- 잉글리시 머핀/베이글과 토핑
- 팬케이크와 시럽
- 토스트와 베이크드 빈 혹은 계란

오후나 저녁 경기에 적합한 음식:
- 속을 넣은 롤이나 샌드위치
- 간단한 소스가 있는 파스타
- 밥과 볶음 요리
- 리조또 - 고기 크림 소스는 제외
- 저지방 속이 든 베이크드 포테이토

소화가 쉬운 액체 식사:
- 과일 스무디(저지방 우유 + 과일 + 요구르트/아이스크림)
- 액체식사 보충제

여행이나 바쁜 생활 방식을 위한 탄수화물 풍부한 간식

특징: 휴대하기 쉽고 준비하거나 먹기 쉬운 것이 좋다. 이상적으로는 단백질을 제공해야 한다.

시리얼(+ 스킴 밀크 파우더*)
크래커와 참치 통조림*
크래커와 치즈* 스낵 팩
견과류와 건조 과일이 섞인 트레일 믹스
UHT 처리된 플레이버 우유
액상 식사 보충제* - 분말 혹은 레디투드링크 테트라팩
육류/치즈 속을 넣은 샌드위치나 랩(냉장 가능 여부 확인)
과일 샐러드와 함께한 플레이버드 그리스식 요거트 (냉장 가능 여부 확인)

경기 후 회복 식사

특징: 연료 보충을 위한 탄수화물과 적응을 위한 단백질을 제공한다. 액체와 전해질 보충도 유용하다.

경기장에서의 간식 또는 가벼운 식사 (쉽게 섭취할 수 있는 선택지 포함):
- 고기/치즈/계란으로 만든 샌드위치나 랩
- 건강한 토핑이 올려진 피자
- 액체 식사 보충제 또는 과일 스무디
- 연어/닭고기로 만든 스시 롤
- 향유 우유
- 크림 라이스
- 우유나 고기가 첨가된 수프와 빵

식사:
- 고기 소스 파스타
- 면이나 빵을 넣은 메인 샐러드
- 토르티야와 밥으로 직접 만드는 파히타
- 구운 고기와 구운 감자
- 샐러드와 통곡물 버거
- 밥과 함께하는 볶음요리나 카레
- 리조또나 밥 요리
- 요거트나 커스터드와 함께한 과일 기반의 디저트

양한 식단에서 중등량에서 높은 에너지를 섭취하는 선수들은 권장 일일 섭취량 및 권장 섭취량을 크게 초과하는 비타민과 미네랄 섭취량을 먹고 있으며, 트레이닝으로 인한 미세 영양소 수요 증가 및 건강에 유익한 생리 활성 물질에 관련된 식품들도 함께 섭취하고 있다(**표 2.5 참조**). 따라서 비타민을 규칙적으로 보충하는 것은 필요하지 않으며, 연구는 기존에 결핍이 있었던 경우를 제외하고는 비타민 보충 후 경기력 향

표 2.5 주요 영양소의 공통 식품 원료 체크리스트

철분이 풍부한 식품	칼슘이 풍부한 식품	비타민 및 식물성 화합물	"좋은" 지방
• 소고기, 양고기 • 가금류의 어두운 부위 • 간과 내장 • 콩류 • 두부 • 많은 철분이 들어간 아침 시리얼	• 우유 • 치즈 • 요거트 • 칼슘이 풍부한 대두 제품 • 칼슘이 풍부한 주스 • 연어, 멸치와 같은 뼈가 부드러운 생선 잎채소	• 전곡 곡물 • 콩류 • 견과류 • 유제품 • "무지개" 채소와 과일: • 분홍색-빨간색(예: 토마토, 수박, 루비와 핑크 자몽, 체리와 붉은 딸기, 루바브) • 노란색-주황색(예: 당근, 호박, 고구마, 복숭아, 살구, 파파야, 멜론, 망고) • 녹색(예: 브로콜리, 콩, 다크 상추, 시금치, 완두콩, 아보카도, 녹색 파프리카, 녹색 사과) • 파란색-보라색(예: 보라색 포도, 건포도, 블루베리, 블랙베리, 라즈베리, 자두, 가지) • 흰색(예: 버섯, 바나나, 양파, 콜리플라워, 감자)	• 기름진 생선 - 연어, 참치, 멸치 등 • 견과류 • 씨앗류 • 아보카도 • 올리브와 올리브오일

상에 대한 증거를 보여주지 못했다. 에너지 제한, 유행 다이어트 및 섭식장애는 일부 선수들의 미세 영양소 섭취 부족의 원인이다. 식품 다양성은 낮은 수준의 영양 지식, 불충분한 재정 및 불규칙한 식사 일정으로 인해 제한될 수 있다. 이러한 상황의 선수들에게는 식이 변화를 거부하거나, 할 수 없거나 또는 불확실한 식품 공급이나 식사 일정이 있는 장소로 여행할 때 저용량의 다양한 다비타민/미네랄 보충제가 유용할 수 있다.

배구 선수들이 부족하게 섭취하는 것으로 가장 가능성이 높은 미네랄은 철과 칼슘이다. 철분이 부족한 상태는 헤모글로빈의 부족과 철분 관련 근육 효소의 부족을 통해 운동능력을 저하시킬 수 있다. 그러나 운동 자체에 의해 철 상태 측정치에 변화가 발생할 수 있기 때문에 진짜 철 결핍과 운동으로 인한 철 상태 측정치의 변화를 구별하는 것은 어려울 수 있다(예: 혈중 용적 변화로 인한 헤모글로빈의 변화 또는 운동에 대한 염증 반응으로 인한 페리틴의 증가). 따라서 철 상태의 측정치는 표준 조건하에서 측정되어야 하며, 경험이 있는 전문가에 의해 해석되어야 한다.

철분 요구량이 증가하는 상황(성장발육기)이나 철분 손실이 증가하는 상황(과다월경, 위장관 출혈, 혹은 멍이나 발걸음 충격으로 적혈구용혈과 같은 외상으로 인한 적혈구 파괴)에 의해 저철분 상태가 될 수 있다. 철분 결핍의 위험 요인을 밝히기 위해 철분을 섭취하지 않는 점이나, 식사량이 적은 점, 식사 다양성이 부족한 점, 채식주의자인 점, 혹은 고기나 철분이 강화된 시리얼을 섭취하지 않는 점 등이 고려되어야 한다. 철분 상태의 평가 및 관리는 스포츠 의학 전문가의 평가가 필요할 수 있다. 저철분 상태(혈청 페리틴 농도가 약 30 ng/mL 미만인 상태)는 추가 평가와 치료를 고려해야 한다.

철분은 부족하지만 빈혈이 없는 경우의 경기력에 대한 영향은 명확하지 않지만, 철분 저장량이 낮거나 철분 상태가 급격히 떨어진 많은 선수들은 피로와 훈련 후 회복 능력이 떨어지거나 고도 트레이닝에 대한 반응이 없는 것과 같은 불편함을 호소한다. 이러한 상황에 대부분은 철분 상태를 개선하거나 철분 저장량의 추가 감소를 방지하는 전략으로 개선된다. 한 연구에서는 배구 선수들의 철분이 결핍되지 않도록 했을 때 대회 시즌 동안 경기력을 개선시킨 것으로 보고되었다(Mielgo-Ayuso et al. 2015). 그러나 일반적으로 모든 선수에게 철분 보충을 루틴으로 하는 것보다 철분 상태를 개별적으로 선별하고 결과에 적절히 주의를 기울이는 것이 선호된다.

철분 결핍의 예방과 치료는 물론 철분 보충을 포함할 수 있다. 그러나 장기적인 관리는 생물학적으로 이용 가능한 철분 섭취량을 늘리기 위한 식이 상담을 기반으로 해야 한다. 이는 혈색소를 함유하는 철분 원료의 섭취와 비혈색소 철분 원료를 함께 섭취하거나 비타민 C 또는 고기 음식과 함께 비혈색소 철분 원료를 섭취함으로써 이루어질 수 있다(**표 2.5 참조**). 운동이 철분 흡수를 감소시키는 호르몬인 헵시딘(hepcidin)의 수준을 높이고 파괴된 적혈구에서 방출된 철분의 재활용을 촉진하는 역할에 대한 연구가 발전되고 있다. 미래의 연구에서는 운동 후 철분 섭취의 타이밍을 조절하여 철분 섭취량이 감소하는 시기에 철분이 풍부한 식사가 겹치지 않도록 하는 더 구체적인 권고안이 나올 수 있을 것이다.

일부 선수들은 칼슘 상태와 뼈 건강 문제에 위험에 처해 있을 수 있다. 배구의 점프 운동과 같이 뼈에 부담을 주는 운동은 뼈 건강을 보호하는 데 중요한 인자이나, 이 장 이전에 논의한 저 에너지 가용성의 심각한 결과 중 하나는 뼈 밀도의 직접적인 감소나 사춘기 시작 후 10–15년 동안 발생해야 할 최대 뼈 질량 증가의 최적화 실패에 대한 고위험이다. 생리 기능이 저하된 여성 선수의 경우 칼슘 요구량은 하루에 1,200 mg로 증가할 수 있다. 충분한 칼슘 섭취가 식이를 통해 충족되지 않을 때(**표 2.5 참조**), 일반적으로 저지방 유제품이나 칼슘이 풍부한 대체식품을 사용하여 칼슘 보충제를 고려할 수 있다.

비타민 D 결핍 또는 부족은 이제 일반 인구에서 잠재적인 문제로 인식되고 있다. 적어도 태양광의 자외선에 노출이 부족한 사람들에게 해당된다. 배구 선수들은 종종 부족한 태양광 노출에 대한 일부 "고위험" 특성을 공유한다: 실내에서 훈련, 35° 이상의 위도에 거주하거나 외부활동 시 자외선 차단 제품을 과도하게 사용하는 것이다. 이러한 특성을 갖는 선수들은 전문가의 조언을 받아 비타민 D 상태를 모니터링해야 한다. 비타민 D 상태에 대한 최적의 기준에 대해 논란이 있지만, 비타민 D 부족 예방이나 치료에는 보충이 필요할 수 있다.

경기 중 연료 및 수분 공급

경기 영양의 목표는 경기나 대회의 진행 과정에서 경기력 저하를 일으키는 영양 관련 요인들을 예상하고, 이러한 피로나 기술/집중력 상실의 원인을 줄이거나 지연시키기 위해 식사 전, 경기 중 또는 경기 사이에 적절한 영양 전략을 채택하는 것이다. 아래 표는 이러한 요인들을 요약한 것이다.

배구 경기의 실제 글리코겐 값에 대한 연구는 없으나(또한 경우에 따라 경기와 선수들 간에 다르게 변한다), 일반적으로 선수들은 대회 전날과 대회 당일 탄수화물이 풍부한 식사/간식을 섭취하여 충분히 연료를 보충할 수 있다고 인정된다(**표 2.3 참조**). 경기 전 식사(**표 2.4 참조**)는 근육 연료 저장을 최종적으로 보충할 기회를 제공한다. 경기 중 근육 글리코겐 저장소가 고갈되어 경기력 저하와 피로가 발생할 가능성이

표 2.6 배구 경기에서 피로 또는 준최적(suboptimal)의 운동능력을 방해할 수 있는 영양에 관련된 일반적인 요인

요소	설명	배구에서의 고위험/일반적 발생 사례들
탈수	경기 중 땀으로 잃은 체액을 보충하기 위해 충분한 액체를 섭취하지 않는 경우. 선수가 경기 시작 시 체액 부족 상태에서 출전하면 상황이 악화될 수 있다.	높은 활동 패턴을 갖는 선수들에게 특히 더운 조건에서 경기를 치르는 경우. 연속적인 경기(예: 토너먼트)는 한 경기에서 다음 경기로의 연속된 경기로 인한 탈수 위험을 증가시킬 수 있다.
근육글리코겐 고갈	한 번의 경기에서 과도한 사용 및/또는 이전 활동/경기에서의 저장물의 부족한 회복으로 인한 중요한 근육 연료 고갈	단일 경기에서 발생하기는 어렵지만, 충분한 회복 시간 없이 반복된 경기나 훈련 세션은 점진적인 글리코겐 고갈을 초래할 수 있으며, 특히 탄수화물 섭취가 적은 식단을 섭취하는 선수들에게 해당될 수 있다.
인산크레아틴 저장물 고갈	구토와 설사와 같은 위장 장애는 성능을 직접적으로 감소시킬 뿐만 아니라 체액 및 연료 상태를 관리하기 위한 영양 전략에 방해가 될 수 있다.	고강도 활동의 지속적이거나 반복적인 간격
위장 장애	위장 장애로서 구토와 설사는 성능을 직접적으로 감소시킬 뿐만 아니라 체액 및 연료 상태를 관리하기 위한 영양 전략에 방해가 될 수 있다.	경기 전/중에 식품과 액체를 부적절하게 선택함

가장 높은 것은 이전에 요구가 많은 경기나 훈련 세션으로부터 충분한 보충이 이루어지지 않은 상태에서 경기를 시작할 때이다. 이는 촘촘한 대회 일정이나 다수의 대회를 치르는 경기 일정, 또는 강도가 높은 훈련 기간에 경기가 진행될 때 발생할 수 있다. 반면, 총에너지 섭취(예: 체중 감량 식이)나 탄수화물 섭취를 제한하는 선수들은 경기 전에 효율적으로 보충하지 못할 수 있다. 전반적인 훈련/경기 부하와 이러한 요구를 적절한 탄수화물 섭취와 일치시키는 것이 경기력 저하를 피하는 데 도움이 될 수 있다.

최적의 경기력을 위한 수분 섭취 문제에 대한 주의는 탄수화물 요구량의 원리와 유사하게, 습기 손실을 추적하기 위해 액체와 전해질은 일일 기준으로 보충되어야 하며, 훈련과 경기 중에 잘 선택된 수분 보충 계획은 일반적으로 경기력에 거의 영향을 미치지 않는 수준으로 탈수를 줄일 수 있다. 그러나 경기 사이나 연습 사이에 필요한 충분한 수분 섭취가 부족하여 탈수가 발생하게 되면 이에 대한 어려움이 발생한다.

운동 중에 발생하는 수분 손실은 땀 증발의 냉각 효과를 통해 근육의 열 발생을 도와 열을 방출하기 위해 발생한다. 운동이 고강도, 장시간, 공기 순환이 잘 되지 않는 따뜻한 환경에서 이루어질 때 큰 땀 손실이 발생한다. 고근육량을 가진 선수들은 더 많은 열을 발생시키고 체온 조절을 위해 더 많은 땀을 분비해야 한다. 이러한 조건이 배구 연습 또는 경기에서 동시에 발생할 수 있으므로 선수들은 일반적인 땀 손실 특성을 파악하고 이에 맞는 수분 섭취 계획을 개발하는 것이 합리적이다. 세션 전후에 몸무게를 측정하면 습기 손실과 액체 섭취 사이의 불일치로 발생한 액체 부족량을 추정할 수 있다(1 kg = 1 L의 액체), 그리고 선수들은 일반적으로 이를 체중의 2% 미만으로 유지하도록 권장된다(예: 75 kg 선수의 경우 1.5 kg, 100 kg 선수의 경우 2 kg). 요구되는 훈련 세션과 경기에서의 주기적인 평가는 선수가 이러한 목표를 달성하는 데 얼마나 성공적인지를 확인할 수 있어야 한다.

배구 경기는 교체나 세트 간에 물을 섭취할 기회

를 제공하며, 선수들은 적절한 음료를 섭취하기 위한 개별화된 계획을 개발하고 연습하는 기회를 훈련 세션에서 활용해야 한다. 이는 선수가 적절한 행동/루틴을 개발하고 체력이 많이 소모되는 경기 중에 배에서의 액체 감각을 용인하는 방법을 배우는 데 도움이 된다. 물론 훈련 시나리오에서 경기 중단은 코칭 스태프의 통제 하에 있으므로, 그들이 좋은 행동을 장려하고 충분한 액체 섭취 기회를 제공하는 것이 중요하다. 액체는 맛을 즐기고 체온 조절을 돕기 위해 시원하게 유지되어야 하며, 많은 상황에서 맛과/또는 생리학적 필요에 따라 맛, 탄수화물 및 전해질을 첨가하는 것이 타당할 수 있다. 아래에서 보겠지만, 스포츠 음료의 사용은 많은 경기 상황에서 경기력에 이점을 제공할 수 있다. 비록 배구 경기력에 대한 탄수화물과 액체 보충의 효과에 대한 구체적인 연구는 없지만, 농구에 대한 연구에서 선제적인 액체/에너지원 섭취 계획은 선수들의 노력이나 인지와 관계없이 경기력의 향상과 관련있는 것으로 나타났다(Baker et al. 2007; Dougherty et al. 2006).

세션이 끝난 후, 선수들은 땀으로 잃은 체액과 전해질 손실을 해결하여 잔류 탈수로부터 회복해야 한다. 수분 보충이 우선 순위일 때 – 예를 들어 다음 경기나 다음 몇 시간 내에 수행될 힘든 운동을 위해 – 이 회복 기간을 위한 수분 보충 계획을 갖는 것이 합리적이다. 이는 남아있는 체액 부족량의 약 125–150%에 해당하는 액체를 섭취해야 하며(지속적인 땀 및 소변으로 인한 손실을 고려함), 나트륨의 보충도 필요하다(전해질 함유 스포츠 음료 또는 경구 수분 보충 액체를 통한 또는 나트륨 함유 액체 섭취를 통한) (Maughan and Shirreffs 2010; Shirreffs and Sawka 2011).

수분 보충 목표는 단백질과 탄수화물의 대체뿐만 아니라 큰 회복 계획에 통합되어야 한다(**표 2.4 참조**).

운동 중 섭취될 수 있는 또 다른 영양소는 탄수화물이다. 많은 연구 결과가 이 전략이 근육 글리코겐 저장소가 고갈될 때 대체 에너지 공급원을 제공함으로써 경기력을 향상시킬 수 있다는 것을 보여주고 있다(Burke et al., 2011). 따라서, 대회나 다른 상황에서 세션 간의 글리코겐 저장소의 완전한 회복이 어려운, 특히 힘든 경기에 대한 요구를 받는 선수들에게는 탄수화물의 이러한 대사적 역할이 타당할 수 있다. 이러한 시나리오에서는 시간당 30–60 g의 탄수화물 섭취가 권장되며, 선수 또는 그들의 팀의 예산 및 장내 내성에 따라 스포츠 음식(스포츠 음료, 겔 등)이나 일상적인 음식(주스, 과일, 과자 등)을 통해 이를 달성할 수 있다(**표 2.3 참조**). 다시 말해서, 훈련 중 연습은 이 경기 계획에 대한 내성을 개발하는 데 도움이 될 수 있다.

스포츠 영양 분야에서 최근에 관심을 끌고 있는 주제는 운동 중 탄수화물 섭취가 뇌에 미치는 영향을 통해 경기력에 보조적인 역할을 한다는 것이다. 여러 연구에서, 근육 연료 지원이 거의 필요하지 않은 짧은 고강도 스포츠에서도 소량의 탄수화물 섭취가 더 빠른 속도나 더 강력한 출력을 촉진한다는 것을 보여주고 있다(Burke and Maughan, 2015). 이 혜택의 메커니즘은 선수가 자신을 "더 좋게" 느끼고 더 열심히 노력할 동기를 부여하는 뇌와 중추 신경계의 보상 센터의 자극으로 보인다. 비록 이러한 현상이 실생활의 팀 스포츠의 활동 패턴과 기술을 모방한 시나리오에서 특별히 연구된 것은 아니지만, 경기 중에 탄수화물을 섭취하는 것을 고려할 또 다른 이유를 제공한다. 이 경우, 소량만 필요하며 – 탄수화물 음료를 입안에서 헹굼하는 것을 포함하여 – 사용 패턴은 입안과 인후에서 음료나 음식이 약 10초 동안 입안과 인후의 수용체에 노출되는 작고 빈번한 접촉이 최적인 것으로 보인다(**표 2.3 참조**). 이러한 섭취 방식을 연습할 기회는 교체나 세트 중에 음료/물품에 접근할 수 있는 팀 게임에 특히 적합하다.

경기 전 및 경기 후 식품 선택과 관련된 대회 식사의 최종적인 문제 몇 가지는 특히 팀 스포츠 및 토너먼트 플레이의 맥락에서 주의를 기울여야 한다. 팀 문제의 경우, 모든 선수들을 위한 식사를 조직할 수 있는 기회는 가치가 있다. 왜냐하면 이를 통해 선수들에게 적절한 교육과 영양 공급이 이루어지면서 동시에 팀 문화 및 경기 준비/회고 활동을 촉진할 수 있기 때문이다. 토너먼트 형식의 대회는 더 자주 있는 경기 플레이와 단축된 회복 기간으로 인해 영양 수요가 증가하여 경기력 영양에 추가적이고 특별한 기회를 제공한다. 게다가, 토너먼트는 비정상적이고 변동적인 일정에도 불구하고 경기 영양을 달성해야 할 수도 있다. 예를 들어, 대회 일정에는 짧은 기간 내에 이른 아침과 늦은 밤 경기가 포함될 수 있으며, 선수들은 경기 전후 일정과 식품 선택을 적절히 조정해야 할 수 있다. 여행이 포함될 경우, 팀과 각 선수는 현지 음식에 대한 접근성과 관련하여, 집에서 가져온 물품으로 보충되어야 하는지 여부를 고려해야 한다(**표 2.4 참조**).

경기전 식사의 경우, 주요 목표는 탄수화물이 풍부한 선택지를 통해 연료를 공급하는 것이며, 선수가 익숙하고 편안한 메뉴를 선택하는 것이다. **표 2.4**에는 다양한 시간대에 적합한 다양한 선택지가 제시되어 있지만, 모든 메뉴는 개별 선호도와 개별화된 필요를 충족시킬 수 있어야 한다. 선수가 긴장되거나 시간표가 많은 양의 식사를 편안하게 소화하기에 충분한 시간을 허용하지 않는 경우, 액체식이나 스무디가 유용한 옵션이다. 경기 후에는 스낵이나 즉각적인 식사를 통해 탄수화물과 단백질을 조기 섭취할 수 있다(**표 2.4 참조**). 그러나 개별 선호, 식욕의 정도 및 식품 공급에 대한 물류 상황 등이 어떤 식품이 적합한지에 대해 알도록 해준다.

경기 후 식이 관행 중 하나는 공식 연구부터 일반 보고서 및 신문 기사까지 다양한 출처에서 문서화된 것을 통해 알 수 있는데, 그것은 팀 스포츠 선수들 사이에서 과도한 알코올 섭취에 대한 것이다. 알코올은 이벤트 및 팀을 후원하는 회사들을 통해 스포츠와 강한 관계를 가지고 있다. 몇몇 식이 조사에서는 팀 스포츠 선수들 사이에서 보고된 알코올 섭취량이 다른 운동 그룹보다 높으며, 소비 패턴은 경기 후나 오프시즌 기간에 과음하는 것을 포함한다. 이러한 패턴에서 발생할 수 있는 문제점은 회복을 지지하는 생리적 과정의 일부 수준의 직접적인 저하뿐만 아니라 중독 상태에서 최적의 영양 및 생활 방식을 따르지 않아 발생하는 간접적인 간섭의 큰 문제도 포함된다. 술에 취한 선수들에 의해 실시된 판단의 부정적인 결과와 고위험 행동에 대한 공적 문서가 있으며, 이는 스폰서십 가치와 대중적 인식의 상실, 범죄 행위, 그리고 극단적인 경우 심각한 부상과 사망을 포함한다(Burke 2007). 만성적인 경우에는 건강 문제와 체중 관리와 같은 경기력 영양 목표를 달성하지 못할 수 있다. 이러한 이유로 많은 팀 스포츠 및 개별 클럽이 현재 알코올 및 불법 약물 사용과 관련된 교육 프로그램을 운영하고 있으며, 이는 경기력과 평판이 떨어지는 것이 스포츠 경력에 미치는 손상 효과에 대한 정보를 포함하고 있다.

배구를 위한 보충제와 스포츠 음식

스포츠 세계는 선수를 더 빠르게, 더 높게, 더 강하게 만든다고 주장하는 보충제와 스포츠 음식으로 가득 차 있다. 많은 권위자들은 이 산업의 많은 부분이 규제되지 않는 것에 대해 우려하며, 선수들에게 보충제는 불필요하고 위험하다고 경고한다. 그러나 이러한 보편적인 금지는 일반적으로 인기가 없으며, 선수/코치의 관심을 끌지 못하며, 다양한 종류의 스포츠 보충제/음식 제품이 금지되는 범주에 속할 수 있음을 인식하지 못하며 현실적이지 않다. 점점 다양해지는 제품 범위는 세 가지 별도의 카테고리로 나눌 수 있다: 스포츠 음식, 의학적 보충제 및 운동능력 향상 보충제. 스포츠 음식은 선수의 특별한 영양 요구를 해결하기 위한 것으로, 일상적인 음식을 섭취하는 것이 현실적이지 않을 때 주요 영양소의 편리한 양을 제공할 수 있다. 특히 운동 전, 중, 후에 섭취되며, 이러한 제품들은 선수가 스포츠 영양 목표를 달성할 수 있을 때 경기력을 향상시킬 수 있음을 입증할 수 있다. 그러나 이러한 제품들은 일반 음식보다 비싸며, 제공되는 편의성을 고려해야 한다. 배구 선수에게 유용할 수 있는 제품은 **표 2.7**에 요약되어 있으며, 영양 결핍을 교정하거나 예방하기 위해 감독하에 사용될 수 있는 의학적 보충제의 예도 함께 제공되고 있다.

마지막으로, 직접적이고 "초생리학적(supraphysiological)"인 운동능력에 대한 직접적인 이점을 약속하는 제품들은 선수들에게 가장 매력적으로 보인다. 이러한 제품들은 지속적으로 인기를 얻으며, 경기력 향상에 이점이 없는 많은 성분이나 다른 조성물을 포함한다. 그러나 일부 보충제는 특정한 생리적 피로나 제한 요인을 해결하기 위해 잘 연구된 프로토콜에 따라 사용될 때 경쟁 이점이 있는 것으로 나타난다(**표 2.7 참조**). 배구의 경우, 카페인(Del Coso *et al*. 2014; Pérez-López *et al*. 2015)은 적당한 용량으로 사용될 때 일부 움직임 패턴과 경기 기술을 개선하는 데 사용될 수 있다는 근거가 있다. 또한, 크레아틴 로딩 4주 프로그램은 고도로 훈련된 배구 선수들의 배구 특정 점프 능력에 실질적인 이점을 제공하는 것으로 나타났다(Lamontagne-Lacasse *et al*. 2011). 이 연구는 이 보충제가 반복되는 고강도 작업을 포함하는 스포츠에서 훈련 결과 또는 경기 성과를 향상시킬 수 있다는 근거를 추가적으로 밝힌 연구이다. 물론 이러한 운동능력 향상 보충제는 일반적인 건강 문제로 인해 주니어 선수들에 의해 사용되어서는 안 되며, 또한 젊은 선수들은 영양, 수면 및 훈련 습관을 통해 운동능력을 개선할 수 있는 다른 많은 기회를 우선시해야 하며, 연령과 스포츠 경험에서 일반적인 성숙에 대한 인식도 필요하다(Desbrow *et al*. 2014).

배구 선수들은 자신의 스포츠/훈련이 스포츠 음식이나 보충제 실험을 필요로 하는지 여부를 확인하고 올바른 프로토콜이 시도되도록 하기 위해 전문가의 조언을 구해야 한다. 호주 체육 연구소의 스포츠 보충제 프레임워크는 많은 제품에 대한 정보를 제공하며, 제품 사용에 대한 주장에 대한 과학적 지원의 양과 독성 위험 여부를 기준으로 보충제 및 스포츠 음식을 네 가지 범주로 분류한다(www.ausport.gov.au/ais/nutrition 참조).

보충제 사용 시 고려해야 할 하나의 위험은 제품이 불순물과 오염물질이 있을 가능성이다. 1990년대 중반 이후로 일부 보충제에는 도핑 방지 규정에 따라 금지된 프로호르몬(prohormones)과 흥분제(stimulants)가 포함되어 있는 것으로 나타났다. 이러한 제품은 보충제 라벨에 성분으로서 선언되어야 하지만, 이러한 경우가 항상 발생하는 것은 아니다. 사실 국제 올림픽 위원회(IOC)가 승인한 연구소의 연구에 따르면, 보충제의 15%에는 선언되지 않은 금지된 프로호르몬의 검출 가능한 수준이 포함되어 있었다. "오염" 상황은 금지된 흥분제나 스테로이드의 치료용 용량이 포함된 제품을 포함할 수 있으며, 이러한 성분이 성분 목록에 식별되지 않은 상태이다. 이는 보충제가 "작용"하도록 보장하기 위한 것으로 추정된다. 그러나 오염은 더 자주 적게나마 발생한다. 이러한 불순물은 의도치 않게 도핑 테스트에서 부정적인 결과를 일으킬 만큼 충

표 2.7 배구 경기에서 피로 또는 준최적(suboptimal)의 운동능력을 방해할 수 있는 영양에 관련된 일반적인 요인

제품	설명
스포츠 식품	• **이러한 제품들은 일상적인 음식보다 비싸지만, 이 비용이 정당화될 수 있는 경우가 있을 수 있다.**
스포츠 음료	• 장기간의 훈련 세션과 경기 중에 연료를 보충하고 수분을 보충하기 위한 편리한 수분, 탄수화물 및 전해질의 원천이며, 세션 후 수분을 보충하기 위한 것이다.
스포츠 겔	• 장기간의 경기나 훈련 세션 중에 추가적인 연료 공급을 위해 사용할 수 있는 편리하고 소형의 탄수화물 원천이다.
액체 식사 보충제 (및 식사 대체 바)	• 운동 후 회복을 위한 탄수화물, 단백질 및 미량 영양소의 편리하고 휴대용이며 섭취하기 쉬운 원천이다. 이는 저항 운동 전 "회복" 섭취를 포함한다. • 낮은 부피와 실용적인 에너지 및 영양소 형태로, 고 에너지 요구량에 기여할 수 있으며, 특히 저항 훈련 프로그램이나 성장을 지원한다. • 경기나 운동 시작 직전에 탄수화물의 원천을 제공할 수 있어 잘 허용되는 경기 전 식사로, 소화기 문제 위험이 높은 일부 선수들에게 고체 음식보다 더 잘 허용되는 것으로 보인다. • 여행하는 선수를 위한 편리하고 소형의 에너지 및 영양소 원천이다.
단백질 보충제 (특히 유청 단백질 분말)	• 운동 후 회복을 위한 고품질 단백질의 편리하고 휴대용이며 섭취하기 쉬운 원천으로, 특히 주요 세션과 경기 직후 즉시 섭취하여 수면 전 단백질 보충을 제공하고, 이용 가능한 음식 선택이 단백질 목표치(20–30 g)를 충족시키지 못하는 경우 식사/간식에 단백질을 추가하는 데 사용된다.
전해질 보충제, 특히 나트륨 함유량이 높은 스포츠 음료	• 폭염에 노출되는 선수들을 위한 특히 땀과 전해질 손실이 심한 특정 선수들에게 경기 중과 운동 후 소금 보충을 위한 전해질의 편리한 원천이다. • 운동 후 빠른 수분 보충과 땀 손실의 복원을 촉진하기 위해 액체와 전해질을 소비하는 편리한 방법이다.
의료 보조제	• **이러한 제품은 스포츠 의학 전문가나 영양 전문가의 조언에 따라 복용되어야 하며, 영양 결핍을 예방하거나 치료하는 전반적인 계획의 일부로 사용되어야 한다.**
다종류 비타민 및 미네랄 보충제	• 음식 공급이 불안정한 여행 중 미네랄의 보조 원천 • 에너지 제한이 길어지는 기간 동안 미네랄의 보조 원천(여성 선수)
철분 보조제	• 철분 보충제는 의료 감독하에 철분 결핍을 치료하거나 예방하기 위한 철분의 원천으로 사용되어야 한다. • 식이적인 분야로부터 최적의 칼슘 섭취가 충족되지 못할 때 사용되는 칼슘 보충제는, 특히 뼈 상태가 좋지 않은 경우(특히 여성 선수) 교과적 접근 방식의 일부여야 한다.
비타민 D 보충제	• 의료 감독하에 사용되는 비타민 D의 원천으로, 햇빛 노출 부족으로 인한 비타민 D 결핍을 예방하거나 치료하기 위해 사용된다.
운동능력 향상 보충제	• **이러한 보충제는 선수가 나이와 운동 재능 면에서 성숙해진 경우에만 사용되어야 하며, 사용에 대한 근거를 바탕으로 한 계획을 개발할 수 있는 스포츠 의사나 영양사의 조언만을 받아야 한다. 금지된 물질로 오염될 위험이 적은 신뢰할 수 있는 제품을 구매하는 데 주의해야 한다.**
카페인/에너지 드링크	• 여러 연구에서 작은 용량의 카페인(체중 3 mg/kg)이 배구 경기에서 움직임 패턴과 기술의 성능을 향상시킬 수 있다는 것을 보여주었다. • 이는 어린 선수나 카페인 사용이 제한된 대회에 참가하는 선수들에게 적절하지 않다. • 저녁에 카페인을 사용하는 경기에서는 수면 패턴에 미치는 영향을 고려해야 한다.
크레아틴	• 크레아틴 로딩은 저항 훈련 및 "간격" 기반 조건 훈련의 결과를 개선하여 코트에서 더 큰 힘과 피로 저항력을 가져올 수 있다. • 이는 어린 선수나 크레아틴 사용이 제한된 대회에 참가하는 선수들에게 적합하지 않다.

분할 수 있다. 선수들은 도핑 방지 법률하에서 엄격한 책임의 규정을 받으며, 금지된 성분이 포함된 보충제를 실수로 섭취했음을 입증할 수 있더라도 모든 도핑 결과에 대해서는 책임을 져야 한다.

결론

스포츠 영양의 목표는 동일한 종목 내에서도 다양하기 때문에 각 배구 선수에 대한 맞춤 영양 접근 방식이 확립되어야 한다. 그렇기는 해도, 훈련 프로그램 지원, 이상적인 체형 달성, 그리고 경기 날 경기력 최적화에 관련된 공통적인 주제들이 있다. 때로는 잘 선택된 스포츠 음식과 보충제의 사용이 스포츠 영양 계획에 기여할 수 있다. 선수는 스포츠 영양사의 조언을 받아 건강과 경기력을 위한 모든 목표를 달성하는 데 도움을 받을 수 있으며, 똑똑한 메뉴, 식사 간격 및 음식 선택을 통해 여러 목표를 동일한 영양 계획에 통합할 수 있다.

참고문헌

Baker LB, Dougherty KA, Chow M and Kenney WL. (2007) Progressive dehydration causes a progressive decline in basketball skill performance. *Med Sci Sports Exerc*, 39(7), 1114–1123.

Burke L. (2007) Field based team sports. In *Practical Sports Nutrition*. Human Kinetics Publishers, Champaign, IL. Burke LM and Maughan RJ. (2015) The Governor has a sweet tooth – mouth sensing of nutrients to enhance sports performance. *Eur J Sport Sci*, 15(1), 29–40.

Burke LM, Hawley JA, Wong SH and Jeukendrup AE. (2011) Carbohydrates for training and competition. *J Sports Sci*, 29(Suppl 1), S17–27.

Del Coso J, Pérez-López A, Abian-Vicen J, Salinero JJ, Lara B and Valadés D. (2014) Enhancing physical performance in male volleyball players with a caffeine- containing energy drink. *Int J Sports Physiol Perform*, 9(6), 1013–1018.

Desbrow B, McCormack J, Burke LM, et al. (2014) Sports Dietitians Australia position statement: sports nutrition for the adolescent athlete. *Int J Sport Nutr Exerc Metab*, 24(5), 570–584.

Dougherty KA, Baker LB, Chow M and Kenney WL. (2006) Two percent dehydration impairs and six percent carbohydrate drink improves boys basketball skills. *Med Sci Sports Exerc*, 38(9), 1650–1658.

Garthe I, Raastad T, Refsnes PE, Koivisto A and Sundgot- Borgen J. (2011) Effect of two different weight-loss rates on body composition and strength and power- related performance in elite athletes. *Int J Sport Nutr Exerc Metab*, 21(2), 97–104.

Lamontagne-Lacasse M, Nadon R and Goulet EDB. (2011) Effect of creatine supplementation on jumping performance in elite volleyball players. *Int J Sports Physiol Perform*, 6(4), 525–533.

Maughan RJ and Shirreffs SM. (2010) Development of hydration strategies to optimize performance for athletes in high-intensity sports and in sports with repeated intense efforts. *Scand J Med Sci Sports*, 20(Suppl 2), 59–69.

Mielgo-Ayuso J, Zourdos MC, Calleja-González J, Urdampilleta A and Ostojic S. (2015) Iron supplementation prevents a decline in iron stores and enhances strength performance in elite female volleyball players during the competitive season. *Appl Physiol Nutr Metab*, 40(6), 615–622.

Morton RW, McGlory C and Phillips SM. (2015) Nutritional interventions to augment resistance training-induced skeletal muscle hypertrophy. *Front Physiol*, 6, 245.

Mountjoy M, Sundgot-Borgen J, Burke L, et al. (2014) The IOC consensus statement: beyond the Female Athlete Triad – Relative Energy Deficiency in Sport (RED-S). *Br J Sports Med*, 48(7), 491–497.

Pérez-López A, Salinero JJ, Abian-Vicen J, et al. (2015) Caffeinated energy drinks improve volleyball performance in elite female players. *Med Sci Sports Exerc*, 47(4), 850–856.

Phillips SM. (2014) A brief review of higher dietary protein diets in weight loss: a focus on athletes. *Sports Med*, 44(Suppl 2), S149–153.

Shirreffs SM and Sawka MN. (2011) Fluid and electrolyte needs for training, competition, and recovery. *J Sports Sci*, 29(Suppl 1), S39–46.

Snijders T, Res PT, Smeets JS, et al. (2015) Protein ingestion before sleep increases muscle mass and strength gains during prolonged resistance-type exercise training in healthy young men. *J Nutr*, 145(6), 1178–1184.

Sundgot-Borgen J, Meyer NL, Lohman TG, et al. (2013) How to minimise the health risks to athletes who compete in weight-sensitive sports review and position statement on behalf of the Ad Hoc Research Working Group on Body Composition, Health and Performance, under the auspices of the IOC Medical Commission. *Br J Sports Med*, 47(16), 1012–1022.

Thomas DT, Erdman KA and Burke LM. (2016) American College of Sports Medicine Joint Position Statement. Nutrition and Athletic Performance. *Med Sci Sports Exerc*, 48(3), 543–568.

추천자료

Burke L. (2007) *Practical Sports Nutrition*. Human Kinetics Publishers, Champaign, IL.

Burke L and Deakin V (eds). (2015) *Clinical Sports Nutrition*, 5th edn. McGraw-Hill, Sydney.

Maughan RJ (ed.). (1999) *Nutrition in Sport*. Blackwell Science, Oxford.

Maughan RJ (ed.). (2014) *Sports Nutrition*. Blackwell Science, Oxford.

Maughan RJ and Burke LM (eds). (2002) *Handbook of Sports Medicine and Science: Sports Nutrition*. Blackwell Science, Oxford

3장

배구의 생체역학

Markus Tilp
University of Graz, Institute of Sports Science, Graz, Austria

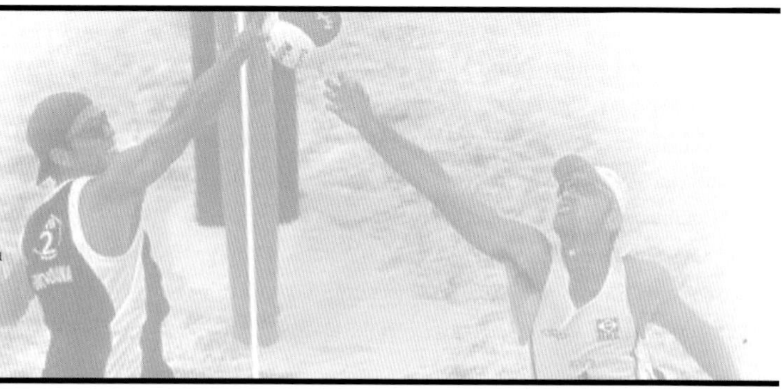

서론

생체역학은 생물의 움직임 또는 구조와 관련된 기계적인 법칙을 연구하는 것으로 정의되어 왔다. 따라서 이는 스포츠 과학자들이 움직임에서 발생하는 힘을 이해하는 데 도움을 준다. 배구 선수들이 수행하는 특정 기술의 생체역학을 분석함으로써 최적의 스포츠 성과를 도모하면서 부상의 위험을 최소화할 수 있다.

점프와 착지

점프 능력은 실내 배구 및 비치발리볼에서 경쟁적인 성공의 핵심 요소이다. 점프 능력은 배구의 기본 기술들에 중요한 방식으로 영향을 미친다:

- 높이 뛰는 것은 서브를 초기 투사 각도가 낮은 상태로 칠 수 있도록 한다.
- 세터는 세트와 공격 사이의 시간을 줄일 수 있다.
- 공격자는 블록을 넘어 스파이크를 치고, 블로커는 팔을 이용하여 네트 멀리까지 위로 파고들어 블록의 효과를 높일 수 있다.

개별 근육 특성, 움직임 조건 및 점프 기술은 모두 점프의 높이를 결정하는 데 도움이 된다. 또한, 점프를 한 후에는 반드시 착지가 있다. 선수들이 착지하는 방식은 관절에 전달되는 부하를 영향을 미친다. 따라서 착지 기술은 배구 부상 예방의 중요한 구성 요소이다.

점프의 신경역학

점프에서 점프도약 시 속도(v_{TO})와 질량중심(center of mass, CoM)의 속도와 점프 시 도달한 높이(Eq. (i)) 사이에는 결정론적인 관계가 있다. 따라서 선수가 더 높이 뛰기 위해서는 점프에 도약 시에 질량중심을 최대한 가속화해야 한다. 뉴턴의 운동 법칙(Eq. (ii))에 따르면, 물체의 가속도(a)는 그 물체에 작용하는 힘(F_i)의 합에 비례한다. 점프 중에는 선수의 몸에 작용하는 힘으로는 선수의 질량으로 인한 무게와 지면 반작용력을 포함한다. 선수에게 작용하는 몸무게는 항상 아래쪽으로 작용하지만, 선수는 엉덩이, 무릎 및 발목을 펴서 지면에 힘을 가해 질량중심을 위로 가속화한다. 선수가 점프도약에 이르기 전에 지면에 가하는 힘이 클수록(즉, 적용된 자극이 클수록), 선수의 질량중심을 더 가속화하게 되어 이르는 속도가 높아지고, 점프하는 높이가 더 커진다.

$$h = \frac{v^2}{2 \cdot g} \quad \text{(i)}$$

$$\sum F_i = m \cdot a \quad \text{(ii)}$$

근육 내에서의 힘은 운동 단위의 모집과 같은 내재적 발전을 제외하고, 그 운동 단위의 발화율 증가와 같은 운동 조건, 즉 수축 역학이나 지면으로의 힘 전달에 따라 중심 질량에 작용하는 힘의 양이 달라진다. 힘-속도 관계에 따르면 근육이 발전시킬 수 있는 힘은 수축 속도의 역수와 관련이 있다. 느린 동심성 수축 속도(slower concentric contraction velocity)로 더 큰 힘이 발휘될 수 있으며, 심지어 동심성 수축 속도가 0인 등척성 수축(isometric contraction) 동안 더 큰 힘이 발휘되거나 또는 근 섬유가 길어지는 것을 반영하여 수축 속도가 음수로 나오는 원심성 수축(eccentric contraction)에서 더 큰 힘이 생성될 수 있다. 더불어, 힘-길이 관계는 근이 길이에 따라 발전시킬 수 있는 힘을 설명한다.

근육이 생성한 힘은 건을 통해 뼈로, 그리고 결국에는 지면으로 전달된다. 이는 건의 구성과 점프하는 표면(운동화와 바닥 종류를 모두 포함)에 영향을 받는다.

신경 활성화 능력, 힘-속도 관계 및 힘-길이 관계와 같은 근내적 성질은 훈련에 의해(개인적 한계 내에서) 변경될 수 있다. 시뮬레이션 연구(Thaller *et al.* 2010)는 점프 높이를 높이기 위해서는 개인들이 자신의 신경근계에서 부족할 수 있는 특정 생리학적 측면을 대상으로 훈련을 해야 함을 보여주었다. 이것은 개별의 특성에 맞춘 훈련의 중요성을 강조한다. 일부 선수는 최대 힘 발달을 높여야 할 수도 있고, 다른 사람은 최대 근육 수축 속도나 최대 파워 용량의 부족을 개선해야 할 수도 있다. 실험 데이터에 대한 회귀 분석 결과에서는 지면을 밀어내는 단계(push-off phase)에서 높은 기계적 파워를 발달시키는 능력이 일반적으로 점프 높이와 밀접한 관련이 있다는 것을 보여준다(Aragon-Vargas and Gross 1997). 근육 파워의 일반적인 중요성은 Ziv와 Lidor(2010)의 검토 결과에 의해 강조되었으며, 이들은 폭발적인 플라이오메트릭 훈련이 배구 선수의 점프 높이를 높일 수 있는 능력을 입증했다. 점프 동작은 시간적으로 제한되어 있기 때문에 신경 활성화 능력의 향상은 힘 발생 능력을 높이고 이는 점프 높이를 향상시킬 것이다.

반동동작(countermovement) 또는 팔 휘두름과 같은 점프 기술의 다양한 측면은 점프 높이 운동능력에 상당한 영향을 미칠 수 있다. 반동 동작, 즉 지면을 밀어내는 단계(push-off phase)가 시작되기 직전에 중심 질량의 하강은 점프 높이를 약 7% 정도 증가시킬 수 있다(Wagner *et al.* 2009). 이 증가의 이유는 신경근순환에서 근육 전기 활동의 증가, 탄성 에너지의 저장 및 반발, 그리고 근수축 시작 전의 활성 상태 증가로 인한 것이다(Bobbert *et al.* 1996). 연구자들은 또한 팔만 휘두르는 것으로 인해 점프 높이의 19-23% 증가를 보고했다. 이 개선의 이유는(점프 순간에서의 팔 높이 증가로 인한) 중심 질량의 상승 및 다리 근육의 수축 속도 감소로 인한 힘-속도 관계를 통한 근력 발생 증가이다.

점프가 수행되는 표면은 또 다른 중요한 운동 조건이다. 실험적으로 모래 위에서의 점프는 강한 표면에서의 점프보다 평균적으로 14% 낮다는 것이 밝혀졌다. 이 감소의 이유는 부드러운 표면(즉, 모래)에 흡수된 에너지 때문이다. 유사하지만 덜 중요한 효과는 서로 다른 신발 밑창 또는 실내 표면 재료에서 기대할 수 있다. 단단한 재료는 이륙 당시에 이점을 가지지만, 착지 단계에서는 더 적은 에너지를 흡수할 것이며, 이는 선수의 하지 관절에 높은 스트레스를 유발할 수 있다.

점프는 엘리트 배구 선수에게 요구되는 기술이다. 최근 연구(Sattler et al. 2015)에 의하면, 슬로베니아 1부 리그의 배구 선수들이 2부리그 동료들보다 더 높게 점프하는 것으로 나타났다. 또한 반동동작과 결합된 경우, 배구 선수들은 축구, 핸드볼, 농구 또는 조정 선수들과 비교하여 더 높게 점프하는 것으로 밝혀졌다.

스파이크와 서브에서의 점프

배구 선수들은 상대 팀 코트로 돌아오지 못할 정도로 강한 스파이크를 치기 위해, 스파이크 점프 동안 가능한 최대한의 점프 높이에 도달하려고 노력한다. 배구 스파이크 점프 기술은 양 발로 점프, 반동동작, 그리고 팔 휘두름을 포함하는 세 단계 접근법이다(Wagner *et al*. 2009). 이러한 유리한 운동 조건으로 인해 스파이크 점프(spike jump, SPJ)의 높이는 일반적으로 서 있는 자세에서의 스쿼트 점프(squat jump, SJ) 또는 반동동작 점프(countermovement jump, CMJ)보다 높다. SPJ는 CMJ보다 약 25% 높고, CMJ는 SJ보다 약 7% 높다고 보고되었다(Bobbert *et al*. 1996; Wagner *et al*. 2009).

배구 SPJ의 운동학적 특성은 처음에 Coleman 등(1993)에 의해 분석되었다. 더 최근에는 Wagner 등(2009)이 SPJ 기술을 분석하고 고수준의 선수들에서 배구 SPJ 높이와 관련된 가장 중요한 운동학적 매개변수를 식별했다. SPJ 높이는 CoM의 최대 수평 속도와 3단계 접근법 동안 CoM의 최소 수직 변위와 유의미한 상관 관계가 있었다. 따라서 측정 범위 내에서 빠른 접근과 점프 준비 동안 더 낮은 스쿼트가 높은 점프 높이와 관련이 있었다.

SPJ는 양발 점프이지만, 점프 높이와 유의한 관련이 있는 것은 오른쪽 무릎의 움직임 범위(굴곡-신전)와 왼쪽(비우세) 어깨의 과신전(hyperextension)의 최대 각속도(maximal angular velocity)뿐이다. 이것은 아마도 SPJ가 상대적으로 비대칭적이기 때문일 것이다. Wagner 등(2009)은 상승 단계에서 오른쪽 발이 왼쪽 발보다 CoM에 더 가깝다는 것을 발견했으며, 그래서 주로 오른발이 CoM의 수직 가속도에 우세하게 기여한다. 다른 비대칭성은 상체의 체간 회전이다. **그림 3.1**은 때리는 팔의 가속을 가능하게 하는 수직 축 주위의 체간 회전을 보여준다.

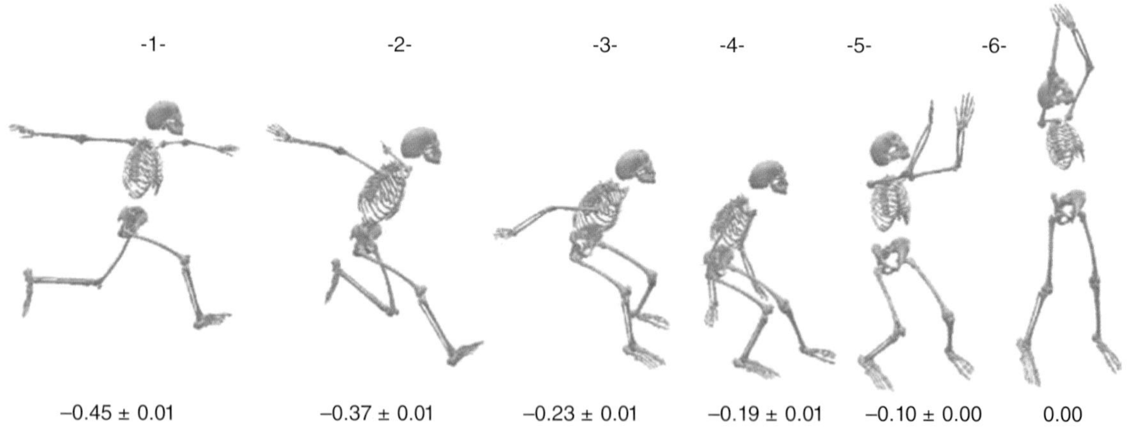

그림 3.1 배구 스파이크 점프의 세 단계 접근법의 마지막 두 단계: 1-2 접근 단계, 2-4 하강 단계, 4-6 상승 단계. (*출처: Wagner 등(2009). Thieme의 허가를 받아 재제작되었다.*)

블로킹의 구성 요소로서의 점프

축구 골키퍼가 다가오는 공격자에 반응하는 것과 비슷하게, 블로커들은 상대편의 공격 각도를 최소화하기 위해 팔을 사용하여 네트 위로 뻗는 노력을 한다. 기계적으로 이는 수평 축 주위의 각운동량(angular momentum)을 만들어 낸다. 블로커가 점프 하는 동안, 물리학의 법칙에 따라 (각)운동량의 보존이 시사된다. 그러므로, 팔에서 발생한 운동량은 다른 신체 부분에서 반대 방향으로 동일한 크기의 (각)운동량으로 상쇄되어야 한다. 만약 다리에 의한 이 보상 운동이 적극적으로 실행되지 않는다면**(그림 3.2)**, 체간의 후방으로의 이동을 통해 보상이 일어날 수 있다. 이러한 경우는 블로커가 팔로 네트 위로 뻗을 능력이 감소하고, 팔과 네트 사이에 간격이 발생할 수 있기에 선호되지 않는다. 팔의 운동량을 다리로 보상함으로써, 전방-후방 축 주위에서도 보상 운동이 나타날 수 있다 **(그림 3.2 참조)**. 이러한 각운동량이 착지 중에 보상되어야 함으로써, 중앙선을 침범하는 기술적 실수나 제어되지 않는 착지를 피할 수 있다.

점프 후 착지

속담에 의하면 "위로 올라간 것은 반드시 내려와야 한다." 따라서, 점프 후에 착지는 불가피하다. 점프의 하강 단계 중에는 선수가 중력으로 인해 아래로 향하는 운동량(momentum)이 증가한다. 이러한 운동량(momentum)은 몸에 작용하는 지면 반작용력에 의해 착지 단계에서 분산되어야 한다. 표면의 단단함(경질/연질)이나 근육 활성화 상태, 따라서 다리의 강성에 따라 착지 중에 발생하는 최대 지면 반작용력은 크

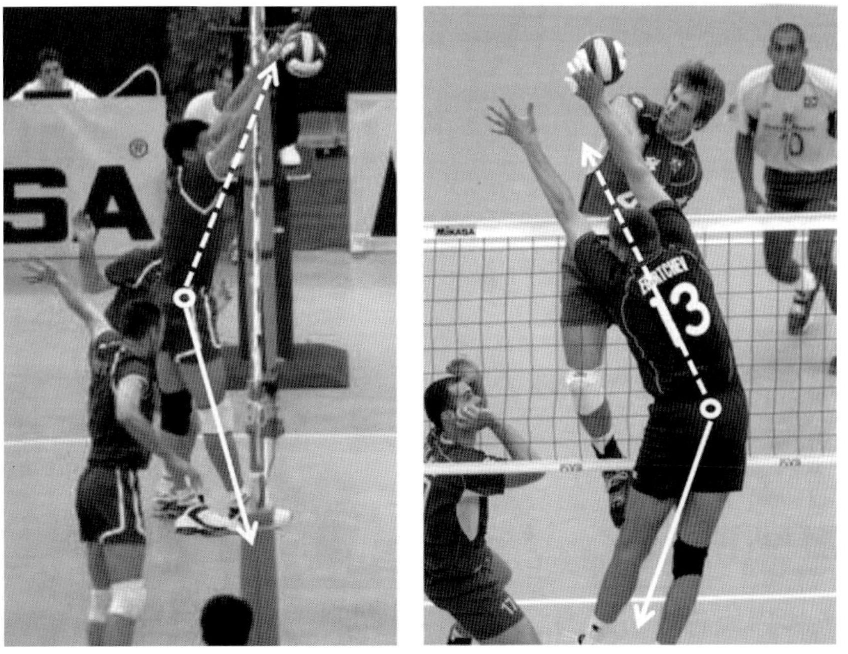

그림 3.2 블로킹 동작 중 상체 운동(*점선 화살표*)이 전단면 축(*열린 원, 왼쪽 그림*)과 전방-후방 축(*열린 원, 오른쪽 그림*) 주변의 하체 운동(*실선 화살표*)에 의해 보상되는 것을 나타낸다. *(출처: FIVB 사진 갤러리. FIVB의 허가를 받아 사용되었다.)*

게 달라질 수 있다. 착지 중 발생하는 최대 힘과 부하율은 일반적으로 이륙 때보다 높다. 이러한 높은 힘은 하지 관절의 높은 스트레스와 관련이 있으며, 전반적으로 전방십자인대파열(anterior cruciate ligament ruptures)이나 슬개건병증(patellar tendinopathy)과 같은 급성 및 과사용 부상에 기여할 수 있다(Bahr and Reeser, 2003).

배구에서는 착지 중 생성되는 지면 반작용력에 영향을 주는 여러 요인이 있다. 착지 표면은 선수들에게 작용하는 힘에 영향을 준다. 딱딱한 경기장 표면은 선수가 신고 있는 신발의 강성과 마찬가지로, 하지의 과사용 부상 위험에 기여하는 것으로 잘 알려져 있다. 반대로 부드러운 모래 위에서 비치발리볼을 하는 것은 실내 선수들에 비해 슬개건병증 위험을 줄이는 데 도움이 된다는 사실 또한 잘 알려져 있다. 이러한 환경적인 요인뿐만 아니라, 선수의 하지 근육 활성화 패턴과 착지 기술은 착지 중 발생하는 힘에 영향을 준다. 연구자들은 고수준의 배구 선수들 사이에서 착지 패턴(왼쪽 또는 오른쪽 단일 다리 착지 또는 양발 착지)을 분석했으며, 블로킹, 세팅, 스파이크에서는 남성과 여성 사이에 차이가 있었지만 점프 서브에서는 차이가 없었다. 또한, 단발착지는 코트 내 위치와 세트 궤적과 관련된 부상 위험을 더 높였다. 빠른 세트를 스파이크하는 선수들은 한 다리로 착지할 가능성이 높았다(예: 슬라이드).

실내배구와 비치발리볼의 차이점

실내배구와 비치발리볼은 개념적으로는 매우 유사하지만, 각 종목 간에는 특정 요구사항에 상당한 차이가 있는데, 경기 중 각 선수가 공을 손대는 평균 횟수에 상당한 차이가 있다. 비치발리볼 선수들은 부드러운 모래 표면에서 경기할 수 있도록 기술을 적용한다. 예를 들어, 비치발리볼 선수들은 특히 최대 무릎 굴곡의 원심성-구심성 수축과 가속 단계 중에 움직임을 늦추었다. 한 가지 설명은 높은 가속도가 모래로의 침투만 유발할 뿐, 더 높은 점프 높이로 이어지지 않을 수 있다는 것이다. 모래 위에서 선수들은 최대 점프 높이에 도달하기 위해 실내보다 CoM을 더 낮추는 경향이 있다**(그림 3.3)**. 또한, 비치발리볼 선수들은 실내 선수들에 비해 더 평행하고 평평한 발 위치를 취했

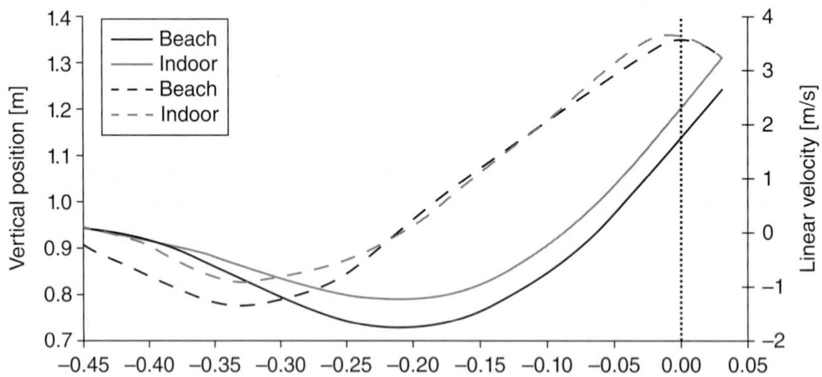

그림 3.3 비치발리볼(*검은색*)과 실내배구(*회색*) 스파이크 점프 중심 질량의 수직 위치(*실선*) 및 선형 속도(*점선*). (*출처: Tilp et al. (2008). Taylor & Francis의 허가를 받아 재생산되었다.*)

다. 저자들은 모래 위에서의 평평한 발 방향이 힘을 분산할 수 있는 접촉 면적을 증가시키고, 그 결과 모래에 더 깊이 파묻혀 들어가는 경향을 줄일 수 있다고 가설을 세웠다.

모래에서 하는 배구는 점프 높이에 관한 단점이 있지만, 착지에 관한 분명한 장점을 가지고 있다. 낮은 점프 높이는 착지 전 하강 운동량(momentum)을 줄인다. 게다가, 모래의 탄력성은 딱딱한 실내 표면보다 착지 시 발생하는 지면 반작용력을 감소시킨다. 착지 시에는 몸에 작용하는 지면 반작용력에 의해 하강 운동량(momentum)을 감소시켜야 한다. 부드러운 표면에서는 지면 반작용력의 합이(체육관의 단단한 표면과 비교하여 모래에 더 많이 파묻혀 들어가는 것으로 인해) 더 큰 거리와 시간 동안 분산된다. 따라서 모래 표면에서 생성되는 최대 힘은 딱딱한 표면에서 생성되는 것보다 작다. 또한, 팀 당 두 명의 선수만 참여하는 비치발리볼은 6명 대 6명의 실내게임보다 전략적으로 좀 더 예측 가능하다. 이로 인해 경기 중에는 특히 남성들에게는 더 많은 제어된 양발 착지가 이루어진다(Tilp and Rindler 2013). 비록 비치발리볼 선수들은 설정 동작 이후 실내 선수들에 비해 한 발로 착지하는 빈도가 더 높지만, 이는 비치발리볼이 실내 배구에 비해 급성 부상이 더 적은 이유 중 하나일 수 있다. 이러한 이유는 비치발리볼 선수는 서브를 할 때 상대팀의 어떠한 선수가 세트를 할지 명확하지 않기 때문에 예상할 수 있는 시간이 적어서라고 추측된다.

스파이크

배구는 오버헤드 스포츠로 불린다. 많은 기술이 공과의 오버헤드 접촉을 요구하기 때문이다. 다른 스포츠인 팀 핸드볼, 테니스, 야구도 오버헤드 스포츠로 간주되지만, 각 스포츠의 특정 기술의 운동학과 동역학은 서로 다르다. 배구에서는 오버헤드 기술을 사용하여 공을 네트 위 아래로 가속시켜 상대편 코트로 보낸다. 반면 핸드볼이나 야구 선수들은 공을 던지고, 테니스 선수들은 라켓으로 공을 치지만, 실내배구나 비치발리볼 선수들은 손으로 공을 스파이크하여 점수를 얻는다. 상지 운동 패턴의 생체역학적 비교 연구(Reeser *et al*. 2013)는 배구에서 스파이크와 플로트 서브 동작 중 어깨 외과 수평 내전이 야구 투구와 테니스 서브에 비해 더 크다는 것을 밝혔다. 저자들은 이러한 극단적인 어깨 운동이 독특한 견갑골 역학과 관련이 있을 수 있으며, 결과적으로 다른 오버헤드 스포츠 선수들에 비해 배구 선수들에게 극하근 증후군(infraspinatus syndrome)이 발병할 위험이 더 높을 수 있다고 제시했다.

배구공과 손이 접촉하는 순간, 운동량(= 질량·속도)이 손에서 공으로 전달된다. 질량과 속도 외에도 공과 손의 탄성 특성이 공이 얻을 수 있는 속도에 영향을 준다. 공의 질량과 탄성 특성은 FIVB와 제조사에 의해 규제된다. 선수의 근육 활성화에 따라 손의 탄성 특성과 공에 작용하는 질량을 조절할 수 있다. 간단히 말해, 손이 더 딱딱하고, 다리, 몸통, 어깨, 팔, 손의 순차적 상호 작용인 운동 사슬에 더 많은 질량이 포함될수록 공에 전달되는 운동량이 더 커진다. 그러나 근육 활성화에 의한 작용 부위의 융합은 전체적인 운동 속도를 감소시킬 수 있다. 이 문제는 몸이 상호 작용하는 부분들의 최대 속도를 조정함으로써 해결된다(Wagner *et al*. 2014). Coleman 등(1993)은 최대 상완 속도가 고속 스파이크 이후(충격) 공 속도와 관련이 있다고 발견하였다. 또한, 스파이크의 코킹 및 가속 단계(**그림 3.4**)에서 골반, 몸통, 어깨의 회전량을 늘리면 상지 관절의 움직임 범위를 증가하여 공 속도를 높일 수 있다. 팔꿈치 관절의 큰 움직임 범위

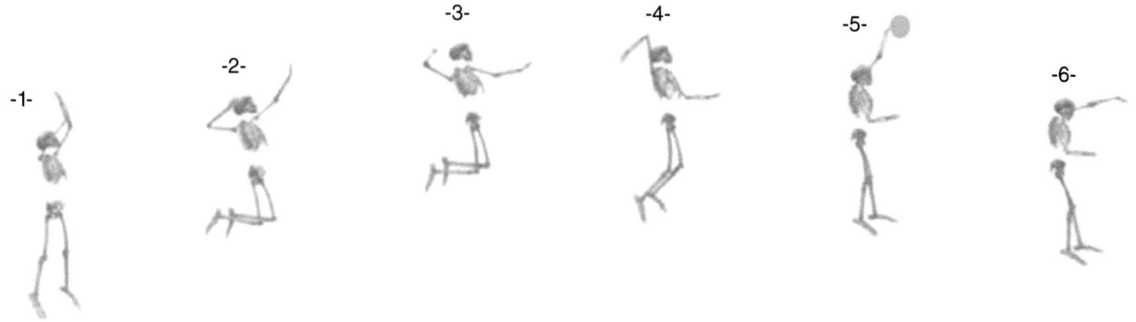

그림 3.4 스파이크 점프의 공중 단계 및 스매시를 포함한 구체적 단계: 1–3 코킹 단계(cocking phase), 3–5 가속 단계(acceleration phase), 6 팔로우 스루 단계(follow-through phase). (*출처: Wagner et al. (2014)에서 적용된 것. John Wiley & Sons의 허가를 받아 재제작됨.*)

는 스파이크 기술의 핵심 요소이며 초보자와 높은 레벨의 선수를 구분짓는 요소이다. 공중 단계 및 스파이크 순간에 배구 선수는 공중에 있으며(블록 동작과 유사하게), 물리 법칙에 의해 각운동량 보존이 요구된다. 따라서 상체에서 발생한 각운동량은 하체에서 반대 (각)운동량으로 상쇄되어야 하는데, 일례로 코킹 단계에서 고관절을 신전하고, 무릎을 굴곡하고, 가속 단계에서 고관절을 굴곡하고 무릎을 신전하는 것이다 **(그림 3.4 참고)**.

공 궤적의 물리학

기술에 따라 공의 궤적은 약간 다르다. 세팅 동안 궤적은 대략적으로 포물선이 된다. 왜냐하면 공은 낮은 속도와 회전이 없기 때문이다. 따라서 중력 외에도 포물선 궤적은 세팅의 즉각적인 위치, 점프 각도 및 속도에 의해 결정된다**(그림 3.5 참조)**.

반면에, 공이 더 높은 속도로 비행할 때 공기 저항이 궤적에 상당한 영향을 미친다. 방정식(iii)에 설명된 공기 저항은 공기저항계수(drag coefficien, CD), 공기 밀도(ρ, 1.2 kg/m^3), 배구공의 투영 면적(A), 및 속도(V)와 관련이 있다. 공기저항계수를 통해 공기 저항에 영향을 주는 중요한 요소는 경계층으로 정의되는 공과 함께 운반되는 표면 근처의 얇은 공기 층이다. 비행 중에 이 경계층은 공의 뒷면에서 표면에서 벗어나며 "층흐름의(laminar)" 및 "난기류의(turbulent)" 두 가지 명확한 상태를 가지고 있다. 층흐름 상태에서는 계층이 서로 겹쳐져 있지만, 난기류 상태에서는 공기가 무질서하게 움직인다. 난기류 상태는 공 뒤쪽의 작은 후류와 따라서 작은 공기저항계수 및 낮은 공기 저항과 관련이 있다. 층흐름에서 난기류적 상태로의 전환은 볼 속도, 공기 점도 및 볼 표면에 의존하는 레이놀즈 수(Reynolds number)에 영향을 받는다(Mehta 2008). 임계 레이놀즈 수에 도달하면 공기저항계수가 급격하게 감소한다. 흥미로운 점은 배구에서 임계 레이놀즈 수인 Re = 220,000 – 270,000가 일반적인 스파이크 또는 서브 속도에서 발생하며 따라서 층흐름적–난기류적 전환 및 궤적의 편차로 이어진다. 플로트 서브 중에는 이 과정이 볼에 비대칭적인 측면 힘을 작용시켜 예측할 수 없는 궤적으로 이어진다. 서로 다른 회사에서 제조된 배구공의 표면 구조적 차이(일부

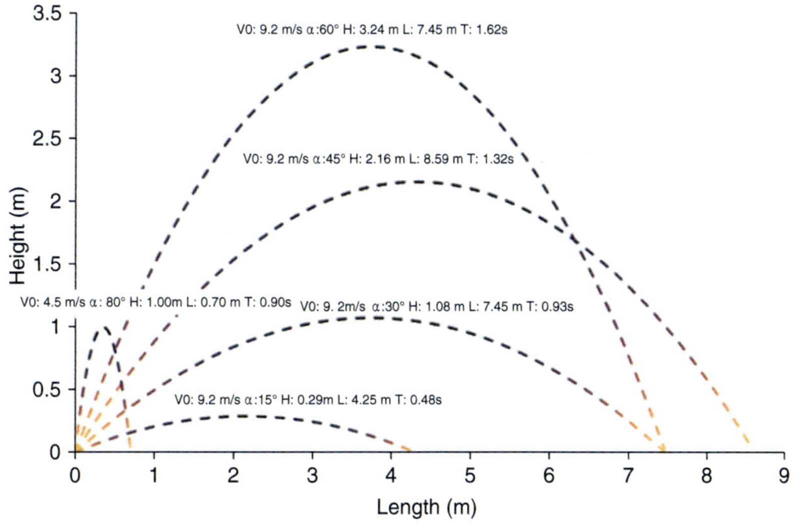

그림 3.5 발사 속도(V0) 및 발사 각도(α)와 관련된 다른 포물선 설정 궤적. 설정의 최대 높이(H), 길이(L), 특히 시간(T)에 유의한다.

표면은 매끄럽지만 다른 것은 벌집 모양 또는 딤플로 되어 있음)로 인해 배구공의 부력 특성에 따라서 궤적도 변경된다(Asai *et al*. 2010).

$$F_D = \frac{1}{2} \cdot C_D \cdot \rho \cdot A \cdot V^2 \qquad \text{(iii)}$$

$$F_L = \frac{1}{2} \cdot C_L \cdot \rho \cdot A \cdot V^2 \qquad \text{(iv)}$$

회전하는 공의 경우, 이른바 마그누스 효과(Magnus effect)로 공 회전 방향으로 리프트 힘[FL; 리프트 계수 CL 포함하는 공식(iv) 참조]이 가해져 공의 궤적이 변경된다. 초기에 독일 물리학자인 Heinrich Gustav Magnus는 이를 공의 각각의 면에 작용하는 서로 다른 흐르는 속도에 따른 서로 다른 압력(베르누이 효과)으로 설명했다. 이후, 미국 물리학자인 Lyman J. Briggs는 회전하는 공 뒤의 난류 항적(turbulent wake)으로 이 효과를 설명했다. Metha(2008)는 공의 회전이 경계층의 비대칭 분리로 이어지고 결과적으로 회전과 반대 방향으로 편향된 항적을 유발한다고 설명했다. 뉴턴의 제3운동법칙을 따르면, 편향된 항적은 공에 (마그누스)힘을 가하고 따라서 굴곡된 궤적을 유발한다. 따라서 탑스핀 회전을 가진 서브나 스파이크는 아래로 편향되며(**그림 3.6 참조**), 이에 따라 상대방 블록을 넘어서 공도 코트 내에서 땅에 닿을 수 있다. 반면, 회전이 없거나 심지어 역회전인 경우 공은 밖으로 나갈 것이다. 마찬가지로, 탑스핀 서브는 하강 편향 때문에 네트에 더 가깝게 내려오거나 더 높은 속도로 플레이될 수 있다.

볼 회전이 궤적에 미치는 영향과 추가 실험 데이터를 바탕으로, Kao 등(1993)은 두 명의 블로커에 대항하여 코트에서 최적의 스파이크 위치를 결정하기 위한 시뮬레이션을 수행했다. 그들은 최적의 스파이크 위치를, 공격자가 1.2 m 폭의 중앙 더블 블록에 대해 가장 큰 공격 각도를 가지는 위치로 정의했다. 그들은 공의 속도를 20 m/s, 각속도를 초당 7회로 설정했다.

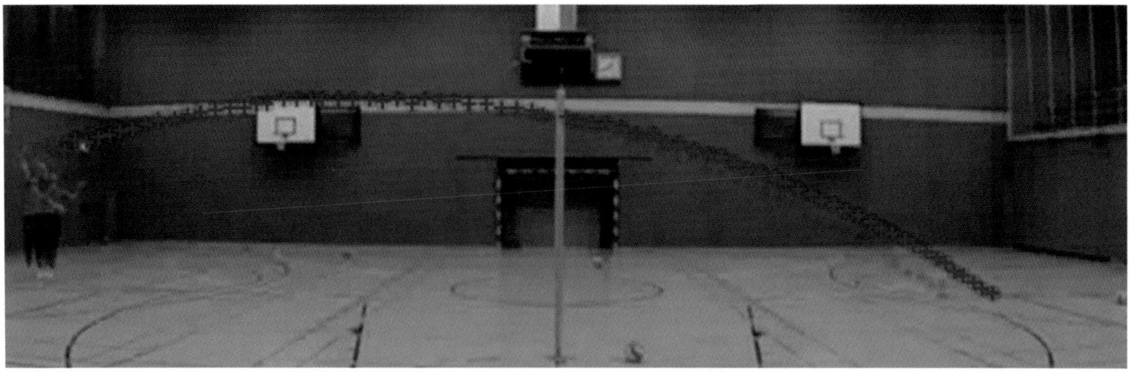

그림 3.6 유사한 서브 속도(~14 m/s)에서 탑스핀 서브(*밝은색 십자가*)와 플로트 서브(*어두운색 십자가*)의 공 궤적 비교. 탑스핀 서브의 경로가 아래로 휘어진 것에 주목한다.

이 정보를 사용하여, 그들은 중앙선 뒤에서 1.6–2.5 m, 측면선으로부터 0–1.5 m 지점에서 II 또는 IV 위치에서 30°의 공격 각도를 가진 최적의 스파이크 위치를 계산했다. 이는 후위의 스파이커들에게 좋은 스파이크 조건임을 강조한다.

요약

배구에서 생체역학적 이해는 최대 운동능력 발휘와 부상 예방에 중요하다. 최대 점프 높이는 이륙 속도를 극대화함으로써 달성된다. 이는 반동동작과 팔 휘두르기를 최대한 활용하여 달성되며, 모래와 같은 유연한 표면에서는 감소될 것이다.

서브, 스파이크 또는 블로킹 동작의 공중 단계에서 (각도의)운동량은 보존된다. 따라서 팔이 생성한 각운동량은 다른 신체 부위에 의해 보상된다. 이 조화된 과정은 적절한 기술을 사용하기 위해 훈련되어야 한다. 오버헤드 스파이크 기술 중, 손의 운동량(질량·속도)이 공으로 전달된다. 조화된 근육 활동은 운동량과 손의 탄성 특성을 증가시킨다.

착지 단계에서의 지면 반작용력은 착지 표면과 기술에 의해 영향을 받는다. 유연한 표면과 두 발로 착지하는 것은 힘의 정점을 줄이고 따라서 부상 위험을 감소시킨다.

배구 공의 궤적은 속도와 회전에 크게 영향을 받는다. 세트 궤적은 대략적으로 포물선이지만, 빠른 속도의 스파이크와 서브는 공 주변의 경계층이 공 뒤에서 난류 상태로 벗겨져 궤적이 예측하기 어려워진다. 공의 회전은 경계층의 비대칭적인 분리를 야기하여 회전 방향과 반대 방향으로 굴절된다.

참고문헌

Aragon-Vargas LF and Gross M. (1997) Kinesiological factors in vertical jump performance: differences among individuals. *J Appl Biomech*, 13(1), 24–44.

Asai T, Ito S, Seo K and Hitotsubashi A. (2010) Aerodynamics of a new volleyball. *Procedia Engin*, 2 (2), 2493–2498.

Bahr R and Reeser JC. (2003) Injuries among world-class professional beach volleyball players. The Fédération Internationale de Volleyball Beach Volleyball Injury Study. *Am J Sports Med*, 31(1), 119–125.

Bobbert MF, Gerritsen KG., Litjens MC and van Soest AJ. (1996) Why is countermovement jump height greater than squat jump height? *Med Sci Sports Exerc*, 28(11), 1402–1412.

Coleman SG, Benham AS Northcott SR. (1993) A three- dimensional cinematographical analysis of the volleyball spike. *J Sports Sci*, 11(4), 295–302.

Kao S, Sellens R and Stevenson J. (1993) The trajectory of the spiked volleyball. *J Biomech*, 26(3), 307.

Metha RD. (2008) Sports ball aerodynamics. In H Nørstrud (ed.) *Sport Aerodynamics*. CISM courses and lectures, no. 506. Springer Verlag, Vienna, pp. 229–331.

Reeser JC, Fleisig GS, Cools AMJ, Yount D and Magnes SA. (2013) Biomechanical insights into the aetiology of infraspinatus syndrome. *Br J Sports Med*, 47(4), 239–244.

Sattler T, Hadžić V, Dervišević E and Markovic G. (2015) Vertical jump performance of professional male and female volleyball players: effects of playing position and competition level. *J Strength Conditioning Res*, 29(6), 1486–1493.

Thaller S, Tilp M and Sust M. (2010) The effect of individual neuromuscular properties on performance in sports. *Math Comp Model Dyn Syst*, 16(5), 417–429.

Tilp M and Rindler M. (2013) Landing techniques in beach volleyball. *J Sports Sci Med*, 12(3), 447–453.

Tilp M, Wagner H and Müller E. (2008) Differences in 3D kinematics between volleyball and beach volleyball spike movements. *Sports Biomech*, 7(3), 386–397.

Wagner H, Tilp M, von Duvillard SP and Mueller E. (2009) Kinematic analysis of volleyball spike jump. *Int J Sports Med*, 30(10), 760–765.

Wagner H, Pfusterschmied J, Tilp M, Landlinger J, von Duvillard SP and Müller E. (2014) Upper-body kinematics in team-handball throw, tennis serve, and volleyball spike. *Scand J Med Sci Sports*, 24(2), 345–354.

Ziv G and Lidor R. (2010) Vertical jump in female and male volleyball players: a review of observational and experimental studies. *Scand J Med Sci Sports*, 20(4), 556–567.

추천자료

Zatsiorsky V (ed.). (2000) *Biomechanics in Sport*. Blackwell Science, Oxford

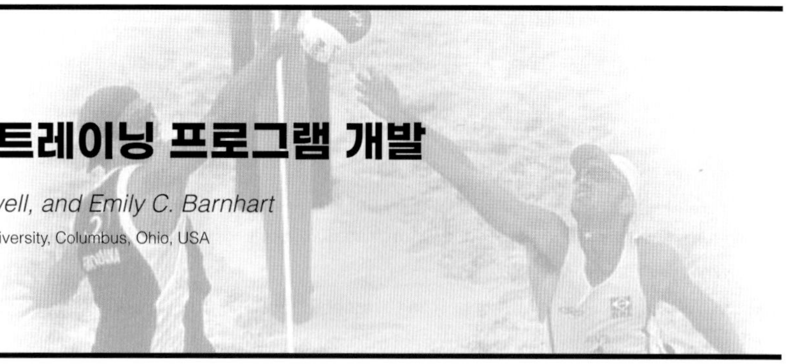

4장

배구를 위한 저항성 트레이닝 프로그램 개발

William J. Kraemer, Lydia K. Caldwell, and Emily C. Barnhart
Department of Human Sciences, The Ohio State University, Columbus, Ohio, USA

서론

배구는 세계에서 가장 인기 있는 스포츠 중 하나로, 현재 국제적 관리 기관인 국제배구연맹(FIVB)은 225개 이상의 회원수를 반영하고 있다. 이러한 급증하는 인기 속에 경쟁적인 배구 선수들을 위한 훈련 요구도 증대되었다. 운동 처방은 스포츠의 신체적 요구를 고려해야 하지만, 선수의 훈련 경험과 발달적 요구에 맞게 개별화되어야 한다. 이 장에서는 배구를 위한 저항성 트레이닝 프로그램을 설계하는 패러다임을 설명하고, 모든 수준에서 효과적인 프로그래밍을 위한 필수적인 특성을 최적화하는 방법을 제시한다.

체력 및 트레이닝 프로그램의 주요 목표는 부상 예방과 신체 발달을 향상시켜 운동능력을 향상시키는 것이다. 이러한 기본 목표를 달성하기 위한 훈련 프로그램을 작성시에는 유전적 인계와 같은 수정할 수 없는 요인을 고려해야 하며, 동시에 훈련에 의해 영향을 받을 수 있는 수정 가능한 요인을 최적화해야 한다(예: 근육 섬유 크기, 강도, 민첩성, 회복 능력). 배구에 특화된 체력 및 트레이닝 프로그램을 설계하는 것은 운동 과학에 대한 지식과 전문 지식뿐만 아니라, 선수들과 협력하여 목표를 설정하고 최적의 개인 발전을 이루도록 동기를 부여하는 예술을 이해하는 것이 요구된다. 따라서 자격을 갖춘 체력 및 트레이닝 코치가 운동을 가르치고 처방하며, 선수의 나이, 경쟁 수준 및 경험에 기초하여 그들의 진전을 평가하는 것이 중요하다.

힘과 파워 개발의 기초는 “크기 원칙(size principle)”이다. 이는 운동 단위(motor unit)가 작은 형태 I 근육 섬유로 이루어진 하한 임계값 운동 단위(motor unit)에서부터 큰 형태 II 근육 섬유로 이루어진 운동 단위(motor unit)까지 차례로 조절된다는 것을 규정한다. 운동 단위(motor unit)의 동원은 항상 힘 또는 파워에 대한 요구에 따라 낮은 수준에서 높은 수준으로 이루어진다. 높은 힘과 파워 요구는 신경계가 형태 II 운동 단위(motor unit)을 선발하기 위해 동원 단계를 높여야 함을 의미한다. 따라서 코트에서 최대 점프를 수행하거나 체육관에서 무거운 무게를 들 때와 같이 몸은 요구 사항을 충족하기 위해 필요한 고 수준의 운동 단위(motor unit)을 동원해야 한다. 반면, 가벼운 무게를 들거나 지구력형 트레이닝을 수행하는 것은 힘과 파워 요구가 훨씬 낮기 때문에 낮은 임계값 운동 단위(motor unit)를 사용하여 수행할 수 있다. 따라서 트레이닝이나 경기는 활동의 요구를 충족시키기 위한 운동 단위(motor unit) 동원 연속체에서 진행된다.

다양한 운동 단위(motor unit)를 구성하는 형태 I

또는 형태 II 근육 섬유의 비율 구성은 유전적으로 결정되며, 이는 선수들이 스포츠나 활동에 대한 선천적인 신체적 능력을 제공한다. 근육 섬유 형태 구성은 중요한 변화를 줄 정도로 크게 바꿀 수는 없기에(또는 운동능력에 영향을 줄 정도로), "부모님을 올바르게 선택하는 것이 중요하다."고 많은 코치들이 말한다. 섬유 형태는 운동능력에 영향을 주는 요소 중 하나일 뿐이다. 선수의 운동능력을 설명할 때 주로 우세한 표현형으로 빠르게 수축하는(fast−twitch) 선수(예: 스프린터 또는 배구 공격수) 또는 느리게 수축하는(slow−twitch) 선수(예: 마라톤 러너)로 설명하는 것은 흔한 일이다. 많은 선수와 대부분 개인들의 전형적인 몸의 주요 움직임 근육(locomotor muscle)은 60%는 형태 I, 40%는 형태 II 또는 40%는 형태 I, 60%는 형태 II 범위에 속한다.

체력 및 트레이닝 코치는 연간 또는 경력 동안 사용할 수 있는 운동 설계 및 훈련 진행 방법에 대한 견고한 이해가 필요하다. 이 과정은 운동 선수 발전을 자극하기 위한 적절한 운동을 선택하기 위해 스포츠의 생리학적 요구에 대한 철저한 요구 분석으로부터 시작된다.

요구 분석

배구를 위한 요구 분석은 스포츠의 대사적 요구, 생체역학적 특수성 또는 운동에서 사용되는 관절, 근육, 근육 작용, 그리고 가장 흔한 부상 유형을 조사해야 한다. 선수의 부상 이력, 그의/그녀의 독특한 기술적 생체 역학 및 선수의 포지션(예: 세터 vs 미들 블로커)은 분석에 고려되어야 한다(예: 세터는 수직 파워 개발에 동일한 강조를 필요로 하지 않을 수 있지만, 무릎을 완전히 굽힌 상태에서의 힘과 안정성을 필요로 할 수 있다). 이러한 정보를 토대로 특정 필요 영역을 대상으로 한 진정한 맞춤형 강도 및 조건 프로그램을 설계할 수 있다.

배구의 생체역학

배구의 주요 에너지 시스템은 단기간, 고강도의 폭발력 운동 및 폭발적인 점프를 수행하는 데 필요한 고 ATP−PC 시스템이다. 강렬한 연속된 경기 동안 해당과정(glycolysis)에서의 에너지 공급도 일부 관찰될 수 있다. 유산소 피트니스가 필요하지만, 이러한 훈련이 파워 능력에 부정적인 영향을 미치지 않도록 주의해야 한다. 파워, 빠름, 속도의 발전을 저해하는 훈련은 역효과를 가져온다.

배구의 응용 생체역학

배구의 기본은 몇 가지 주요 신경근육 기술의 숙달로 이루어져 있는데, 이는 서브, 스파이크, 패스, 세트, 블록 및 디그이다. 저항 운동 프로그램은 이러한 기술에 특화된 운동 패턴 개발에 초점을 맞춰야 한다. 예를 들어, 점프는 배구의 많은 기술에 필수적이다. 점프에 관여하는 주요 근육군은 둔근, 대퇴이두근, 대퇴사두근 및 종아리 근육이다. 점프 중에 선수는 발목, 무릎 및 엉덩이를 굽히고 각 관절에서 확장하여 몸을 위로 밀어올린다. 배구 기술 세트의 일부로 상체 발달도 중요하다. 서브와 스파이크에는 어깨의 내외회전뿐만 아니라 어깨를 뒤로 뻗는 것이 필요하다. 패스와 디그에는 어깨의 굴곡, 어깨의 견각, 그리고 팔꿈치 안정화가 중요한 동작이다. 세트와 블록에는 상체의 위로 된 어깨와 팔꿈치의 확장이 필요하다. 또한 배구에 대한 중요한 기계적 고려 사항은 선수가 빠르게 방향을 변경할 수 있는 능력이다. 게임의 빠른 속도 때문에 선수가 공에 빠르게 반응하면서도 제어와 균형을 유지할 수 있는 능력이 필요하다. 이를 위해 종종 단일 사지에서 움직임을 안정화하는 능력이 필요하다.

배구 부상 프로필

배구 선수들은 다양한 종류의 급성 및 과사용 부상 위험에 노출된다. 가장 흔한 과사용 부상에는 회전근개 건병증과 슬개건병증이 포함되며, 흔한 급성 부상에는 발목 염좌, 근육 좌상 및 타박상이 포함된다. 과사용 부상은 종종 스포츠에서 요구되는 반복적인 동작, 예를 들어 오버헤드 스윙과 점프 후 착지와 관련이 있다. 따라서 관절 안정성, 근력 및 유연성을 촉진하는 운동을 포함하는 것이 중요하다. 허리에 부과되는 부담으로 인해 많은 선수들이 압박 스트레스, 과도한 신장 스트레스 및 허리 통증을 경험하며, 이 때문에 허리 근력과 안정성에 집중하는 것이 중요하다.

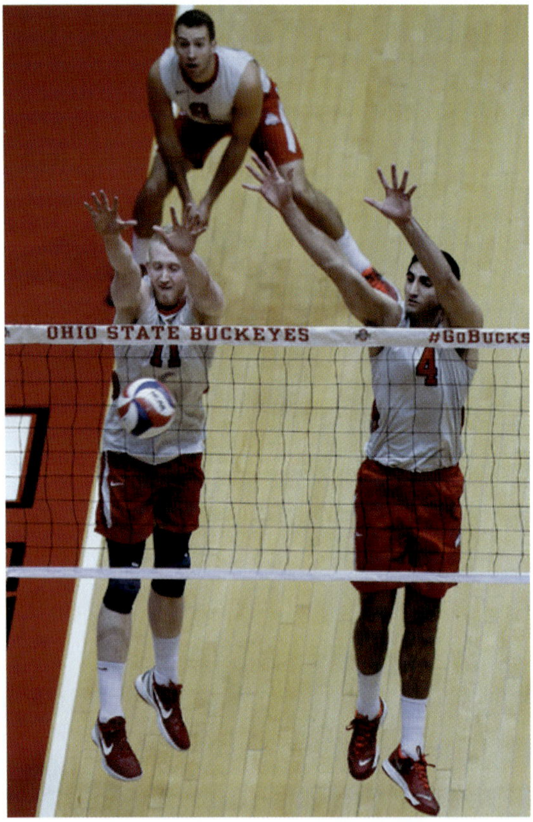

그림 4.1 배구 경기는 다양한 기술을 위해 수직 파워를 발휘할 수 있는 능력이 필요하다. 배구 선수의 신체적 잠재력을 향상시키기 위해 설계된 저항 트레이닝 프로그램에서 전신 파워의 발전은 중요한 목표이다. (*출처: 오하이오 주립 대학 체육 통신. 오하이오 주립 대학의 허락을 받아 사용*)

운동 선택에 대한 고려사항

배구의 요구 분석을 기반으로 하여, 다음과 같은 운동들을 선택해야 한다: 하체 파워, 상체 파워, 단발성 근력, 코어 안정성, 그리고 유연성(**그림 4.1 참조**)

근력 개발

Box 4.1 기본적인 파워 운동과 방법

자유중량 운동
Power cleans
Hang cleans
Snatch lift
Hang snatch lifts
Jump squats
Bench throws
Medicine ball throws

최대 속도에서 수행 시 감속이 없는 기계를 사용하는 방법
공압 기계는 반복에 구심원과 원심 요소가 모두 있다(fixed form, no balance benefits).
유압 기계는 반복에 원심 요소가 없는 구심 요소만 있다(fixed form, no balance benefits).

플라이오메트릭 운동
Box jumps
Depth jumps
Tuck jumps
Broad jumps
Squat jumps

Box 4.2 배구를 위한 기본적인 강도 훈련 운동

스쿼트	벤치프레스	시티드 로우	RDL 데드리프트
스플릿 스쿼트	덤벨 벤치 프레스	회전 커프 시리즈	스티프레그 데드리프트
런지	덤벨 로우	트랩 바	렛풀다운
사이드 스쿼트	인클라인 덤벨 프레스	데드리프트	

근력 개발은 모든 저항 트레이닝 프로그램의 기초이다. 단측 운동을 통해 사지의 우세성을 해결하고 양측 운동을 통해 기능적 대칭성을 유지하는 등 다양한 운동을 통해 근력을 개발할 수 있다. 상지의 힘과 안정성은 선수가 디그를 위해 손을 뻗거나, 스파이크 또는 서브를 위한 능력에 중요하다. 또한, 안정성 및 패스 기술은 코어 안정성을 훈련함으로써 향상될 수 있다. 운동을 선택할 때 관절과 상하체 간 대칭을 고려하는 것이 중요하다. 그러나 여성의 경우, 상체 발달에 중점을 두는 것이 좋을 수 있다. 여성은 정상적인 사춘기 발달 및 테스토스테론의 역할로 인해 남성보다 상체 근육 구조(근육 섬유 수)가 적을 수 있다. 많은 뛰어난 여성 운동선수들은 일반적인 여성들보다 상체 근육이 본래부터 더 많지만, 여성의 경우 상체 훈련에 주의를 기울이면 큰 이점을 얻을 수 있다. 즉, 저항을 높여 근육을 모으지 않거나 근육이 모으는 각도에서 운동을 하지 않음으로써 발달되지 않은 근육이 남지 않도록 하는 것이다. 예를 들어, 벤치 프레스를 사용할 수 있지만, 기울어진 덤벨 프레스를 추가할 수도 있다. 배구를 위한 기본적인 근력 훈련 운동은 BOX 4.1에 나열되어 있다.

파워 개발

파워의 공식(식 (i))은 폭발적인 힘을 최적으로 훈련하는 방법을 제시한다.

$$\text{Power}\left(\text{W}\right)=\frac{\text{Force}\times\text{Distance}}{\text{Time}} \qquad \text{(i)}$$

고중량 저항 운동은 공식의 힘 구성 요소를 개발한다. 힘을 발생시키는 운동을 수행하는 속도는 훈련의 다른 중요한 구성 요소이다. 파워 운동은 중간부터 무거운 하중으로 수행되어야 한다. 파워 운동에는 올림픽 역도 운동(Olympic weightlifting movements)과 플라이오메트릭스가 포함된다. 각 운동은 자격 있는 코치에 의해 주의 깊게 안내되어야 하며, 다양한 리프트를 수행하면서 기술을 습득하거나 부상을 입을까 두려워하지 않아야 한다(**표 4.1**).

파워 트레이닝 시, 리프트를 완료하는 동안 자발적인 감속을 피하는 것이 중요하다. 예를 들어, 벤치 스로우에서 무게는 운동의 끝에서 놓아지게 된다. 이를 벤치 프레스와 비교해 보면, 벤치 프레스는 무게를 놓지 않고 오히려 원심적으로 시작 자세로 낮추어 반복을 완료하게 된다. 벤치 프레스의 "속도 반복"에서는 반복 전체 동안 무게가 유지되기 때문에 속도 감속만 훈련되고 파워는 훈련되지 않는다. 공압 기계(pneumatic machine)는 구심력(concentric force)과 원심력(eccentric force)을 모두 가지고 있으며, 운동 범위 전

표 4.1 기술별 강도 및 조건부 훈련 고려 사항

기술	체력 및 트레이닝 요구사항
서브	하체 파워, 상체 파워, 어깨 강도와 안정성, 코어 강도
스파이크/타격	하체 파워, 상체 파워, 어깨 강도와 안정성, 코어 강도
범프/패스	직선 팔 강도, 코어 강도
세트	어깨 강도와 안정성, 코어 강도
블록	하체 파워, 상체 파워, 어깨 강도와 안정성, 코어 강도
디그	한 다리 강도와 안정성, 직선 팔 강도, 코어 강도

체에서 가속을 방해하지 않아 속도 훈련과 파워 개발을 가능하게 한다(**그림 4.2**). 그러나 균형 요구 사항이 없는 고정된 동작 경로에서 훈련 효과가 실현된다.

주의해야 할 점은 장시간 지구력 운동, 특히 달리기를 이용한 과도한 유산소 운동이 파워 개발과 수직 점프에 부정적인 영향을 미칠 수 있다는 점을 코치가 이해해야 한다는 것이다(**그림 4.1**). 따라서 유산소 운동 훈련은 신중하게 처방되어야 하고 파워는 부정적인 영향을 피하기 위해 주의 깊게 모니터링되어야 한다. 짧은 간격의 스프린트 운동은 파워를 저해하지 않으면서도 기본적인 유산소 적응을 달성할 수 있다. 많은 비기능적인 과도한 훈련 혹은 심지어 과훈련 증후군(overtraining syndromes)은 이러한 훈련 모드의 호환성 때문에 발생할 수 있다.

코어 트레이닝

신체의 코어 근육(일반적으로 복부벽 근육, 횡경막, 흉요추 기립근 등)은 다양한 배구 특화 기술을 올바르게 수행하기 위해 극도로 중요한 역할을 한다. 이 기능은 특히 스파이킹과 서빙과 같은 오버헤드 기술의 올바르고 효율적인 실행에 매우 중요하다. 더 큰 코어 안정성은 어깨와 무릎의 과사용 손상을 예방하는 데

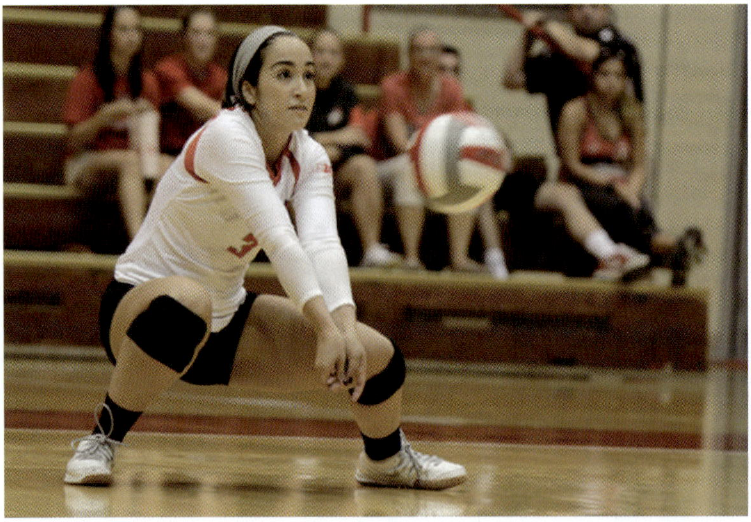

그림 4.2 배구는 이러한 낮은 자세에서의 패스처럼 전체 동작 범위에서의 힘도 필요로 한다. 스쿼트 운동을 통해 이러한 힘과 안정성을 갖추어 패스를 위한 안정된 기반을 제공한다. 똑바른 팔 힘과 안정성도 중요하며, 똑바른 팔 들어올리기를 통해 발달시킨다. 저항 훈련 프로그램은 배구 기술 성능을 최적화하는 데 도움을 준다. *(출처: 오하이오 주립 대학교 체육부 소속. 오하이오 주립 대학교 허가를 받아 사용)*

도움이 된다. 파워 클린, 스쿼트, 데드리프트는 효과적인 일반적인 코어 운동의 예이다. 추가적인 코어 운동에는 움직임 제한과 등장성 근육 활성화를 활용하는 것들이 포함된다. 예를 들어, 플랭크(planks), 등 신전(back extensions) 및 고관절 익스텐션(hip extensions) 등이 있다.

국소부위 근 지구력

국소부위 근 지구력은 짧은 휴식 기간이나 높은 반복으로 프로그램 내에서 개발될 수 있다. 일반적으로 선수는 낮은 강도에서 고강도로 진행하며, 이는 프로그램의 목표에 따라 결정된다. 국소부위 근 지구력을 향상시키기 위해 중간 강도의 10 RM 하중에서 20회 이상의 반복하는 것을 한두세트 하면서 휴식 기간을 줄이는 방법이 사용되었다. 서킷 프로그램(circuit program)은 국소부위 근 지구력을 향상시키는 데 효과적일 수 있다. 짧은 휴식을 하는 서킷 트레이닝은 높은 스트레스 수준을 유발할 수 있으므로 회복 일이 뒤따라야 한다. 스트레스 수준이 계속되고 코르티솔의 분해 호르몬 증가가 계속되어 운동 후 24시간 이내에 휴식 수준으로 돌아가지 않으면 비기능적 과로가 발생할 수 있다.

유연성

유연성은 배구 선수에게 중요하다. 기능적 운동 스크리닝은 특정 유연성 운동의 필요성을 확인하고 이를 개발하는 데 도움이 되어야 한다. 기능적 운동 스크린을 성공적으로 완료했다고 해서 지속적인 근력 및 컨디셔닝 훈련이 필요하지 않다는 것은 아니다. "교정" 운동은 워밍업(warm-ups)과 쿨다운(cool-downs)의 일부가 될 수 있다. 힘, 속도 또는 민첩성 트레이닝 직전에 정적인 유연성 운동을 피하는 것이 중요하다. 이러한 운동은 운동 능력에 부정적인 영향(예: 낮은 힘 생산)을 미칠 수 있기 때문이다.

근력 및 컨디셔닝 프로그램을 설계하는 것

배구 전문 출판물(예: Performance Conditioning Volleyball)과 피트니스 산업 모두 스포츠 전문 근력 및 컨디셔닝 프로그램을 모두 강조했다. 이러한 프로그램들은 제대로 검토되어야 한다. 건강에 해로운 과사용을 피하고, 기능적인 과도한 노력 또는 트레이닝을 피해야 한다. 훈련 주기의 일부로 충분한 휴식 및 회복 시간을 확보함으로써, 번아웃 및 부상의 위험을 최소화할 수 있다.

급성 프로그램 변수

운동은 개별 선수의 스포츠에 특화된 요구를 충족시키기 위해 개별화되고 프로그램이 기간화된 모델 내에서 작성되어야 한다. 이를 위해 이 장에서 논의된 기본 원칙과 개념을 사용한다. 프로그램을 설계할 때 프로그램 변수의 선택은 선수의 원하는 훈련 적응에 반영되어야 한다. 각 운동은 명시된 목적을 달성하기 위해 설계 및 선택된 구성 요소로 구성된다. 시간이 지날수록 운동에 의해 증가되는 것(예: 무거운 하중)은 특정 적응(예: 최대 힘 증가)을 유발할 것이다. 특수성은 운동 자극과 원하는 훈련 종단점 적응 사이의 관계와 관련이 있다.

프로그램 변수는 다음과 같다.

표 4.2 파워와 근력을 발달시키기 위한 운동의 예

Lower body power	Lower body strength	Upper body power	Upper body strength	Core strength	Unilateral limb strength
Power cleans Hang cleans Snatch lift Hang snatch lifts Jump squats Plyometrics	Squats Split squats Lunges Side squats Trap bar deadlifts Romanian deadlifts Stiff leg deadlifts	Power cleans Hang cleans Snatch lift Hang snatch lifts Bench throws MB throws	Bench press Military press DB rows Incline DB press Upright rows Seated rows Rotator cuff series Lat pull-downs	Planks Rotational pull Crunch variations Multiple-joint power and strength exercises	Single limb strength variations

DB, dumbbell; MB, medicine ball.

운동 선택

운동 선택은 어떤 근육 군을 훈련할지를 결정한다. 따라서 운동 프로그램을 설계하는 첫 번째 단계는 저항 운동 프로그램의 목표를 식별하는 것이다. 그런 다음 원하는 근육과 관절 각도에 압력을 가하는 운동을 선택한다. 훈련 프로그램에서 어떠한 혜택을 얻으려면 최소한 주당 두 번의 운동을 수행해야 한다. 선택한 스포츠의 특정 기술을 수행하는 데 사용되는 근육군을 자극하는 운동을 선택한다. 운동의 각도를 변경하면 운동이 효과적으로 변경된다. 스쿼트와 같은 일부 운동은 몸의 발달에 기본적이므로 모든 프로그램의 구성 요소가 될 것이다(**표 4.2를 참조**).

주 운동 vs 보조 운동

운동은 주 운동과 보조 운동으로 분류할 수 있다. 주 운동은 주요 근육 군을 훈련하는 운동으로, 레그 프레스, 벤치 프레스, 행 클린 등이 있다. 보조 운동은 주요 근육이 생성하는 움직임을 생성하는 데 도움이 되는 근육군을 훈련하는 운동이다. 트라이셉스 푸시다운(triceps pushdown)과 덤벨 바이셉스 컬(dumbbell biceps curl)은 보조 운동의 예이다. 구조적(다중 관절) 운동은 근육 간의 신경 조정이 필요하며, 다중 관절과 다중 근육 군이 관련된 움직임을 조화롭게 하는 데 기여한다. 최근 연구에 따르면, 다중 관절 운동은 단일 관절 운동과 비교하여 초기 학습이나 신경 단계가 더 오래 걸린다. 종종, 구조적 운동은 고급 드는 기술(예: 파워 클린)을 포함하여 단순한 움직임 패턴 이상의 운동 기술을 더 많이 요구한다. 특정 목표 활동에 전신 근력 운동이 필요한 경우, 구조적 또는 다중 관절 운동을 프로그램에 포함하는 것이 특히 중요하다.

자유 vs 고정형 운동

자유중량으로 하는 운동은 "자유형"으로 분류된다. 왜냐하면 중량을 반복하는 동안 균형과 신경근 조절이 필요하기 때문이다. 균형이 필요하지 않고 경로가 미리 설정된 기계를 사용하여 수행하는 운동은 "고정형"이라고 한다. 배구처럼 밸런스가 스포츠에 중요한 경우, "자유형" 운동이 이러한 능력을 훈련하는 데 더 도움이 되기 때문에 일반적으로 기계를 사용하는 것보다 선호된다.

운동의 순서

피로는 운동의 품질에 영향을 미치기 때문에 운동을 수행하는 순서는 중요하다. 더 큰 근육 군을 먼저 운동하는 것은 선행되는 피로가 누적되지 않기에, 관련

된 근육에 우수한 훈련 자극을 제공한다. 이는 더 큰 근육 군을 운동하는 것은 신경, 대사, 내분비 및 순환 반응을 촉진하여 나중에 운동 중인 다른 근육의 훈련을 강화할 수 있기 때문이다. 따라서 보다 복합적인 다관절 운동이 처음에 수행되어야 하며, 그 후에 단일 관절 운동이 이어져야 한다. 여러 관절 운동을 단일 관절 운동보다 먼저 배치하는 이유 중 하나는 운동을 시작할 때 저장된 에너지의 양에 가장 큰 영향을 받을 수 있기 때문이다. 따라서 이러한 순서 전략은 대규모 근육 군을 포함하는 운동에 대한 더 큰 훈련 효과를 달성하기 위해 초점을 맞추는 것이다.

저항 트레이닝 경험

운동 순서를 결정할 때는 운동선수의 체력 수준과 저항 운동 경험을 고려하는 것이 중요하다. 운동의 순서는 매우 스트레스를 유발할 수 있으므로 운동은 도전적이지만 운동선수가 견딜 수 있도록 설계되어야 한다. 이는 특히 배구나 저항 운동을 처음 접하는 젊은 선수들에게 적용된다.

사용되는 저항

각 운동에 적절한 부하 자극을 선택하는 것은 저항 운동 프로그램 설계의 중요한 구성 요소이다(**표 4.3**).

Box 4.3 운동 순서를 정하는 일반적인 방법

- 작은 근육군보다는 큰 근육군을 먼저 대상으로 한다.
- 단일 관절 운동보다는 다중 관절 운동을 먼저 수행한다.
- 상체와 하체 운동을 교대로 수행한다.
- 약한 부위(우선 순위)의 운동을 강한 부위보다 먼저 수행한다.
- 올림픽 리프트 운동을 기본 강도와 단일 관절 운동보다 먼저 수행한다.
- 다른 운동 유형보다 파워 운동을 먼저 수행한다.
- 낮은 강도의 운동보다 높은 강도의 운동을 먼저 수행한다.

특정 운동에 사용되는 저항의 양은 모든 저항 운동 프로그램의 중요한 구성 요소이다(파워에 대한 공식을 기억하라). 질량 또는 무게는 근력과 국소부 근육 내구력에 대한 적응과 관련된 주요 자극이다. 무거운 무게를 드는 것은 근력 향상을 촉진하고, 여러 번 반복할 수 있는 가벼운 무게는 근육 내구력을 촉진한다는 것은 잘 알려진 사실이다. 운동의 목표는 근육의 실패가 되어서는 안 된다. 왜냐하면 이것은 시간이 지남에 따라 반복적으로 수행될 경우 관절에 스트레스를 주고 과도한 훈련과 관련이 있기 때문이다.

프로그램 설계에서 사용되는 주요 도구 중 하나는 RM (반복 최대치) 영역의 사용이다. 각 영역의 반복 횟수에 대한 일반적인 지침은 아래에 설명되어 있다 (**표 4.3**). 기계와 자유 중량, 대근육과 소근육 그룹 간에 차이가 있다는 점에 유의가 필요하다. 예를 들어, 1 RM의 80%에서 자유 형태 스쿼트를 할 경우 선수는 10회만 완료할 수 있지만, 같은 RM에서 레그 프레스 기계를 사용하면 동일한 선수가 20–25회를 완료할 수 있다. 이것은 자유 중량 운동을 수행할 때 더 많은 근육과 그와 연관된 운동 단위가 모집됨으로써 저항의 안정화와 각 운동 경로에서의 지원이 더 필요하기 때문이다. 따라서 더 많은 에너지가 필요하고, 더 많은 근육이 필요하며, 운동은 생체역학적 및 생체에너지적으로 다양한 요구를 갖는다.

표 4.3 적합한 부하 영역을 선별하기 위한 일반적인 가이드라인

저항	범위	% 1 RM
매우 무거운	1-3 RM	90-100
무거운	4-6 RM	85-90
중간	7-10 RM	75-85
가벼운	11-15 RM	65-75
매우 가벼운	15-20 RM	55-65

RM, repetition maximum. 반복 최대치

세트의 횟수

운동의 총 볼륨(예: 1 RM의 90%에서 5세트의 5회 반복)은 훈련 진행의 중요한 개념이다. 일정한 볼륨(또는 강도)을 가진 프로그램을 사용하면 특정 강도 변수에서 정체가 발생할 수 있다. 완료된 세트의 수 또는 총 운동 볼륨은 시간이 경과함에 따라 힘의 지표로 사용될 수 있으며, 이는 한 세트로 시작하여 여러 세트로 늘어나는 낮은 볼륨의 운동부터 더 높은 작업 볼륨의 운동까지 범위가 있다. 훈련 볼륨을 변화시키는 것은 주기화와 운동 후 회복에 모두 중요하다. 모든 운동을 매번 동일한 세트 수로 수행할 필요는 없다. 운동 볼륨은 시간이 지남에 따라 또는 운동 볼륨이 사용되는 주기화 모델이 선형인지 비선형인지에 따라 변경된다(이 장의 후반부 참조). 대부분의 초보자 프로그램은 낮은 강도 세트를 여러 개 포함하도록 설계되며, 회복 운동은 낮은 반복 볼륨 또는 단일 세트를 사용하여 구성된다.

세트와 운동 사이의 휴식

세트와 운동 간의 휴식 기간은 ATP–PC 에너지 공급원이 에너지 소비와 함께 따라잡을 수 있는 능력을 결정하고, 따라서 혈중 젖산의 농도에 영향을 준다. 휴식 기간의 길이는 급성 저항 운동에 대한 신진대사, 호르몬 및 심혈관 반응과 후속 세트의 운동 능력을 크게 바꿀 수 있다. 짧은 휴식 기간은 피로와 관련된 일반적인 요소인 혈중 pH 감소에 대한 내성을 촉진할 수 있다. 그러나 신체에서 분해 상태를 유발할 수 있는 과도한 효과를 제한하기 위해서는 운동 후 휴식이 필요하다. 저항 운동에 사용되는 저항과 운동 순서와 함께, 휴식 기간의 길이는 근육의 힘 생성 능력에 현저한 영향을 미칠 수 있으며, 짧은 휴식 기간이 힘 생산에 더욱 해로울 수 있다. 따라서 선수는 무거운 중량을 들 때는 더 긴 휴식 기간을 사용하고, 중간에서 가벼운 저항으로 훈련할 때는 더 짧은 휴식 기간을 사용해야 한다.

표 4.4 적절한 휴식 기간 선택을 위한 일반적인 지침

저항	휴식	휴식 길이
가벼운	짧게	1–2분
중간	중간	2–3분
무거운	길게	3–5분

훈련 주기화 방법에 대한 접근

주기화된 훈련 또는 주기화된 훈련의 주요 목표는 훈련 스트레스로부터 주기적으로 휴식과 회복을 계획하여 선수가 자신의 훈련 프로토콜에 적응하는 능력을 극대화하는 것이다. 훈련 주기의 단계에는 일반적으로(시간이 증가하는 순서대로) 마이크로사이클(microcycles), 메소사이클(mesocycles) 및 매크로사이클(macrocycles)이 포함된다. 주기화 유형에 따라 마이크로사이클은 1일부터 2–4주까지 지속될 수 있으며, 메소사이클은 2–6개월, 매크로사이클은 최대 1년까지 지속될 수 있다.

주기화 계획은 종종 선수가 특정 시점에(예: 올림픽과 같은 주요 대회와 함께) 최고의 신체적 성과를 달성할 수 있도록 설계된다. 주기화된 훈련의 다른 목표 중 하나는 훈련 중 정체(training plateaus)를 피하는 것이다. 장기간의 훈련 중에는 훈련 중 정체가 흔히 발생하는데, 이는 선수들이 특정 특성(예: 힘)에 대한 유전적으로 결정된 최대 용량에 다가가기 시작하기 때문이다. 훈련에서 주기적인 휴식 기간을 계획하고 훈련 강도를 다양하게 하는 것으로, 선수들은 훈련 능력을 유지하고 피로, 소진, 과훈련을 피할 수 있다.

주기화된 훈련 프로그램은 다양한 훈련 결과(예: 근비대, 최대 근력, 국소 근지구력 및 최대 파워)를 강조하기 위해 급성 훈련 프로그램 변수의 다양한 조합을 사용한다. 이는 한 훈련 세션에서 시간이 지남에 따라 다른 훈련 결과도 증가하지 않는다는 것을 의미하지 않는다. 오히려 주어진 훈련 세션은 한 가지 훈련 결과를 다른 것보다 더 크게 발전시키도록 설계되었다. 예를 들어, 최대 근력을 강조하는 훈련 세션은 세션이 최대 근력을 우선적으로 개발하도록 의도된 것이라 하더라도 시간이 지남에 따라 근육 비대를 초래한다.

저항 훈련 프로그램의 핵심 요소인 여덟 가지 변수를 조작하고 순서를 지정함으로써, 이러한 변수들의 수천 가지 조합이 가능하다. 따라서 수많은 단기 및 장기 훈련 전략이 프로그램화될 수 있다.

지금까지 스포츠 과학 커뮤니티는 선형 주기화와 비선형 주기화 두 가지 주요 유형의 저항 훈련을 설명하고 조사했다.

선형 주기화

선형 주기화는 더 오래된 또는 더 클래식한 주기화 형태로, 지난 50년 동안 여러 형태로 개발되었다. 선형 주기화는 훈련이 주기를 통과함에 따라 훈련량을 감소시키고 훈련 강도를 증가시키는 일반적인 경향을 따른다. 체중 훈련의 경우, 이는 훈련이 시작될 때 상대적으로 높고 총 반복 횟수가 낮은 강도에서 수행되며, 훈련이 진행됨에 따라 수행되는 총 반복 횟수가 감소하고 훈련 강도가 증가한다는 것을 의미한다(BOX 4.4). 이러한 종류의 주기화는 일정을 예측하기 쉬울 때 가장 잘 작동하는 경향이 있다.

Box 4.4 일차적인 운동을 위한 프로그램에서 사용되는 일반적인 선형 주기화 모델. 각각의 마이크로사이클은 2~4주 동안 진행되며, 대부분의 프로그램은 2주의 마이크로사이클과 12주의 메소사이클을 사용한다.

Microcycle 1 3-5 sets of 12-15 RM zone	Microcycle 2 4-5 sets of 8-10 RM zone
Microcycle 1 3-4 sets of 4-6 RM zone	Microcycle 1 3-5 sets of 1-3 RM zone

RM, repetition maximum.

계획 비선형 주기화

비선형 주기화는 선수의 일정이 변동적이거나 예측할 수 없을 때 더 유용할 수 있다. 비선형 모델은 여러 이유로 인해 장기간의 시즌을 갖는 스포츠 및 활동에서 인기를 얻고 있다. 계획된 비선형 주기화를 사용하면 다른 날에 다른 백분율 부하 또는 RM 훈련 구간을 사용하여 훈련 강도와 양을 변화시킬 수 있다. 비선형 주기화 훈련 프로그램의 개념은 훈련 간격 동안 훈련 자극의 변화를 유지하기 위해 개발되었다. 비선형 프로그램은 순환적인 훈련 프로그램의 각 주간 내에서 강도와 양의 변화를 허용한다(예: 12주간의 계획된 메소사이클)(표 4.5).

선형 프로그램과는 다른 비선형 프로그램은 같은 주간 내에서 근육 크기, 파워, 근지구력 및 힘의 다른 구성 요소를 훈련한다. 비선형 프로그램은 또한 같은 주간 내에서 근육비대와 신경적인 측면의 힘 모두를 훈련하려고 노력한다. 따라서 12주 메소사이클의 7-10일 동안 동일한 물리적 적응을 동시에 두 가지로 진행한다. 훈련 세션의 순서는 각 주기의 목표에 따라 설정되며(경량에서 중량으로의 강조가 있는 일반 준비부터 힘을 유지하고 파워를 더욱 발전시키는 시즌 중 프로그램까지 다양할 수 있음), 12주 메소사이클에 걸쳐 다양한 프로토콜을 사용한다.

이 프로그램에서 선수는 서로 다른 프로토콜을 순

표 4.5 계획된 비선형 주기화 프로그램 로딩의 예시

Monday	Wednesday	Friday	Monday	Wednesday
1 set of 12–15 RM	6 sets of 1–3 RM	3 sets of 4–6 RM	6 sets of 2–3 reps at 30% 1 RM power	4 sets of 8–10 RM

RM, repetition maximum.

환하면서 훈련한다. 이 개념은 각각의 운동 스타일에 대해 특정한 순환을 설정할 수 있음을 의미한다. 예를 들어, 강도가 높은 날, 가벼운 날, 파워를 훈련하는 날 및 중간 강도의 다른 날을 위한 훈련이 가능하다. 따라서 회전은 사용할 주기화 접근 방식에 따라 미리 설정될 수 있다. 비선형 훈련은 일반적으로 훈련 유형을 크게 변화시키려고 한다. 그러나 하루에 따라 요구 사항을 변경하여 계획을 변경할 수도 있다. 따라서 순환은 다른 운동이나 다른 운동 순서로 하루에서 다른 날로 전환하는 방법이다. 따라서 훈련 세션은 매우 무거운, 무거운, 중간 강도 및 가벼운 훈련일 및/또는 훈련 양으로 순환하게 된다. 따라서 훈련 저항 강도뿐만 아니라 훈련 양, 휴식 기간, 순서 등을 반영하여 훈련 세션을 설계하는 데 사용되는 급성 프로그램 변수 구조가 설정된다.

계획된 운동을 빼먹는다면, 순환된 운동 일정이 앞당겨지게 된다. 예를 들어, 운동선수가 월요일에 예정된 가벼운 12–15회 반복 운동을 놓친 경우 놓친 운동을 수행할 수 있으며, 가능하다면 수요일에 예정된 운동을 수행할 수 있다. 어느 방식이든, 선수는 비선형 주기적 프로그램으로 설계된 전체 운동 일정을 계속 수행한다.

또한, 체력 및 컨디셔닝 전문가와 함께 각 주기의 순서를 선수의 수준, 연도별 시간, 경쟁적 요구, 선수의 발전 및 경험 수준에 따라 원하는 방식으로 설계할 수 있다. 개인의 훈련 목표는 항상 염두에 두어야 하며, 훈련 프로그램이나 해당 훈련 주기의 진행과 효과를 평가하기 위해 항상 평가되어야 한다.

또한, 주요 운동은 일반적으로 주기적으로 조절되지만 작은 근육군 운동도 두 주기 프로그램을 사용하여 변화시킬 수 있다. 예를 들어, 트라이셉스 푸쉬다운에서는 중간(8–10 RM 존)과 고강도(4–6 RM 존) 사이클 강도 사이를 번갈아 가며 사용할 수 있다. 이렇게 하면 원하는 근육에 필요한 비대를 제공하는 동시에 대규모 근육 그룹의 더 무거운 운동을 지원하기 위한 힘을 제공할 수 있다.

유연한 비선형 주기적 훈련

"유연한" 비선형 주기적 훈련 개념은 2000년대 초에 인기를 얻었으며, 선수의 가용성에 제한이 있는 경우 대응하기 위해 등장했다. 시즌이 길고, 스포츠 연습이나 훈련 시간이 연습 후에 정해지는 경우, 학업 일정, 질병 및 부상, 그리고 예정된 경기 등의 요인들이 모두 최적의 훈련을 어렵게 만든다. 이러한 요소들로 인해 선수들은 힘과 파워의 비균일한 발달을 보였다. 해결책은 "유연한 비선형" 주기적 훈련으로, 이는 이상적이지 않은 환경에서의 힘 훈련을 최적화하는 방법이다. 이 접근 방식은 훈련 순서를 계획하되, 선수와 외부 요구 사항의 변화에 대응하여 순서를 수정할 수 있도록 허용한다. 유연한 비선형 주기적 훈련은 특정 날에 수행할 훈련의 강도와 유형을 선택할 때 선수의 훈련 준비도를 고려한다. 선수들은 유연한 비선형 주기적 훈련을 통해 변화하는 일정을 맞추거나 훈련하기 위한 준비도를 고려할 수 있다. 이는 메소사이클을

위한 일반적인 계획을 작성하고, 선수와 충돌하는 일정, 부상, 질병 또는 극심한 피로에 직면하여 특정 근력 훈련을 할 준비가 되지 않은 경우 수정할 수 있도록 한다. 대안적인 훈련이 지시되거나, 선수가 하루 쉬며 휴식을 취하고 회복할 수 있도록 한다.

운동 일지는 이 훈련 전략의 중요한 구성 요소이며, 피트니스 추적과 운동능력 모니터링을 용이하게 한다. 운동일지를 빠르게 검토하면 선수나 코치가 현재 운동능력을 평가할 수 있다. 예를 들어, 선수가 금요일에 스쿼트를 예정했다고 가정해 본다. 지난 금요일에는 같은 무게 훈련일을 사용하여 선수가 4개 세트 모두 200 kg를 3-5회씩 들었다. 오늘 선수는 첫 번째 세트에서 200 kg로 1회만 수행할 수 있었다. 그 다음 세트에서는 2회만 완료할 수 있어, 코치와 선수 모두에게 무언가가 잘못되었음을 알려주고 운동의 질이 저하되었음을 보여준다. 첫 번째 단계는 선수가 질 높은 운동을 수행하는 데 방해 요소가 있다는 것을 깨닫는 것이므로, 일부 근력 진단이 필요하다. 선수의 선택 사항은 휴식을 취하거나, 스포츠 트레이너나 팀 닥터를 찾거나, 그날 가벼운 운동으로 대체하는 것이다. 메소사이클의 해당 운동을 위해 계획된 순서를 수행할 수 없는 경우 각 사례를 개별적으로 처리해야 한다. 다시 말해, 비선형 주기적 메소사이클의 어떤 순서도 선수가 확인한 훈련 목표와 관련하여 원하는 무게와 강도로 설정될 수 있다.

한정된 훈련 시간으로 인해 각 훈련 세션은 해당 마이크로사이클 운동이나 메소사이클 순서에 대한 목표로의 진전을 나타내야 한다. 체육관에서의 운동이 시간을 최적화하지 않으면 운동능력 최적의 향상에 방해가 된다. 예를 들어, 파워 운동은 연습 후에 수행해서는 안 된다. 왜냐하면 파워 클린이나 점프 훈련에서의 실제 파워 출력(W)은 그 때 선수의 최대 용량보다 훨씬 낮을 것이기 때문이다. 최대 파워를 향상시키기 위해 부분적인 파워 출력에서 훈련하는 것은 최대 파워를 향상시키는 데 필요한 자극을 제공하지 않을 것이다. 또한, 파워 생산에는 일일 변동이 있으며, 모든 선수가 새벽 6시에 플라이오메트릭 운동에서 최대 파워를 생산할 수 있는 것은 아니다. 따라서 "개별화"는 팀 전체 훈련과 대립되는 단어이지만, 프로그램의 실행과 모니터링에 있어 중요한 고려 사항이다. 개인 차이를 인식하지 못한다고 해서 개인 차이의 존재나 잠재적으로 해로운 훈련 효과가 줄어드는 것은 아니다.

환경이 빠르게 변하는 상황에 대응하도록 설계된 유연한 비선형 주기적 모델에 근거한 프로그래밍 접근방식으로 체육관을 더 자주 사용하게 될 것이다. 이러한 도구들을 과거와 현재의 힘 훈련 데이터를 기록하고 표시하는 기술적으로 발전된 장치와 결합하면 선수는 자신의 힘과 체력 훈련 목표를 달성하기 위한 동기부여와 수단을 제공받을 수 있으며, 결과적으로 그들의 스포츠 특화된 성능을 향상시킬 수 있다.

요약

배구 선수를 위한 저항 운동 프로그램을 작성하는 것은 연령, 성별, 성숙도, 훈련 경험, 부상 이력 및 신체 발달 요구 등 여러 가지 요인에 의존한다. 프로그램 설계의 다양한 선택지는 쉽게 선택될 수 있지만, 필요 분석을 통한 체계적인 관점으로 프로그램을 고려한 후 개별 선수에게 적용함으로써 보다 정확한 접근이 가능하다. 따라서 프로그램 설계 및 진행 과정에서 핵심 결정을 내리기 위해 염증 기반 실천의 이해가 필요하다. 이를 실행하기 위해서는 예술과 과학을 모두 활용하여 선수를 가르치고 훈련할 수 있는 자격을 갖춘 근력 및 컨디셔닝 트레이닝 전문가가 필요하다.

참고문헌

Amonette WE, English KL and Kraemer WJ. (2016) Evidence-Based Practice in Exercise Science: The Six Step Approach. Human Kinetics, Champaign, IL.

추천자료

Amonette WE, English KL and Kraemer WJ. (2016) *Evidence-Based Practice in Exercise Science: The Six Step Approach*. Human Kinetics, Champaign, IL.

Fleck SJ and Kraemer WJ. (2014) *Designing Resistance Training Programs*, 4th edn. Human Kinetics, Champaign, IL, 2014.

Hudy A. (2014) *Power Positions*. Kendal Hunt, Dubuque, IA.

Komi PV (ed.). (2003) *Strength and Power in Sport*, 2nd edn. Blackwell Science, Oxford. Kraemer WJ and Fleck SJ. (2007) *Optimizing Strength Training: Developing Non-Linear Periodization Workouts*. Human Kinetics, Champaign, IL.

Kraemer WJ and Häkkinen K (eds). (2002) *Handbook of Sports Medicine and Science: Strength Training for Sport*. Blackwell Science, Oxford.

Kraemer WJ, Fleck SJ and Deschenes MR. (2015) *Exercise Physiology: Integrating Theory and Application*, 2nd edn. Lippincott, Williams and Wilkins, Philadelphia, PA.

Ratamess NA. (2012) *ACSM's Foundations of Strength Training and Conditioning*. Lippincott, Williams and Wilkins, Indianapolis, IN.

5장

배구에서 환경 문제

Julien D. Périard[1], Roald Bahr[1,2], and William W. Briner, Jr[3]

[1] Aspetar Orthopaedic and Sports Medicine Hospital, Doha, Qatar
[2] Oslo Sports Trauma Research Center, Department of Sports Medicine, Norwegian School of Sport Sciences, Oslo, Norway
[3] Hospital for Special Surgery, Long Island, Uniondale, New York, USA

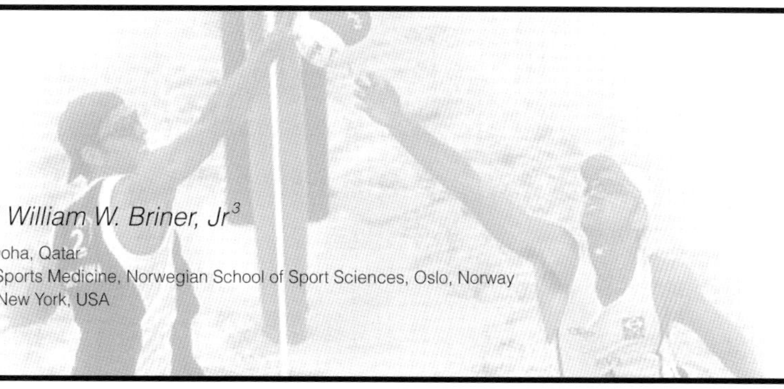

서론

배구 선수가 훈련하고 경기를 치르는 스포츠 환경은 명확히 경기력과 부상 위험에 영향을 미친다. "환경"이란 말은 일반적으로 코트나 경기 표면과 게임의 다른 장비뿐만 아니라 관중의 존재(또는 부재)를 포함할 수 있다고 볼 수 있지만, 이 장의 주요 초점은 날씨와 온도 관련 문제에 있다. 이러한 면에서 배구 스포츠와 관련된 가장 중요한 환경 문제는 운동성 온열질환(exertional heat illness)이다. 분명히, 온열질환은 비치발리볼이나 공원 배구와 같은 야외 대회에서 더 자주 발생할 것으로 예상된다. 그러나 고열과 주변 습도가 높은 환경에서 치러지는 실내 이벤트에서도 온열질환의 증상이 발생할 수 있다.

온열질환

인간은 다양한 환경 온도를 견딜 수 있지만 궁극적으로는 온도 극단에 따라 세포의 생존 가능성이 영향을 받는다. −1°C (30.2°F)에서는 조직 내에 얼음 결정이 형성된다. 43°C (109°F) 이상의 온도에서는 세포 단백질이 변성하기 시작한다. 인간 몸은 잠시 동안 41.5°C (107°F)를 초과하는 온도를 견딜 수 있지만 잠재적으로 치명적인 조직 손상을 당할 수 있다.

선수의 열 부하는 선수의 기초 대사에 의해 생성되는 열과 운동으로 생성되는 열, 그리고 환경 노출로 흡수되는 열의 합으로 정의될 수 있다. 신체는 약 20~25% 정도만 효율적이기 때문에 운동 중 소비된 에너지의 1/5에서 1/4만이 유용한 작업 또는 움직임으로 이어진다. 나머지 75–80%는 운동 중에 생성된 열로써, 선수가 계속 기능을 유지하기 위해서는 이 열을 분산시켜야 한다. 활동 중인 근육은 비활동적인 근육의 100배나 더 높은 속도로 열을 생성할 수 있다. 격렬한 운동 중에는 열 생성 속도가 분당 60 kJ를 초과할 수 있다.

환경과의 열 교환은 주로 네 가지 경로를 통해 발생한다. 건조하거나 증발하지 않는 열 교환은 복사, 전도 및 대류에 의해 달성되며, 습기가 있는 또는 증발성 열 손실은 증발에 의해 달성된다. 복사는 몸과 주변 환경 물체 간의 전자파를 통한 열 교환을 의미한다. 복사 열전달은 피부와 접촉한 공기가 몸의 온도보다 상당히 낮을 때 가장 효과적이다. 전도는 직접적인 접촉을 통해 열을 전달하는 것을 의미한다. 일반적으로 이는 물체의 열 전도도와 물체와 접촉하는 표면적인 양에 의존하여 최소한의 열 손실을 나타낸다. 대류

열 교환은 공기나 물의 표면을 따라 이동함으로써 발생한다. 바람이 부는 날에는 대류를 통해 열이 더 효과적으로 손실된다(예: 체감 온도 지수). 증발은 피부 표면에서 액체(즉, 땀 또는 물)를 수증기로 변환함으로써 열 손실이 발생한다. 증발은 몸의 열 손실을 위한 가장 효과적인 경로이지만 주변 습도와 바람 속도에 영향을 받는다. 급성 운동성 온열 질환을 앓는 선수를 치료할 때, 열 에너지 전달의 각 경로를 기반으로 한 기술을 사용하는 것이 필요할 수 있다.

체온 조절은 행동 및 생리적 체온 조절을 통해 안정시 심부체온을 37°C (98.6°F) 정도로 유지하는 종합적인 과정이다. 행동적 체온 조절은 행동의 의도적 조절을 통해 이루어지며, 그 예로는 그늘에서 서 있거나 밝은 색 옷을 입는 것과 같은 조정이 포함된다. 또한 운동 중 운동량을 조절하는 것도 포함된다. 생리적 온도 조절은 의식적이고 자발적인 행동과는 별개인 열 생성(즉, 열 획득) 및 열소실(즉, 열 손실) 반응을 통해 작동한다. 이 과정은 시상하부 전엽에 위치한 중추신경계의 온도 조절 센터에 의해 제어된다. 피부와 체내의 온도 센서에서 오는 감각 수용체로부터의 구심성 입력이 체온 조절 센터에 전달된다.

그 후, 전달 신경 섬유가 온도 조절을 일으키는 자율 신경계 반응을 전송한다. 교감 신경계는 혈관 수축과 확장을 조절하고, 교감 및 부교감 신경계는 모두 땀샘을 신경지배한다. 운동 중 발생하는 발한과 피부 혈관 확장에 대한 시작 임계치는 일반적으로 운동 시작 후 몇 분 안에 발생하는 평균 체온의 절대 변화와 일치한다. 땀과 피부 혈관 확장은 보통 다음 몇 분 동안 증가한 다음 운동 강도가 일정하게 유지되면 그 이후로 일정해진다. 이러한 열 방출 메커니즘은 체온이 높은 상태에서 운동에 대한 신체의 급격한 반응을 형성한다.

평균적인 선수는 1시간당 1리터 이상의 땀을 흘린다. 그러나 더운 기후에서 운동에 적응한 경우, 극단적인 경우에는 시간당 2 또는 3리터의 땀을 생성할 수 있다(**그림 5.1**). 1 mL의 땀이 증발할 때 약 2.45 kJ의 열

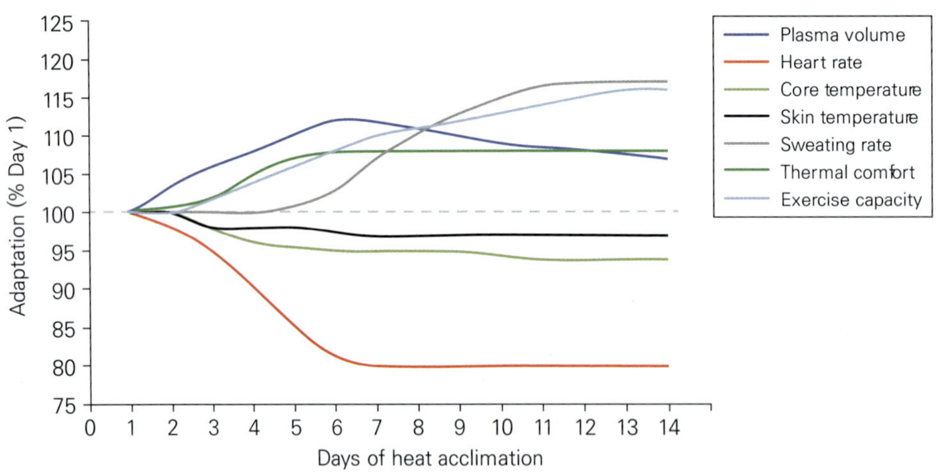

그림 5.1 열 스트레스에 대한 인간의 적응 과정의 시간 경과. 운동의 첫 주 동안, 열 적응은 증가하고 혈장 용적이 확장되며 일정한 운동량으로 운동 시 심장 박동수가 감소한다. 지각적으로는 열적 편안함의 평가가 개선된다. 열 조절 관점에서 볼 때, 일정한 운동량에서 운동 중에 심부 및 피부 온도가 감소하고 땀 분비율이 증가한다. 결과적으로 유산소 운동 능력이 향상된다. 특히, 이러한 적응의 규모는 초기 적응 수준, 환경 조건(즉, 건조하거나 습기 있는), 운동 강도 및 적응 규정에 따라 달라진다. (*출처: Périard et al. (2015). John Wiley & Sons의 허가를 받아 재생산*)

에너지가 소멸된다. 따라서 열에 적응한 훈련된 선수는 주변 조건에 따라 훨씬 더 많은 열 에너지를 환경으로 전달할 수 있다. 땀에는 소량의 전해질인 나트륨, 염소, 그리고 그보다 적은 양의 칼륨과 마그네슘이 포함되어 있다. 선수가 더 열에 잘 적응되고 땀 양이 증가함에 따라 땀 속의 전해질 농도가 낮아진다. 예를 들어, 열에 적응되지 않은 선수는 땀의 나트륨 농도가 60 mEq/L 이상인 경우가 있으며, 따라서 많은 양의 나트륨을 잃을 수 있다. 열에 적응하면서 외분비 땀샘은 관을 따라 나트륨 재흡수를 늘리고, 그로 인해 땀샘 나트륨 농도를 최소 10 mEq/L까지 낮출 수 있다.

언제가 운동하기에 안전한가?

습구흑구온도(wet bulb globe temperatue, WBGT) 지수는 일반적으로 환경 열 스트레스의 최상의 척도로 간주되며, 운동성 온열 질환의 위험을 평가하는 데 자주 사용되지만, 인간의 열 변형을 나타내는 것은 아니다. WBGT는 온도, 습도, 바람 속도(바람 냉각), 그리고 태양 복사의 결합 효과를 추정하는 데 사용되는 종합적인 값이다. 이는 습구 온도(습도 지표), 흑구 온도(태양 복사선 측정) 및 정상 기온의 효과를 통합한 간단한 공식에서 파생된다. WBGT를 측정하는 장비는 증발 바람 냉각 효과도 고려한다. WBGT는 미국스포츠의학대학(American college of sports medicine, ACSM) 및 미국 해군 시스템과 같이 고온 및 습도에 노출되어 발생하는 위험 수준을 나타내는 "경고 플래그" 개념을 채택한 다양한 환경 조건에서 열병이 발생할 위험을 추정하기 위해 개발되었다.

프로 비치 발리볼에서 온열 질환 발병 위험을 평가하기 위해 FIVB는 2009년 세계 투어에서 WBGT를 모니터링하고 열 관련 의학적 포기 사례를 기록하는 감

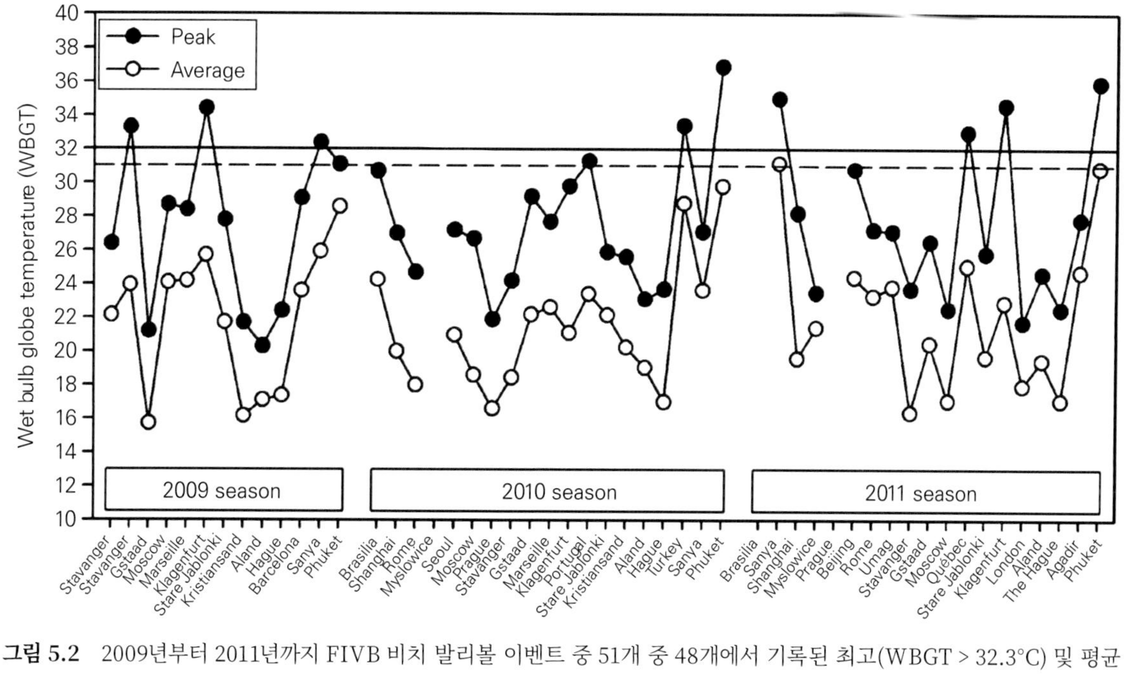

그림 5.2 2009년부터 2011년까지 FIVB 비치 발리볼 이벤트 중 51개 중 48개에서 기록된 최고(WBGT > 32.3°C) 및 평균(WBGT > 32.3°C) WBGT. 실선은 WBGT가 32.3°C보다 높은 미국 해군 검은 깃발(black flag) 조건을 나타내며, 점선은 붉은 깃발(red flag) 조건에 해당한다. (*출처: Bahr and Reeser 2012. John Wiley & Sons의 허가를 받아 재생산되었다.*)

시 프로그램을 설립했다. **그림 5.2**에 나타난 것처럼, 감시의 초기 3년(2009–2011년) 동안 비록 더운 습한 조건이 자주 발생하였지만, 프로 비치 발리볼의 세계 투어에서 심각한 온열 질환 발생 위험이 매우 낮음을 확인했다(Bahr and Reeser 2012). 2009년 이후로, 최고 WBGT가 32.3°C보다 높은 미국 해군의 검은 깃발(black flag) 조건을 만족하는 대회가 30개 이상(2500 경기 이상)에서 진행되었다. 그럼에도 불구하고, 열 스트레스와 관련된 의학적 포기 사례는 단 세 건으로 기록되었으며, 이 중 심각한 사례는 없었다. 이 중 두 건은 급성 위장염으로 인한 체액 균형이 손상된 선수들에게 발생하였으며, 대회 중 여러 경기를 치른 경우로, 평균 WBGT가 25.9°C (한 건)와 33.0°C (두 건)이었다.

열 관련 포기 발생률이 낮더라도, 모든 야외 배구 선수들은 온열 질환의 징후를 주의 깊게 모니터링해야 한다. 특히 과거에 온열 질환을 겪은 선수들을 식별하고 관찰하는 것이 매우 중요하다. FIVB 이벤트에서는 대회 감독과 의료진의 지원을 받아 WBGT를 기반으로 경기 적합성에 대한 결정이 내려져야 한다. WBGT가 31°C를 초과하는 경우 경기를 계속할지 여부를 신중히 고려해야 한다. 또한 WBGT는 습도가 높은 환경에서 열 스트레스를 과소 평가할 가능성이 있음을 유의해야 한다. FIVB 정책은 현재의 날씨 조건이 WBGT 지수가 31°C를 초과할 것으로 나타날 때 다음과 같은 조치를 고려한다.

1. 낮과 저녁에 경기 일정을 잡아서 낮의 열기를 피한다.
2. 세트 1과 2에서는 5점마다 코트 교환이 허용되고(휴식 및 음료 휴식 포함), 세트 3에서는 3 또는 4점마다 허용된다.
3. 랠리 사이의 시간을 증가시킨다.
4. 각 팀에게 세트당 추가적인 타임아웃을 자유롭게 사용할 수 있도록 제공한다.
5. 전해질 보충 음료가 제공되어야 한다(물 이외의).

또한, 대회 의료진은 온열 질환의 최적 치료에 대한 경험과 장비를 갖추어야 한다. 그러나 응급 상황에서 정맥 내 치료가 필요한 경우, 가능한 한 빨리 환자를 병원으로 이송하여 추가 평가와 치료를 받게 해야한다. 또한 도핑방지규정에 따라, 정맥 내 치료가 필요한 선수들은 치료용 사용 예외가 허용될 때까지 같은 이벤트에서 더이상 경기에 참여할 수 없다.

온열 질환 위험이 있는 사람들은 누구인가?

고강도로 운동하지만 해당 환경에 적응하지 못한 선수들에게 증상이 발생할 가능성이 더 높다. 덜 훈련된 또는 체력이 떨어지는 선수들도 온열 질환의 증상을 겪을 가능성이 높다. 높은 온도에 적응된 운동선수들 중에서도 고습에는 적응되지 않은 경우 증가된 위험에 처할 수 있다. 앞서 말했듯이, 땀의 증발은 열 손실이 발생하는 주요 경로이다. 높은 주변 습도는 땀의 증발 속도를 감소시키고, 따라서 선수의 열 손실 능력을 저해한다. 이러한 상황은 해변에서 비치 발리볼을 연중 훈련하는 선수들이 여름 토너먼트를 위해 습도가 90%를 초과할 수 있는 지역으로 이동할 때 발생할 수 있다. 효과적인 증발의 혜택을 받지 못하면 선수의 심부 체온이 빠르게 상승하여 온열 질환이 발생할 수 있다.

엘리트 선수들에게는 드물지만 특정 유형의 약물은 온열 질환의 위험을 높일 수 있다. 이뇨제(즉, 수분약)는 상대적인 탈수를 유발할 수 있다. 이러한 약물을 복용하는 선수들은 탈수 및 열과 관련된 질환의 위험이 증가할 수 있음을 사전에 경고받아야 한다. 카페인과 알코올도 이뇨작용을 가지고 있다. 코막힘 완화 약물(decongestant medication)은 혈관 수축을 유발하여 피부 표면의 열 손실을 저해한다. 일부 항우울제와 같은 항콜린제는 부교감 신경의 긴장을 차단하여 땀 생성을 억제한다. 고혈압 치료에 널리 사용되는 베타 차단제는 피부 혈류를 감소시킬 수 있다. 페노티아지드(phenothiazides)와 할로페리돌(haloperidol)과 같은 기타 정신안정제는 심각한 탈수 증상이 있는 경우에도 갈증을 줄이는 데 도움이 될 수 있다.

과도한 열 스트레스의 결과

열 스트레스는 선수들에게 열 경련, 열 피로, 그리고 열 신경병증이라는 세 가지 다른 종류의 온열 질병을 일으킬 수 있다(표 5.1). 이러한 각각의 상태에는 고유한 식별 특성이 있지만, 임상적으로는 일반적으로 이들 사이에 겹치는 부분이 있다. 분명히 선수는 동시에 두 가지 이상의 상태를 경험할 수 있는데, 예를 들어 동시에 열 경련과 열 피로가 발생할 수 있다. 종종, 심각한 문제를 피할 수 있지만, 심각한 증상이 시작되기 전에 영향을 받은 선수를 초기에 식별하는 것이 중요하다. 어지럼함이나 불안함을 느끼거나 조금만 정신 상태 변화가 있는 선수는 열 스트레스의 가능성이 있다고 의심되어야 한다. 생체 신호는 체온 상승, 심박수 증가 및 혈압 감소를 보일 것이다. 선수를 잘 통풍되고 그늘진 곳에서 냉각시키고, 시원한 음료를 구두로 섭취하게 하는 것은 더 심각하고 생명을 위협하는 증상의 발생을 방지할 수 있다.

열 경련

열 경련은 운동하는 근육의 비자발적인 파상성 수축이나 경련이다. 운동 선수의 심부 체온은 상승하거나 정상일 수 있다. 열 경련은 운동 후 몇 시간 후에도 발생할 수 있다. 열 경련이 발생하는 메커니즘은 완전히 명확하지 않으며, 그 원인은 여전히 논란이 되고 있다. 발생 기전을 설명하는 첫 번째 원인론은 많은 땀을 유발하는 탈수 및 체액 분포의 불균형 및 총 체내 교환 가능한 나트륨의 결핍으로부터 열 경련이 유발된다고 제안한다. 일부 사람들의 증상에 마그네슘 결핍이 기여한다는 일화적 보고도 있었다. 두 번째로 최근에 제

표 5.1 운동성 온열 질환의 증상과 관리

상태	증상	관리
열 경련	짧고 고통스러운 근육 경련	휴식과 스트레칭 전해질 손실 보충
열탈진	경미한부터 중등도의 질병으로 심장 출력을 유지할 수 없는 상태	누운 사람을 시원하고 그늘진 통풍이 잘 되는 곳으로 옮긴다.
	심부체온 온도가 중간(38.5°C, 101.3°F)에서 높음(40.5°C, 105°F) 사이	다리를 들어 올리고 옷을 풀거나 벗는다.
	종종 탈수가 동반	피부를 냉각시키는 조치를 취하기 경구로 액체를 투여
열사병	중추 신경계 기능 장애 (흥분, 혼돈, 기절, 혼수) 심한 고열(> 40.5°C, 105°F)	호흡 경로를 확보 누운 사람을 시원하고 그늘진 통풍이 잘 되는 곳으로 옮김 즉시 물욕, 물을 뿌리는 것, 계속해서 바람을 부는 것, 또는 냉각팩을 사용하여 39°C 미만으로 냉각 정맥 내 액체를 투여 중추 신경계 기능을 정상화

안된 인과 메커니즘은 근육 과부하와 조기 근육 피로에서 비롯된 근신경계 조절의 변화와 관련이 있다.

배구 선수의 경우 경련에 가장 자주 관련되는 근육은 하지 근육, 즉 비복근과 햄스트링이다. 세터들에게서는 전완과 손 근육이 경련을 일으킬 수 있다. 그러나 심하게 영향을 받은 개인은 복직근과 어깨 거들 근육을 포함하여 여러 다른 근육 그룹의 파상성 수축을 동시에 경험할 수 있다. 급성 치료에는 관련 근육을 가능한 한 빠르고 완전히 스트레칭하는 것이 포함된다. 스트레칭은 종종 운동 선수를 돌보는 운동 트레이너나 물리 치료사가 수동적으로 수행하는 것이 더 쉽다. 경구 수분 보충을 시도해야 하며, 바람직하게는 나트륨이 함유된 스포츠 음료와 같은 대체 전해질이 포함된 음료로 시도해야 한다. 일부 개인은 정맥 주사 식염수(0.9 생리식염수 또는 링거액이 선택 가능한 액체) 주입에 더 잘 반응할 수 있다.

열 경련 예방은 선수의 수분 섭취와 체력 수준을 최적화하고 높은 열과 습도의 조건에서 운동에 적응하는 것을 포함한다. 생리적으로 완전히 적응하기 위해서는 이러한 조건에서 10–14일의 훈련이 필요할 수 있다(**그림 5.1 참조**). 일부 사람들에게는 보다 오랜 기간과 더 큰 강도의 훈련 계획이 향후 증상을 예방하는 데 도움이 될 수 있다. 모든 야외 배구 선수들은 사전 수분 보충에 대해 상담받아야 한다. 야외에서 경기하는 선수들은 열훈련이나 경기를 하기 전에 2–3시간마다 체중 1 kg당 6 mL의 액체를 섭취하는 것이 권장된다. 사전 수분 보충은 운동 중 수분 균형을 유지하는 데 중요하다. 선수들은 갈증을 수분 보충의 신호로 의존해서는 안 되며, 갈증이 오기 전에 상당한 수분 손실이 발생할 수 있다. 과거에 열 경련을 겪은 선수들은 음식에 소금을 자유롭게 넣는 것이 좋다. 이 주제에 대한 잘 설계된 연구는 문헌에 거의 없지만, 특정 성향을 가진 사람들은 규칙적으로 식단에 소금을 보충하면 도움이 될 수 있다.

열탈진

열탈진은 피로나 약화, 어지러움, 두통, 구토 여부와 관계없는 구토, 허약감과 같은 증상으로 특징 지어진다. 신체 검사 결과로는 빠른 심장 박동, 저혈압, "닭살이 돋는"과 같은 속성, 과다한 발한, 소변량 감소 등이 나타날 수 있다. 심부 체온은 상승하지만 일반적으로 40.5°C (105°F) 이하이다. 열탈진은 탈수 및 저혈중량(혈관 내 액체량 감소)으로 인해 발생하는 것으로 여겨진다. 특히 나트륨을 비롯한 전해질 손실도 기여 요소이다.

열탈진의 급성 치료는 영향을 받은 선수의 심부 체온을 빠르게 39°C (102°F) 이하로 낮추는 것이다. 선수는 시원한 환경에 놓여져 증발을 촉진하기 위해 시원한 물을 뿌려주어야 한다. 선풍기 앞에 선수를 두는 것은 대류 열 손실을 극대화하는 데 도움이 된다. 경구 수액 투여(oral rehydration)는 액체를 보충하는 데 선호되는 방법이다. 심한 메스꺼움을 겪거나 구토가 있는 선수는 정맥 수분 보충(intravenous rehydration)이 필요할 수 있다. 이 상황에서는 0.9 생리식염수 또는 링거액이 다시 선택되는 정맥 주사액이다.

열사병

운동성 열사병의 정의는 출처에 따라 다르지만, 임상적으로 주된 특징은 40.5°C (105°F) 이상의 상승된 심부체온이다. 그러나 임상적으로 열사병을 진단할 때 특정 심부 온도에 의존하는 것은 문서화된 사례에서 큰 개인 간 차이가 발생하기 때문에 권장되지 않는다. 열사병은 체내 열 손실 메커니즘의 전체적인 소실로 인해 발생한다. 체액 감소와 말단 혈관 수축으로 인해 환경으로 열을 전달하는 능력이 저하된다. 운동성 열사병의 징후와 증상으로는 저혈압, 심전도 이상, 소변량 감소, 구토, 설사 등이 포함된다. 선수는 혈액 부족성 쇼크에 빠질 수 있으며, 이로 인해 신장 기능 부전이 발생할 수 있다. 중추 신경계의 기능이 저하된 혼란 및 혼돈과 같은 정신 상태 변화가 일반적이다. 뇌 내 출혈이 발생할 수 있으며, 발작 및 혼수상태가 보고되기도 한다. 간 손상이 발생할 수 있으며, 혈액 검사를 통해 추적할 수 있는 간 효소 수치 상승이 나타날 수 있다. 혈액학 시스템을 포함한 다른 장기 시스템도 기능을 상실할 수 있으며, 이로 인해 파종성 혈관 내 응고(disseminated intravascular coagulation)가 발생하고, 근육 자체가 붕괴되어 횡문근융해증(rhabdomyolysis)이 발생할 수 있다. 마지막으로, 심폐 부담이 폐 부전 및/또는 심근경색으로 이어질 수 있다. 열사병은 의료 비상 상황으로 간주되어야 하며, 잠재적으로 치명적인 상태로 간주되어야 한다.

운동성 열사병의 치료에서 가장 중요한 목표는 체온을 최대한 빨리 39°C (102°F) 이하로 낮추는 것이다. 가장 효과적인 냉각 방법은 몸을 얼음 물(4–8°C)에 담그는 것이다. 왜냐하면 피부에서 차가운 물로 열을 유도하는 것이 공기로 열을 잃는 것보다 훨씬 빠르기 때문이다. 운동성 열사병 환자는 굉장히 아프기 때문에, 즉시 응급 의료 인력이 있어 환자의 기도를 보호하고 호흡을 유지할 수 있는 경우에만 전신을 담그는 것이 좋다. 대부분의 배구 대회나 토너먼트에서는 급성 진료 인력이나 시설이 갖추어져 있지 않을 수 있다. 따라서 열사병 환자는 가능한 한 빨리 응급 의료 센터로 이송되어야 하며 냉각을 지연해서는 안 된다. 얼음 물에 담갔던 차가운 수건으로 온 몸을 감싸는 것은 심부 체온을 빠르게 낮출 때 효과적이다. 피부는 열 손실을 담당하는 기관임을 기억하여라. 차가운 물과 접촉하는 피부가 많을수록 열이 효과적으로 줄어든다. 이전에는 열사병 환자에게 대퇴 동맥이나 겨드랑이 큰 혈관 위에 얼음 팩을 놓는 것이 효과적인 방법으로 여겨졌다. 그러나 이러한 개입은 실제로 말초 혈관 수축을 유발할 수 있으므로 이러한 방법은 피하는 것이 좋다. 피부에 차가운 물을 뿌려서 증발을 통한 열 손실을 최대화하고, 환자에게 공기를 강하게 부는 것도 도움이 된다.

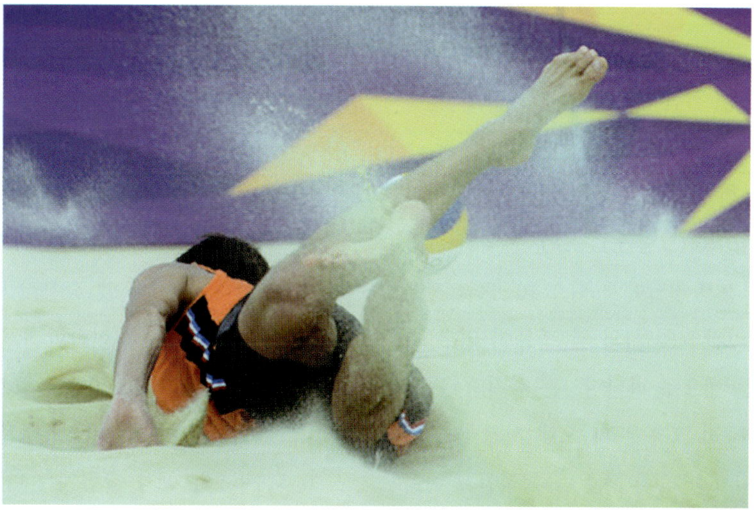

그림 5.3 비치발리볼 선수들은 뜨거운 다습한 조건에서 경기할 때 온열 질환의 위험에 노출된다. 적절한 예방 조치에는 충분한 수분 섭취와 환경적 적응이 포함된다. 또한 햇빛의 자외선 방사선으로부터의 유해한 영향으로부터 보호하는 것이 권장된다.

온열 질환 예방

온열 질환은 예방 가능하다. 예방 전략은 선수 교육과 생리적 적응에 중점을 두어야 한다(**그림 5.3**). 특히 과거에 영향을 받은 선수들과 모든 선수들과 함께 온열 질환에 대해 논의하는 것이 중요하다.

피부 냉각은 열에서 운동 시 심혈관 부담을 줄이고, 전신 냉각은 장기 및 골격 근육 온도를 낮춘다. 따라서 외부(예: 얼음이 든 의류, 수건, 물 속 잠긴 상태 또는 부채질) 및 내부(예: 차가운 액체 또는 얼음 혼합물 섭취) 냉각 방법이 개발되어 선수들이 더위 속에서 경기를 하고 온열 질환의 위험을 줄일 수 있다. 여러 보고서가 냉각 개입이 더위에서 인내력 운동 능력을 향상시킬 수 있다고 결론을 내리지만, 대부분의 실험실 기반의 사전 냉각 연구는 실외에서 경기하는 것과 비교할 때 공기 흐름이 더 많은 환경에서 경쟁을 고려하지 않거나 경기 전에 체내 온도를 높이는 것의 필요를 고려하지 않기 때문에 사전 냉각의 효과를 과대 평가할 수 있다. 그럼에도 불구하고, 비치 발리볼 경기에서 선수들에게 부채질과 경기 중 휴식시간 동안 다양한 냉각 개입을 활용할 것을 권장할 수 있다. 차가운 수건을 사용하고, 부채질을 하고, 차가운 액체를 섭취함으로써 경기 중 전신 온도의 상승 속도를 줄일 수 있다.

운동 경기를 할 환경에 적응하는 것은 아마도 가장 중요한 고려 사항이다(**그림 5.1 참조**). 논의된 바와 같이, 적응 과정은 경기 첫날에서 최소 10–14일 전에 시작해야 한다. 단기간(5–7일)의 열 적응이 일부 초기 적응을 유발하는 것으로 나타나기는 하지만, 완전한 생리학적 및 행동적 적응은 더 오랜 시간이 걸린다. 한 번 적응이 되고 난 후 이점은 규칙적인 훈련이 유지될 때 2–3주 동안 지속되며, 열에서의 운동이 훈련 계획에 포함될 때(주간 2–3회) 더 오래 지속된다.

선수들에게 적응할수록 더 빨리 땀을 흘리게 되고 그 양이 증가할 것임을 알려준다. 선수들은 근육이 대략 80%가 물이라는 사실을 기억해야 하며, 심한 갈증을 느끼기 전에 최대 1.5리터의 물을 잃을 수 있다는 것을 알아야 한다. 따라서 탈수로 인한 체중 감소가 2% 이상인 경우 인내력 운동 성능에 현저한 영향을 줄 수 있다. 따라서 야외 배구 선수들은 탈수를 방지하고 고수준의 운동 능력을 최적화하기 위해 사전 수분 섭취를 적극적으로 권장받아야 한다. 합리적인 수분 섭취 지침은 다음과 같다.

1. 체중 훈련과 열에 대비해, 선수들은 2–3시간마다 체중 1 kg당 6 mL의 액체를 마시는 것이 좋다. 이를 통해 운동을 수행하기 전 수분 상태를 유지할 수 있다.
2. 열에서의 강도 높은 장기간 운동 중에는 체질량지수의 감소를 최소화해야 한다(체중 증가 없이). 이렇게 함으로써 생리적 부담을 줄이고 최적의 운동능력을 유지할 수 있다.
3. 열에서 훈련하는 선수들은 일반 인구보다 더 높은 나트륨 요구량을 가지고 있다. 운동 중에 나트륨 보충이 필요할 수 있다.
4. 여러 날에 걸쳐 진행되는 대회(예: 비치 발리볼 대회)의 경우, 매일 체중과 요비중(urine specific gravity)을 모니터링하는 간단한 기법을 사용하여 선수의 수분 상태를 파악할 수 있다.
5. 열에서 운동을 한 후에는 충분히 수분을 보충해야 한다. 식사 시에 충분한 액체를 제공하여라. 만약 적극적이고 신속한 보충이 필요하다면, 체중 감소의 100–150%를 상쇄하기 위해 액체와 전해질을 섭취하는 것이 적절하다.
6. 회복 수분 보충 요령에는 나트륨, 탄수화물, 단백질이 포함되어야 한다.

온열 질환과 의료진

대회 진행 시 의료진은 필요할 경우 심부체온을 정확하게 측정할 준비가 되어야 한다. 심부체온을 정확히 측정하는 유일한 신뢰할 수 있는 방법은 직장을 통한 방법이므로, 대회 의료 가방에는 최대 45°C (113°F)까지 측정할 수 있는 직장 온도계가 포함되어야 한다. 귀, 입, 겨드랑이 온도계는 온열질환 평가에 있어서 상당한 단점이 있으므로 사용되지 않아야 한다. 생리식염수 또는 링거액은 대회 전체를 위해 충분한 양으로 구비되어야 한다. 충분히 통풍이 되고 햇빛이 차단되는 그늘진 장소 또는 텐트가 있어야 하며, 선수가 누울 수 있는 코트나 테이블이 있어야 한다. 열탈진 및 열사병으로 인한 선수의 신속한 냉각을 위한 메커니즘(예: 물 욕조)이 즉시 사용 가능해야 한다. 열사병을 앓는 선수를 근처 응급 의료 또는 중환자실 시설로 신속하게 이송할 수 있는 계획도 사전에 합의되어야 힌다.

햇빛 노출

비치 발리볼의 매력 중 하나는 여름 동안 야외에서 경기한다는 것이다. 따라서 참가자들은 보통 수영복이나 다른 피부를 태양에 노출시키는 의상을 입는다. 그러나 지나친 UV-B 노출은 피부를 손상시킨다. 긴 시간 UV-B를 받은 단일 사건은 피부 화상을 일으킬 수 있으며, 이는 노출 기간, 빛의 강도, 그리고 개인의 피부 색소량에 따라 중증도가 달라질 수 있다. UV-B는 구름으로 걸러지지 않으며, 모래와 물에서 반사되어 선수의 UV 노출량을 더욱 증가시킨다. 피부 화상은 상당히 고통스러울 수 있으며, 심한 경우 물집, 체액 손실 및 체온 조절 장애를 일으킬 수 있다. 피부 화상을 예방하는 것이 가장 좋은 치료로 여겨지며, 한번 발생한 피부 화상에 대해 균일하게 효과적인 치료법은 없다.

자외선에 장기간 노출되면 노화된 것처럼 보이는 주름진 피부가 생긴다. 어릴 때 심한 피부 화상을 입은 경우 나중에 악성 흑색종이라는 특히 위험한 피부암을 발병할 위험이 높아진다. 게다가 UV-A 노출은 피부 편평세포암 발병 위험을 증가시킨다. 야외 비치 발리볼 선수들은 따라서 과도한 햇볕에 노출되지 않도록 적절한 예방 조치를 취해야 한다.

1. 가능한 경우 직접 햇볕에 노출을 피하라. 경기를 하지 않을 때는 그늘에 머무른다. 가능하면, 햇빛이 가장 강한 낮 시간에 경기하지 않는 것이 좋다. 이 때 대기권을 통과하는 자외선의 양이 가장 많기 때문이다.
2. 널찍한, 밝은 색의 의류와 모자를 착용하라. 이렇게 하면 땀이 증발하는 동안 직접적인 햇볕 보호가 제공된다.
3. UV-A 및 UV-B 노출을 최소화하기 위해 덮지 않은 피부에 국소 자외선 차단제를 사용하라. SPF 15 이상의 자외선 차단 지수가 권장된다. 일반적으로 하루 내내 자외선 차단제를 다시 바르는 것이 필요할 수 있다, 특히 선수가 많이 땀을 흘린 경우에는 특히 그렇다.
4. 눈을 자외선으로부터 보호하기 위해 선글라스를 착용하라.
5. 일반인들에게 피부암 예방 검진을 권장할만한 충분한 증거가 없지만, 엘리트 비치 발리볼 선수들은 피부 색소의 지역적 변화에 특히 주의를 기울여야 하며, 정기적인 건강 검진에 노출된 신체 부위를 주의 깊게 검사하는 것이 권장된다.

모래 위에서의 경기에서만 발생하는 부상

비치발리볼은 모래 위에서 진행되는 몇 안되는 스포츠 중 하나이며, 모래 위에서만 진행되는 유일한 올림픽 종목이다(**그림 5.4**). 이로 인해 비치발리볼 선수들은 일부 특이한 부상 위험에 노출된다. "모래 발가락(sand toe)"이라고 불리는 부상은 엄지발가락의 강제 저측굴곡 손상을 가리키는 이름이다. 모래 발가락은 선수가 점프나 다른 하지의 움직임에서 착지할 때 엄지 발가락이 모래 위에 저측 굴곡되어 있는 상태로 발생한다. 발 아래의 큰 발가락의 이후 강제적인 발바닥 굴곡으로 인해 첫 번째 중족지절관절(MTP)의 배측 면에서 염좌가 일어나게 된다(**그림 5.5**). 모래 발가락이 심한 경우, 첫 번째 MTP 관절의 개방성 탈구가 발생할 수 있다. 다행히 대부분의 모래 발가락 사례는 심하지 않으며 첫 번째 MTP 관절을 지지하기 위한 테이핑으로 관리할 수 있다. 이 부상은 일반적으로 심한 통증을 유발하며 점프 능력을 저하시킬 수 있다. 휴식을 취하면 이러한 관절낭 염좌는 약 8주 동안 치유될 것으로 예상된다. 모래 발가락의 발생 빈도가 모래 품질과 조밀도와 관련이 있는지 여부는 알려지지 않았다. 그러나 비치발리볼이 딱딱하고 조밀한 모래 위에서 진행될 때 무릎 부상이 더 자주 발생한다는 일화적인 증거가 있다. FIVB는 자신의 이벤트에서 사용되는 코트의 모래 품질에 대한 최소 기준을 보장하기 위한 지침을 마련했다.

비치 발리볼은 가끔 알 수 없는 외부 물체를 가릴 수 있는 불균일한 표면 위에서 맨발로 치러지기 때문에, 대회 의료 책임자는 발과 하지 다른 부상에 대비해야 한다. 이러한 부상에는 발톱 제거, 찔림 상처, 찢어진 상처, 그리고 발가락 염좌/탈구 등이 포함된다. 대규모 대회에서는 상처에 대해 꿰매는 시설과 의료인력이 가능한 경우 준비되어 있어야 한다. 만약 선수의 예방 접종 기록이 알려지지 않거나 오래된 경우, 파상

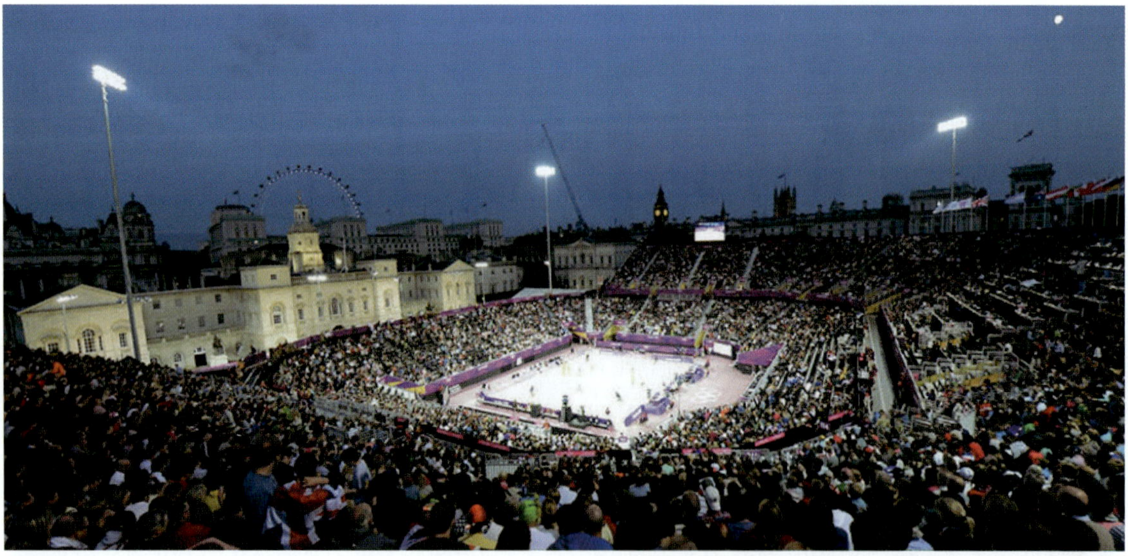

그림 5.4 비치발리볼은 모래 위에서 진행되는 유일한 올림픽 종목이다. 지역 지형이 적합한 해변을 제공하지 않는 경우, 인공 모래 발리볼 코트는 2012년 런던 올림픽에서 열린 Horse Guard Parade와 같이 이국적인 장소에서 세계적인 경기 장소를 제공할 수 있다.

(a)

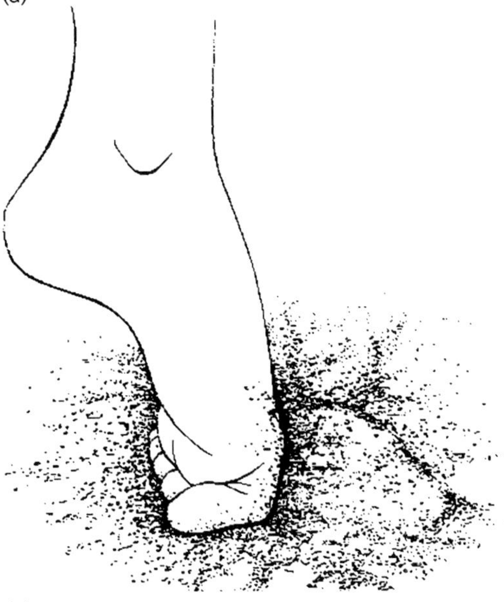

(b)

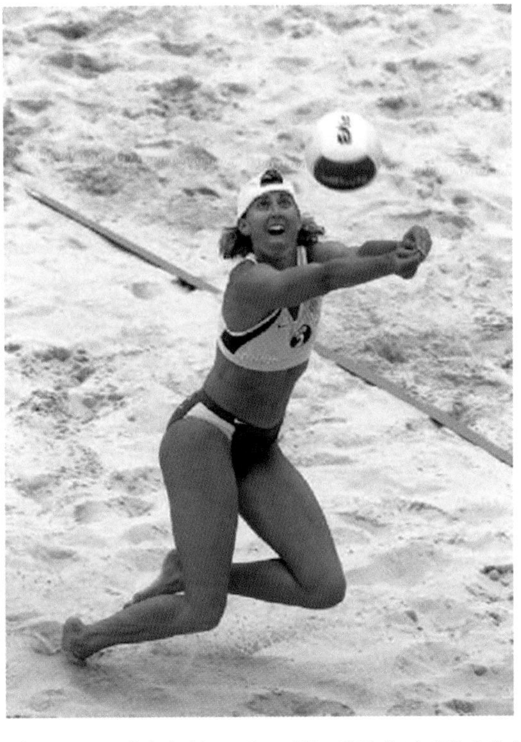

그림 5.5 "모래발가락(sand toe)"는 발목의 엄지발가락관절을 강제로 발밑으로 젖히면 발생한다. 이것은 Kerri Potharst가 시드니 2000 올림픽 10일차 경기 중 수비하는 플레이에서 하는 것처럼(**b**) 운동선수가 중립 또는 발바닥 굽힘 자세로 착지하거나 상당한 하중을 전달할 때 발생한다(**a**).

풍 보강주사를 사용할 수 있어야 한다. 발 상처가 꿰매져도 밀폐성 드레싱을 착용한다면 선수들은 경기를 계속할 수 있다. 그러나 비치 발리볼 선수들에게 발생하는 스트레스에 비해 가장 접착력이 뛰어난 드레싱 테이프나 붕대라도 종종 부족할 수 있다. 그 결과로 드레싱패드가 경기 도중에 벗겨져 상처를 노출시켜 감염될 위험이 있다. 이러한 상황에서 드레싱 패드 위에 착용하는 합성, 고급 나일론 양말은 선수가 경기를 계속할 수 있게 해준다. 면과 같은 다른 종류의 재료는 모래 위에서 한 게임도 버틸 수 없다.

요약

현재 우리가 이해하는 운동성 온열질환의 대부분은 주로 군사 및 직업 연구 분야에서 파생되었으며, 스포츠 과학의 기여는 최근에 이루어졌다. 이 문헌에 따르면 열에 노출된 상태에서 경기하는 선수들은 적어도 1주일 이상, 이상적으로는 2주 동안 유사한 열 스트레스의 강도에 익숙해지기 위해 훈련해야 한다. 또한, 운동을 하기 전, 중간, 그리고 후에 적절한 수분 보충을 통해 신체 수분 결손을 최소화하고자 수분을 유지해야 한다(체중 감소를 통한 모니터링). 선수들은 특히 높은 주변 열 및 습도 조건에서 경기와 훈련 중에 열 저장 및 생리적 부담을 줄이기 위해 특정 대책(냉각 방법 등)을 적용할 수 있다. 야외에서 경기할 때 선수들은 햇볕에 대한 보호를 위해 자외선 방사에 특별한 주의를 기울여야 한다. 실제로 일어나는 온열 질환을 경험하는 선수들을 신속하게 냉각시키고 비치 발리볼 경기에 특정한 부상을 치료할 준비가 되어 있어야 하는 의료 인력도 필요하다.

참고문헌

Bahr R and Reeser JC. (2012) New guidelines are needed to manage heat stress in elite sports – the Fédération Internationale de Volleyball (FIVB) Heat Stress Monitoring Programme. *Br J Sports Med*, 46, 805–809.

추천자료

Bahr R and Reeser JC. (2012) New guidelines are needed to manage heat stress in elite sports – the Fédération Internationale de Volleyball (FIVB) Heat Stress Monitoring Programme. *Br J Sports Med*, 46, 805–809.

Casa DJ, DeMartini JK, Bergeron MF, *et al.* (2015) National Athletic Trainers' Association Position Statement: Exertional Heat Illnesses. *J Athl Train*, 50, 986–1000.

International Olympic Committee Medical Commission. (2000) *Sport Medicine Manual*. International Olympic Committee, Lausanne, Switzerland.

Leon LR and Kenefick R. (2011) Pathophysiology of heat-related illness. In P Auerbach (ed.) *Textbook of Wilderness Medicine*, 6th edn. Mosby Elsevier, Philadelphia, PA, pp. 215–231.

McDonagh D and Zideman D (eds). (2015) *The IOC Manual of Emergency Sports Medicine*. Wiley-Blackwell, Oxford.

Périard JD, Racinais S and Sawka MN. (2015) Adaptations and mechanisms of human heat acclimation: applications for competitive athletes and sports. *Scand J Med Sci Sports*, 25, 20–38.

Racinais S, Alonso J-M, Coutts AJ, et al. (2015) Consensus recommendations on training and competing in the heat. *Scand J Med Sci Sports*, 25, 6–19.

Sawka MN, Cheuvront SN and Kenefick RW. (2015) Hypohydration and human performance: impact of environmental and physiological mechanisms. *Sports Med*, 45, 51–60.

PART 2

배구의 스포츠 의학

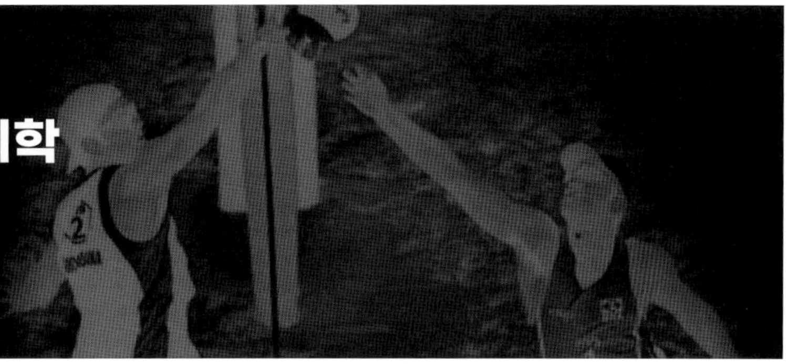

6장

배구 부상 역학 및 예방

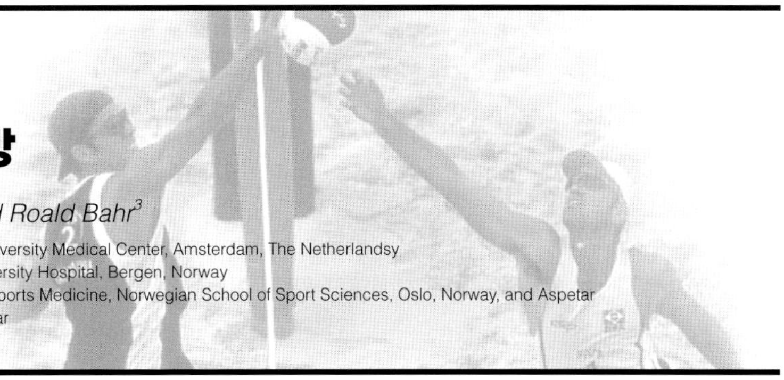

Evert Verhagen[1], *Håvard Visnes*[2], *and Roald Bahr*[3]

[1] Department of Public and Occupational Health, VU University Medical Center, Amsterdam, The Netherlandsy
[2] Oslo Sports Trauma Research Center, Haukeland University Hospital, Bergen, Norway
[3] Oslo Sports Trauma Research Center, Department of Sports Medicine, Norwegian School of Sport Sciences, Oslo, Norway, and Aspetar Orthopaedic and Sports Medicine Hospital, Doha, Qatar

모든 스포츠는 그 스포츠에 참가하는 선수들에게 독특한 생리적 및 생물역학적 요구를 제시하여, 선수와 스포츠 환경 간의 상호작용을 반영하는 스포츠 특유의 부상 패턴을 유발한다. 배구 선수에게 최적의 치료를 제공하기 위해서는 먼저 부상 패턴을 이해하는 것이 필요하다.

배구에서의 부상 패턴

모든 스포츠에서처럼, 배구에서 관찰되는 부상 패턴은 독특하며, 배구 선수들을 돌보는 의료인들은 선수에게 발생할 수 있는 다양한 부상에 익숙해야 한다. 배구와 관련된 부상의 역학을 확립하는 여러 관찰 연구가 발표되었다. 이러한 연구들은 다양한 부상의 발생률과 유행률에 대한 통찰력을 제공할 뿐만 아니라, 배구 선수들을 부상에 노출시키는 위험 요인과 취약한 선수들에서 부상을 유발하는 메커니즘을 이해하는 데도 도움이 된다.

배구에서의 급성 부상 위험은 농구, 축구 또는 아이스 하키와 같은 다른 올림픽 팀 스포츠보다 낮다(Bahr *et al*. 2002; Bere *et al*. 2015; Verhagen *et al*. 2004). 이 차이는 이 스포츠의 비접촉적 특성에 기인할 수 있다. 그러나 최근에는 신규 방법을 사용하여 과사용으로 인한 부상을 등록하는 연구가 있었는데, 이는 배구에서의 과사용으로 인한 부상 위험이 다른 팀 스포츠보다 높은 것으로 나타났다(Clarsen 등, 2015). 실내 배구에 특징적인 부상 스펙트럼은 비치발리볼에서 관찰되는 것과 다르다. 야외 배구에서는 발목 염좌와 같은 급성 부상이 더 적게 나타나는 반면, 비치발리볼에서는 허리, 무릎 및 어깨의 과사용 부상의 발병률이 더 높다(Bahr, 2009; Bahr and Reeser, 2003).

배구에서 발목 염좌는 모든 급성 시간 손실 부상의 약 절반을 차지한다(Bahr and Bahr, 1997; Bere et al., 2015; Verhagen *et al*. 2004). 약 1000-플레이어 시간당 발생하는 염좌의 추정 발생률은 모든 배구 부상의 25%에서 50%를 차지한다(Bere *et al*. 2015; Fong, 2007). 배구에서 가장 많이 발생하는 발목 염좌는 대부분 경미한 또는 중등도이지만, 전반적인 부상 발생률은 축구와 농구에서 관찰되는 것과 거의 비슷하다-여기서는 선수들이 네트를 통해 분리되지 않고 선수-상대편 간에 빈번한 접촉이 있다. 이로 인해 발목 염좌가 배구에서 장애의 중요한 원인이 된다.

배구에서 가장 중요한 과사용 손상은 Jumper's knee(슬개건병증)이다. Jumper's knee는 다른 팀 스포츠보다 배구에서 더 흔하다. 배구 선수들 사이의 단면 연구에 따르면 슬개건병증의 유병률은 40%에서 50% 사이에 있다는 것을 보여준다(Ferretti 1986; Ferretti *et al*. 1984; Lian *et al*. 1996). 최근 연구에 따르면, 특정 시점에서 청소년 엘리트 선수의 36%가 전방 무릎 통증에 영향을 받는 것으로 나타났다(Clarsen *et al*. 2015).

스포츠 관련 부상의 위험 요인은 일반적으로 "내재적" 또는 "외재적"으로 분류될 수 있다. 내재적 위험 요인은 선수에게 내재된 특성 또는 특징으로, 특정 유형의 부상에 노출될 수 있는 위험성을 가질 수 있다. 내재적 위험 요인에는 선수의 성별, 연령, 형태학적 특성, 이전 부상 경험, 강도 및 체력, 심리학적 요인이 포함될 수 있다. 외재적 요인은 스포츠와 선수의 참여에 내재된 것으로, 훈련의 양, 경기 표면, 사용되는 장비, 수행하는 포지션, 환경 조건, 그리고 게임의 규칙을 포함할 수 있다.

이러한 몇 가지 예시에서 어떤 위험 요인은 "변경 가능"한 것(예: 포지션)이고, 다른 것은 "변경 불가능"한 것(예: 연령)임이 명확하게 드러난다. 분명히, 부상 발생률을 줄이기 위해 성공할 가능성이 있는 것은 변경 가능한 위험 요인에 대상을 두는 개입이다. 예를 들어, 체력이 좋고 육체적으로 건강한 선수들은 일반적으로 다른 선수들에 비해 과사용 손상에 대한 저항력이 더 강하다(가능한 경우 부상 후 빨리 경기에 복귀하는 것을 시도한 결과로 생길 수 있음).

부상 문제의 범위를 이해하고 부상의 메커니즘에 기여하는 위험 요인을 인식함으로써, 특정 스포츠에서 특정 부상의 발생 빈도와/또는 심각성을 줄이기 위한 실험적 개입을 설계할 수 있다. 이 반복적인 과정은 van Mechelen에 의해 설명되었으며, 연구자들에 의해 배구 스포츠에서 부상의 영향을 줄이기 위해 사용되었다.

발목 염좌 예방

부상 매커니즘

발목 염좌는 일반적으로 네트 주변에서 발생하며, 선수가 블로킹하거나 공격한 후 상대 선수나 팀원의 발에 착지할 때 발생한다(**그림 6.1**)(Bahr *et al*. 1994; Verhagen *et al*. 2004). 모든 발목 염좌 중 약 절반은 블로커가 상대 공격자의 발에 착지할 때 발생하고, 대략 1/4은 두 명 또는 세 명이 블로킹한 후 팀원의 발에 착지할 때 발생한다(Bahr *et al*. 1994; Verhagen et al. 2004).

하나의 흔한 고위험 상황은 배구공이 너무 "타이트하게" 세팅되는 경우이다. 즉, 공이 너무 낮고 빨리,

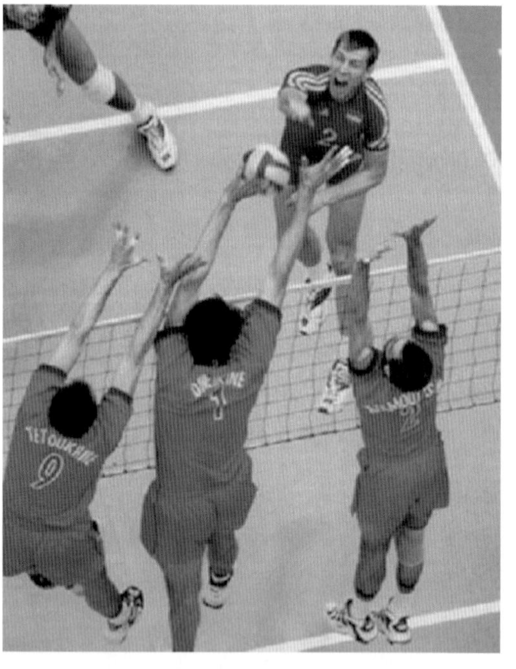

그림 6.1 배구에서 발목 염좌의 주요 "위험 지역". 주로 블로킹이나 공격 후 착지할 때 발목 염좌가 센터라인 주변에서 발생한다. 공격하는 선수가 센터라인 위나 센터라인을 가로질러 착지하거나, 블로커 중 한 명이 팀원의 발에 착지할 때 발목 염좌가 발생한다.

그리고 너무 네트에 가까이 올라간다. 이러한 상황에서 많은 공격수들이 공을 받으려고 하늘을 날아서 공을 받으려고 시도한다. 이로 인해 센터라인 위나 센터라인을 가로질러 착지하게 되어 발목 염좌를 당할 위험이 있다(**그림 6.2**). 이로 인해 블로커는 상대편 선수의 발에 착지할 위험이 생긴다. 상대 선수에 의한 부상 중 약 절반은 센터라인 침범 규칙을 위반하지 않는 합법적인 "충돌 지역(conflict zone)"에서 발생한다. 나머

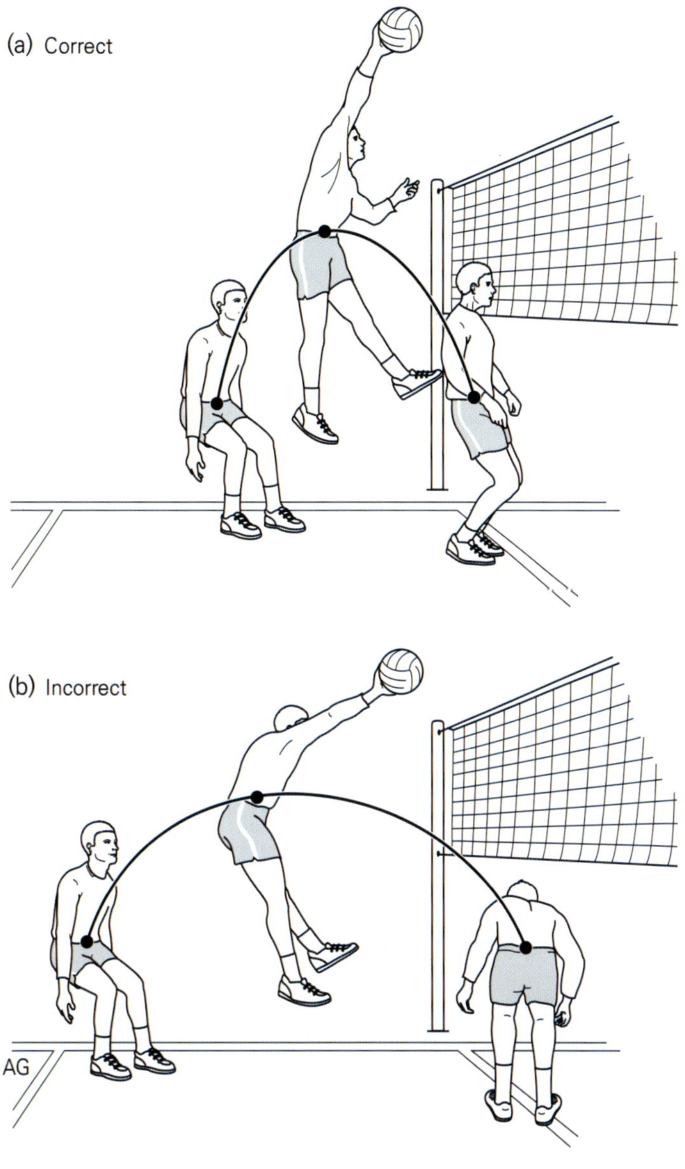

그림 6.2 이 그림은 배구에서 발목 염좌의 주요 부상 매커니즘을 보여준다. 공격수가 예상보다 빠르거나 낮거나 네트에 가까운 세팅을 넘어서 공을 받으려고 시도하여 센터라인 위나 센터라인을 가로질러 착지하면(**b**), 이로 인해 상대편 블로커가 공격수 발목 위에 착지하여 발목을 다칠 위험이 생긴다. 이 상황은 공격수가 점프 대신 최종 긴 접근 스텝으로(**a**) 공에 도달하려고 시도할 경우 피할 수 있다.

지 50%는 중앙선 위반으로 인한 것이다(공격자가 거의 항상 잘못된 책임을 지게 된다). 현재 센터라인 규칙은 선수 발의 일부가 센터라인 위에 있는 한 센터라인을 건너는 것을 허용한다는 것을 이해하는 것이 중요하다.

"새로운" 부상 기전 중 하나는 엘리트 수준에서 흔하지 않지만, 후위 공격수가 블록아래에서 어택커버하려는 전위 선수 위에 착지하는 경우이다. 최고 팀들은 일반적으로 "파이프" 공격이라고 하는 전략을 사용하는데 이는 빠른 세팅을 미들 후위 선수에게 올리는 것으로 이 공격수는 점프 후 네트 주변으로 착지하게 된다. 이 영역에서는 동일한 영역에 착지하는 전위 선수 중 하나의 발에 착지할 위험이 있는데, 보통은 미들 공격 선수이다.

요약하면, 급성 발목 손상의 가장 흔한 원인은 블로커가 반대편 공격수의 발에 착지할 때 발생한다. 이는 규칙 위반으로 센터 라인을 침범했는지 여부와 관계없이 발생할 수 있다. 게다가, 발목 염좌 중 대부분은 블로킹이나 공격할 때 충분하지 않은 스텝이나 잘못된 이륙 또는 착지 기술과 같은 기술적 오류로 인한 것으로 볼 수 있다.

위험 요인들

가장 중요한 위험 요인은 반복되는 발목 염좌 부상이다. 실제로, 연구에 따르면 성인 선수들 5명 중 4명이 이전에 부상당한 발목에서 발목 염좌를 경험했다는 결과가 있다(Ekstrand and Tropp 1990; Fong et al. 2007; Verhagen et al. 2004). 이전에 부상당한 발목과 비교하여, 한 번 이상 염좌된 발목의 부상 위험은 4배 높다(Bahr and Bahr 1997). 또한, 부상이 최근에 발생할수록 재발 위험이 더 높아진다. 발목 염좌 이후 처음 6–12개월에서의 부상률은 선행된 부상이 없는 경우와 비교하였을 때, 10배나 더 높게 나타난다. 발목 염좌는 발목의 해부학적 안정성뿐만 아니라 고유수용성감각 시스템에도 부정적인 영향을 미친다. 발목관절에서 선수의 움직임에 대한 감각능력과 공간에서 발목의 위치에 대한 인식이 방해를 받아서, 이후 부상의 위험을 높이게 된다(Huurnink et al. 2014; Konradsen *et al*. 1998).

가능한 예방 전략

발목 염좌의 전형적인 부상 메커니즘과 위험 요인을 기반으로 여러 가지 개입 전략이 제안되었다(Bahr and Bahr 1997; Bahr *et al*. 1994).

1. 센터라인 규칙을 변경하에 네트 아래의 "충돌 지역"을 줄인다.
2. 선수들에게 공격 및 다수 인원 블록 중에 이륙 및 착지 기술에 대한 특별한 훈련을 제공한다.
3. 테이핑 또는 발목 보호대를 사용하여 발목을 외부로부터 보호한다.
4. 외상으로 인한 발목을 충분하게 재활한다.

규칙 변경

더 제한적인(따라서 처벌적인) 센터 라인 규칙이 간단한 예방적 조치로 제안되었는데, 이는 선수들이 상대방 코트 쪽에 착지하는 것을 더욱 억제하고 착지할 때 공격자와 블로커 간의 충돌 발생률을 줄이기 때문이다. 센터라인 규칙을 변경하면 발목 염좌의 발생률이 크게 줄어들 수 있다고 생각된다. 그러나 이전에 중앙선을 관통하는 것을 폴트(fault)로 만들어 부상 위험을 줄이려는 시도는 허용할 수 없는 수의 경기 중단을 초래했고, 제안된 규칙 변경은 포기되었다(Bahr 1996). 그러나 대부분의 센터라인 위반 사례가 "저위험" 상황에서 발생했다는 것을 알아두는 것이 중요한데, 예를 들어, 세

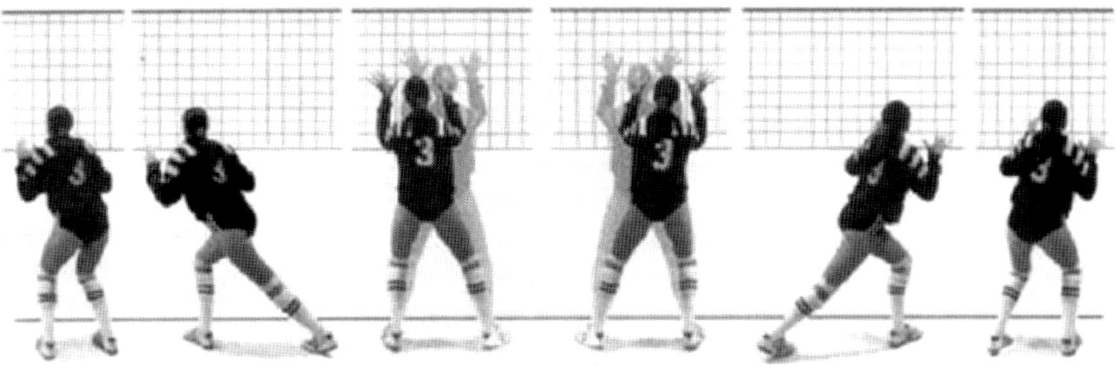

그림 6.3 블로킹에서의 움직임 기술은 중요하며, 훈련 프로그램에 연습 훈련이 포함되어야 한다. 선수들은 짝으로 구성되어 연습을 진행해야 한다.

터가 공을 세팅하기 위해 네트에 다가갈 때나 블로커와 공격 선수가 착지 후 네트로부터 떨어지는 경우이다. 따라서, 상황에 내재된 부상 위험을 기준으로 센터라인 접촉/침투를 구별하는 규칙(예: 충돌 지역 내에서의 센터라인 접촉 = 폴트이지만 발목 염좌 위험이 적은 지역에서의 침투는 폴트가 아님)이 경기의 방해를 최소화하면서 발목 염좌의 위험을 줄일 수 있을 것이다.

기술 훈련

두 번째 예방 전략은 적절한 움직임, 이륙 및 착륙 기술을 가르치는 것이다. 배구를 위한 훈련 프로그램은 센터라인을 밟지 않고 타이트한 세트에 도달하는 방법을 가르치는 특별한 연습 훈련(**그림 6.2 참조**)과 블로킹 연습훈련(**그림 6.3 참조**)을 포함해야 한다. 효과적으로 블로킹하는 능력, 즉 상대 공격자보다 전술적 우위를 확보하기 위해 두 명 또는 세 명이서 블로킹을 하는 능력은 네트를 따라 빠르게 이동하고 관련된 선수들 사이의 이동 패턴과 이륙의 타이밍을 조절하는 능력이 필요하다. 모든 연습 세션에는 워밍업 루틴의 일부로 쌍으로 수행되는 블록 이동 훈련이 포함되어야 하며, 이를 통해 발놀림, 균형 및 타이밍을 개선해야 한다. 위에서 설명한 접근 방법은 기술적 오류로 인한 발목 염좌의 수를 줄이는 것과 관련이 있었다(Bahr *et al*. 1997).

테이핑/보호대

농구나 축구 같은 다른 스포츠의 연구에서 직접적인 증거는 없지만, 발목 염좌 후 최대 12개월 동안 테이핑이나 보호대를 사용하는 것이 부상 위험이 크게 증가할 때 권장되는 것으로 이에는 강력한 증거가 있다(Verhagen and Bay 2010). 이러한 발목 보조기가 작동하는 메커니즘은 확실히 알려져 있지 않지만 단순히 운동선수의 발목 관절에 대한 고유 감각 인식을 향상시키는 것을 포함할 수 있다. 이러한 관점은 보호대의 예방 효과가 이전 부상 이력(즉, 손상된 고유감각 기능)이 있는 선수에게만 제한된다는 사실로 뒷받침되고 있다(Karlsson *et al*. 1992; Konradsen and Ravn 1991; Tropp *et al*. 1985). 게다가, 보조용품은 발목 내번(inversion)을 충분히 제한하지 않는 것으로 보이며 발목 염좌 발생률에 대한 예방적 효과를 설명하기에는 충분하지 않다. 보호 효과가 순전히 기계적이라면, 이전에 손상되지 않은 건강한 발목에서도 효과를 기대할 수 있을 것이다.

여러 가지 다른 발목 보조용품이 상업적으로 판매되고 있다. 발목 테이핑이 내번 움직임을 제한하는 데 유익하다는 것이 입증되었지만, 보조용품은 테이핑보다 우수한 것으로 나타났다. 보조용품은 내번을 제한하는 능력을 잃지 않지만, 테이핑은 수직 점프의 반복 사이클 후에 "풀리는" 경향이 있다. 준경식(semi-rigid)한 보조용품과 달리 발목 테이핑의 효과는 무작위 대조 연구에서 시험되지 않았지만, 효과가 주로 고유감각을 향상시킴으로써 이루어진다면 테이핑이 보조용품보다 효과가 떨어질 이유가 없다. 비용 및 피부 관리와 같은 다른 요인들 역시 테이핑과 보조용품 사이의 선택에서 고려되어야 할 사항이다. 마지막으로, 발목 보조용품을 착용하면 무릎 손상 발생률이 증가한다는 증거가 없으며, 대부분의 연구에서 준경식한 보조용품이 운동 능력에 상당한 영향을 미치지 않는다는 것을 시사한다.

충분한 재활, 그중에는 "고유감각적" 트레이닝이 포함된다

Tropp 외(1985)와 다른 연구들(Karlsson *et al*. 1992; Konradsen and Ravn 1991)은 발목 염좌 후 지속적인 불안감을 호소하는 선수들의 고유감각 기능이 저하된다는 것을 보여주었다. 발목 염좌 후 즉각적인 회복 기간 동안에는 영향받은 발목의 고유감각 제어가 손상되지만(Huurnink *et al*. 2014; Konradsen *et al*. 1998), 연구에 따르면 밸런스 보드 트레이닝 프로그램을 통해 이 기능을 회복할 수 있다는 것을 보여주었다(Gauffin *et al*. 1988; Holme *et al*. 1999). 이러한 연구에서 고유감각 기능은 급격한 내번 변형에 대한 반응 시간이나 한발로 균형 테스트 중의 자세가 움직이는 정도를 측정함으로써 측정되었다. 여기서 고유감각 기능이라는 용어의 사용은 오직 구심성 성분의 기능으로만 정의되는 것으로 이러한 맥락에서는 부적절할 수 있음을 유의해야 한다. 급격한 내번 자극에 대한 반응 능력이나 한쪽 다리에서의 균형 조절 능력은 분명히 감각 및 운동 기능 모두에 의존하기 때문에 "감각운동 제어"라는 용어로 명명하는 것이 바람직할 수 있다.

축구 선수들의 기능적으로 불안정한 발목에서 재발 위험을 줄일 수 있는 밸런스 보드 트레이닝 프로그램이 이루어졌다(Tropp *et al*. 1985). 이 프로그램은 디스크 위에서 한 다리로 균형 운동을 하는 것으로

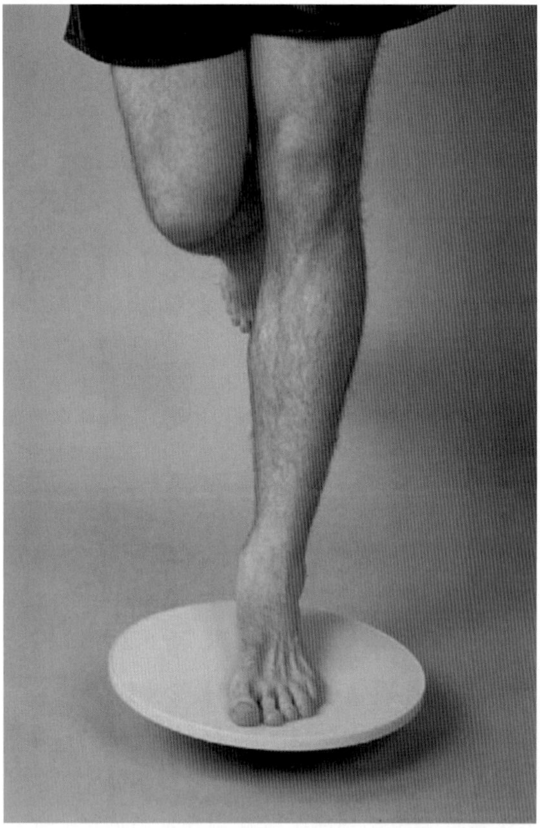

그림 6.4 밸런스 보드 트레이닝은 선수가 밸런스 보드 위에서 한 다리로 서 있는 것으로 수행된다. 목표는 손, 엉덩이 또는 무릎을 사용하지 않고 체위를 조절하는 것이 아니라 발목만을 이용하여 균형을 조절하는 것이다. 따라서 팔은 가슴 앞으로 꼬아지고, 반대 다리는 90° 무릎 굴곡 상태로 고정된다.

이루어진다(**그림 6.4 참조**). 이용 가능한 문헌에 따르면, 발목 염좌 경력이 있는 모든 선수들에게 6-10주 동안 주당 5회, 10분씩의 밸런스 보드 트레이닝 프로그램을 권장하는 것이 합리적으로 보인다. 배구에 특화된 데이터는 발목 염좌가 있는 선수들에게 밸런스 보드 트레이닝만으로도 효과적임을 시사한다. 고수준의 아마추어 배구 선수들을 대상으로 한 시즌 동안 진행된 무작위 대조 연구에서, 균형 운동이 정규 워밍업의 일부로 도입되었다(Verhagen *et al*. 2004b). 발목 염좌 경험을 보고한 선수들 중 발목 염좌 발생률이 60% 감소했다.

예방 프로그램의 효과

다양한(잠재적으로) 효과적인 예방 접근 방법이 있지만, 다각적인 프로그램이 가장 효율적인 개입일 수 있다. 발목 염좌 경험이 있는 선수들을 위한 균형감각 트레이닝, 구체적인 기술 훈련 및 고유수용성 감각 훈련 프로그램으로 구성된 개입 프로그램은 단일 시즌 동안 발목 염좌 발생률을 47% 감소시켰다(발목 염좌 부상율은 0.9에서 0.5로 감소함)(Bahr *et al*. 1997). 그러나, 각 팀과의 직접적인 접촉은(실용적인 이유로) 한 번만 이루어졌다. 훈련 감독 및 선수들이 제공된 조언 및 정보를 어떻게 준수했는지에 대한 정보는 수집되지 않았다. 선수들은 잘 동기부여되었지만, 예방 프로그램의 효과가 정기적으로 강화되었다면 더욱 효과적일 수 있었을 것으로 예상된다. 이 연구 결과는 코치와 의료진이 이러한 프로그램을 제정하고 참여를 장려하는 데 협조한다면 긍정적인 결과를 기대할 수 있기에, 배구팀과 함께 일하는 의료진이 발목 부상 예방 프로그램을 제정하도록 격려해야 한다.

슬개건병증 예방

부상 메커니즘

슬개건병증 또는 "Jumper's knee"는 배구에서 가장 흔한 과사용 손상이다. Jumper's knee를 가진 선수들은 대부분의 과사용 손상을 가진 선수들과 마찬가지로 증상을 유발한 특정 외상 사건을 기억하지 못하는 경우가 많다. 대신, 모든 사건과 노출의 합이 조직 손상 복합체로 이어진다.

위험 요소들

표 6.1에 보여진 것처럼, 힘줄에 가해지는 누적 부하, 즉 배구 훈련 및 경기에서 노출은 jumper's knee의 주요 위험 요인을 대표한다. 젊은 엘리트 배구 선수들 사이의 대규모 코호트 연구에서, 주말 배구 훈련 시간이 한 시간 더 늘어날 때마다 jumper's knee 발병 위험이 두 배로 증가하는 것으로 나타났다. 또한 주말 노출, 즉 주당 플레이한 세트 수가 가장 강력한 스포츠 관련 예측 지표였으며, 이는 매 플레이한 세트 당 발생 위험이 3.88씩 증가했다(Visnes and Bahr 2013).

그러나 동일한 높은 훈련량을 갖고 있는 선수들 중 일부는 문제가 발생하는 반면 다른 사람들은 잘 하지만 왜 그런지는 알려져 있지 않다. 남성은 여성보다 슬개건병증을 발병할 위험이 2-4배 높다(Lian et al. 2005; van der Worp *et al*. 2012; Visnes and Bahr 2013; Zwerver *et al*. 2011). 이 성별 차이는 남녀 간 대퇴사두근의 힘 발생 능력의 차이 때문일 수 있다. 그러나 젊은 엘리트 선수들 사이의 횡단면 연구에서, 남성은 여성보다 훈련 노출당 점프를 세 배 더 하였으므로(Bahr and Bahr 2014), 아마도 성별 차이의 일부는 여전히 노출로 인한 것일 수 있으며, 훈련시간이 아니

표 6.1 배구 선수들의 점퍼스 니에 대한 특정 위험 요인; 증거 수준은 강력함, 중간 정도, 약함 또는 알려지지 않음으로 추정된다(Visnes 2014).

Risk factor (위험 요소)	Description (설명)	증거 단계
성별	남성 > 여성	강함(OR: 3-4)
힘줄 부하		
• 경기 강도	• 주당 추가로 한 세트를 칠 때마다	강함(OR: 3-4)
• 배구 훈련(과거와 현재)	• 주당 추가 훈련 1시간당	강함(OR: 2)
점프 능력	포함 시점의 CMJ에서 1 cm의 차이당	강함(OR: 2)
초음파 발견		
• 저에코 영역	• 만약 저반향 영역이 존재한다면	중간(OR: 3)
• 신혈관 형성	• 만약 신혈관이 존재한다면	중간(OR: 3)
코트 표면	콘크리트 > 마루바닥 > 모래	강함
신체 조성	성인의 체중/체질량지수(BMI) • 청소년은 미포함	약함
유전학	다양한 참가자의 유전자	미상
생체 역학		
• ROM (관절가동범위)	• 발목 배측굴곡 범위가 낮은 경우	약함
• 착륙 전략	• 착지 시 무릎 위치	미상

BMI, 체질량 지수; CMJ, 반동동작 점프; OR, 교차비; ROM, 관절가동범위.

라 훈련시간 당 점프 수로 인한 것이다.

착지 표면은 중요한 위험 요인일 수 있으며, 사실 비치발리볼 선수들은 실내 배구 선수들에 비해 jumper's knee의 발병률이 낮다(Bahr and Reeser 2003; Ferretti *et al.* 1984). 아마도 모래에서의 점프는 경화된 바닥에서의 점프(및 착지)보다 무릎에 더욱 유리한 것으로 사료된다(Tilp *et al.* 2008).

"Jumper's knee paradox"는 증상이 있는 선수들이 비증상 대조군과 비교하여 완충력 발생을 강조하는 표준화된 점프 테스트에서 더 잘 점프한다는 관찰이다. 그러나 최근의 전향적 코호트 연구에 따르면, 점프 능력은 슬개건병증의 위험 요인을 나타낸다(Visnes *et al.* 2013). 높은 점프 능력은 더 높은 힘줄 부담을 결과로 하여 힘줄 문제의 발생 위험을 증가시킨다. 사실, 이 연구에서는 표준 반동운동 점프의 1 cm 차이마다 jumper's knee 발병 위험이 2배 증가했다.

생체역학적 증거는 제한적이지만 무릎의 전단 장치의 부정렬이 부상과 연관이 있을 수 있다는 제안을 뒷받침할 충분한 증거는 없다. Malliaras 외 등(2006)은 발목 배측굴곡 범위가 45도 미만인 경우 슬개건병증 발생 위험이 두 배로 늘어난다는 것을 발견했다. 스파이크 점프에서 착지할 때 가장 깊게 무릎을 굽히는 선수들이 슬개건병증에 더 자주 고통받는 것으로 나타났다(Richards *et al.* 1996).

여러 조사자들은 몸무게를 슬개건병증 발생의 위험 요인으로 확인했으며, 기계적 설명으로는 높은 체중이 슬개건에 더 큰 하중을 가할 수 있다고 할 수 있지만, 젊고 훈련된 선수들 사이에서 체성 구성과 슬개건병증 발생 위험과의 연관성에 대한 증거는 없다(Crossley *et al.* 2007; Gaida *et al.* 2009; Lian *et al.*

1996, 2003; Malliaras *et al*. 2007; Visnes and Bahr 2013).

구조적 이상은 무증상 건에서 흔하게 나타나며, 초음파 검사에서는 이러한 변화(두께 및 저에코 영역)가 무증상 슬개건의 10-30%에서 확인되었다. 초음파에서 확인된 이러한 변화가 병리전 단계를 나타낼 수 있다고는 할 수 있지만, 1-2 시즌의 관찰 기간 동안 증상이 발생하는 사례는 1/3에 불과하다. 그러나 이러한 이상은 슬개건병증 발생 위험을 세 배로 높인다(Comin et al. 2013; Fredberg *et al*. 2008; Giombini *et al*. 2013; Visnes *et al*. 2015).

유전적 요소와 건병증 간의 관계는 주로 아킬레스건에서 조사되어 왔으며, 몇 가지 참가자들의 유전자에서 식별되었지만, 이러한 유전자가 슬개건병증과의 관련성이 있는지는 더 조사해야 한다.

예방 조치

Jumper's knee의 예방에서 가장 중요한 요소는 건에 적절하게 하중을 주는 것이다. 결과를 달성하기 위해 열심히 훈련하지만 과사용 손상을 일으키지 않도록 하는 것은 어렵다. 전형적인 시나리오는 다음과 같을 수 있다: 젊고 유망한 선수가 상위 수준에서 뛰게 되는 경우(예: 중학교에서 대학으로), 주요 선발 기준에는 점프 능력과 민첩성이 포함된다. 이는 안전한 훈련 환경(주당 2-3일의 훈련, 중량 훈련 없음)에서 상위 수준으로의 이동과 동시에 힘, 근육량 및 점프 능력이 증가함에 따라 신전 근육들에 점진적으로 과부하를 줄 수 있다. 가장 재능 있는 소년들이 특히 위험에 노출될 수 있다. 명백한 설명은 영향을 받는 선수들이 가장 우수한 선수들이며, 선수와 그들의 학교, 클럽 및 국가대표팀 코치들이 부상에 대한 후속조치에 대해 생각하지 않고 가능한 한 많이 뛰어야 한다는 동일한 관심을 가지고 있다는 것이다. 경기에 노출, 즉 주당 플레이된 세트의 수는 이 연령 그룹에서 슬개건병증을 발병시키는 가장 강력한 스포츠 관련 예측 요인이다. 따라서 청소년 선수가 시즌 중에 몇 개의 다른 팀을 대표해야 하고 몇 경기를 해야 하는지에 대한 초점이 필요하다. 이 문제는 선수에 의해 제기되기보다는 코치진의 책임이다. 점프 수를 줄이는 것은 논란이 될 수 있지만, 미래의 지침에는 청소년 선수들을 위한 "점프 횟수"가 포함될 수 있다. 야구에서는 투수들을 위한 안전 권장사항이 개발되어 14세에서 20세까지 게임당 투구 수와 연간 플레이 개월 수가 제한되었다. 배구에서는 현재 점프 횟수를 도입할 충분한 증거가 없으며, 최적의 점프 횟수가 무엇인지도 알 수 없다. 추가 연구가 분명히 필요하다.

또 다른 접근 방식은 힘줄 강화 훈련을 추가하여 건이 해당 종목 활동을 견딜 수 있을 만큼 충분히 강해지도록 하는 것이다. 정상적인 힘줄의 하중 적응은 근육에 비해 느리며, 특히 선수들이 훈련량을 급격히 증가시킬 때에는 더 그렇다(Kjaer *et al*. 2009). 청소년 선수들의 근육 강도와 힘줄 하중 용량 사이의 불균형은 힘줄 손상 위험을 증가시킬 수 있다. 구조적인 웜업 프로그램, 예를 들어 "11+"은 축구에서 하지부 부상 및 과사용 손상의 위험을 줄였다(Soligard *et al*. 2008). 이러한 프로그램은 일반적으로 근력 훈련, 스트레칭, 균형 훈련, 코어 안정성 및 점프 후 올바른 착지 전략을 결합한다. 지금까지는 구조적인 웜업 프로그램이 슬개건병증과 같은 과사용 손상 예방에 미치는 효과와 잠재적인 메커니즘이 불분명하다. 현재 힘줄을 더 강하게 만드는 방법과 안전하게 힘줄 속성을 향상시키는 방법에 대한 지침이 없다.

요약하자면, 청소년 선수들 사이에서의 슬개건병증 예방 전략 중 하나는 너무 일찍 너무 많은 배구 특화 훈련을 시작하는 대신 선수들을 점진적으로 "성장"

시키는 것이다. 예방 프로그램은 스포츠 특화 기술의 발달에 방해가 되어서는 안 되지만, 청소년 선수들 사이에서의 점프와 경기 수를 제한하는 것이 슬개건병증의 위험을 줄일 수 있다. 문제는 이러한 제한을 어디에 설정해야 하는지를 모르며, 각 선수의 위험 프로필에 프로그램을 적응시킬 충분한 데이터가 없다는 것이다.

손가락 부상 예방

부상 메커니즘

배구에서 손가락 부상은 빈번하게 발생하며, 모든 시간 손실 부상의 약 10%를 차지한다(Bere et al. 2015). 이러한 부상은 주로 블로킹할 때 발생하는데, 선수가 한 손 또는 양손을 네트를 넘어서 뻗어 상대방의 스파이크를 막거나 튕겨내려고 할 때 손가락을 펴고 있을 때 발생한다. 그러나 수비 시 공 처리에 대한 규칙 변경으로 인해, 새로운 효과적인 방어 기술이 개발되었다. 예를 들어, 백코트에서 공격적으로 내려오는 스파이크를 막기 위해 사용되는 일반적인 수비 동작인 오버핸드 디그가 있다(**그림 6.5**). 이는 비치발리볼(Bahr and Reeser, 2003)과 배구(Bere *et al*. 2015)에서 손가락 부상의 추가적인 메커니즘으로 설명되었다.

엄지손가락과 새끼 손가락은 가장 취약한 손가락이다. 이 두 손가락이 다른 손가락보다 더 자주 다치는 것은 블로킹과 수비를 할 때 그들의 취약한 위치를 고려하면 쉽게 이해된다(**그림 6.6**). 엄지 손가락의 중수지절관절은 인대 부상이 가장 자주 발생하는 위치이지만, 다른 일부 스포츠(스키 같은)와 달리, 일반적으로 부상되는 것은 척측 인대가 아니라 요측 인대이다.

위험 요소들

손가락 부상은 주로 공과의 접촉으로 인해 발생하며,

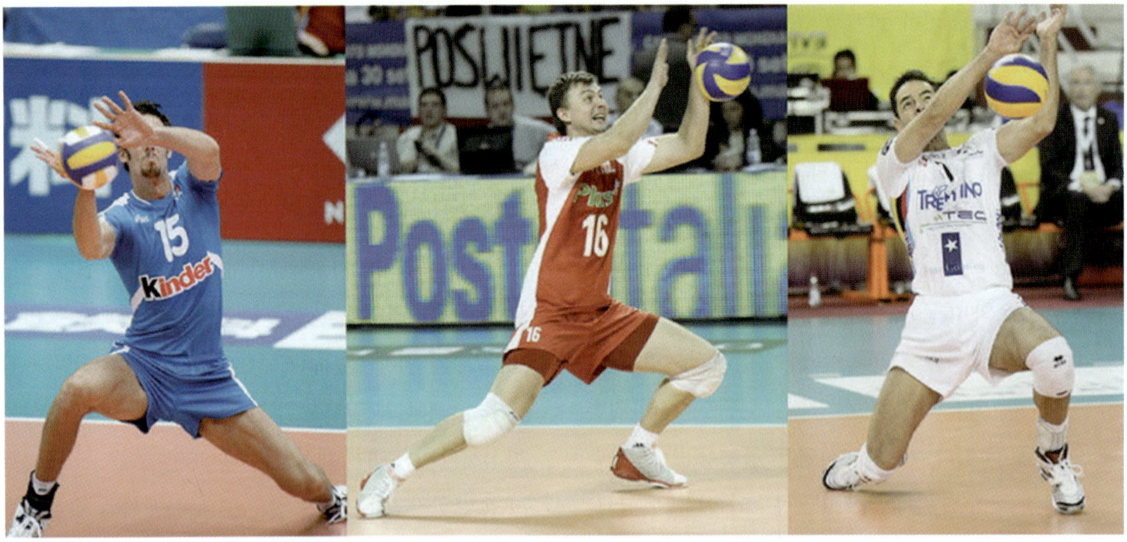

그림 6.5 오버핸드 방어 기술은 후방 코트에서 자주 사용되며, 특히 리베로 선수들 사이에서 손가락 부상의 위험을 증가시킬 수 있다. (*출처: FIVB 사진 갤러리. FIVB의 허락을 받아 사용*)

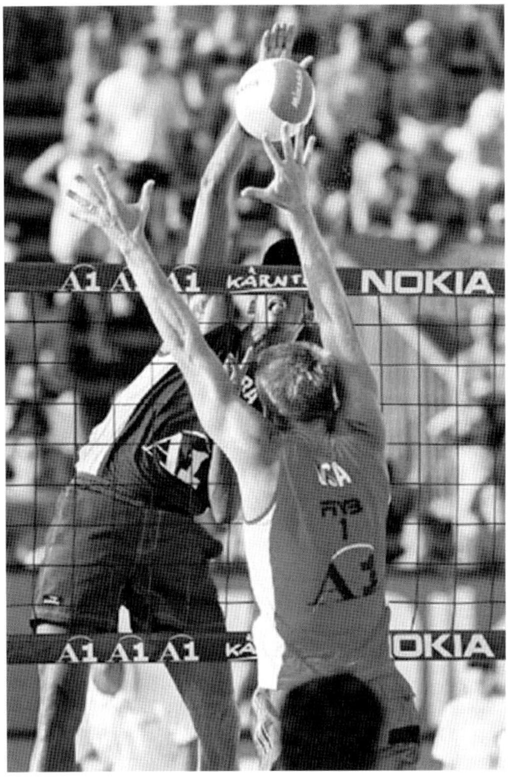

그림 6.6 블로킹 시 손가락이 노출되며, 특히 엄지와 새끼손가락이 노출된다. *(출처: FIVB 사진 갤러리. FIVB의 허락을 받아 사용)*

이는 공이 손가락 끝에 닿아 높은 충격을 전달하는 블로킹 동작 중 전형적인 상황과 일치된다(Eerkes 2012; Reeser *et al*. 2006). 발목 부상과 마찬가지로, 이전 부상 경험이 손가락 부상의 가장 중요한 위험요인이다. 선수의 기술 수준도 블로킹과 수비를 할 때 모두 역할을 할 것으로 예상된다.

스파이크된 공이 손가락을 미치는 강력한 충격을 견딜 수 있도록 적절한 손가락 위치와 타이밍이 필수적이다. 엘리트 수준에서는 힘이 더 크지만, 경험이 부족한 선수들은 종종 블로킹이나 수비 시 손과 손가락의 위치 및 타이밍이 부적절하여 손가락을 다치게 된다.

예방 조치

가장 중요한 예방 조치는 선수들에게 블로킹할 때 올바른 손가락 위치를 가르치는 것이다. 타이밍도 중요한데, 블로킹을 너무 일찍하거나 너무 늦게하는 경우 선수가 적절한 시간에 공과 접촉 준비를 할 수 없을 수 있다. 이전에 다친 경험이 있는 선수들과 불안정한 문제를 겪는 선수들은 손가락에 테이프를 붙여야 한다. 옆 손가락에 상처를 입은 손가락을 연결하는 "버디 테이핑(buddy taping)"은 다친 손가락을 추가적인 손상으로부터 보호하는 효과적인 방법이다. 마지막으로, 선수들은 배구를 할 때 보석을 착용해서는 안 된다. 반지가 그물에 걸려서 외상성 절단 또는 건열 손상을 일으킬 수 있다.

급성 무릎 부상 예방

부상 메커니즘

배구와 관련된 급성 무릎 부상 비율은 다른 팀 스포츠보다 상당히 낮다(Prodromos *et al*. 2007). 다른 팀 스포츠에서의 ACL (전방십자인대) 부상은 대부분 비접촉 부상이며, 무릎이 취약한 위치(보통 외반)에 있을 때 한쪽 다리로 착지하거나 플랜트 앤 컷(plant-and-cut) 기동을 하는 것으로 인해 발생한다. 이러한 상황이 배구에서도 발생하는 것으로 보이며, 대부분의 부상은 공격이나 블로킹 후 착지할 때 발생한다(Ferretti *et al*. 1992). 배구에서 점프와 커팅이 주요한 하지 운동 패턴이므로, 인대성 무릎 부상이 농구나 축구처럼 배구에서도 일반적으로 발생할 것으로 예상된다. 배구에서 ACL 부상 발생률이 낮은 한 가지 이유는 착지 및 컷 동작이 농구나 축구보다 예측 가능한 방식으로 수행되기 때문일 수 있다. 다른 스포츠에서는 상대가 갑자기 길을 막아 돌진하는 경우가 흔한데, 이로 인해 선수가 예상과 다른 방식으로 동작해야 할 수 있다. ACL 부상과 달리, 반월상 연골과 관련된 부상은 주로 수비 단계에서 발생하는데, 플레이어가 90도 가까운 유연한 자세에서 빠른 비틀림 동작을 수행할 때 발생한다. 이 자세에서 반월상 연골은 상당한 압축 및 비틀림 스트레스를 받으며, 그 결과 선수는 반월상 연골 파열 위험이 증가한다.

위험 요소들

여성 배구 선수들 사이에서 무릎 부상, 특히 ACL 부상이 남성 선수들보다 더 자주 발생한다. 이 성별 격차는 대부분의 다른 스포츠에서도 관찰되었다. 이 현상에 대한 여러 가지 설명이 제시되었다. 게임에서 훈련에 비해 비율이 높은 무릎 부상도 많은데, 이는 경쟁 상황에서의 최대 노력과 더 큰 위험 요소가 반영되었을 가능성이 있다.

예방 조치

구조적인 워밍업 프로그램은 이전에 축구와 핸드볼에서 신규 ACL 부상의 수를 50% 줄일 수 있는 것으로 나타났으나, 현재까지는 배구에 특화된 연구가 이루어지지 않았다(Myklebust *et al*. 2003; Olsen *et al*. 2005; Soligard *et al*. 2008). 이러한 프로그램은 예를 들어 11+와 같이 주로 근력 훈련, 스트레칭, 밸런스 훈련, 코어 안정성, 점프 후 올바른 착지 전략을 결합한다. 특히 훈련 중에 무릎 위치에 주의해야 한다(선수가 발끝을 기준으로 무릎을 유지하고, 엉덩이와 무릎을 굴곡시켜야 한다). 이 프로그램은 정기적으로 수행되며, 보통 워밍업 대신에 이루어진다. 완료하는 데 약 15분이 소요되며, 이후 선수들은 스포츠 특화 활동을 시작할 준비가 된다.

허리 통증 예방하기

부상 메커니즘

허리 통증은 배구 선수들 사이에서 흔한 주소증이다. 2008년 FIVB 배구 부상 연구 자료에 따르면, 프로 비치발리볼 선수 중 47%가 직전 2개월 동안 허리 통증을 보고했으며(Bahr 2009), 2010년부터 2014년까지의 FIVB ISS 자료에 따르면, 허리 통증이 부상으로 인한 시간 손실의 네 번째 주요 원인임을 나타냈다(Bere *et al*. 2015). 청소년 엘리트 선수 중에는 특정 시점에 16%가 허리 문제로 영향을 받는 것으로 나타났다(Clarsen *et al*. 2015). 허리 통증은 비특이적인 진단이며, 활동이 늘어날수록 악화되는 국소적 통증 증후군을 설명하는 데 자주 사용된다.

허리에는 통증을 일으킬 수 있는 여러 요소가 있다. 부상을 입은 경우 허리 통증을 유발할 수 있는 요소로는 척추 간 디스크, 스트레스 반응의 일반적인 부위인 관절간부(pars interarticularis), 거짓 신경통의 일반적인 원인인 후관절(facets)과 같은 골성 요소, 그리고 과부하나 손상을 입은 근육 등이 있다. 배구 선수들은 스파이크와 점프 서빙과 같은 배구 기술에 흔히 사용되는 허리 회전과 요추의 굴곡 및 신전 운동과 관련된 움직임 패턴으로 인해 허리 질환에 상당한 위험에 노출된다.

위험 요소들

허리 통증과 부상의 위험 요인으로 반복적인 요추 신

전과 몸통 회전, 그리고 흡연이 있다. 특히 키가 큰 선수들은 등뼈의 긴 지지대를 가지고 있어서, 키가 작은 사람들과 비교했을 때 등뼈의 지지대가 길어져 위험이 높아질 수 있다. 척추분리증(spondylolysis)을 가진 선수들은 일반적인 요추 전만의 감소와 상대적으로 햄스트링의 유연성이 떨어지는 것을 보이는 것이 흔하다. 그러나 이러한 발견이 해당 상태의 고유한 위험 요인인지 아니면 체내에서 척추가 노출되는 요추 신전의 정도를 최소화하기 위해 몸이 보상적으로 적응하는 것인지는 명확하지 않다.

예방 조치

허리 통증의 위험을 최소화하기 위해, 배구 선수들은 정규적인 스트레칭을 통해 허리, 골반 및 하지의 유연성을 유지하는 것 외에도 일반적인 강도 및 체력 훈련 프로그램을 따라야 한다. "코어" 안정성을 향상시키고 허리 척추를 동적으로 안정화하는 근육의 지속적인 지구력을 향상시키는 운동은(이론적으로) 선수가 스포츠의 기술 세트에 내재된 허리의 반복적인 과부하를 견디는 능력을 향상시킬 수 있는데, 특히 엘리트 선수에서 그러하다.

어깨 통증 예방

부상 메커니즘

어깨 손상은 모든 배구 부상의 5–20%를 차지하며, 어느 시점에서는 청소년 엘리트 선수의 14%가 어깨 문제로 영향을 받는다(Clarsen *et al*. 2015). 어깨 손상은 대부분 만성 과사용으로 인한 것으로, 급격한 외상으로는 거의 발생하지 않는다. 부상의 발생 메커니즘은 종종 복잡하지만, 대부분 반복되는 스파이크와 서브로 인한 것으로 사료된다. 이러한 기술의 운동학은 야구나 테니스와 같은 다른 오버헤드 또는 라켓 스포츠와 유사하다. 암 스윙의 코킹 단계 끝에서 관찰되는 종종 극단적인 움직임 범위에서 생성되는 높은 각 속도는 어깨에 큰 스트레스를 가한다(**그림 6.7**). 이러한 기술의 다수 반복(엘리트 공격수는 연간 약 4만 번의 스파이크를 한다)은 위험에 노출된 구조물의 과부하로 이어질 수 있다.

이러한 스트레스가 연부조직 재건 속도를 초과하는 속도로 적용될 때, 어깨의 정적 및 동적 안정화 구조에 점진적인 손상이 발생할 수 있다. 부상의 복잡

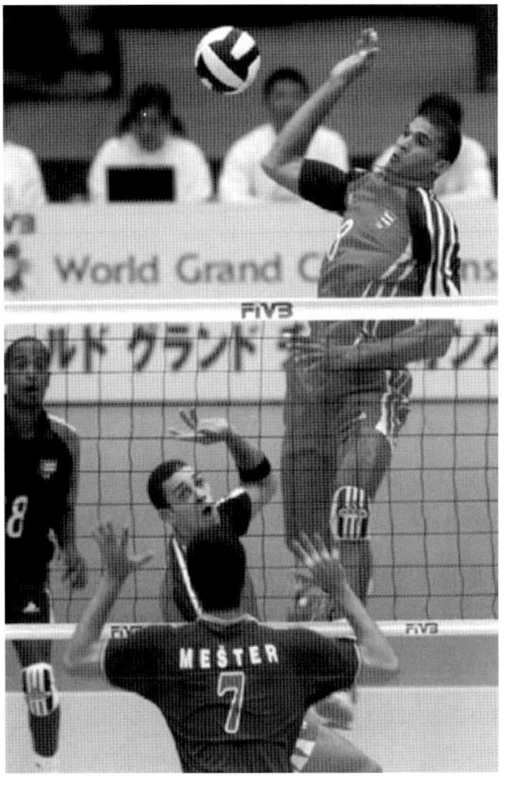

그림 6.7 스파이크 중 코킹 단계. 어깨의 최대 회전과 외전에 주목하여라. 이는 어깨 관절의 전방 안정기에 큰 스트레스를 가한다. (*출처: FIVB 사진 갤러리. FIVB의 허락을 받고 사용*)

한 메커니즘을 고려하여, 어깨 문제가 있는 배구 선수들은 종종 모호한 불편함을 호소한다. 통증과 함께 또는 대신에, 그들은 피로감, 불편함, 불안, 저림 혹은 마비를 주된 증상으로 보고하기도 한다. 그리고 그들은 거의 어깨가 불안정해진 느낌을 설명하지 않는다. 불안(apprehension)은 어깨 불안정 환자가 어깨가 부분 탈구하거나 탈구할 것을 두려워하는 상황을 특별히 나타내는 용어이다. 이러한 경우에는 운동 선수가 극도의 외전 시 예리한 통증을 경험한다. 이는 극히 짧은 시간 동안 근육의 조절 능력 상실로 이어질 수 있다("dead arm" syndrome). 심한 통증은 보통 빨리 가라앉지만, 통증과 약화가 일정 기간 동안 지속될 수 있다.

위험 요소들

물론, 어깨 통증의 주요 위험 요인은 수행된 훈련의 양이다. 엘리트 배구 선수들은 견갑대를 지나치게 사용함으로써 특히 과사용 증후군에 취약하다. 나이 든 선수들도 어깨 통증 발생 위험이 높지만, 어린 선수들도 훈련 강도가 급격히 증가하면 문제가 발생할 수 있다. 뛰어난 스파이커는 공 속도를 높일 수 있는 능력 때문에 더 높은 위험에 노출될 수도 있다. 이 경우, 극한 속도와 토크를 발생시키는 능력은 스파이크하는 팔의 수동 및 능동적 안정기에 더 큰 피로와 기능 장애를 초래할 수 있다.

견갑상완관절(glenohumeral)의 앞쪽에 느슨한 조직(lax tissue)과 관절 뒤쪽에 수축된 조직의 조합이 견갑상완골두를 앞으로 "밀어내어" 불안정성에 기여할 수 있다고 사료된다. 결과적으로 움직임 범위가 제한되고 근육 약화/불균형이 있는 선수들은 관절 기능이 손상될 위험이 있다. 배구 선수들은 주된(타격) 팔의 어깨 내회전이 감소하고 외회전이 증가하는 경향이 있는데, 이는 전방 관절 관절낭 느슨성의 간접적인 증거로 해석될 수 있다. 동시에, 회전근개 기능이 감소하고 견갑골 제어도 감소하는 경우가 종종 있다. 이는 견갑골의 측면화(편재화) 또는 익상견갑골(winging scapular)로 볼 수 있다.

예방 조치

어깨 통증과 부상의 예방은 프리시즌 컨디셔닝 프로그램으로 시작되어 시즌 내내 이어져야 한다. 이 프로그램은 스트레칭과 근력 운동에 중점을 두어야 한다.

스트레칭 운동은 후방 구조에 주력해야 한다**(그림 6.8)**. 운동은 반복되고 천천히 지속되는 스트레칭으로 수행되어야 하며, 약간의 불편함을 느끼는 지점에서 적어도 45초 동안 자세를 유지해야 한다. 그러나 너무 많은 유연성은 단점이 될 수 있음을 주의해야 한다. 이미 관절낭이 느슨한 사람에게는 추가적인 스트레칭은 더 큰 느슨함과 심지어 관절 불안정을 초래할 수 있다. 따라서 스트레칭 프로그램은 개별적으로 각 선수에게 맞춰져야 하며, 부족한 유연성의 발전을 강조해야 한다.

강화 운동은 견갑상완관절의 주요 안정근인 회

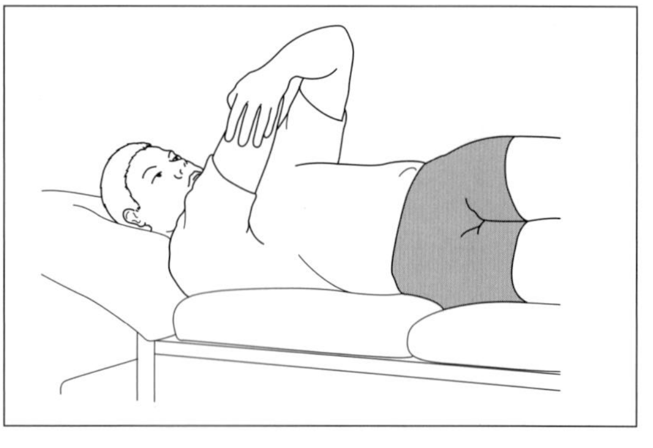

그림 6.8 어깨 스트레칭 운동

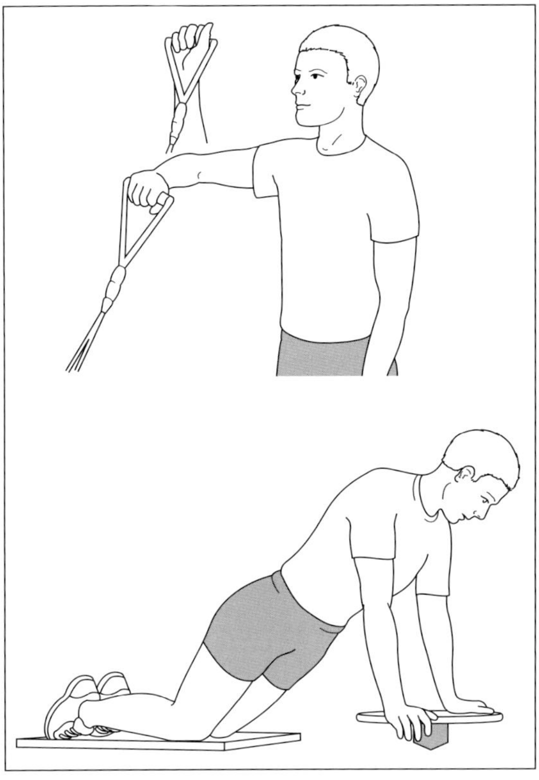

그림 6.9 어깨 강화 운동

전근개 근육과 견갑골 안정근에 집중해야 한다(**그림 6.9**). 바람직한 근력 운동 프로그램은 선수들을 위한 체중 훈련 프로그램에서 전통적으로 사용되는 어깨 운동(벤치 프레스, 풀 다운 및 풀 오버)이 실제로는 어깨 부상의 위험을 증가시킬 가능성이 더 높다는 점에 주목해야 한다. 이는 삼각근, 대흉근 및 광배근의 독립적인 강화가 팔의 속도와 토크를 증가시키고, 따라서 견갑상완관절 안정근에 부하를 가중시킬 것이기 때문이다. 이러한 운동은 회전근개의 강도와 견갑골 조절을 개선하기 위한 프로그램과 결합되어야 한다.

마지막으로, 반복적인 오버헤드 사용 과정에서 어깨를 사용하기 전에 워밍업이 매우 중요하다. 워밍업 프로그램은 먼저 코어 온도를 높이기 위한 운동으로 시작되어 그 다음 스트레칭이 이어져야 한다. 워밍업은 그런 다음에 공을 사용한 운동으로 끝나야 한다. 먼저 낮은 강도에서 시작하여 완전한 강도의 스파이킹으로 진행된다.

의료진의 역할

전통적으로 의료진의 역할은 부상과 질병을 진단하고 치료하는 것이었다. 그러나, 팀 닥터와 물리치료사의 역할을 재정의할 필요가 있다. 이 장의 서론에서 언급된 대로, 그들의 책임은 부상을 치료하는 데서 끝나지 않으며, 부상을 예방하는 의무도 있다. 이를 위해서는 부상 패턴, 부상 메커니즘 및 위험 요인을 철저히 이해하는 것이 필요하며, 코칭 스태프와 의료진 간의 밀접한 협력이 필요하다. 양측은 서로의 전문지식을 인정하면서 상대방의 분야에서 적극적인 파트너십 역할을 해야 한다. 코칭 스태프는 훈련 프로그램을 계획할 때 의료진을 참여시켜야 하며, 의료진은 부상당한 선수들의 재활에 코칭 스태프를 참여시켜야 한다. 의료진의 참여가 축구에서 이미 확실히 입증되었다. 협력을 통해 의료진과 코칭 스태프는 팀의 기술 수준, 연습 및 경기 일정, 팀의 부상 상태 및 기타 요인을 고려한 포괄적인 부상 예방 프로그램을 도입할 수 있다(**BOX 6.1 참고**).

대규모 참여 스포츠에서 예비 참가 의료 검진의 비용 대비 효용에 대해 의문이 들 수 있지만, 팀닥터에게는 시즌 전 검사가 부상 예방 과정의 중요한 부분이다. 경기 시즌이 시작되기 전에 가능한 빨리 이 검사를 실시하는 것이 중요하며, 이를 통해 시즌 시작 전에 특별한 조건 프로그램을 실행할 충분한 시간을 확보할 수 있다. 같은 이유로, 다음 시즌을 준비하기 위해 부상 상태를 조사하기 위해 시즌 종료 후 검사를 실시하는

Box 6.1 포괄적 부상 예방 프로그램

일반적인	• 워밍업 및 스트레칭 • 시즌 전 의료 검진을 통한 이전 부상 상태 평가 • 언제나 충분한 응급 처치 장비(적어도 얼음과 신축성 있는 포장재)를 이용 가능하게 하기
발목	• 워밍업 루틴에 공격수와 블로커의 착지 기술을 향상시키는 연습을 포함 • 연습 및 스크림게임 중 제한적인 센터라인 도입 • 이전 발목 염좌가 있는 선수를 대상으로 10주간의 밸런스 보드 훈련 프로그램 도입 • 이전에 적절한 밸런스 훈련 프로그램을 받지 않은 부상 당한 선수들에게 테이핑 및 보호대 사용
무릎	• 훈련 부하를 점진적으로 증가시킴 • 체중 트레이닝과 플라이오메트릭을 훈련 프로그램에 점진적으로 도입 • 슬개건 통증의 새로운 에피소드에 대한 신속하고 적절한 재활
손가락	• 블로킹할 때 올바른 손가락 위치와 타이밍을 가르치기 • 다친 손가락을 테이핑하기 • 반지 착용 금지
어깨	• 훈련 부하를 서서히 증가시키기, 특히 스파이크와 서브 연습에 관해서 • 어깨 강화 및 스트레칭, 특히 회전근개 및 견갑골 안정화 운동에 특별한 주의를 기울이기

것이 심지어 도움이 될 수 있다. 이상적으로 팀닥터와 재활 전문가가 공동으로 참여하는 의료 검진의 목적은 선수를 알아보고 부상 위험 요소를 확인하는 것이다. 부상의 주요 위험 요인은 이전 부상 및 진행할 수 있는 소규모 현재 부상이다. 따라서 검사는 모든 이전 부상을 평가하고 무릎, 발목 및 어깨 관절의 수동 및 능동 안정성에 특별한 주의를 기울여야 한다.

참고문헌

Bahr R. (2009) No injuries, but plenty of pain? On the methodology for recording overuse symptoms in sports. *Br J Sports Med*, 43(13), 966–972.

Bahr MA and Bahr R. (2014) Jump frequency may contribute to risk of jumper's knee: a study of individual and sex differences in a total of 11 943 jumps video recorded during training and matches in young elite volleyball players. *Br J Sports Med*, 48(17), 1322–1326.

Bahr R and Reeser JC. (2003) Injuries among world-class professional beach volleyball players. The Federation Internationale de Volleyball beach volleyball injury study. *Am J Sports Med*, 31(1), 119–125.

Bahr R, Karlsen R, Lian O and Ovrebø RV. (1994) Incidence and mechanisms of acute ankle inversion injuries in volleyball. A retrospective cohort study. *Am J Sports Med*, 22(5), 595–600.

Bahr R, Lian O and Bahr IA. (1997) A twofold reduction in the incidence of acute ankle sprains in volleyball after the introduction of an injury prevention program: a prospective cohort study. *Scand J Med Sci Sports*, 7(3), 172–177.

Bere T, Kruczynski J, Veintimilla N, *et al*. (2015) Injury risk is low among world-class volleyball players: 4-year data from the FIVB Injury Surveillance System. *Br J Sports Med*, doi:10.1136/bjsports-2015-094959.

Clarsen B, Bahr R, Heymans MW, *et al*. (2015) The prevalence and impact of overuse injuries in five Norwegian sports: application of a new surveillance method. *Scand J Med Sci Sports*, 25(3), 323–330.

Comin J, Cook JL, Malliaras P, *et al*. (2013) The prevalence and clinical significance of sonographic tendon abnormalities in asymptomatic ballet dancers: a 24-month longitudinal study. *Br J Sports Med*, 47(2), 89–92.

Crossley KM, Thancanamootoo K, Metcalf BR, *et al*. (2007) Clinical features of patellar tendinopathy and their implications for rehabilitation. *J Orthop Res*, 25(9), 1164–1175.

Eerkes K. (2012) Volleyball injuries. *Curr Sports Med Rep*, 11(5), 251–256.

Ekstrand J and Tropp H. (1990) The incidence of ankle sprains in soccer. *Foot Ankle*, 11(1), 41–44.

Ferretti A. (1986) Epidemiology of jumper's knee. *Sports Med*, 3(4), 289–295.

Ferretti A, Puddu G and Mariani P. (1984) Jumper's knee: an epidemiological study of volleyball players. *Phys Sportsmed*, 12, 97–106.

Ferretti A, Papandrea P, Conteduca F, *et al*. (1992) Knee ligament injuries in volleyball players. *Am J Sports Med*, 20(2), 203–207.

Fong DT, Hong Y, Chan LK, Yung PS and Chan KM. (2007) A systematic review on ankle injury and ankle sprain in sports. *Sports Med*, 37(1), 73–94.

Fredberg U, Bolvig L and Andersen N. (2008) Prophylactic training in asymptomatic soccer players with ultrasonographic abnormalities in achilles and patellar tendons: the Danish Super League Study. *Am J Sports Med*, 36(3), 451–460.

Gaida JE, Ashe M, Bass S, et al. (2009) Is adiposity an under-recognized risk factor for tendinopathy? A systematic review. *Arthritis Rheum*, 61(6), 840–849.

Gauffin H, Tropp H and Odenrick P. (1988) Effect of ankle disc training on postural control in patients with functional instability of the ankle joint. *Int J Sports Med*, 9(2), 141–144.

Giombini A, Dragoni S and di Cesare A, *et al*. (2013) Asymptomatic Achilles, patellar, and quadriceps tendinopathy: a longitudinal clinical and ultrasonographic study in elite fencers. *Scand J Med Sci Sports*, 23(3), 311–316.

Holme E, Magnusson SP, Becher K, Bieler T, Aagaard P and Kjaer M. (1999) The effect of supervised rehabilitation on strength, postural sway, position sense and re-injury risk after acute ankle ligament sprain. *Scand J Med Sci Sports*, 9(2), 104–109.

Kjaer M, Langberg H, Heinemeier K, *et al*. (2009) From mechanical loading to collagen synthesis, structural changes and function in human tendon. *Scand J Med Sci Sports*, 19(4), 500–510.

Lian O, Engebretsen L, Ovrebo R, Bahr R. (1996) Characteristics of the leg extensors in male volleyball players with jumper's knee. *Am J Sports Med*, 24(3), 380–385.

Lian O, Refsnes P and Engebretsen L, *et al*. (2003) Performance characteristics of volleyball players with patellar tendinopathy. *Am J Sports Med*, 31(3), 408–413.

Lian OB, Engebretsen L and Bahr R. (2005) Prevalence of jumper's knee among elite athletes from different sports: a cross-sectional study. *Am J Sports Med*, 33(4), 561–567.

Malliaras P, Cook JL and Kent P. (2006) Reduced ankle dorsiflexion range may increase the risk of patellar tendon injury among volleyball players. *J Sci Med Sport*, 9(4), 304–309.

Malliaras P, Cook JL and Kent P. (2007) Anthropometric risk factors for patellar tendon injury among volleyball players. *Br J Sports Med*, 41(4), 259–263; discussion 263.

Myklebust G, Engebretsen L, Braekken IH, *et al*. (2003) Prevention of anterior cruciate ligament injuries in female team handball players: a prospective intervention study over three seasons. *Clin J Sport Med*, 13(2), 71–78.

Olsen OE, Myklebust G, Engebretsen L, *et al*. (2005) Exercises to prevent lower limb injuries in youth sports: cluster randomised controlled trial. *BMJ*, 330(7489), 449.

Prodromos CC, Han Y, Rogowski J, et al. (2007) A meta- analysis of the incidence of anterior cruciate ligament tears as a function of gender, sport, and a knee injury- reduction regimen. *Arthroscopy*, 23(12), 1320–1325.

Reeser JC, Verhagen E and Briner WW, et al. (2006) Strategies for the prevention of volleyball related injuries. *Br J Sports Med*, 40(7), 594–600; discussion 599–600.

Richards DP, Ajemian SV, Wiley JP and Zernicke RF. (1996) Knee joint dynamics predict patellar tendinitis in elite volleyball players. *Am J Sports Med*, 24(5), 676–683.

Soligard T, Myklebust G, Steffen K, et al. (2008) Comprehensive warm-up programme to prevent injuries in young female footballers: cluster randomised controlled trial. *BMJ*, 337, a2469.

Tilp M, Wagner H and Müller E. (2008) Differences in 3D kinematics between volleyball and beach volleyball spike movements. *Sports Biomech*, 7(3), 386–397.

Tropp H, Askling C and Gillquist J. (1985) Prevention of ankle sprains. *Am J Sports Med*, 13(4), 259–262.

Van der Worp H, van Ark M and Zwerver J, et al. (2012) Risk factors for patellar tendinopathy in basketball and volleyball players: a cross-sectional study. *Scand J Med Sci Sports*, 22(6), 783–790.

Verhagen EA, van der Beek AJ, Bouter LM, Bahr RM and van Mechelen W. (2004a) A one season prospective cohort study of volleyball injuries. *Br J Sports Med*, 38(4), 477–481.

Verhagen E, van der Beek A, Twisk J, Bouter L, Bahr R and van Mechelen W. (2004b) The effect of a proprioceptive balance board training program for the prevention of ankle sprains: a prospective controlled trial. *Am J Sports Med*, 32(6), 1385–1393.

Visnes H. (2014) *Risk Factors for Jumper's Knee*. University of Bergen, Norway.

Visnes H and Bahr R. (2013) Training volume and body composition as risk factors for developing jumper's knee among young elite volleyball players. *Scand J Med Sci Sports*, 23(5), 607–613.

Visnes H, Aandahl HA and Bahr R. (2013) Jumper"s knee paradox – jumping ability is a risk factor for developing jumper's knee: a 5-year prospective study. *Br J Sports Med*, 47(8), 503–507.

Visnes H, Tegnander A and Bahr R. (2015) Ultrasound characteristics of the patellar and quadriceps tendons among young elite athletes. *Scand J Med Sci Sports*, 25(2), 205–215.

Zwerver J, Bredeweg SW and van den Akker-Scheek I. (2011) Prevalence of Jumper's knee among nonelite athletes from different sports: a cross-sectional survey. *Am J Sports Med*, 39(9), 1984–1988.

추천자료

Andersson SH, Bahr R, Clarsen B and Myklebust G. (2016) Preventing overuse shoulder injuries among throwing athletes: a cluster-randomised controlled trial in 660 elite handball players. *Br J Sports Med*, doi:10.1136/bjsports-2016-096226.

Bahr R and Engebretsen L (eds). (2009) *Handbook of Sports Medicine and Science: Sports Injury Prevention*. Wiley-Blackwell, Oxford

Caine DJ, Harmer PA and Schiff MA (eds). (2010) *Epidemiology of Injury in Olympic Sports*. Wiley- Blackwell, Oxford

7장

정기적인 건강평가/사전참여 평가

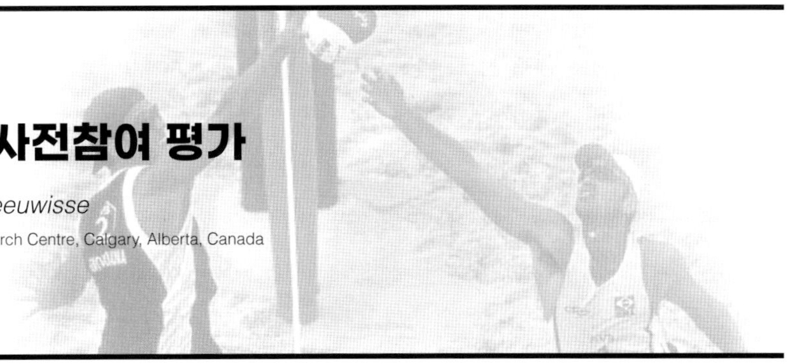

Kerry MacDonald and Wilhelm Meeuwisse

University of Calgary Sport Injury Prevention Research Centre, Calgary, Alberta, Canada

서론

역사적으로 스포츠의학 전문가의 역할은 스포츠 관련 부상을 진단하고 치료하는 것이었다. 지난 10년 동안 스포츠 의학 내에서는 질병과 부상 예방을 강조하는 이념적 변화가 있었다. 이를 위해 정기적인 건강 평가(periodic health evaluation, PHE)는 건강 상태를 기록하고 운동선수의 부상 예방을 촉진하는 필수 도구가 되었다.

모든 건강 검진과 마찬가지로 PHE의 목표는 시의 적절하고 효과적인 개입을 통해 질병률(또는 사망률)을 감소시킬 수 있다는 희망으로 병리학적 상태를 조기에 발견하는 것이다. PHE를 정기적으로 사용하면 부상이나 질병의 위험이 높은 운동선수를 식별할 수 있으므로 운동을 시작하기 전에 건강 문제를 예방하려는 노력을 통해 이익을 얻을 수 있다.

국제올림픽위원회(International Olympic Committee, IOC)는 PHE를 문서화하기 위한 표준화된 양식을 개발했고, 여기는 상세한 개인 및 가족 병력과 종합적인 신체 검사가 포함된다. 이러한 단계에서 수집된 정보를 기반으로 혈액 및 소변 분석, 방사선 사진, 심전도 등과 같은 추가 실험실 조사가 필요할 수 있다. PHE는 선수의 개인 정보 보호가 보장되는 의료 환경에서 스포츠의학 의사가 작성해야 한다. 이상적으로 PHE는 선수의 비시즌(off-season)에 처음 완료되어 시즌 시작이나 중요한 대회가 시작되기 훨씬 전에 확인된 우려 사항을 관리할 수 있다. 시즌 전반에 걸친 추가 후속 평가를 통해 시즌 전 수준과 비교하여 선수의 건강 적응을 평가할 수 있다. 일반적인 부상과 배구의 일상적인 생리적 요구에 대한 이해는 스포츠의학 의사가 철저한 PHE를 완료하는 데 도움이 될 수 있다. 따라서 스포츠의학 의사가 스포츠에 참여한 이력이 있고 훈련 및 경기 환경에서 팀 및 코칭 스탭과 자주 소통하는 것이 이상적이다.

엘리트 수준의 팀에서는 선수가 팀이나 리그에 참여하기 전에 프리시즌 동안 경험이 풍부한 스포츠의학 의사와 상담하도록 선수에게 요구하는 것이 점점 일반화되고 있다. 이러한 상황에서 평가를 사전 참여 평가(preparticipation exam, PPE)라고 한다. 완전한 공개와 선수에 대한 공정성을 위해, PPE/PHE 이전에 선수가 과정에서 의사의 역할, 즉 의사가 누구를 대표하는지, 의사가 팀에 대한 책임이 무엇인지, 결과가 가져올 잠재적인 결과에 관해 선수에게 충분한 정보를 제공하는 것이 중요하다. 또한, 시험 결과가 제3자에게 제공될 것으로 예상되는 경우, 선수는 보호되는 개인 정보의 공개를 허용하는 승인을 제공해야 한다. 달리 요청

하지 않는 한, 운동선수가 현재 특정 스포츠에 참가하기에 적합한지 여부에 대한 질문에 대한 의사의 응답은 이분법적인 예 또는 아니오로 제한되어야 한다.

이상적으로는 PPE 또는 PHE를 통해 경기 허가를 얻는 과정을 통해 선수는 선수 관리 및 예방 서비스를 최적화하기 위한 주기적인 평가를 제공할 수 있는 의사와 지속적인 관계를 구축할 수 있다. 기술된 것처럼, PHE는 스포츠 참여와 관련된 역동적인 건강 변화를 포착하기 위한 것이며, 치료 과정에서 확인된 심각한 의학적 위험의 증거는 운동선수에게 보고되어야 한다. 필요한 후속 검사와 치료적 개입이 완료될 때까지 선수는 향후 스포츠 참여를 중단해야 한다.

PHE/PPE에 관한 다음 권장 사항은 배구에 관한 최신 의학적 증거를 기반으로 한다. 성인 배구 인구 내에서 특정 부상의 분포에 대해 어느 정도 강력한 증거가 있다. 일반적인 배구 부상의 결정 요인은 부상 유형에 따라 크게 다르다. 마지막으로, 가능한 경우 강한 양성 및 음성 예측도를 갖는 진단 테스트를 사용하는 데 특히 중점을 두었다.

심혈관 평가

PHE 완료에 대한 가장 강력한 과학적 증거는 돌연 심장사(sudden cardiac death, SCD)에 대한 위험 요인의 가능성 발견에서 비롯된다. 심혈관 질환과 집중적인 신체 활동이 결합되면 심장 마비가 발생할 수 있다. 신체 활동이 SCD의 원인은 아니지만 심혈관 질환이 기저에 있는 경우 유발 메커니즘으로 작용한다(Corrado *et al*. 2003). 또한, 운동선수의 SCD는 사전 증상 없이 발생할 수 있어 심혈관 질환의 알려진 위험 요소를 감지하는 방법으로 PHE가 큰 의미를 갖는다. 심혈관 질환에 대한 선별검사는 개인 및 가족의 심혈관 질환 병력을 기록한 설문지부터 시작하여 신체 검사를 받아야 한다(장 끝의 부록 참조).

모든 운동선수의 PHE의 일부로 12리드 ECG 검사를 수행하는 것의 비용 효율성은 수많은 국제 전문 학회에서 논의되어 왔다(La Gerche *et al*. 2011; Maron *et al*. 2014). ECG 평가는 비대성 심근병증 환자의 최대 90%와 부정맥성 우심실 형성이상/심근병증 환자의 최대 80%에서 비정상적인 것으로 나타났다. SCD와 관련된 ECG 변화의 분류가 가능한 도구의 개발로 위양성 비율이 4.2%로 감소한 동시에 운동선수의 민감도가 91%, 특이도가 94%로 향상되었다. 배구 관련 PHE 내에서 12리드 ECG를 의무화하는 사례를 만드는 것은 이 장의 범위를 벗어나지만 IOC 합의 성명(IOC Consensus Statement)에서는 12리드 ECG를 엘리트 선수 PHE의 일부로 수행할 것을 권장한다.

마르판증후군(Marfan's syndrome) 선별검사는 배구 인구에서 특히 심장학적으로 중요한 의미를 갖는다. 큰 키에 마른 외형, 긴 팔, 긴 다리, 긴 손가락을 포함하여 마르판증후군의 여러 가지 신체적 특징이 배구 선수에게 유리하다. 따라서 배구 선수들 사이에서는 마르판의 자기 선택이 어느 정도 있을 수 있다. 마르판증후군 진단을 받은 자는 대동맥 근위부 비대(이로 인해 대동맥 박리 위험이 증가함)를 포함한 심혈관 질환의 위험이 증가한다. 따라서 운동선수가 마르판병과 같은 신체적 특성/위험 요인 중 일부를 나타내는 경우 심장초음파검사를 PPE의 일부로 포함하는 것이 합리적일 수 있다.

확인된 심혈관 문제의 관리는 Bethesda Conference#36 및 European Society of Cardiology (Pelliccia *et al*. 2008)에서 설명하는 것과 같은 승인된 프로토콜을 따라야 한다. 여기에는 추가 평가, 위험 교육 및 정보에 입각한 참여 또는 참여 배제가 포함될 수 있다. 심장 평가(또는 PHE 시스템 검토의 특정 측면)에서 검사하는 의사가 해당 의학 분야에 대해 특별한 훈련을 받고 경험이 없는 경우 운동선수가 전문 수준의 치료를 받도록 의뢰하는 것이 가장 중요하다.

비심장성 평가

심혈관계 이외의 계통에 영향을 미치는 비외상 관련 질환은 엘리트 운동선수에게 빈번하다. 호흡기계, 소화기계, 혈관계, 피부, 비뇨기과, 면역계, 내분비계 및 안과 질환은 모두 적당한 빈도로 발생한다. 근골격계 질환은 가장 흔히 발생하며 시즌 내내 언제든지 발생할 수 있다. 대부분의 부상은 스스로 제한되며 특별한 치료 없이 치유된다. 필요한 경우 적절한 치료를 통해 예상 결과를 최적화하고 질병률을 최소화할 수 있다. IOC가 권장하는 PHE 설문지 및 신체 검사 가이드(부록 참조)는 이러한 비심장성 질환을 문서화하는 체계적인 방법을 제공한다.

근골격계 평가

PHE 사용에 대한 IOC 합의 성명서는 가장 널리 퍼진 근골격계 부상 유형과 해당 위험 요인에 초점을 맞춰 시험을 다양한 스포츠에 맞게 조정할 수 있는 한 가지 방법을 간략하게 설명한다(Ljungqvist *et al*. 2009). 배구 관련 조건은 아래에서 논의되며 **표 7.1**에 요약되어 있다.

배구에서 가장 흔한 부상은 손가락과 발목의 급성 부상과 무릎, 어깨, 허리의 과도한 사용 부상이다(Aagaard and Jorgensen 1996). 비록 다른 많은 스포츠보다 적지만, 배구에서 부상의 부담은 상당하며, 과사용 부상이 더 흔하고 급성 외상 부상만큼 운동 장애를 초래한다(Aagaard and Jorgensen 1996; Bahr and Reeser 2003; Lian *et al*. 2005; Verhagen *et al*. 2004a). 그러나 일반적으로 시간 손실 부상은 비교적 드물다. 모든 질환을 잡아내려 시도한 최근 연구에 따르면 배구는 과사용 상태의 유병률이 높으며 참여를 완전히 중단하지 않고 자기 관리를 하는 것이 빈번한 것으로 나타났다(Clarsen *et al*. 2013). 이러한 이유로 PHE의 근골격 평가는 선수의 현재 건강 상태를 파악하고 이전에 보고되지 않은 잠재적인 부상을 식별할 수 있을 만큼 민감해야 한다. 경기 시즌 동안 그러한 상태를 식별하면 선수에게 계속 플레이할 수 있는 관리 기술이 제공될 수 있지만 모든 만성 문제는 비시즌 동안 해결되어야 한다. 이는 재발의 제한을 궁극적인 목표로 선택된 위험 요인에 대하여 최적의 회복 및 수정을 가능하게 한다.

표 7.1 근골격계 평가 문제–배구 PPE

Body position	Concern	Diagnostic test	Score
Ankle	Dynamic balance	Modified star excursion balance test	Poor = bilateral difference in anterior direction > 4 cm
Knee	Dynamic knee valgus	Vertical drop jump	Visual assessment of valgus at lowest moment of flexion
Knee	Ankle dorsiflexion range of motion	Weighted lunge	Poor = dorsiflexion angle > 45°
Shoulder	Scapular malposition and dyskinesis	SICK scapula	Poor = overall score > 3
Lower back	Thoracic mobility	Seated thoracic rotation	Poor = visually evident bilateral differences or < 45° from frontal plane

이전 부상

미래 부상의 가장 큰 예측 요인은 동일한 신체 부위의 이전 부상이라는 것이 여러 스포츠에서 일관되게 입증되었다(Verhagen *et al*. 2004a). 예를 들어, 배구에서 미래의 발목 염좌를 예측하는 강력한 변수는 이전에 동일한 발목이 염좌 손상된 적이 있는지 여부이다. 그러나 완전한 재활을 통해 운동선수를 위험의(부상 전) 기본 수준으로 되돌릴 수 있다는 증거가 있으며(Verhagen *et al*. 2004b), 이에 따라 어떤 세부 사항도 생략하지 않는 정확한 병력을 얻는 것이 중요함을 강조한다.

과거 부상으로 인한 잔존 영향을 시즌 전 식별하면 목표하는 재활의 기회를 제공할 수 있다. 모든 이전 부상을 평가하여 현재 치유 상태를 확인하고(부적절한) 적응/보호 반응이 나타났는지(예: 운동 범위 감소) 확인해야 한다. 평가에는 관절 이완 또는 운동 범위, 근력 및/또는 기능적 능력에 대한 평가가 포함될 수 있다. 평가는 종종 손상되지 않은 사지나 관절을 대조군으로 사용하여 수행된다. 이는 머리, 목, 몸통 평가와 양측 부상을 복잡하게 만든다. 배구 선수의 어깨 평가와 같이 양측에 큰 차이가 예상되는 경우에도 반대측(부상되지 않은) 사지를 기능적 비교로 사용하는 것은 혼란스럽다.

발목 부상

발목 부상은 배구 선수에게 영향을 미치는 가장 흔한 급성 부상으로, 보고된 모든 배구 부상의 최대 절반을 차지한다(Aagaard and Jorgensen 1996; Bahr and Bahr 1997; Verhagen et al. 2004a). 흥미롭게도 재발성 발목 염좌는 처음 염좌에 비해 더 자주 발생하는 것으로 나타났다. 특히 염좌 후 처음 12개월 동안 재부상 위험이 높다(Verhagen *et al*. 2004a). 부상 재발률을 줄이기 위해 운동선수는 초기 부상 이후 신경근 및 고유 감각 재활 프로그램에 대한 교육을 받아야 한다(Bahr *et al*. 1997; Verhagen *et al*. 2004b). 또한 운동선수는 부상 후 6–12개월 동안 해당 관절을 테이프로 고정하거나 보호대를 착용하는 것이 좋다. 최적의 보호를 제공하려면(발목의 발바닥 또는 배측 굴곡을 제한하지 않고) 발목의 내전 및 외전을 제한하는 버팀대가 처방되어야 한다.

이전 부상 외에도 발목 부상의 또 다른 일반적인 위험 요소는 동적 균형 장애이다(Plisky *et al*. 2006). 동적 기능 안정성을 위한 좋은 기능 평가 도구는 수정된 별 편위 균형 검사(**그림 7.1**)이다. 원래 8점 테스트의 수정된 버전은 3개 평면(전방, 후내측 및 후외측 평면 – 신뢰도 ICC 0.89–0.94)의 균형을 안정적으로 평가한다(Gribble *et al*. 2013). 전방면에서 좌우 차이가 4 cm 이상인 경우 재발성 염좌 부상의 위험 요소로 간주되어야 한다.

무릎 부상

배구 관련 무릎 부상은 부상 기전에 따라 두 가지 주요 범주로 분류되는 경우가 많다. 급성 외상성 무릎 부상과 과사용으로 인한 무릎 부상이다. 여자 배구 선수들 사이에서 가장 흔한 급성 무릎 부상은 전방 십자인대(ACL)의 파열이다(Ferretti *et al*. 1992; Hootman et al. 2007). 한편, jumper's knee는 과사용으로 인해 발생하는 배구 관련 무릎 부상 중 가장 흔한 부상이다. Jumper's knee는 여자 배구 선수보다 남자 선수에게서 더 흔히 진단된다(Lian *et al*. 2005).

NCAA 여자 배구 선수들 사이에서 전방 십자인대 부상은 선수 노출 시간 1,000시간당 0.09건의 비율로 발생하는 것으로 기록되었다. 비록 발병률이 다른

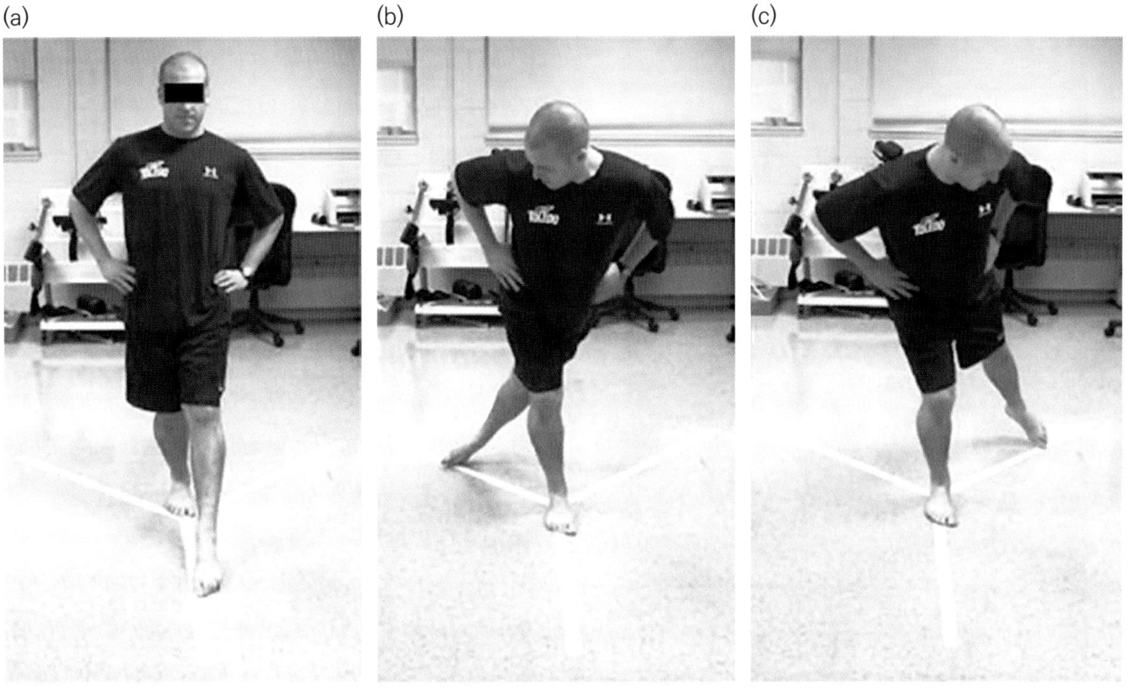

그림 7.1 수정된 별 편위 균형 검사(modified star excursion test)는 여러 평면에서 동적 기능적 균형을 평가할 수 있도록 한다. (a) 전방 (b) 후외측 (c) 후내측

여성 스포츠(여자 축구 = 1.3/1000시간, 여자 농구 = 1.15/1000시간)에 비해 높지는 않지만 ACL 부상의 부담은 상당하고 그 결과가 오래 지속된다. 연구에 따르면 수직 낙하 점프(vertical drop jump, VDJ)**(그림 7.2)**를 수행할 때 지면 반력이 더 높고 무릎의 외반 각도가 더 큰 운동선수는 ACL 부상 위험이 더 높은 것으로 나타났다(Aerts *et al*. 2013). 지면 반발력 평가는 표준 PHE 범위를 벗어나지만 동적 무릎 정렬 평가는 가능하다. 동적 무릎 각도의 기능적 평가를 위한 VDJ 테스트는 모든 여성 운동선수 또는 최소한 무릎 부상 병력이 있는 모든 운동선수에게 권장된다. 무릎 외반의 평가는 VDJ의 착지 단계 중 가장 낮은 순간에 이루어져야 한다. 스마트폰이나 태블릿 장치의 비디오 기능을 사용하여 시각적 검사를 강화하고(슬로우 모션 재생이 특히 유용함) 선수에게 실시간 피드백을 제공할 수 있다. VDJ 평가 중에 시각적으로 명백한 외반 붕괴가 있는 운동선수는 치료사에게 의뢰하여 무릎 안정성과 적절한 착지 기술을 개발해야 한다.

배구 선수들 사이에서 가장 흔한 과도한 무릎 부상 진단은 jumper's knee이다. Jumper's knee의 유병률은 엘리트 남성 배구 인구에서 45%인 것으로 밝혀졌다(Lian *et al*. 2005). 남자 배구 선수는 여자보다 무릎 앞쪽 통증이 발생할 확률이 두 배나 높은 것으로 나타났다(van der Worp *et al*. 2011). 원인 기전은 무릎 관절의 기계적 과부하로 인해 반복적으로 실패한 치유 과정으로 여겨진다. 이러한 이유로, 전방 무릎 통증의 이전 병력을 확인하고 점진적인 부하에 대한 선수의 반응을 연습이든 게임 참여이든 경기 복귀에 관한 결정에 통합하는 것이 필수적이다. 운동선수는 훈련 부하나 양을 줄이지 않고 이러한 유형의 상태

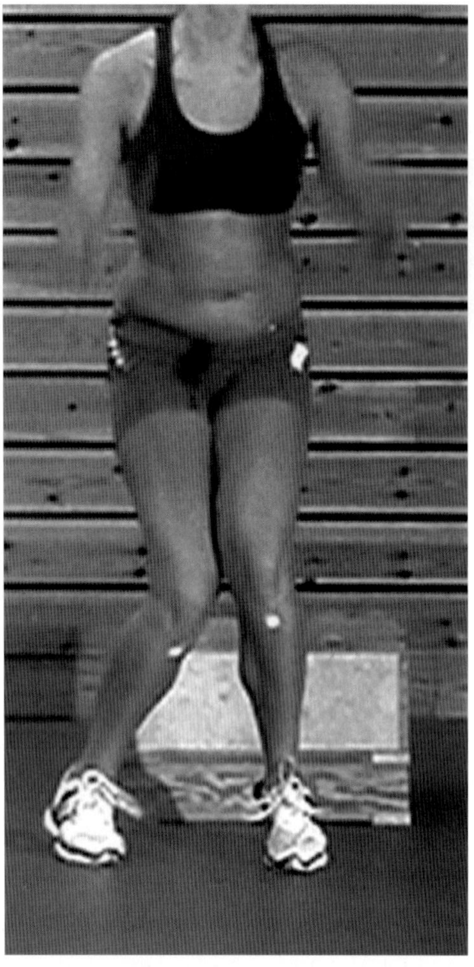

그림 7.2 이 선수의 오른쪽에서 보이는 수직 드롭 점프에서 착지할 때 무릎 외반은 신경근 조절이 부족하여 인대 무릎 부상 위험이 있다는 우려가 있다.

를 자가 관리하려고 시도하는 경우가 많다. 통증 없는 훈련 양의 확립은 스포츠 참여를 늘리기 전에 목표로 삼아야 한다.

수정 가능한 또 다른 위험 요소는 발목 배측굴곡 범위이다. 발목의 가동 범위가 더 큰 운동선수는 더 부드러운 착지 기술을 사용하여 점프 착지 단계에서 슬개건에 가해지는 원심 부하를 줄이는 것으로 공론화되었다(Bisseling *et al*. 2007, 2008). 체중 부하 런지를 수행하는 동안 발목 배측 굴곡 측정이 PHE에 통합되어야 한다. 이 테스트는 평가자 간 및 평가자 내 신뢰도가 높은 것으로 나타났다(ICC = 0.97). 발목 각도가 수평에서 45° 이상인 것으로 확인된 선수는 운동 범위가 좋지 않은 것으로 간주되어야 하며 따라서 제한된 운동 범위를 해결하기 위한 중재가 제공되어야 한다. 발목 내번/외번을 제한하는 발목 보호대가 배측 굴곡을 감소시키지 않고 이를 수행하는지 확인하는 것이 중요하다. 이러한 보호대는 측면 및 내측 발목 염좌로부터 보호하는 동시에 과도한 무릎 부상을 예방하기 위해 권장되는 부드러운 착지 기술을 허용한다.

어깨 부상

배구 선수의 어깨 부상은 주로 과사용이며 영국 엘리트 배구 선수의 최대 32%, 미국은 24%까지 영향을 미치는 것으로 밝혀졌다(Mjaanes 및 Briner 2005; Wang 및 Cochrane 2001). 테니스나 야구와 같은 다른 머리 위로 "던지는" 스포츠에서 측정된 것처럼, 어깨의 과사용을 호소하는 배구 선수는 측면 운동 범위와 근력에 상당한 차이가 있다. 높은 빈도의 공격(아웃사이드 히터 및 미들 블로커)과 관련된 포지션을 수행하는 배구 선수는 세터나 리베로보다 더 큰 위험에 처해 있다. 배구 선수들 사이에서 어깨 문제에 대한 가장 흔한 특정 진단은 견봉하 충돌 또는 회전근개 충돌이다(Seminati 및 Minetti 2013).

어깨 부상의 강력한 예측 인자는 견갑골 변위, 하방 내측 경계 융기, 오구돌기 통증 및 변위, 견갑골 운동의 이상운동증을 포함하여 어깨 과사용과 관련될 수 있는 다양한 해부학적 요인을 평가하는 SICK (Scapular malposition, Inferior medial border prominence, Coracoid pain and malposition, and dysKinesis) 견갑골 점수이다. 특히, SICK 견갑골 점수가 3보다 크면 불량한 것으로 간주해야 하며 이러한 운

표 7.2 SICK 견갑골 점수 도출

Subjective pain history	Objective pain history	Scapular position	0 cm 1 cm 2 cm 3 cm
Coracoid, Y/N	Coracoid, Y/N	Infera	0 1 2 3
AC joint, Y/N	AC joint, Y/N	Lateral protraction	0 1 2 3
Periscapular, Y/N	Superior medial angle, Y/N	Scapular abduction	0 1 2 3
Proximal lateral arm, Y/N	Impingement, Y/N		
Radicular symptoms, Y/N	Scapular assistance test, Y/N		
TOS symptoms, Y/N			

(출처: Reeser et al. 2010. Elsevier의 허가를 받아 재생산)
SICK 견갑골 점수는 표시된 영역에서 주관적 증상이 있는지(각 예에 대해 1점), 객관적 영역에 나열된 검사에 대한 통증이나 긍정적인 반응(각 예에 대해 1점)과 견갑골 위치 이상 측정의 크기에 따른 수치적 점수에 대한 질문에 대한 응답을 합산하여 도출된다. 최대 점수는 20점이다.
AC, 견갑쇄골관절; SICK, 견갑골 위치 이상, 하방 내측 경계 돌출, 견갑골 통증 및 위치 이상, 견갑골의 운동 이상; TOS, 흉곽 출구 증후군

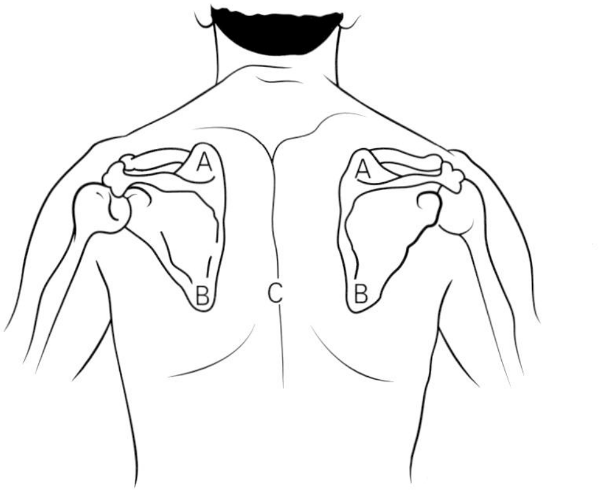

그림 7.3 견갑골 기능 장애는 견갑골 움직임의 대칭성을 평가하여 진단할 수 있으며, 이는 견갑골의 척추와 견갑골 내측 경계(**A**), 견갑골 하각(**B**) 및 견갑골 간 흉추체의 극돌기(**C**)의 교차점을 식별하여 용이하게 할 수 있다.

동선수는 향후 과사용과 관련된 어깨 문제가 발생할 위험이 높은 것으로 간주되어야 한다. SICK 견갑골 점수 평가에 대한 구체적인 지침은 **표 7.2**와 **그림 7.3**에서 확인할 수 있다. SICK 견갑골 점수로 인해 어깨 과사용 위험이 있는 운동선수에게는 현재 평가에 명시된 특정 제한 사항을 해결하기 위한 재활 운동이 제공되어야 한다. 과사용을 촉진하지 않고 처방된 운동에 어깨가 적응할 수 있도록 훈련량을 줄여야 할 수도 있다.

허리 부상

Seminati와 Minetti(2013)에 따르면 배구 선수의 약 20%가 몸통과 등 통증을 경험했다. 프로 선수는 생활체육 선수보다 요통 발병률이 더 높다(Seminati 및 Minetti 2013). 가장 흔히 보고되는 부상은 허리 근육의 긴장으로, 일반적으로 요추 근육의 과부하로 인해 발생하는 비특이적 진단이다. 과도한 사용으로 인한 어깨 부상과 유사하게 공격 빈도가 높은 포지션(아웃사이드 히터 및 미들 블로커)은 요통이 발생할 위험이 가장 큰 것으로 보인다.

잠재적으로 요추 근육 조직의 스트레스를 줄이는 가장 좋은 방법은 배구 스파이크 기술을 조정하는 것이다. 공격과 서브를 할 때 배구 선수들은 요추와 흉추를 반복적으로 굴곡, 신전, 회전시킨다. 이들 영역 사이의 불균형은 허리 불편을 유발할 수 있으므로 운동선수는 흉부 회전 운동 범위를 늘리면서 신전 정도를 줄이는 것이 좋다. 따라서 배구 관련 PHE의 일부로 흉부 회전 운동 범위를 측정하는 것이 좋다. 간단한 앉은 자세 회전 기술을 사용하면 높은 신뢰성으로 운동 범위와 양측 차이를 평가할 수 있다(**그림 7.4**). 측면 사이의 시각적 차이 또는 전두엽으로부터 45° 미만의 범위는 좋지 않은 것으로 간주되어야 하며 흉추

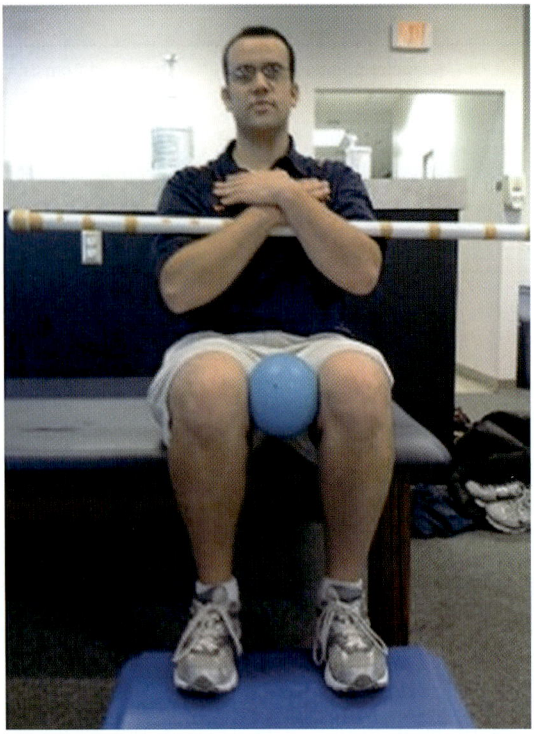

그림 7.4 이용 가능한 흉추 회전 측정은 모든 배구 PPE의 일부가 되어야 한다.

운동 범위를 개선하기 위한 시도에서 추가 운동이 필요하다.

요통이 있는 선수의 스파이킹 기술 검토는 PHE가 코칭 스태프와 함께 부상에 대한 의미 있는 검토 기회를 제공하고 측정 가능한 기술적 측면과 특히 엘리트 수준에서 선수의 성과와의 상관 관계를 어떻게 제공하는지 보여주는 한 예이다.

요약

배구 관련 PHE는 이 장에서 논의된 근골격계 질환을 대상으로 해야 한다(**표 7.1 참조**). 이 장에 설명된 평가 방법은 스포츠 관련 지식의 현재 체계를 반영한다는 점을 인식하는 것이 중요하다. 추가 평가 방법이 개발되고 검증됨에 따라 예측 가치가 강한 테스트에 특히 중점을 두고 통합해야 한다.

마지막으로, PHE를 단순한 선별 도구로 보는 것이 아니라 운동선수와 관계를 구축하고 부상 및 경기력 관련 문제를 모두 식별할 수 있는 기회로 보는 것이 중요하다. 이상적으로는 선수에게 제공되는 의료 서비스(PHE 완료 포함)는 선수의 장기적인 건강과 웰빙에 초점을 맞춰 수행되어야 한다.

참고문헌

Aagaard H and Jorgensen U. (1996) Injuries in elite volleyball. *Scand J Med Sci Sports*, 6, 228–232.

Aerts I, Cumps E, Verhagen E, Verschueren J and Meeusen R. (2013) A systematic review of different jump landing variables in relation to injuries. *J Sport Med Phys Fit*, 53, 509–519.

Bahr R and Bahr IA. (1997) Incidence of acute volleyball injuries: a prospective cohort study of injury mechanisms and risk factors. *Scand J Med Sci Sports*, 7, 166–171.

Bahr R and Reeser JC. (2003) Injuries among world-class professional beach volleyball players. The Federation Internationale de Volleyball beach volleyball injury study. *Am J Sports Med*, 31, 119–125.

Bahr R, Lian O and Bahr IA. (1997) A twofold reduction in the incidence of acute ankle sprains in volleyball after the introduction of an injury prevention program: a prospective cohort study. *Scand J Med Sci Sports*, 7, 172–177.

Bisseling RW, Hof AL, Bredeweg SW, Zwerver J and Mulder T. (2008) Are the take-off and landing phase dynamics of the volleyball spike jump related to patellar tendinopathy? *Br J Sports Med*, 42, 483–489.

Bisseling RW, Hof AL, Bredeweg SW, Zwerver J and Mulder T. (2007) Relationship between landing strategy and patellar tendinopathy in volleyball. *Br J Sports Med*, 41, e8.

Clarsen B, Myklebust G and Bahr R. (2013) Development and validation of a new method for the registration of overuse injuries in sports injury epidemiology: the Oslo Sports Trauma Research Centre (OSTRC) Overuse Injury Questionnaire. *Br J Sports Med*, 47(8), 495–502.

Corrado D, Basso C, Rizzoli G, Schiavon M and Thiene G. (2003) Does sports activity enhance the risk of sudden death in adolescents and young adults? *J Am Coll Cardiol*, 42, 1959–1963.

Ferretti A, Papandrea P, Conteduca F and Mariani PP. (1992) Knee ligament injuries in volleyball players. *Am J Sports Med*, 120, 203–207.

Gribble PA, Kelly SE, Refshauge KM and Hiller CE. (2013) Interrater reliability of the star excursion balance test. *J Athlet Train*, 48, 621–626.

Hootman JM, Dick R and Agel J. (2007) Epidemiology of collegiate injuries for 15 sports: summary and recommendations for injury prevention initiatives. *J Athlet Train*, 42, 311–319.

La Gerche A, MacIsaac AI and Prior DL. (2011) Should pre-participation cardiovascular screening for competitive athletes be introduced in Australia? A timely debate in a sport-loving nation. *Heart Lung Circ*, 20, 629–633.

Lian OB, Engebretsen L and Bahr R. (2005) Prevalence of jumper's knee among elite athletes from different sports: a cross-sectional study. *Am J Sports Med*, 33, 561–567.

Ljungqvist A, Jenoure P, Engebretsen L, et al. (2009) The International Olympic Committee (IOC) Consensus Statement on periodic health evaluation of elite athletes March 2009. *Br J Sports Med*, 43, 631–643.

Maron BJ, Friedman RA, Kligfield P, et al. (2014) Assessment of the 12-lead ECG as a screening test for detection of cardiovascular disease in healthy general populations of young people (12–25 years of age). A scientific statement from the American Heart Association and the American College of Cardiology. *Circulation*, 130, 1303–1334.

Mjaanes J and Briner W. (2005) Trends in shoulder injuries among elite volleyball players in the USA. *Br J Sports Med*, 39, 373–408.

Pelliccia A, Zipes DP and Maron BJ. (2008) Bethesda Conference #36 and the European Society of Cardiology consensus recommendations revisited: a comparison of US and European criteria for eligibility and disqualification of competitive athletes with cardiovascular abnormalities. *J Am Coll Cardiol*, 52, 1990–1996.

Plisky PJ, Rauh MJ, Kaminski TW and Underwood FB. (2006) Star excursion balance test as a predictor of lower extremity injury in high school basketball players. *J Orthop Sport Phys*, 36 911–919.

Reeser JC, Joy EA, Porucznik CA, et al. (2010) Risk factors for volleyball-related shoulder pain and dysfunction. *PM&R*, 2, 27–36.

Seminati E and Minetti AE. (2013) Overuse in volleyball training/practice: a review on shoulder and spine- related injuries. *Eur J Sport Sci*, 13, 732–743.

Van der Worp H, Zwerver J, Kuijer PP, Frings-Dresen MH and van den Akker- Scheek I. (2011) The impact of physically demanding work of basketball and volleyball players on the risk for patellar tendinopathy and on work limitations. *J Back Musculoskeletal Rehab*, 24, 49–55.

Verhagen EA, van der Beek AJ, Bouter LM, Bahr RM and van Mechelen W. (2004a) A one season prospective cohort study of volleyball injuries. *Br J Sports Med*, 38, 477–481.

Verhagen E, van der Beek A, Twisk J, Bouter L, Bahr R and van Mechelen W. (2004b) The effect of a proprioceptive balance board training program for the prevention of ankle sprains: a prospective controlled trial. *Am J Sports Med*, 32, 1385–1393.

Wang HK and Cochrane T. (2001) A descriptive epidemiological study of shoulder injury in top level English male volleyball players. *Int J Sports Med*, 22, 159–163.

추천자료

Bahr R. (2016) Why screening tests to predict injury do not work – and probably never will…: a critical review. *Br J Sports Med*, 50, 776–780.

Athlete PPE/PHE Form

Available online at: www.olympic.org

Appendix 1

Athlete PHE Form

MEDICAL HISTORY

Demographic

Personal Information

Last Name ________________ First Name ____________________
Address: Street ___________________ City________________ Region________________
Post Code________________ Country________________
Preferred Language: ________________
Birthdate: yyyy________/mm_______/dd_______
Sex (M/F):_______
Phone: Home______________ Mobile____________
Emergency Contact 1: Name____________ Relationship ____________ Phone ____________
Emergency Contact 2: Name____________ Relationship ____________ Phone ____________
Health Care Insurance (company number): ____
Family Physician (name, phone number): ____

Background

The following questions ask for information regarding your personal background

What is your main sport? (sport, event/position): ____

Have you participated in other sports in the past (include those sports you have done competitively)? No❑ Yes ❑: ____________________
What is your ethnic origin?: ____________________________

Do you have any religious convictions that could affect your medical treatment?	No ❑	Yes ❑
When was the last time you had a complete physical examination?: ________________________		
Have you ever failed a pre-participation examination for sports, or has your doctor ever stopped you from participating in sports for any reason?	No ❑	Yes ❑
In total, how many days have you missed practice or competition in the past year because of injury or illness?: __________		

Heart

Have you ever had any of the following heart or circulation related problems?:

Chest pain, discomfort, tighness or pressure with exercise?	No ❑	Yes ❑
Unexplained fainting or near fainting or passed out for no reason DURING or AFTER exercise?	No ❑	Yes ❑
Excessive or unexplained shortness of breath, lightheaded, or fatigue with exercise?	No ❑	Yes ❑
Do you get more tired or short of breath more quickly than your friends during exercise?	No ❑	Yes ❑
Does your heart race or skip beats (irregular beats) during exercise?	No ❑	Yes ❑
Heart murmur, high blood pressure, high cholesterol, heart infection or inflammation, rheumatic fever, heart valve problems, or any other heart related problem?	No ❑	Yes ❑
Have you ever had an unexplained seizure?	No ❑	Yes ❑
Any tests for your heart (for example, ECG or EKG, echocardiogram)?	No ❑	Yes ❑

Breathing

Have you ever had any of the following respiratory or breathing problems:

Do you have asthma?	No ❑	Yes ❑
Do you have any other symptoms of respiratory (lung) disease including, wheezing, cough, postnasal drip, hay fever, or repeated flu like illness?	No ❑	Yes ❑
Do you cough, wheeze or have more difficulty breathing than you should during or after exercise?	No ❑	Yes ❑
Have you ever used asthma medication (such as an inhaler)?	No ❑	Yes ❑
Have you ever had bronchitis, pneumonia, tuberculosis, cystic fibrosis or other respiratory or other breathing problem?	No ❑	Yes ❑

Heat

The following questions are about exercise in the heat:

Have you ever become ill while exercising in the heat?	No ❑	Yes ❑
Have you ever been diagnosed with heat exhaustion, heat stroke or hyperthermia?	No ❑	Yes ❑
Do you get frequent muscle cramps while exercising?	No ❑	Yes ❑
Have you ever had electrolyte (salt) or fluid imbalance?	No ❑	Yes ❑

Medical

Do you have any ongoing medical conditions or illness?	No ❑	Yes ❑
Do you have, or have you ever had any symptoms of medical problems such as:		
Infectious mononucleosis (**mono**), flu like symptoms or viral illness within the past month?	No ❑	Yes ❑
Disease of the **ears** (infections, hearing loss, pain), **nose** (sneezing, itchy nose, sinusitis, blocked nose) or **throat** (sore throat, hoarse voice, swollen glands in the neck)?	No ❑	Yes ❑
Blood disorders such as anemia, low iron stores, sickle cell trait or sickle cell disease, abnormal bleeding or clotting disorder, blood clot (embolus), or other blood disorder?	No ❑	Yes ❑
Immune system including current infections, recurrent infections, HIV/AIDS, leukemia, or are you using any immunosuppressive medication?	No ❑	Yes ❑
Skin problems such as rashes, infections (fungus, herpes, MRSA) or other skin problems?	No ❑	Yes ❑
Kidney or bladder disease, blood in the urine, loin pain, kidney stones, frequent urination, or burning during urination?	No ❑	Yes ❑
Gastrointestinal disease including heartburn, nausea, vomiting, abdominal pain, weight loss or gain (> 5kg), a change in bowel habits, chronic diarrhea, blood in the stools, or past history of liver, pancreatic or gallbladder disease?	No ❑	Yes ❑
Nervous system including past history of stroke or transient ischaemic attack (TIA), frequent or severe headaches, dizziness, blackouts, epilepsy, depression, anxiety attacks, muscle weakness, nerve tingling, loss of sensation, muscle cramps, or chronic fatigue?	No ❑	Yes ❑

Metabolic or hormonal disease including diabetes mellitus, thyroid gland disorders, or hypoglycemia (low blood sugar)? No ❑ Yes ❑
Infections such as meningitis, hepatitis (jaundice), or chicken pox? No ❑ Yes ❑
Arthritis or joint pain, swelling and redness not related to injury? No ❑ Yes ❑
Were you born without, or are you **missing** a kidney, an eye or any other organ? No ❑ Yes ❑
An **injury** to the any internal organs such as your liver, spleen, kidney(s) or lung? No ❑ Yes ❑
Have you ever had **surgery**? (explain) No ❑ Yes ❑
Do you get motion sickness (car, air or sea sickness)? No ❑ Yes ❑
Do you have any other medical problems? No ❑ Yes ❑

Family

Do any of your family members have a history of any of the following conditions (in male relatives < 55 years, female relatives < 65 years):

Sudden death for no apparent reason (including drowning, unexplained car accident, or sudden infant death syndrome)? No ❑ Yes ❑
Unexplained fainting, seizures, or near drowning? No ❑ Yes ❑
Died before age 50 due to heart disease? No ❑ Yes ❑
Disability or symptoms from heart disease before age 50? No ❑ Yes ❑
Other heart problems including electrical problems (arrhythmia) or heart enlargement, cardiomyopathy, heart surgery, pacemaker or defibulator? No ❑ Yes ❑
High blood pressure or high blood cholesterol? No ❑ Yes ❑
Marfan's Syndrome? No ❑ Yes ❑
Bleeding disorder, Sickle cell trait or sickle cell disease? No ❑ Yes ❑
Tuberculosis or Hepatitis? No ❑ Yes ❑
Anaesthetic reaction or problem? No ❑ Yes ❑
Other condition such as stroke, diabetes, cancer, arthritis (describe)? No ❑ Yes ❑
Are you unsure of your family history? No ❑ Yes ❑

Medications

The following questions are about medications and supplements you are taking, or have taken in the past month:

Medications that have been prescribed by a doctor (include insulin, allergy shots or pills, sleeping pills, anti-inflammatory medications etc.)? No ❑ Yes ❑
Non-prescription medications (include pain killers, anti-inflammatories, etc.)? No ❑ Yes ❑
Vitamin or mineral **supplements** or herbal medicines? No ❑ Yes ❑
Other substance to improve your athletic performance (include substances like creatine, weight gain products, amino acids, etc.)? No ❑ Yes ❑
Have you ever been offered or encouraged to use **banned performance enhancing drugs**? No ❑ Yes ❑

Allergies

Do you have any allergies to:

Medication? No ❑ Yes ❑
Anything else, such as foods, pollens, stinging insects, any plant material or any animal material? No ❑ Yes ❑

Immunization

Indicate which immunizations you have received:

Tetanus / Diptheria (Td or Tdap)? No❑ Yes ❑: Last shot? _______________
Measles / Mumps / Rubella (2 shots)? No❑ Yes ❑
Chicken Pox (Varicella)? No❑ Yes ❑
Meningitis (Menimune or Menactra)? No❑ Yes ❑
Hepatitis A (2 shots)? No❑ Yes ❑
Hepatitis B (3 shots)? No❑ Yes ❑
Malaria? No❑ Yes ❑
Have you had a TB Test (PPD)? No❑ Yes ❑ Result? _______________
Have you had any other immunizations? No❑ Yes ❑ Explain: _______________

Female

These questions are for females only:

Have you ever had a menstrual period? No ❑ Yes ❑
What was your age at your first menstrual period?: _______________
Do you have regular menstrual cycles? No ❑ Yes ❑
How many menstrual cycles did you have in the last year?: _______________
When was your most recent menstrual period?: _______________
Have you had a stress fracture in the past? No ❑ Yes ❑
Have you ever been identified as having a problem with your bones such as low bone density (osteopenia or osteoporosis)? No ❑ Yes ❑
Are you presently taking any female hormones (estrogen, progesterone, birth control pills)? No ❑ Yes ❑
Have you ever had a sexually transmitted disease such as gonorrhea, syphilis, venereal warts, chlamydia or other infection? No ❑ Yes ❑

Male

These questions are for males only:

Do you have two normal testicles? No ❑ Yes ❑
Have you ever had a hernia or swelling around the testicle (varicocele, hydrocele)? No ❑ Yes ❑
Have you ever had an injury to a testicle? No ❑ Yes ❑
Have you ever had surgery for an undescended testicle, testicular injury or problem? No ❑ Yes ❑
Have you ever had a sexually transmitted disease such as gonorrhea, syphilis, venereal warts, chlamydia or other infection? No ❑ Yes ❑

Head & Neck

Have you ever had any of the following problems related to your head or neck?:

Eye injury, or other problems with your vision? No ❑ Yes ❑
Headaches with exercise? No ❑ Yes ❑
Have you ever had numbness, tingling or weakness in your arms and legs or been unable to move your arms or legs after being hit or falling? No ❑ Yes ❑
Do you have, or have you been x-rayed for, neck (atlantoaxial) instability? No ❑ Yes ❑
Have you had an injury to your teeth? No ❑ Yes ❑
Do you have any other decayed, missing or filled teeth? No ❑ Yes ❑
Do you have a dental prosthesis or appliance? No ❑ Yes ❑
Have you had your wisdom teeth removed? No ❑ Yes ❑

Injury

Have you ever had an injury to your face, head, skull or brain (including a concussion, confusion, memory loss or headache from a hit to your head, having your "bell rung" or getting "dinged")? No ❑ Yes ❑

Have you had a problem or an injury like a sprain, strain, muscle or ligament tear, or tendonitis, broken bone, stress fracture or joint injury (that caused you to miss a practice or competition) to any of the following areas of your body?

Neck or spine (including a "stinger," or "whiplash,")	No ❑	Yes ❑
Upper back (thoracic spine)	No ❑	Yes ❑
Lower back (lumbar spine)	No ❑	Yes ❑
Chest and ribs	No ❑	Yes ❑
Shoulder area (including collar bone)	No ❑	Yes ❑
Upper arm	No ❑	Yes ❑
Elbow	No ❑	Yes ❑
Lower arm (forearm)	No ❑	Yes ❑
Wrist	No ❑	Yes ❑
Hand or fingers	No ❑	Yes ❑
Pelvis, groin or hip (including sports hernia)	No ❑	Yes ❑
Thigh (including hamstrings and quadriceps)	No ❑	Yes ❑
Knee	No ❑	Yes ❑
Lower leg (calf or shin)	No ❑	Yes ❑
Ankle	No ❑	Yes ❑
Foot, heel or toes	No ❑	Yes ❑

Other

Tests - If not already mentioned above, have you had any other tests, for any injury or condition including blood tests, X-rays, MRI, CT scan, Bone scan, Ultrasound,Electroencephalogram (EEG), Electromyogram (EMG), Nerve conduction studies (NCS), Electrocardiogram (ECG/EKG), Echocardiogram (Echo), Exercise stress test or other tests? No ❑ Yes ❑

Treatment - If not already mentioned above, have you ever received any of the following treatments for any condition?

Surgery?	No ❑	Yes ❑
Been prescribed a **brace, sling, cast, walking boot, orthotic, crutches** or other appliance?	No ❑	Yes ❑
Cortisone injection?	No ❑	Yes ❑
Been prescribed other **rehabilitation or therapy**?	No ❑	Yes ❑
Have you ever spent the night **in a hospital** or been admitted to a hospital as an inpatient or outpatient?	No ❑	Yes ❑
Been referred to a **medical specialist** (cardiologist, neurologist or other medical person) for any condition not already mentioned?	No ❑	Yes ❑

Equipment

Do you wear eye glasses or contact lenses?	No ❑	Yes ❑
Are you **currently** using any of the following protective equipment?	No ❑	Yes ❑
Do you use protective eyewear?	No ❑	Yes ❑
Special equipment (pads, braces, etc.)?	No ❑	Yes ❑
Mouth guard for sports?	No ❑	Yes ❑
If you wear a **helmet** for sports, how old is it?	No ❑	Yes ❑

Nutrition

The following questions are about nutrition:

Do you worry about your weight or body composition?	No ❑	Yes ❑
Are you satisfied with your eating pattern?	No ❑	Yes ❑
Are you a vegetarian?	No ❑	Yes ❑
Do you lose weight to meet weight requirements for your sport?	No ❑	Yes ❑
Does your weight affect the way that you feel about yourself?	No ❑	Yes ❑
Do you worry that you have lost control over how much you eat?	No ❑	Yes ❑
Do you make yourself sick when you are uncomfortably full?	No ❑	Yes ❑
Do you ever eat in secret?	No ❑	Yes ❑
Do you currently suffer or have you ever suffered in the past with an eating disorder?	No ❑	Yes ❑
What is your current weight? ___	No ❑	Yes ❑
How tall are you without shoes? ___	No ❑	Yes ❑

Discuss

Do you have any other concerns that you would like to discuss with a doctor? No ❑ Yes ❑

Explain "YES" answers here:

I hereby state that, to the best of my knowledge, my answers to the above questions are complete and correct.

Signature of athlete: ______________________________

Signature of parents or legal representative (when needed): Date ___________

PHYSICAL EXAMINATION

Date of Examination:________________

Medical

	NORMAL	ABNORMAL (specify)
Appearance		
Eyes/ears/nose/throat		
Hearing		
Lympth nodes		
Heart		
Rhythm		
Heart sounds / murmurs in supine and standing		
Peripheral oedema		
Physical stigmata of Marfan's syndrome		
Blood vessels		
Peripheral pulses		
Delay in femoral pulses		
Vascular bruits (femoral)		
Varicose veins		
Blood Pressure in Sitting Position (after 5 minutes rest)		
Right arm		
Left arm		
Heart rate (after 5 Minutes rest)		
Lungs		
Abdomen		
Genitourinary (males only)		
Skin		
Eyes		
visual acuity (corrected/uncorrected)		
equal pupils		

Dental

DMF Index = Number of decayed, missing or filled teeth :_______

Oral hygiene assessment: ❑ Good ❑ Fair ❑ Poor

Visible Oral Infection: ❑ No ❑ Yes

Presence of Worn, Broken or Loose/Mobile teeth: ❑ No ❑ Yes

Dental appliances (bridge, plate, braces or orthodontic appliance): ❑ No ❑ Yes

Musculoskeletal

Neck		
Back		
Shoulder/arm		
Elbow/forearm		
Wrist/hand/fingers		
Hip/thigh		
Knee		

Leg/ankle		
Foot/toes		

Investigations

12 Lead ECG

Details:

- ❑ Normal / no changes
- ❑ Common and training-related ECG changes
- ❑ UnCommon training-unrelated ECG changes

Blood Tests

Other:

Haemoglobin	
Haematocrit	
Erythrocytes	
Thrombocytes	
Leukocytes	
Ferritin	
Sodium	
Potassium	
Creatinine	
Cholesterol (total)	
LDL Cholesterol	
HDL Cholesterol	
Triglycerides	
Glucose	
C-reactive Protein	

Clinical Evaluation Outcome

1 The athlete does not present apparent clinical contraindications to practice the following sport(s) (specify): No • Yes •

If the answer to question 1 is "No", it is recommended that the athlete:

avoids participating:

- in training (explain) No • Yes •

- in competition (explain) No • Yes •

respects the following restrictions:

- during training (specify) No • Yes •

- during competition (specify) No • Yes •

undergoes further examinations (specify):

Examining physician

Name: ______________________ Phone Number: ______________________

Address: ______________________ Email ______________________

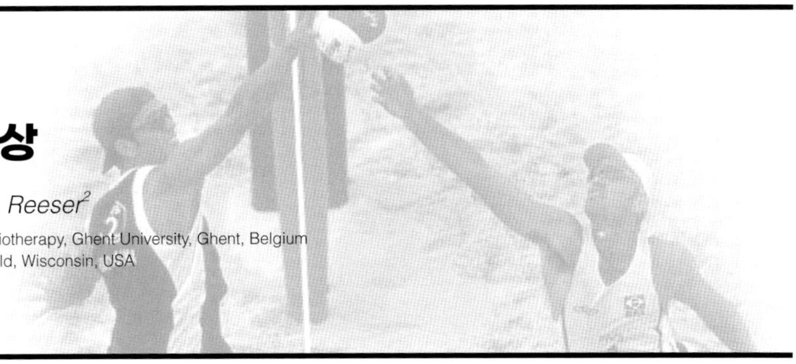

8장

배구에서의 어깨 부상

Ann M.J. Cools[1] *and Jonathan C. Reeser*[2]

[1] Department of Rehabilitation Sciences and Physiotherapy, Ghent University, Ghent, Belgium
[2] Marshfield Clinic Research Foundation, Marshfield, Wisconsin, USA

서론

과사용으로 인한 어깨 부상은 야구, 테니스, 수영, 배구와 같은 "오버헤드(overhead)" 스포츠에서 자주 발생한다. 어깨 관절은 안정성보다는 운동성을 위해 설계되었으므로 이러한 스포츠의 동작에서 부상을 당하기 쉽다. 스파이크, 서브 등 배구 특유의 기술은 견갑내에 엄청난 부담을 준다. 부상을 피하기 위해 이 부하는 정적 안정 장치(관절와상완관절, 관절와순 및 인대성 관절낭 포함)와 동적 안정 장치(견관절의 회전근개 4개 근육: 극상근, 극하근, 소원근, 견갑하근)로 구성된 어깨의 안정화 기전에 의해 흡수되고 분산되어야 한다.

분명히 차이점이 존재하지만 배구의 스파이크와 서브의 운동학은 공을 던지는 것과 유사하다. 이러한 오버헤드 기술은 우세한 견갑대에 반복적인 스트레스를 가해 연조직의 손상과 부상을 초래할 수 있다. 이러한 스트레스가 조직 복구 속도를 초과하는 속도로 가해지면 과부하는 시간이 지남에 따라 어깨에 누적 손상을 초래할 수 있다. 그러므로 배구선수의 어깨 과사용 부상의 기전을 더 잘 이해하기 위해서 배구 의료인은 배구 스파이크와 서브의 운동학에 대해 기본적으로 친숙해야 한다.

공을 던지는 동작과 마찬가지로 스파이킹의 기전은 코킹, 가속, 감속/팔로우스루(follow-through)의 세 단계로 나눌 수 있다. 코킹 단계는 움직임을 위한 준비와 어깨가 전방 가속의 폭발적인 단계를 시작하는 순간 사이의 기간으로 정의될 수 있다. 이 단계는 "해머를 휘두르는 것"으로 적절하게 설명된다. 처음에 선수는 팔꿈치를 굽힌 상태로 유지하면서 타격하는 어깨 부분을 외전하고 외회전시킨다. 이 단계가 끝나면 어깨는 최대로 외회전되고 신전되며, 상지는 90°이상 외전된다(**그림 8.1**).

스파이커와 점프 서버는 일반적으로 이러한 움직임 패턴을 몸통 회전 및 요추 신전과 결합하는 반면, "플로트(float)" 서버는 보다 중립적인 몸통 위치를 유지하는 경향이 있다. 가속 단계는 실제로 요추 굴곡과 몸통의 회전 해제로 시작된다. 이로 인해 생성된 운동량은 견갑골을 통해 견갑대로, 그리고 손목과 손(운동 사슬의 가장 먼 쪽 연결 고리)으로 전달된다. 상지가 앞으로 움직일 때 굴곡, 내전 및 내회전의 조합을 통해 가속된다. 배구공과 접촉하는 순간 상지는 일반적으로 150–180° (즉, 거의 수직)로 외전되고(공이 몸 앞쪽으로 접촉하도록) 약간 굴곡하며(가능한 가장 높은 지점에서 공과의 접촉하기 위해) 팔꿈치는 신전된다. 이 자세는 상지의 모멘트 팔을 최대화하여 팔 스

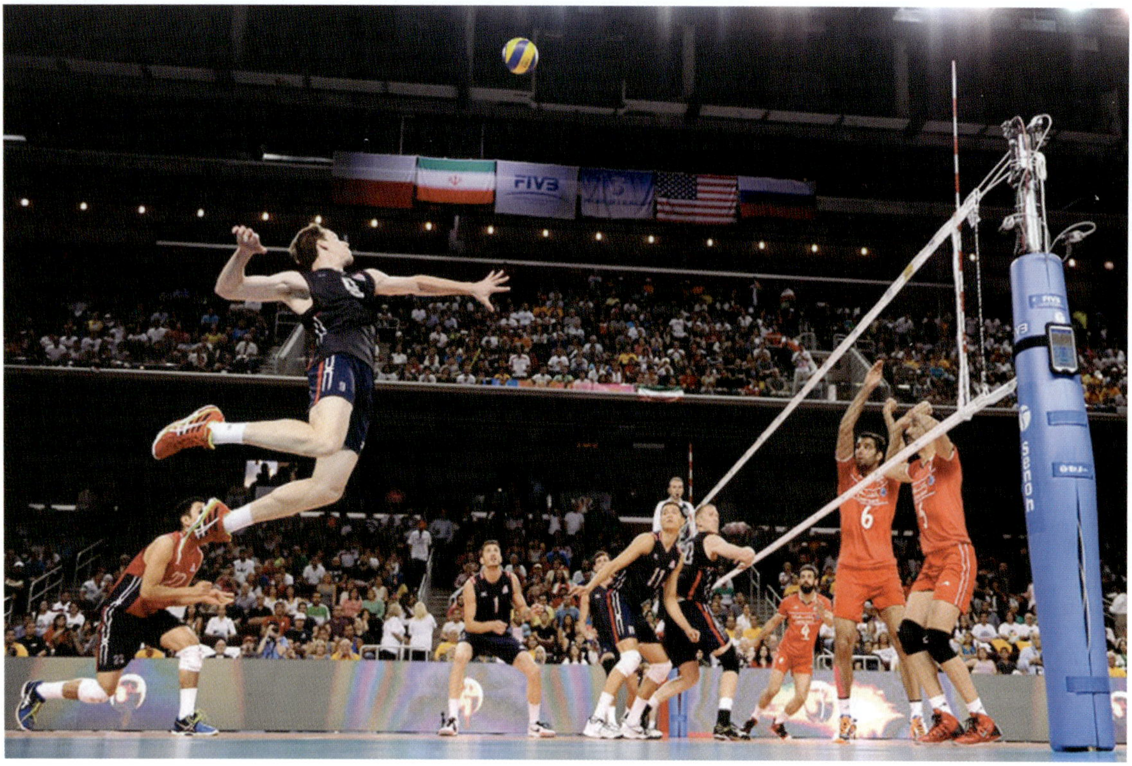

그림 8.1 공격하는 선수가 "해머를 겨누고" 팔 스윙의 두 번째 단계를 시작할 준비를 하고 있다. 또한 몸통 회전과 어깨 외전의 90° 각도에 주목한다. (*출처: FIVB 사진 갤러리. FIVB의 허가를 받아 사용*)

윙이 더 빨라지고 스파이크가 더 강력해진다.

공에 닿은 후 감속 단계가 시작된다. 감속/팔로우스루 단계의 주요 목적은 가속 중에 축적된 에너지를 분산시키는 동시에 어깨에 대한 스트레스를 최소화하는 것이다. 팔로우스루는 상지 내전과 어깨 내회전의 조합을 통해 발생하며 회전근개의 원심성 수축(eccentric action)에 의해 매개된다. 이 네 가지 근육 그룹의 역동적인 안정 작용이 없다면, 어깨 관절은 매 스파이크나 점프 서브 후에 전방으로 아탈구되거나 탈구될 것이다! 따라서 스파이킹 또는 오버헤드 서빙 동작은 어깨를 빠른 속도로 넓은 관절가동범위로 이동시킨다. 상지에 상당한 힘이 생성되어 견갑대 구조물의 부상 위험이 커진다. 더욱이, 엘리트 배구 선수는 한 시즌의 시합에서 40,000번의 스파이크를 수행할 것으로 추정된다(Kugler *et al*. 1996). 이러한 양과 부하를 고려하면 배구와 관련된 가장 흔한 어깨 부상이 과사용 때문인 것은 놀랍지 않다.

대부분의 만성 어깨 과사용 부상은 임상적으로 충돌 증상을 나타낸다(Cools *et al*. 2008). 충돌은 병리학적 해부학적 변화(예: 조직 부종) 또는 기능적 부적응(예: 근육 불균형)의 결과로 구조에 사용 가능한 물리적 공간이 제한될 때 발생한다. 따라서 충돌은 회전근개 건병증, 어깨 불안정성, 견갑골 운동이상증, 이두근 병리, SLAP (superior labrum anterior–superior) 병변 및 견갑상완관절 내회전 결손(glenohumeral internal rotation deficit, GIRD) 등을 포함한 다양한 어

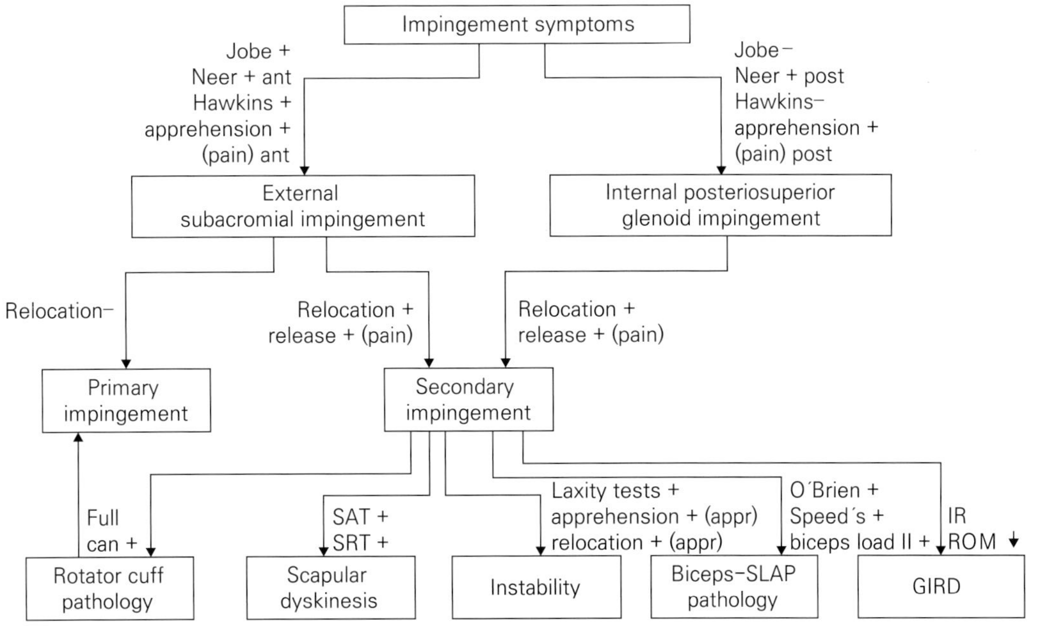

그림 8.2 오버헤드 선수의 충돌 증상의 원인을 판별하기 위한 알고리즘

깨 상태에서 발생하는 적응성 병리의 최종 공통 경로로 간주될 수 있다(**그림 8.2**).

어깨 충돌에는 두 가지 주요 유형, 즉 내적(또는 후방상부 관절와) 충돌과 외적(또는 견봉하) 충돌이 설명되었다. 외적 충돌은 견봉하 공간의 연부조직(예: 점액낭, 회전근개 건)이 상완골두와 견봉 사이에서 기계적으로 압착될 때 발생한다. 이러한 "일차적" 잠식(encroachment)은 운동의 가동범위 중간에서 발생하는 경향이 있으며, 종종 능동 외전 중에 동통호(pain arc)를 유발한다. 내적 충돌은 회전근개 건, 특히 극상근과 극하근의 건이 상완골의 대결절과 관절와의 후상 가장자리 사이에서 제한될 때 발생한다. 내적 충돌은 스파이킹이나 서빙의 후반 코킹 단계에서 발생하는 경향이 있는 2차적 현상이다. 내적 충돌이 오버헤드 운동 선수 만성 어깨 통증의 주요 원인이라고 많이들 생각한다.

그러므로 스포츠의학 임상의가 내부 충돌과 외부 충돌을 구별할 수 있는 것은 역사적으로나 신체 검사에서 모두 중요하다. 충돌이 여러 유형의 어깨 기능장애 중 하나의 특징으로 발생할 수 있다는 것을 이해하면 임상의는 근본적인 통증 발생 원인을 더 정확하고 효과적으로 진단하고 치료할 수 있다.

회전근개 기능장애

병태생리학 및 생체역학

회전근개 건병증의 원인은 다양하며, 외인성 및 내인성 기전 모두에 기인한다(Seitz and Michener 2011). 견봉하 공간(견봉하 충돌)이나 관절와 후상부 테두리(내적 충돌)를 침범하는 외인성 요인에는 견봉의 해부학적 변형, 견갑골 또는 상완골 운동학의 기능적 변화, 자세 이상, 회전근개 및 견갑골 근육 기능 저하, 소흉근 또는 후방 견갑대의 유연성 감소와 같은 구조적 요인이 포함될 수 있다. 인장/전단 과부하(tensile/shear overload)로 인한 회전근개 건 저하에 기여할 수 있는 내재적 요인에는 생물학적, 기계적 특성, 형태 및 혈관의 변화가 포함된다. Cook과 Purdam(2009)은 반응성 건병증, 건 파손(치유 실패), 퇴행성 건병증을 포함하는 건 손상의 3단계 연속체를 설명했다.

임상 시나리오 및 진단

회전근개 건병증을 앓고 있는 배구 선수는 머리 위에서 동작할 때 통증을 호소한다. 90° 미만의 외전 상태에서 수행되는 기술은 일반적으로 통증이 없다. 검사 시 극상근 및/또는 극하근 힘줄의 상완골 부착부에 압통이 있을 수 있다. 능동적인 움직임은 약 70°에서 120° 사이의 동통호(pain arc)를 나타낼 수 있다. 충돌 검사와 불안검사 자세로 증상을 재현할 수 있으며, 저항에 대한 외회전 시 통증이 있을 수 있다. 회전근개 건병증의 검사는 MRI이다. 숙련된 검사자의 어깨 초음파 검사도 유용한 진단 도구가 될 수 있다.

치료 고려 사항

회전근개 건병증의 치료는 두 단계로 나누어 진행된다. 첫 번째 단계는 건병증의 증상 치료를 포함한다. 환자는 활동을 악화시키는 것을 피하고 국소적으로 냉찜질을 해야 한다. NSAID, 초음파, 간섭파자극, 레이저, 자기장 치료 또는 국소 마사지 처방을 뒷받침하는 높은 수준의 과학적 증거는 없다. 견봉하 공간에 코르티코스테로이드를 주사하면 적절한 재활 프로그램을 시작할 수 있을 만큼 운동선수의 증상이 충분히 줄어들 수 있다. 그러나 코르티코스테로이드가 회전근개 건에 미치는 장기적인 영향은 아직 알려져 있지 않다. 관리 계획을 선택할 때 임상의는 환자 선호도, 의료인의 가용성 및 기타 의료 사용을 고려해야 한다. 환자가 보다 적극적이거나 자가 관리 접근 방식을 선호하는 경우 수기 물리 치료와 부드러운(등척성) 재활 운동을 처방해야 한다. 환자가 코르티코스테로이드 주사를 선호하는 경우, 그 효과, 안전성 및 추가 진료에 대한 잠재적 필요성에 대해 논의해야 한다(Coombes 및 Vicenzino 2014).

치료의 두 번째 단계는 회전근개에 대한 적극적인 재활 운동으로 구성된다. 여러 종류의 운동이 처방될 수 있다. 선택은 건의 과민성, 프로그램의 목표, 선수가 참여하는 특정 스포츠에 따라 달라진다. 외회전근에 특별한 주의를 기울여야 한다. 왜냐하면 이 근육 그룹의 약화는 배구 특유의 (부)적응으로 나타나는 경우가 많기 때문이다. 또한, 회전근개 원심성 훈련을 실시할 수도 있다(Holmgren *et al*. 2012; Maenhout et al. 2013).

견관절 불안정성

병태생리학 및 생체역학

어깨의 정적 또는 동적 안정화 장치에 대한 부상은 불안정한 어깨 및 이차적 충돌을 초래할 수 있다(Cools *et al*. 2008). 어깨 불안정성은 빈도(최초/재발), 병인(외상성/비외상성), 방향(전방/후방/하방) 및 심각도(아탈구/탈구)에 따라 분류될 수 있다(Kuhn 2010). 그러나 임상적으로 운동선수들은 종종 구조적 불안정과 기능적 불안정의 결합된 패턴을 나타낸다(근육 패턴 결함을 기반으로 함). 불안정성의 원인, 방향, 전형적인 임상 양상을 고려하여 환자를 세 그룹으로 나눌 수 있다.

- TUBS (**T**raumatic **U**nidirectional instability with **B**ankart lesion, for which **S**urgery is often needed 종종 수술이 필요한, 방카트 병변을 동반한 외상성 단방향 불안정성)
- AIOS (**A**cquired **I**nstability due to **O**verstress **S**yndrome 과도한 스트레스로 인한 후천적 불안정성)
- AMBRI (**A**traumatic **M**ultidirectional instability with **B**ilateral laxity, in which **R**ehabilitation is mandatory, but in case of failure **I**nferior capsular shift surgery is performed 양측 이완을 동반한 무외상성 다방향 불안정성, 재활이 필수이지만 실패할 경우 하방 관절낭 이동 수술이 수행됨)

배구에서는 반복적인 상지 활동이 필요한 다른 스포츠와 마찬가지로 뚜렷한 외상이 없더라도 재발성 상완골 아탈구가 발생할 수 있다. 아마도 서브와 스파이크 동안 상지의 반복적인 외진과 외회전은 선방 관절낭 구조의 점진적인 팽창을 초래한다. 이러한 관절낭 이완으로 인해 상완골두가 전방으로 아탈구될 수 있다. 일시적인 전방 아탈구가 있는 선수는 강한 스파이크, 서브 또는 기타 오버헤드 기술을 시도할 때 팔을 절거나 못쓰는(lame or dead) 심각한 통증을 호소할 수 있다.

임상 시나리오 및 진단

손상 메커니즘, 특히 외상성 발병 시점을 특정하는 것이 중요하다. 전방 이완(anterior laxity)에 직면한 외전과 결합된 외회전은 전방 아탈구/탈구를 촉진한다. 흉곽출구를 통과하는 신경혈관 구조는 전방 탈구로 인한 손상에 취약하다. 만성 어깨 통증의 경우 운동선수는 유발 기전을 설명하지 못할 수도 있다. 선수의 증상은 어깨에 가해지는 부하(시즌 시기, 플레이 포지션 등)와 관련하여 해석되어야 한다. 재발성 기능적 어깨 불안정성 및 충돌 증상은 종종 피로, 비정상적인 스포츠 생체역학, 훈련이나 시합 규모의 갑작스러운 증가와 관련이 있다(Wilk et al. 2009).

임상검사 동안 임상의는 불안정성의 정도와 방향을 모두 확인해야 하며, 회전근개 건병증이나 파열과 같은 동반 병리, SLAP 병변과 같은 관절와순 병리, 상완이두근 증상의 개입을 찾아야 한다(Cools et al. 2008). 또한, 경추와 흉추에 신경근이나 구조적 이상이 있는지 주의 깊게 평가해야 하며, 운동 사슬을 검사하여 강도와 통합성(integrity)을 결정해야 한다.

어깨 불안정성에 대한 임상검사는 유발검사와 이완검사로 나눌 수 있다. 불안정성에 대해 일반적으로 사용되는 유발검사는 불안검사(apprehension test) 및 재위치 검사(relocation test)이다**(그림 8.3)**. 어깨가 불안정한 경우 이러한 검사는 불안감과 경계와 같은 불안정성에 대한 반응을 유발한다. 이완성 테스트는 관절와에 대한 상완골의 이동을 평가한다. 전방 이완의 경우 부하 및 전위 검사**(그림 8.4)**를 사용할 수 있다. 하방 이완은 상지의 신연으로 인해 고랑 징후를 유발하고**(그림 8.5)**, 후방 이완은 후방 아탈구 징후를 초래한다(Cools et al. 2008)**(그림 8.6)**.

치료적 고려사항

전방 관절와상완관절 불안정성(anterior glenohumeral instability)은 보존적 또는 수술적으로 치료할 수 있다. 보수적 치료는 오버헤드 운동선수의 전방 불안정성의 초기 단계, 외상성 탈구의 초기 에피소드 이후, 그리고 비외상성 다방향 불안정성에 대한 예비 접근법으로 표시된다. 수술 과정은 개방성이거나 관절

(a)

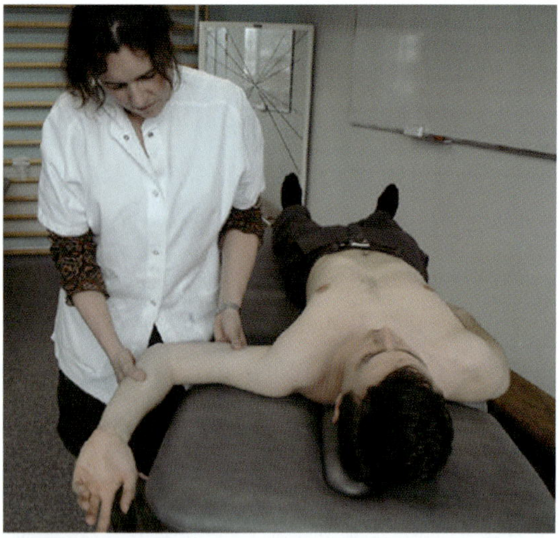

(b)

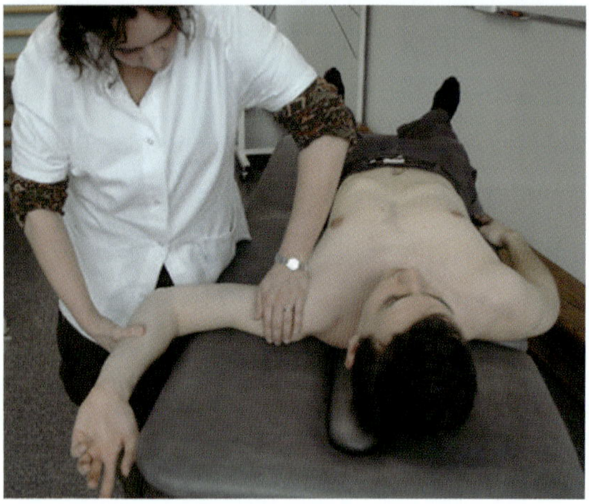

그림 8.3 Apprehension test and relocation test
어깨를 최대 외회전 및 수평 외전에 놓으면 충돌 관련 통증이 재현될 수 있다(**a**). 전방 통증은 견봉하 충돌을 시사하는 반면 후방 통증은 후방상부 관절와 충돌을 시사한다. 상완골두에 후방으로 향하는 힘을 가하여 통증이 해소되면 2차적 충돌을 시사하는 반면 지속적인 통증은 1차 충돌을 시사한다(**b**).

경을 통해서 시행될 수 있다. 재발률은 2%에서 11%로 상대적으로 낮다. 불안정성 치료를 위해 어깨 수술을 받아야 하는 엘리트 배구 선수들은 부상 전 수준의 경기력을 회복하지 못할 수도 있다. 수술적 복구 후 경기에 복귀하는 데는 6개월 이상이 소요될 수 있으며, 수술을 받은 선수는 어깨 외회전에 약간에서 중간 정도의 제한이 발생할 수 있다.

수술 후 재활 동안 단계적 프로그램은 먼저 어깨와 회전근개에 대한 고유감각 조절을 회복한 다음 저부하 폐쇄사슬 운동(예: 벽 슬라이드)을 시작하도록 노력할 수 있다. 그런 다음 프로그램은 부하가 증가하는 폐쇄사슬 운동(복와위 브리징, 측면 브리징)으로 진행되고, 회전근개 강화, 견갑골 근육 훈련 및 기능적 운동으로 구성된 단계적 기능적 개방 사슬 운동 프로그램으로 마무리된다. 재활 프로그램을 통한 운동선수의 기능적 발전은 개별화된 목표를 기반으로 하는 것이 중요하다. 관절경 Bankart 재건술 후 스포츠 복귀에 대한 최근 질적 조사에 따르면 재부상에 대한 두려움, 기분, 사회적 지원 및 자기 동기 부여가 스포츠 복귀 시기에 큰 영향을 미치는 것으로 나타났다(TJong et al. 2015).

SLAP 병변 및 이두근 관련 병리

병태생리학 및 생체역학

이두근 복합체의 병리학적 장애는 세 가지 범주로 나눌 수 있다.

- 염증성/퇴행성 질환 및 상완이두근 장두의 부분 파열
- 결절간구(bicipital groove)에 있는 상완이두근 건의 불안정성
- Superior Labrum Anterior to Posterior (SLAP) 병변(Braun 2009).

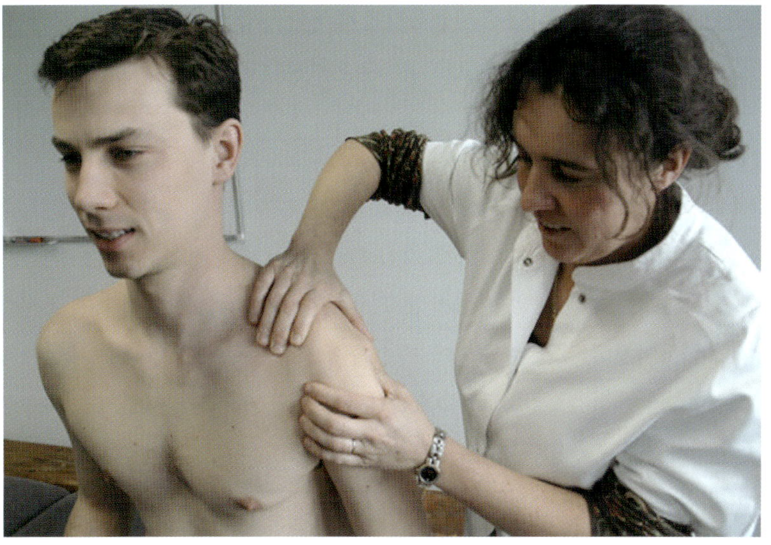

그림 8.4 Load and shift test는 전방 견관절 불안정성을 평가하는 데 사용할 수 있는 여러 검사 중 하나이다.

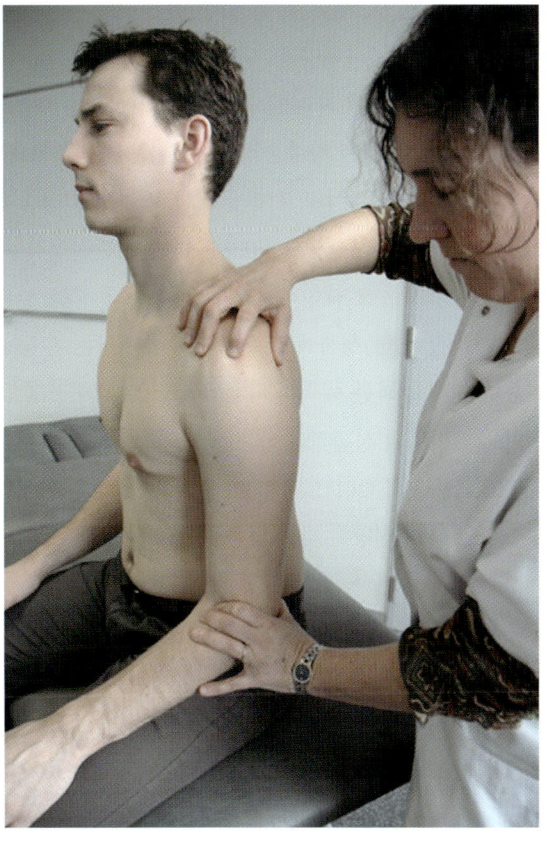

그림 8.5 sulcus sign은 하부 관절와상완의 불안정성을 나타낸다.

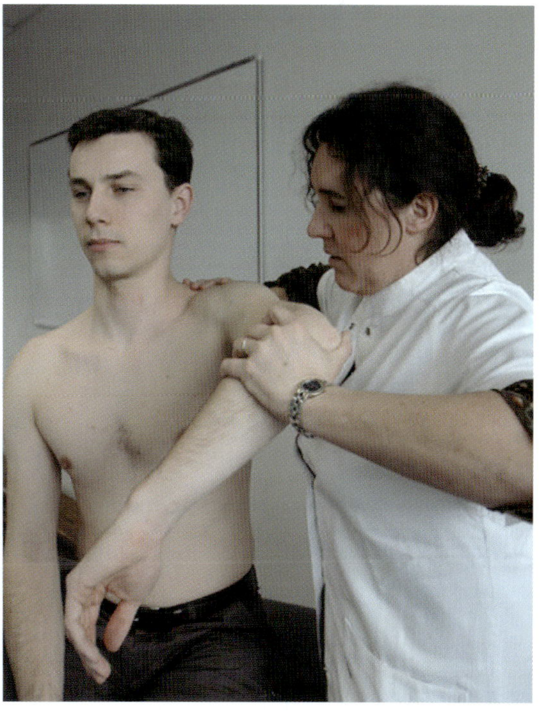

그림 8.6 posterior subluxation test 양성은 후방 관절와상완 불안정성을 시사한다.

세 가지 범주의 장애는 모두 충돌 관련 어깨 통증으로 나타날 수 있으며 환자 집단과 병인이 크게 다르지만 진단 간에 상당한 중복이 있다.

관절와순(glenoid labrum)은 관절와를 깊게 하여 관절와상완 관절을 더욱 안정적으로 만드는 역할을 하는 조직의 연골 테두리다. 상완이두근 건은 관절와순에서 시작되므로 이두근의 빠른 원심성 활성화로 인해 관절와순이 견인되어 찢어지고 어깨가 불안정해질 수 있다. 반복적인 오버헤드 활동도 이두근 관련 어깨 병리를 유발하는 일반적인 기전으로 가정된다. 병리역학에 대해서는 논쟁이 있지만, 코킹 자세 중 이두근 기저부에 대한 비틀림 압축력, 던지기의 후속 단계 중 이두근 근육의 높은 원심성 활동, 오버헤드 활동 중에 견봉궁 아래 이두근 힘줄의 충돌 등이 상부 관절와순과 이두근 건 복합체의 자극, 기능 장애 및 궁극적인 실패에 기여하는 것으로 여겨진다(Kibler et al. 2013).

임상 시나리오 및 진단

이두근이나 SLAP 병변이 있는 환자는 특히 외전 시 후방 또는 후방상부 관절선에 국한된 통증을 호소한다. 어깨 통증은 팔을 머리 위로, 등 뒤로 움직이면 악화된다. 운동선수는 어깨 내에서 터지는 느낌, 잡는 느낌, 갈리는 느낌을 호소할 수도 있다.

검사상 어깨 앞쪽에 압통이 있고 팔꿈치를 굽힐 때 통증이 있을 수 있다. 수많은 SLAP 검사가 문헌에 존재하지만 현재 SLAP 병변 테스트는 독립형 테스트로 사용할 만큼 충분한 진단 가치를 보장할 수 없다. 결과적으로, SLAP 병변의 임상 진단에서는 "최상의 테스트 조합"에 대한 해석이 권장된다. apprehension, compression rotation, O'Brien (**그림 8.7**), speed 및 이두근 부하 II 테스트는 SLAP 진단을 위한 테스트 조합에 사용하기에 충분한 민감도 및/또는 특이도를 가지고 있는 것으로 보인다.

치료적 고려사항

최근 임상 지침에서는 SLAP 병변이 의심되고 이두근 관련 어깨 통증이 있는 대다수의 오버헤드 운동선수는 초기에 비수술적으로 치료해야 한다고 제안한다(Braun 2009). 문서화된 구조적 손상이 있는 외상성 부상과 같은 특정 진단만이 더 빠르고 적극적인 수술 개입을 보장한다. 그러나 SLAP 병변의 보존적 치료 결과를 조사한 연구는 소수에 불과하다. Edwards et al. (2010)은 보존적 치료를 받은 운동선수의 50%가 경기에 복귀했으며, 수술을 받은 운동선수와 비슷한 비율로 스포츠 복귀율을 보였다고 밝혔다. Fedoriw 등(2014)은 일련의 사례를 통해 견갑골 이상운동증과 GIRD를 교정하는 비수술적 치료가 문서화된 SLAP 병변이 있는 프로야구 선수들에게 합리적인 성공률을 보였다고 결론지었다. SLAP 병변의 관절경적 재건술은 스포츠에 참여하지 않는 환자에게 좋은 결과를 가져왔다. 불행하게도 오버헤드나 던지는 운동선수의 수술 결과는 예측하기가 훨씬 어렵다. 이전 수준의 플레이로의 성공적인 복귀는 20%에서 94% 사이이다(Fedoriw et al. 2014). 특히 야구 투수의 경우 완전한 스포츠 복귀 전망은 다소 낮은 것으로 보인다.

이두근 관련 어깨 통증 및 SLAP 병변(보존적 관리 또는 수술 후 재활 여부)의 재활은 회전근개 운동, 견갑골 운동 및 스트레칭의 단계적 진행을 따라야 한다. 그러나 이두근 장두의 장력은 조심스럽게 시행하고 부상 부위를 조기에 보호하면서 점진적으로 증가시켜야 한다. 또한, SLAP 재건술 후 재활 프로그램에서는 수술 후 첫 12주 동안 이두근 활동을 조절해야 하는데, 이두근 앵커의 치유를 보호하기 위해 첫 8주 동안

(a)

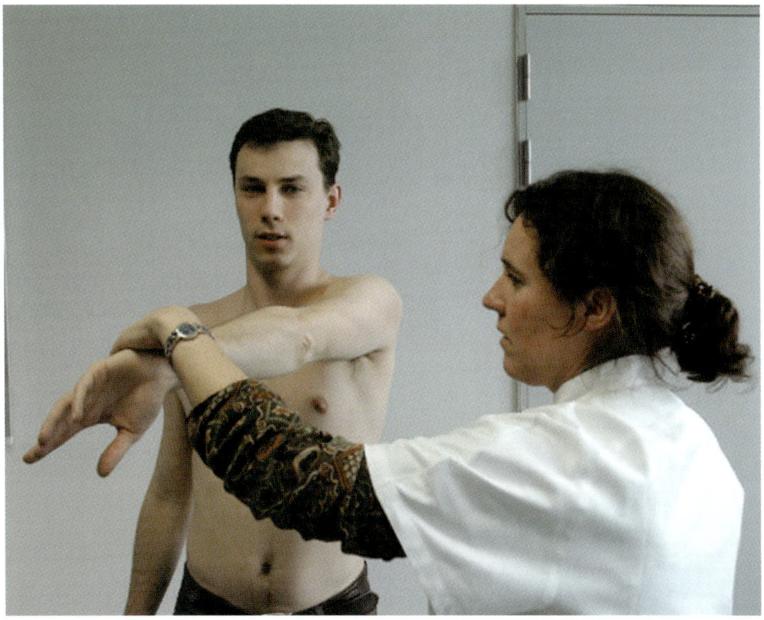

(b)

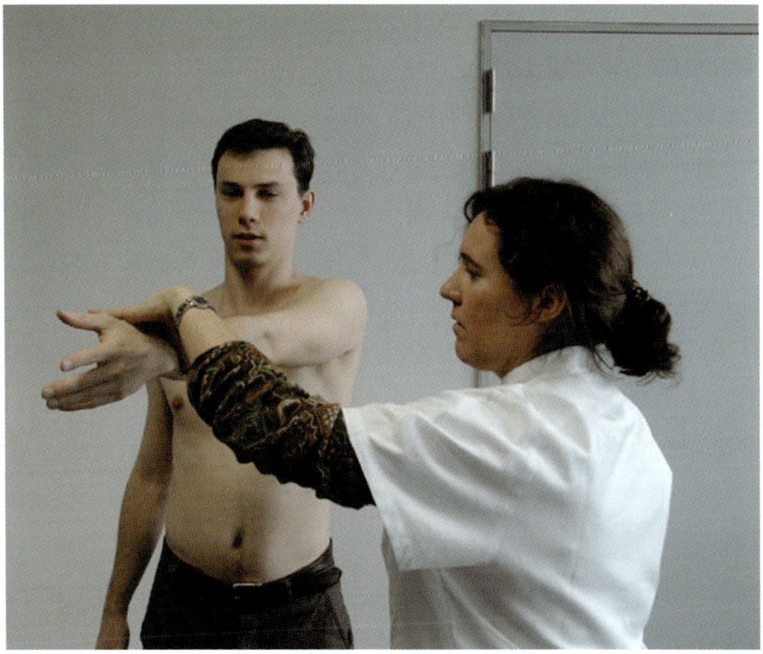

그림 8.7 O'Brien 검사. **(a)** 어깨가 내회전. **(b)** 어깨가 중립/외회전. 이 검사는 저항된 내회전으로 인해 유발된 통증이 어깨에서 상지를 외회전하여 완화되는 경우 SLAP 병변에 대해 양성으로 간주된다.

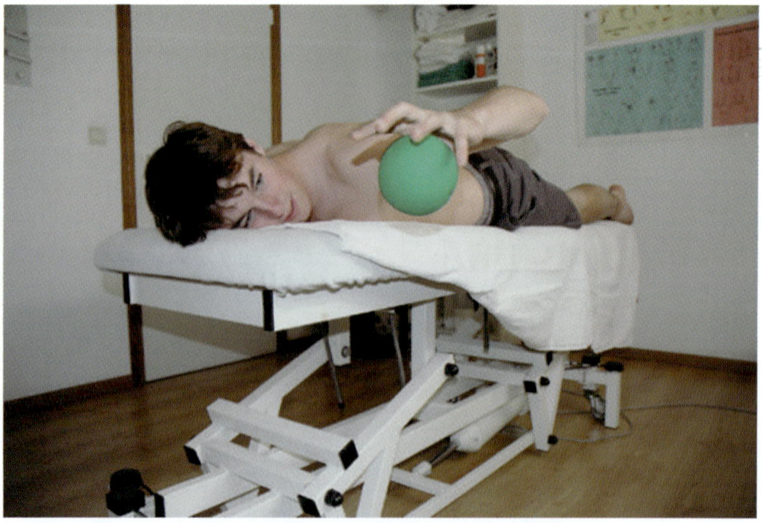

그림 8.8 복와위로 엎드린 자세 잡기 운동은 회전근개를 훈련하기 위해 고안된 플라이오메트릭 운동이다.

이두근 저항운동을 하지 않고 12주 동안 공격적인 이두근 강화를 하지 않아야 한다(Wilk et al. 2009).

최근에는 이두근에 대한 저강도에서~중간 강도의 부하(**표면 EMG 활동 기반**)를 갖춘 선별된 회전근개와 견갑골 운동으로 구성된 점진적인 프로그램이 제안되었으며, 이는 임상의에게 목표와 이두근에 대한 원하는 부하에 따라 적절한 운동을 선택할 수 있는 기회를 제공한다(Cools 외 2014a). 재활의 고급 단계에서는 운동선수가 스포츠로 복귀할 수 있도록 준비하기 위해 상완이두근을 강화하기 위해 더 높은 부하가 필요하다. 이는 던지는 사람의 구심성 운동(**그림 8.8**)이나 체조 선수나 장대높이뛰기 선수의 풀업 운동을 통해 달성된다.

견갑골 운동이상증

병태생리학 및 생체역학

상지를 완전히 거상하려면 견갑골과 쇄골이 2:1 비율로 결합된 움직임이 필요하다. 견갑골은 오구견봉궁(coracoacromial arch) 아래로 움직일 때 상완골의 대결절에 적절한 간격을 제공하여 잠재적인 충돌을 피하기 위해 위쪽으로 회전하고 뒤쪽으로 기울어지며 내회전 또는 외회전해야 한다. 견갑골 조절은 또한 상완골두 아래에 관절와를 배치함으로써 90° 이상의 외전에서 관절 안정성을 향상시키며, 여기서 안정성은 삼각근의 작용에 의해 보조된다. 견갑골과 흉벽 사이의 제한된 인대 제약(constraints)을 고려할 때 견갑흉부 근육은 견갑골의 동적 안정성에 가장 중요한 역할을 한다.

비정상적 견갑골 위치 및/또는 움직임으로 정의되는 견갑골 운동이상증은 인과 관계가 일부 논쟁의 주제로 남아 있지만 어깨 통증의 병태생리학에서 역할을 하는 것으로 생각된다(Struyf *et al.* 2014). 견갑골 운동이상증은 어깨 불안정, 충돌, 어깨 결림과 관련이 있는 것으로 밝혀졌으며 럭비 및 핸드볼 선수의 어깨 부상에 대한 주요 위험 요소로 확인되었다(Clarsen *et al.* 2014; Kawasaki *et al.* 2014). 특히, 어깨 통증은 견갑골의 불충분한 상방 회전과 후방 경사(Ludewig and Reynolds 2009)뿐만 아니라 하부 승모근과 전거근의 근력 및 활성화 결핍과 관련이 있는 것으로 보인다(Cools *et al*. 2014b). 비정상적인 견갑골 조절에 기여할 수 있는 다른 발견에는 상부 승모근의 약화, 소흉근 및 견갑거근의 압박감 또는 경직이 포함된다(Cools *et al*. 2014b).

임상 시나리오 및 진단

오버헤드 운동선수의 견갑골 동작이 대칭이어야 한다고 말하는 것은 올바르지 않다. 견갑골 비대칭은 휴식 중인 배구 선수에게서 잘 입증되었다(Oyama *et* al. 2008; Ribeiro and Pascoal 2013). 비대칭은 자동으로 병리학적 징후로 간주되어서는 안 되며 오히려 오버헤드 스포츠의 요구 사항과 상지의 광범위한 사용에 대한 적응으로 간주되어야 한다. 견갑골이 포함된 검사는 관찰된 견갑골 위치 이상 또는 견갑골 비대칭이 어깨 증상과 연관되어 있는지 확인하는 데 사용될 수 있다. 견갑골 보조 검사(scapular assistance test, SAT; **그림 8.9**)는 어깨 통증이 부드러운 견갑골 상방 회전 및 후방 경사의 부족과 상관 관계가 있는지 조사하는 반면 견갑골 후퇴 검사(scapular retraction test, SRT: **그림 8.10**)은 어깨 저항 테스트 중 견갑골 안정성 부족을 찾아낸다(Cools *et al*. al.2008). 견갑골 상방 회전은 경사계를 사용하여 객관적으로 측정할 수 있으며, 근력은 휴대용 근력측정기(hand-held dynamometer)를 사용하여 객관적으로 측정할 수 있다.

치료적 고려사항

견갑골 움직임의 결손과 불균형이 평가되면 견갑골 근육 성능의 대칭성을 회복하기 위한 재활 프로그램이 뒤따라야 한다. 주요 목표는 (a) 견갑골을 둘러싼 연부조직, 특히 소흉근, 견갑거근 및 능형근의 유연성을 회복하는 것, (b) 견갑골 주위 근육 성능을 향상시키기 위해, 근육 조절과 근육간 및 근육내 협응 또는 근력 및 균형 중 하나에 집중하는 것이다.

견갑골 훈련의 초기 단계에서는 고유 감각을 개선하고 견갑골 휴식 자세를 정상화하기 위해 견갑골 근육의 의식적인 근육 조절이 필요할 수 있다. 견갑골

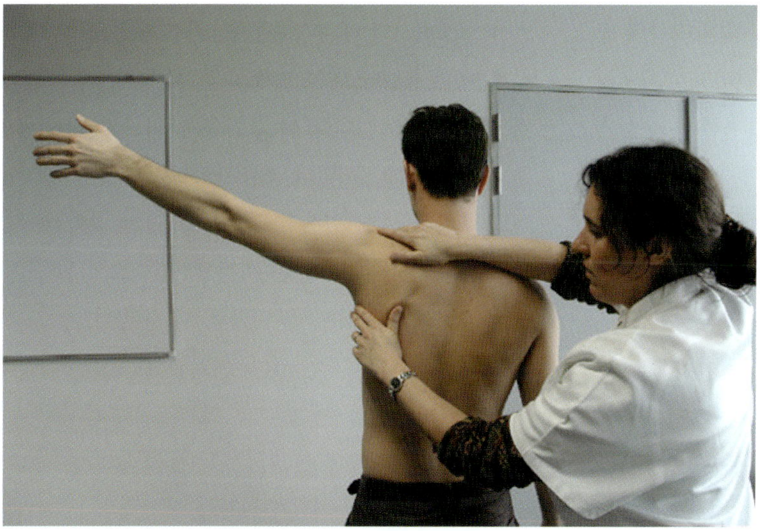

그림 8.9 The scapular assistance test. 견갑골 보조 없이 통증이 완화되면 견갑골이 관련되었음을 시사한다.

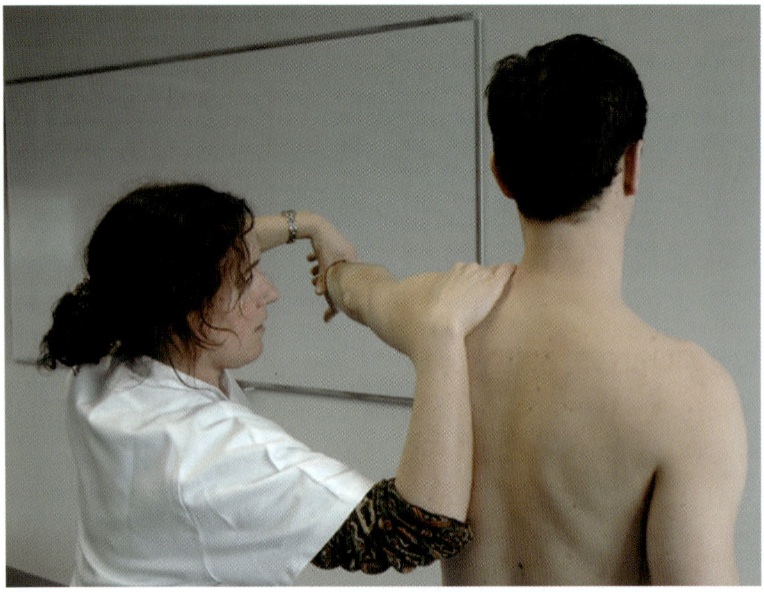

그림 8.10 The scapular retraction test. 견갑골을 안정화할 때 통증이 완화되는 것은 견갑골이 충돌 증후군에 관여하는 것으로 나타난다.

재활의 중간 단계에서는 환자의 특정 결함과 요구 사항에 따라 운동을 선택할 수 있다(Cools et al. 2014a). 전거근, 하부 및 중부 승모근, 상부 승모근의 활성화를 위한 구체적인 운동이 설명되어 있다. 특히, 복합적인 유연성 결핍의 경우, 목표 근육군의 높은 활동성뿐만 아니라 활동이 부족한 근육의 낮은 활동성을 토대로 운동을 선택해야 한다. 견갑골 재활 세 번째 단계에서의 치료 목표는 스포츠별 움직임 동안 고급의 견갑골 근육 조절과 근력을 발휘하는 것이며, 운동 사슬을 운동 프로그램에 통합하는 데 특별한 주의를 기울인다. 경기 복귀를 준비하기 위해 플라이오메트릭 운동과 원심성 운동에 중점을 둔다. 치료가 끝나면 견갑골 제어가 자동으로 이루어져야 하며 모든 스포츠 관련 운동에 통합되어야 한다.

관절와상완관절 내회전 운동 범위의 상실

병태생리학 및 생체역학

종종 GIRD (glenohumeral internal rotation deficit)라고도 불리는 견관절 내회전 결핍은 만성 과부하에 대한 어깨 후방 구조의 스포츠별 적응이다. GIRD의 발달을 설명하기 위해 후방 관절낭의 단축을 통한 적응성 구축에서부터 뼈의 재형성을 초래하는 반복적인 과도한 비틀림에 대한 뼈의 반응에 이르기까지 여러 가지 이론이 발전되었다. GIRD의 원인에 관한 세 번째 가설은 과도한 원심성 하중으로 인한 외회전근의 과도한 긴장이다. GIRD는 비정상적인 견갑상완 운동을 유발하여 충돌 증상을 만들어 낼 수 있다.

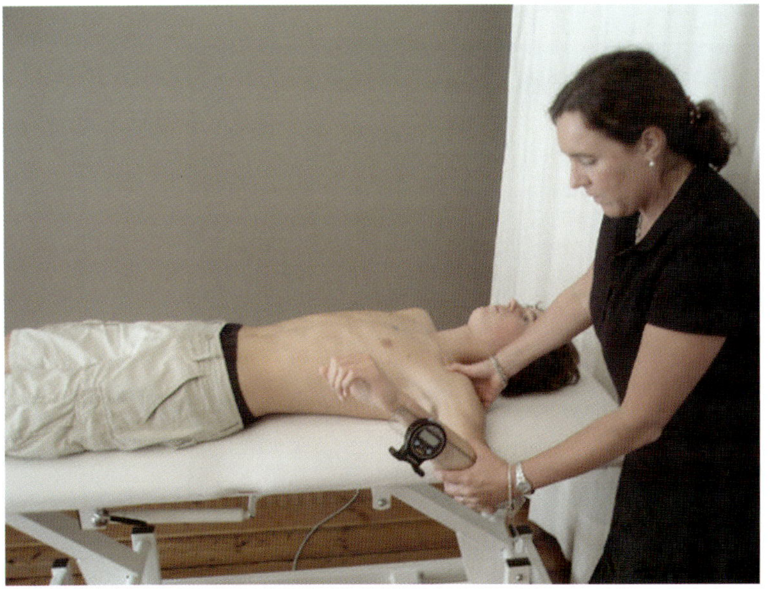

그림 8.11 디지털 경사계를 사용한 견갑상완관절 내회전 측정. 내회전 운동 범위의 좌우 차이가 20°이면 GIRD 진단에 해당한다.

임상 시나리오 및 진단

GIRD의 평가는 가급적이면 어깨를 90° 외전시키고 견갑골을 테이블에 고정시킨 앙와위 자세에서 관절와상완관절 내회전 가동 범위를 측정하여 수행된다 **(그림 8.11)**. 20°의 좌우 차이가 GIRD의 진단으로 간주된다. 그러나 뼈의 적응으로 인한 회전 운동 범위의 변화 가능성을 고려하면 GIRD는 외회전 ROM의 이득과 연관될 수 있다. 전체 운동 범위(total range of motion, TROM)를 계산할 수 있도록 내회전 및 외회전을 측정하는 것이 중요하다.

치료적 고려사항

어깨 운동학과 부상 위험에 대한 GIRD의 임상적 영향은 스포츠에 따라 다른 것으로 보인다. 예를 들어, 18–25°의 관절와상완관절 내회전 결손은 야구 선수의 어깨 부상의 위험 요소인 것으로 입증되었다 (*Shanley et al*. 2011; *Wilk et al*. 2011). 그러나 배구 선수의 경우, 양쪽의 관절와상완골 내회전의 통계적으로 유의미한 차이에도 어깨 통증의 위험과 상관관계가 없었다. 어깨 뒤쪽의 긴장을 줄이기 위해 cross-body stretch **(그림 8.12a)**나 sleeper stretch **(그림 8.12b)**를 모두 권장할 수 있다. 6주 동안 매일 sleeper stretch 프로그램(30초씩 3회 반복)을 하면 GIRD가 있는 건강한 오버헤드 운동선수의 주요 어깨에서 견봉상완 거리를 크게 늘릴 수 있는 것으로 나타났다 (Maenhout *et al*. 2013). Tyler 등(2010)은 충돌 관련 어깨 통증이 있는 오버헤드 운동선수 집단에서 스트레칭 프로그램 후 증상 완화를 보여주었다.

극하근증후군 또는 배구 어깨라고 일컫는 견갑상신경병증

배구 어깨는 배구 선수에게만 나타나는 질환이다. 이

(a)

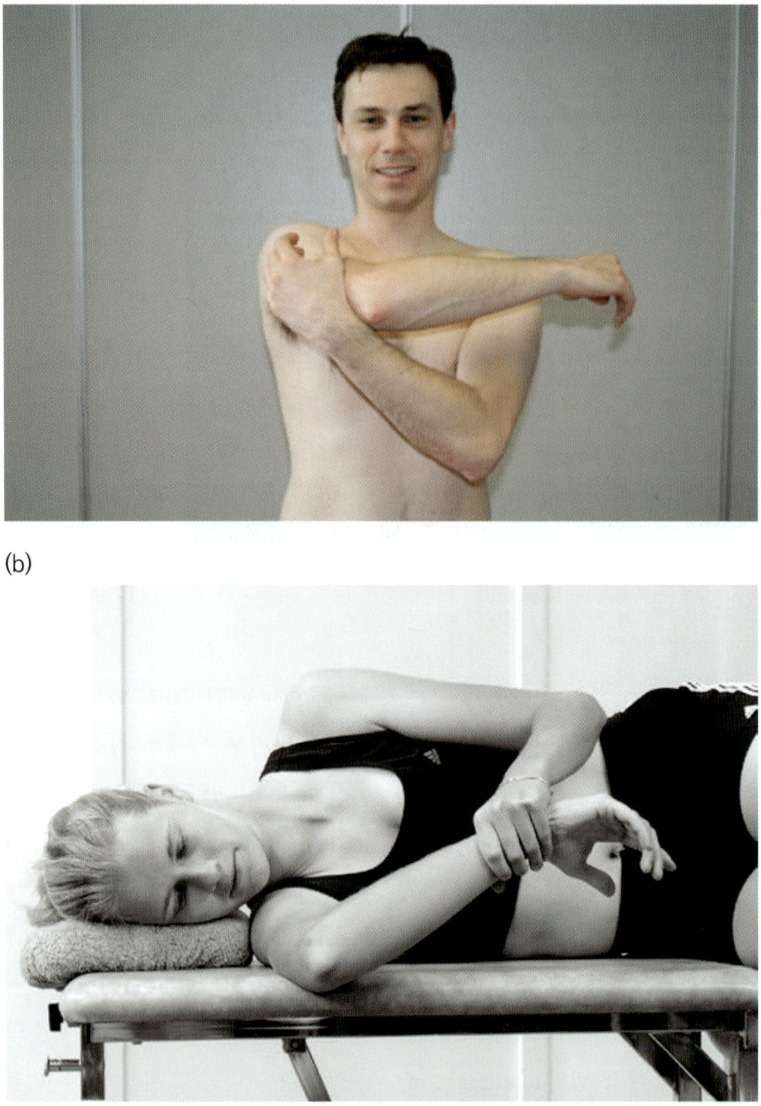

(b)

그림 8.12 cross-body stretch **(a)**와 sleeper stretch **(b)**는 모두 GIRD의 특징인 어깨 뒤쪽의 긴장을 해결한다.

는 견갑상신경병증으로 인해 발생하는 극하근의 흔히 통증이 없는 위축으로 정의된다(Reeser *et al*. 2013) **(그림 8.13)**. 다른 오버헤드 스포츠에 참여하는 운동선수에게서 비교적 드물게 발생하는 이 증후군은 높은 수준의 배구 선수의 12.5–45%에서 발생하는 것으로 추정된다(Ferretti *et al*. 1998).

견갑상 신경(suprascapular nerve, SSN)이 손상될 수 있는 잠재적인 해부학적 부위는 견갑상절흔(suprascapular notch)과 극관절와절흔(spinoglenoid notch)이다**(그림 8.14)**. 견갑상절흔의 포착은 극상근과 극하근 모두의 현저한 위축과 어깨 외전 및 외회전의 약화를 동반한 신경의 마비를 초래한다. 극관절와절흔 너

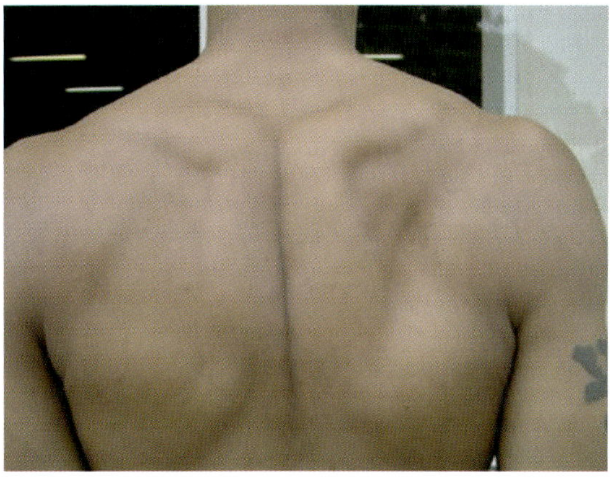

그림 8.13 이 운동선수의 오른쪽에 뚜렷한 극하근 위축이 존재한다.

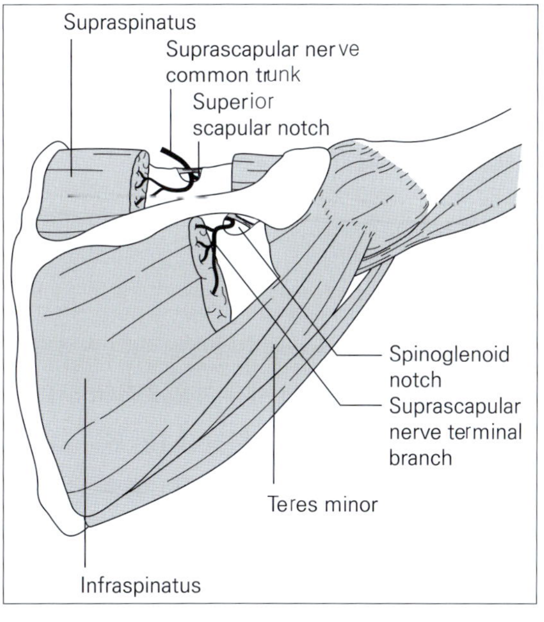

그림 8.14 견갑상신경의 해부학: 가능한 부상 부위

머의 신경은 순수한 운동 신경이기 때문에 이론적으로 견갑상신경의 근위부 포착은 극관절와절흔에서 신경의 원위부 침범보다 더 큰 불편함을 초래할 수 있다. 극관절와 포착은 견갑상신경 말단 가지의 국소 마비를 유발하여 극하근 위축과 외회전 근력 상실을 초래한다. 등속성 테스트에 따르면 견갑상신경병증이 있으면 정상 팔에 비해 외회전 근력이 평균 22% 더 약한 것으로 나타났다. 이러한 차이에도 불구하고, 이들 엘리트 운동선수들은 종종 자신의 스포츠 경기력이 심각하게 악화되는 것을 알아차리지 못한다.

견갑상경병증의 진단에는 높은 의심 지수가 필요하다. 검사에서 주동수 쪽의 극하근에(어쩌면 극상근도) 눈에 띄는 위축이 있을 것이다. 그러나 경미한 경우에는 그 위에 있는 승모근의 대부분이 근육위축을 모호하게 할 수 있다. 환측 어깨는 외회전 시 약해진다. 운동선수는 충돌 부위의 촉진에 압통을 느낄 수 있으며, 상지의 수평 내전은 다소 통증을 유발할 수 있다. 진단은 근전도검사를 통해 확인할 수 있으며, 이를 통해 환측의 근육 부상 가능성을 확인할 수 있다. MRI는 결절종과 같은 압박성 병변을 배제하기 위해(특히 엘리트 운동선수의 경우) 필요하며, 만약 존재한 경우 조기 수술 감압술을 고려하게 될 수 있다. 양측성 견갑상신경병증도 보고되었다.

가장 일반적으로 견갑상신경병증의 발병에 대해 식별 가능한 원인은 없다. 그러나 배구 관련 기술의 독특한 운동학으로 인해 해부학적 성향이 있는 개인의 견갑상신경 손상이 발생할 수 있다고 추측되어 왔다. 특히 스파이크와 서브는 야구 공 던지기나 테니스 공 서브와 같은 다른 오버헤드 스포츠 관련 기술과 비교할 때 코킹 단계 마지막에 더 큰 어깨 외전과 수평 내전을 가져온다(Reeser *et al*. 2013).

견갑상신경병증은 일반적으로 양성 상태를 나타내며 단기적으로는 최소한의 장애를 유발한다. 그러나 견갑상신경병증의 장기적인 결과가 완전히 명확하지는 않다는 점에 유의해야 한다. 극하근은 또한 상완골두의 주요한 하강근 역할을 하며, 회전근개의 다른 근육과 협력하여 상완관절을 동적으로 안정화시킨다.

극하근 기능의 상실은 삼각근과 회전근개에 의해 형성된 힘에 잠재적인 불균형을 초래한다. 이러한 불균형은 시간이 지남에 따라 2차 충돌 증후군으로 이어질 수 있다. 이러한 이유로 배구 의료 전문가는 극하근 결핍이 있는 운동선수의 어깨 통증 호소를 철저하게 평가하고 증상이 없더라도 구심성 및 원심성 외회전 근력 훈련을 장려해야 한다.

극하근 위축이 있는 배구선수에게 수술적 치료가 필요한 경우는 거의 없지만, 견갑상절흔이나 극관절와절흔에서 신경을 풀어내기 위한 여러 수술 절차가 개발되었다. 보존적 치료에도 불구하고 통증이 계속되는 운동선수는 포착된 부위의 신경을 외과적으로 풀어주는 것이 도움이 될 수 있다. 통증과 근력의 임상적 개선에도 불구하고 수술 후 극하근 위축의 회복은 거의 관찰되지 않았다.

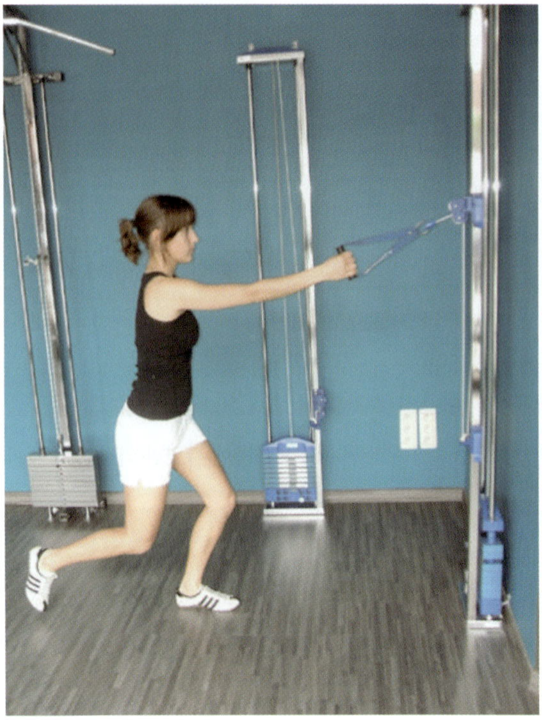

그림 8.15 운동 사슬 운동. 이 선수는 노를 저을 때 반대쪽 다리에 서서 견갑 안정근의 활성화를 촉진한다.

어깨 안정화 운동에 기능성 운동 사슬의 통합

어깨 재활 과정 초기에 운동 사슬을 포함시키는 것이 중요하다. 어깨가 부상이나 수술로부터 회복되는 동안, 어깨가 재활 준비가 되었을 때 운동 사슬에 기초해 연결된 활동과 기능적 움직임 패턴을 위한 준비가 되도록 다리와 몸통 운동을 처방할 수 있다.

운동선수가 기능하는 운동 사슬은 스포츠에 따라 매우 다르며 모든 운동선수에 대해 재고되어야 한다. 야구, 테니스, 크리켓과 같은 지상 스포츠에서 어깨의 모든 활동은 대부분 대각선 패턴으로 땅에서 몸통까지 운동 사슬 연결 내에서 작동한다. 이러한 운동선수는 하지에 대한 닫힌 사슬의 대각선 패턴(예: 운동 중에 체중을 반대쪽 다리로 이동하거나 반대쪽 다리에서 한쪽 다리로 움직임을 수행하는 것)의 이점을 얻는다. 또한 반대측 다리에 서서 어깨 운동(로잉)을 수행하면 견갑골 근육 활동이 향상된다는 연구 결과가 있다(**그림 8.15**). 배구 선수들은 발이 땅에서 떨어져 있는 상태로 스파이크를 할 때 어깨에 가장 큰 부담을 준다. 그들은 지면(예: 워블 보드와 같은 불안정한 표면)에서 최소한의 입력으로 어깨의 스파이크 및 감속 능력을 훈련해야 한다. 햄스트링, 고관절, 몸통의 유연성 부족, 몸통 회전근, 굴곡근, 몸통과 고관절 신근의 약화나 불균형, 자세나 보행 패턴의 전임상적 적응을 교정하는 것이 중요하다.

요약

어깨 충돌은 배구 선수의 과도한 사용과 관련된 통증 및 기능 장애의 빈번한 원인이다. 오버헤드 스포츠 중에 통증을 호소하는 개인을 주의 깊게 검사하면 충돌(내부 또는 외부)의 원인을 암시하는 진단 단서와 적절한 치료 중재를 제공할 수 있다.

참고문헌

Braun S, Kokmeyer D and Millett PJ. (2009) Shoulder injuries in the throwing athlete. *J Bone Joint Surg Am*, 91(4), 966–978.

Clarsen B, Bahr R, Andersson SH, Munk R and Myklebust G. (2014) Reduced glenohumeral rotation, external rotation weakness and scapular dyskinesis are risk factors for shoulder injuries among elite male handball players: a prospective cohort study. *Br J Sports Med*, 48(17), 1327–1333.

Cook JL and Purdam CR. (2009) Is tendon pathology a continuum? A pathology model to explain the clinical presentation of load-induced tendinopathy. *Br J Sports Med*, 43(6), 409–416.

Cools AM, Cambier D and Witvrouw EE. (2008) Screening the athlete's shoulder for impingement symptoms: a clinical reasoning algorithm for early detection of shoulder pathology. *Br J Sports Med*, 42(8), 628–635.

Cools AM, Borms D, Cottens S, Himpe M, Meersdom S and Cagnie B. (2014a) Rehabilitation exercises for athletes with biceps disorders and SLAP lesions: a continuum of exercises with increasing loads on the biceps. *Am J Sports Med*, 42(6), 1315–1322.

Cools AM, Struyf F, de Mey K, Maenhout A, Castelein B and Cagnie B. (2014b) Rehabilitation of scapular dyskinesis: from the office worker to the elite overhead athlete. *Br J Sports Med*, 48(8), 692–697.

Coombes BK and Vicenzino B. (2014) Pragmatic study of corticosteroid injections and manual physical therapy for the shoulder impingement syndrome. *Ann Intern Med*, 161(3), 224–225.

Edwards SL, Lee JA, Bell JE, et al. (2010) Nonoperative treatment of superior labrum anterior posterior tears: improvements in pain, function, and quality of life. *Am J Sports Med*, 38(7), 1456–1461.

Fedoriw WW, Ramkumar P, McCulloch PC and Lintner DM. (2014) Return to play after treatment of superior labral tears in professional baseball players. *Am J Sports Med*, 42(5), 1155–1160.

Ferretti A, de Carli A and Fontana M. (1998) Injury of the suprascapular nerve at the spinoglenoid notch: the natural history of infraspinatus atrophy in volleyball players. *Am J Sports Med*, 26(6), 759–763.

Holmgren T, Björnsson Hallgren H, Öberg B, Adolfsson L and Johansson K. (2012) Effect of specific exercise strategy on need for surgery in patients with subacromial impingement syndrome: randomised controlled study. *BMJ*, 20, 344.

Kawasaki T, Ota C, Urayama S, et al. (2014) Incidence of and risk factors for traumatic anterior shoulder dislocation: an epidemiologic study in high-school rugby players. *J Shoulder Elbow Surg*, 23(11), 1624–1630.

Kibler WB, Wilkes T and Sciascia A. (2013) Mechanics and pathomechanics in the overhead athlete. *Clin Sports Med*, 32(4), 637–651.

Kugler A, Krüger-Franke M, Reininger S, Trouillier HH and Rosemeyer B. (1996) Muscular imbalance and shoulder pain in volleyball attackers. *Br J Sports Med*, 30(3), 256–259.

Kuhn JE. (2010) A new classification system for shoulder instability. *Br J Sports Med*, 44(5), 341–346.

Ludewig PM and Reynolds JF. (2009) The association of scapular kinematics and glenohumeral joint pathologies. *J Orthop Sports Phys Ther*, 39(2), 90–104.

Maenhout AG, Mahieu NN, de Muynck M, de Wilde LF and Cools AM. (2013) Does adding heavy load eccentric training to rehabilitation of patients with unilateral subacromial impingement result in better outcome? A randomized, clinical trial. *Knee Surg Sports Traumatol Arthrosc*, 21(5), 1158–1167.

Oyama S, Myers JB, Wassinger CA, Daniel Ricci R and Lephart SM. (2008) Asymmetric resting scapular posture in healthy overhead athletes. *J Athl Train*, 43(6), 565–570.

Reeser JC, Fleisig GS, Cools AM, Yount D and Magnes SA. (2013) Biomechanical insights into the aetiology of infraspinatus syndrome. *Br J Sports Med*, 47(4), 239–244.

Ribeiro A and Pascoal AG. (2013) Resting scapular posture in healthy overhead throwing athletes. *Man Ther*, 18(6), 547–550.

Seitz AL and Michener LA. (2011) Ultrasonographic measures of subacromial space in patients with rotator cuff disease: a systematic review. *J Clin Ultrasound*, 39(3), 146–154.

Shanley E, Rauh MJ, Michener LA, Ellenbecker TS, Garrison JC and Thigpen CA. (2011) Shoulder range of motion measures as risk factors for shoulder and elbow injuries in high school softball and baseball players. *Am J Sports Med*, 39(9), 1997–2006.

Struyf F, Nijs J, Meeus M, *et al*. (2014) Does scapular positioning predict shoulder pain in recreational overhead athletes? *Int J Sports Med*, 35(1), 75–82

Tjong VK, Devitt BM, Murnaghan ML, Ogilvie-Harris DJ and Theodoropoulos JS. (2015) A qualitative investigation of return to sport after arthroscopic Bankart repair: beyond stability. *Am J Sports Med*, 43(8), 2005–2011.

Tyler TF, Nicholas SJ, Lee SJ, Mullaney M and McHugh MP. (2010) Correction of posterior shoulder tightness is associated with symptom resolution in patients with internal impingement. *Am J Sports Med*, 38(1), 114–119.

Wilk KE, Reinold MM and Andrews JR. (2009) *The Athlete's Shoulder*. Churchill Livingstone, Philadelphia.

Wilk KE, Macrina LC, Fleisig GS, et al. (2011) Correlation of glenohumeral internal rotation deficit and total rotational motion to shoulder injuries in professional baseball pitchers. *Am J Sports Med*, 39(2), 329–335.

추천자료

Cools AM, Cambier D and Witvrouw EE. (2008) Screening the athlete's shoulder for impingement symptoms: a clinical reasoning algorithm for early detection of shoulder pathology. *Br J Sports Med*, 42, 628–635.

Cools AM, Declercq G, Cagnie B, et al. (2008) Internal impingement in the tennis player: rehabilitation guidelines. *Br J Sports Med*, 42, 165–171.

Cools AM, Borms D, Cottens S, Himpe M, Meersdom S and Cagnie B. (2014a) Rehabilitation exercises for athletes with biceps disorders and SLAP lesions: a continuum of exercises with increasing loads on the biceps. *Am J Sports Med*, 42(6), 1315–1322.

Cools AM, Struyf F, de Mey K, et al. (2014) Rehabilitation of scapular dyskinesis: from the office worker to the elite overhead athlete. *Br J Sports Med*, 48, 692–697.

Ellenbecker TS and Cools A. (2010) Rehabilitation of shoulder impingement syndrome and rotator cuff injuries: an evidence-based review. *Br J Sports Med*, 44, 319–327.

Kibler WB, Kuhn JE, Wilk K, et al. (2013) The disabled throwing shoulder: spectrum of pathology – 10-year update. *Arthroscopy*, 29(1), 141–161.

Reinold MM, Escamilla RF and Wilk KE. (2009) Current concepts in the scientific and clinical rationale behind exercises for glenohumeral and scapulothoracic musculature. *J Orthop Sports Phys Ther*, 39, 105–117.

Wilk KE, Reinold MM and Andrews JR. (2009) *The Athlete's Shoulder*. Churchill Livingstone, Philadelphia.

9장

배구에서의 무릎과 발목 부상

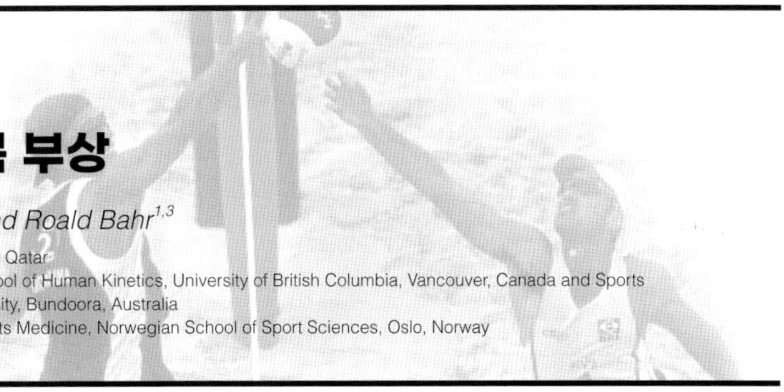

Christopher Skazalski[1], *Karim Khan*[2], *and Roald Bahr*[1,3]

[1] Aspetar Orthopaedic and Sports Medicine Hospital, Doha, Qatar
[2] Department of Family Practice (Sports Medicine) and School of Human Kinetics, University of British Columbia, Vancouver, Canada and Sports and Exercise Medicine Research Centre, La Trobe University, Bundoora, Australia
[3] Oslo Sports Trauma Research Center, Department of Sports Medicine, Norwegian School of Sport Sciences, Oslo, Norway

서론

이 장에서는 일반적으로 배구 선수에게 큰 불편함을 야기하고 때로는 선수의 경력을 단축시킬 수 있는 하지 질환의 두 가지 문제에 대해 논의한다. 첫 번째는 jumper's knee로 과거에는 슬개건염(patellar tendonitis/tendinitis)으로 알려진 슬개건병증(patellar tendinopathy), 슬개건증(patellar tendinosis)이다.

여기서 jumper's knee라는 용어가 사용된 이유는 이것이 배구계에 잘 자리잡고 있고 부상의 기전을 적절하게 설명하기 때문이다. 특별히 점프를 많이 하지 않는 스포츠에 참여하는 운동선수(예: 축구 선수, 단거리 선수, 스키)도 이 상태를 겪을 수 있으므로 임상의는 일반적으로 이 상태를 지칭하기 위해 "슬개건병증"이라는 용어를 사용한다. Jumper's knee는 배구 선수들 사이에서 가장 흔한 과사용 부상으로, 유병률이 거의 45%에 이른다(Lian et al. 2005).

이 장에서는 배구 선수가 겪는 가장 흔한 급성 부상인 발목 염좌도 다룬다. 배구 관련 발목 염좌는 블로킹 동작 중에 상대 또는 팀 동료의 발에 착지할 때 가장 흔히 발생한다. 발목 염좌는 국내 리그 수준의 실내 배구에서 발생하는 모든 급성 부상의 절반 정도를 차지하며, 활동 1,000시간당 약 1건의 염좌가 발생하며(Bahr and Bahr 1997; Bahr *et al.* 1994), 국제 레벨에서는 부상 4건 중 약 1건의 비율을 차지한다(Bere *et al.* 2015).

발목 염좌와 슬개건병증은 모두 실내 선수보다 비치발리볼 선수에게서 덜 흔하다. 모래의 부드러움은 점프 및 착지 시 슬개건에 가해지는 부하를 줄여주고, 팀당 선수가 두 명뿐이라는 사실은 접촉 관련 발목 염좌의 위험을 줄여준다. 그럼에도 불구하고 비치발리볼에서도 발목 염좌와 슬개건병증이 부상의 상당 부분을 차지한다. 종합적으로 말하자면, 이러한 관찰은 배구 선수를 돌보는 의사와 물리치료사가 슬개건병증과 발목 염좌 부상을 효과적으로 진단하고 치료하는 방법을 배울 수 있는 충분한 동기를 제공해야 한다.

슬개건병증(Jumper's knee)

임상 시나리오

한 올림픽 배구 선수가 점프로 인해 악화되는 슬개하부 통증을 호소하여 팀 의사에게 보고했다. 운동선수의 통증은 특히 힘든 코트 훈련 후에나 웨이트 트레이닝이나 플라이오메트릭 점프 훈련과 같은 활동 후에

Box 9.1 전방 무릎 통증의 일반적인 원인

Patellofemoral syndrome
Jumper's knee
Recurrent patellar subluxation
Osgood-Schlatter disease (younger athlete)
Fat pad impingement

발생하는 경향이 있다. 휴식을 취하면 증상이 호전된다. 선수는 이전에도 비슷한 문제를 겪었다. 첫 번째 발병은 청소년기 때 발생했으며 새 시즌이 시작될 때 통증을 느끼는 경우가 많다. 그는 자신의 통증부위로 슬개골 하극(inferior pole of the patella)을 특정한다.

무릎 전방 통증에 대한 임상적 접근

설명된 시나리오에는 통증의 원인이 많이 있다. BOX 9.1에는 무릎 앞쪽 통증의 보다 일반적인 원인이 나열되어 있다. 그러나 대부분의 경우 배구 의료 전문가는 슬개건병증과 슬개대퇴 증후군을 구별해야 한다. 이는 이 집단에서 무릎 앞쪽 통증의 가장 빈번한 원인이기 때문이다. 일반적으로 몇 가지 주요 특징을 찾아보면 서로 구별하는 것이 그리 어렵지 않다(표 9.1). 건병증을 검사할 때 임상의는 하중을 가할 때 발생하는 국소적인 힘줄 통증, 촉진에 대한 국소적 압통, 결과적으로 기능 장애 등 세 가지 특징을 찾아야 한다(Rio *et al*. 2014). 그럼에도 불구하고, 이 두 질환의 임상적 특징은 겹칠 수 있으며 잠재적으로 진단상의 혼란을 야기할 수 있다. 더욱이, jumper's knee과 슬개대퇴 증후군은 드문 경우 근본적인 생체역학적 이상이나 과도한 훈련으로 인해 동시에 나타날 수 있다.

역사

배구 선수가 비외상성 무릎 통증을 호소하는 경우, 임상의는 먼저 정확한 진단을 내려야 한다. 배구 관련 부상 패턴에 대한 지식을 바탕으로 볼 때 jumper's knee는 잠재적인 진단 목록에서 상위에 있어야 한다. 또한, 정확한 진단에 도달하는 의사의 능력을 촉진하는 선수의 이력에는 여러 가지 중요한 세부 정보가 있다. 이러한 특성 중 일부에는 통증의 초기 시작을 둘러싼 상황, 통증의 구체적인 위치, 악화되는 활동의 성격, 부하 또는 훈련의 변화, 관련된 염발음, 탈력감 또는 부종 등이 포함된다.

표 9.1 무릎 앞쪽 통증의 두 가지 흔한 원인의 임상적 특징 비교. 이러한 상태는 공존할 수 있음을 유의한다.

징후	슬개대퇴증후군(patellofemoral syndrome)	슬개건병증(patellar tendinopathy)
발현	달리기(특히 내리막길), 계단, 언덕, 무릎을 반복적으로 굽히거나 펴야 하는 체중을 지탱하는 모든 스포츠(예: 장거리 달리기)	점프와 착지가 포함된 활동(예: 농구, 배구, 높이뛰기, 넷볼, 바운딩, 발레)
통증	모호/비특정, 내측, 외측 또는 슬개골하일 수 있음	일반적으로 슬개골 하극(inferior pole) 주위, 점프 및 중간에서 전체 스쿼트에 의해 악화됨
압통	일반적으로 슬개골의 내측 또는 외측 면이지만 슬개골 하부 부위에 통증이 있을 수 있다. 슬개골 부위에 접근할 수 없기 때문에 촉진 시 통증이 없을 수 있다.	가장 흔하게는 슬개건 부착의 하극(inferior pole) 가끔은 건 중간부에, 드물게는 경골 결절의 원위 부착부

운동선수의 통증이 일반적으로 반복적인 스파이크나 블로킹 훈련과 같이 슬개건에 반복적인 원심성 하중을 가하는 활동으로 인해 촉발된다면 운동선수가 jumper's knee를 앓고 있을 가능성이 높다. 반면, 통증의 시작이 서서히 진행되고 운동선수가 활동이나 장기간 앉아 있는 경우 악화되는 확산성 통증("영화 관람자의 무릎: movie–goer's knee")을 호소하는 경우, 슬개대퇴 통증 증후군의 대체 진단을 고려해야 한다. 달리기 시 발생하고 달리는 동안 점차 악화되는 통증은 슬개대퇴부 통증일 가능성이 더 높으며, 활동 시작 시 발생하고 준비 운동 후 가라앉았다가 활동 후 또는 다음날 아침에 다시 나타나는 통증은 슬개건병증일 가능성이 높다.

Jumper's knee의 유병률은 높은 수준의 배구 선수들 사이에서 40%에서 50%에 이른다(Ferretti 1986; Ferretti *et al*. 1984; Lian *et al*. 1996b, 2005). 배구 선수의 jumper's knee에 대해 확인된 외적 위험 요인에는 훈련 부하(주당 배구 훈련 시간) 및 경기 노출(주당 플레이 세트 수)이 포함된다. 다른 요인으로는 경기장 표면뿐 아니라 지난 몇 주 동안의 만성 훈련 부하와 비교하여 급성 훈련 부하의 변화 또는 급증이 포함될 수 있다. 본질적인 위험 요소에 대한 정보도 계속해서 발전하고 있다. 동일한 외적 위험 요인에도 불구하고 선수 2명 중 1명만이 슬개건병증 증상을 보이기 때문에 임상적으로 중요한 내재적 위험 요인이 존재할 가능성이 높다. 배구 선수의 역동적인 능력에 대한 연구에 따르면 더 높이 점프할 수 있는 타고난 능력을 가진 선수는 슬개건병증 발병 위험이 더 큰 것으로 나타났다(Lian *et al*. 1996a; Visnes *et al*. 2013). 추가적인 위험 요인으로는 발목 배측 굴곡 이동성 감소와 착지 역학으로 인한 영향 가능성이 있다. 배구 선수 중 오른쪽 무릎이 왼쪽 무릎보다 더 자주 영향을 받는다. 한 가지 이유는 오른쪽–왼쪽 도약을 포함한 스파이크 점프 중에 다리 신근 장치에 작용하는 동적 생체역학적 요인일 수 있다. 이는 왼쪽 무릎에 비해 오른쪽 무릎에 더 높은 원심성–구심성 하중이 발생할 것으로 예상될 수 있기 때문이다.

진단 고려사항

임상 평가 중 환자의 전방 무릎 통증을 재현하는 것은 정확한 진단을 확립하는 데 중요하다. 양발 또는 한쪽 다리 스쿼트는 일반적으로 운동선수의 전형적인 증상을 유발한다. 증상이 평지에서 재현되지 않으면, 건(tendon)에 추가적인 스트레스를 주기 위해 디클라인 보드(decline board)에서 일련의 양발 또는 한쪽 다리 스쿼트를 수행할 수 있다. 운동선수의 증상을 재현하는 것은 진단 목적과 치료 효과를 결정하기 위한 기준선 제공 모두에 필수적이다. 운동선수가 검사 당시 통증이 없는 경우, 집중 점프 훈련 등 증상을 유발하는 훈련 세션을 마친 후 재검사를 받아야 한다.

임상의는 최대 압통 부위를 결정하기 위해 무릎 앞쪽을 주의 깊게 촉진해야 한다. 운동선수의 무릎이 jumper's knee인 경우 압통은 슬개골 하극(inferior pole) 근처의 근위 슬개건을 따라 가장 흔히 나타난다 **(그림 9.1)**. 슬개골 하극 근처의 건을 노출시키는 데 도움을 주기 위해 한 손으로 슬개골 위쪽에 압력을 가하여 "기울어지게" 하고 슬개골의 아래쪽 부분을 노출시키는 동시에 다른 손 한 손가락 끝으로 근위 슬개건 근위부를 촉진한다. 촉진은 또한 경골 부착부 근처뿐만 아니라 슬개건의 중간 부분을 따라 수행되어야 한다.

Jumper's knee는 일반적으로 슬개건의 통증을 나타내지만, 때때로 배구 선수가 슬개골 근위 대퇴사두근 건에 "jumper's knee"과 같은 증상을 나타낼 수 있다는 점에 유의하는 것이 중요하다. 대퇴사두근의 촉진과 선수의 병력을 통해 이를 확인할 수 있다.

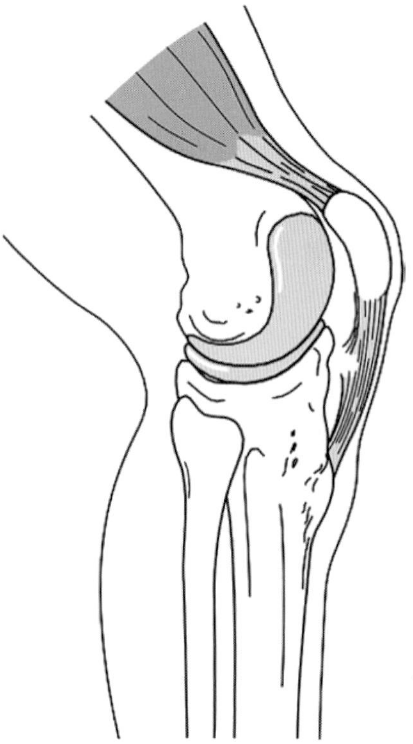

그림 9.1 슬개건병증; 병리의 전형적인 위치는 건의 후방 측면

Jumper's knee 증상의 위험을 증가시킬 심각한 결함 가능성이 있는 무릎 근위 및 원위 관절을 검사하기 위해 항상 운동 사슬 및 생체 역학 검사를 수행해야 한다. 특히 발목과 엉덩이의 가동성을 깨끗하게 한 다음 각각의 사용 가능한 동작 범위 전반에 걸쳐 근력과 안정성을 테스트해야 한다. 처음에는 가동성에 대한 수동적 검사를 수행할 수 있지만 체중 부하 시 반복해야 하며 궁극적으로 개별 운동선수가 훈련에 필요한 기술을 실제로 어떻게 완료하는지 확인하기 위해 점프 및 착지 작업을 통해 검사해야 한다.

일반적으로 jumper's knee의 의심되는 임상 진단을 확인하기 위해 방사선 촬영이 필요하지 않다. 그러나 실시간 초음파는 유용한 도구가 될 수 있다. 초음파는 건이 두꺼워지거나 건 안에 저에코 부위와 같은 구조적 이상을 발견하는 데 탁월하다. 건 구조를 검사하는 데 사용되는 전통적인 그레이 스케일 외에도 컬러 도플러 설정은 종종 건 내부 또는 근처의 신생혈관을 감지하는 데 사용된다. 그러나 무증상 건의 약 10%에서는 저에코 부위, 혈관 신생 등의 구조적 이상이 관찰되는 경우가 많다는 점에 유의해야 한다. 이는 임상의가 환자의 임상 병력 및 증상을 초음파에서 관찰되는 것과 결합시키는 것이 중요하다는 점을 강조한다(Cook *et al*. 1998; Kongsgaard *et al*. 2009; Lian *et al*. 1996b)(**그림 9.2**).

슬개건병증의 치료

정확한 진단이 내려지면 적절한 치료가 시작될 수 있다. Jumper's knee 치료 결과에 대한 연구에 따르면 일부 불행한 선수들은 몇 달에서 몇 년에 이르는 장기간의 증상을 겪을 수 있으며(Lian *et al*. 2005) 스포츠 활동으로 복귀하기 전에 6개월 이상의 치료가 필요할 수 있다(Cook *et al*. 1997; Schiavone Panni *et al*.). 운동선수의 기대치를 관리하기 위한 교육은 이 여정의 시작에 필요한 기반을 구축하는 데 중요한 역할을 할 수 있다. 이 어려운 문제를 해결하기 위해 실무자들은 일반적으로 자가 관리, 의학적 관리 및 운동 처방을 포함한 치료법을 결합한다. 여러 번의 보존적 치료가 실패하고 선수가 스포츠로 복귀할 수 없는 경우 수술적 개입을 고려할 수 있다. 불행하게도 jumper's knee에 대한 수술적 개입은 예측할 수 없으며(Coleman *et al*. 2000) 절개 수술에 대해 사용할 수 있는 유일한 무작위 대조 시험에서는 보존적 치료에 비해 더 나은 결과를 보여주지 못했다(Bahr *et al*. 2006).

배구 선수들은 jumper's knee가 잠재적으로 장기간의 재활이 필요한 매우 심각한 상태라는 것을 인식해

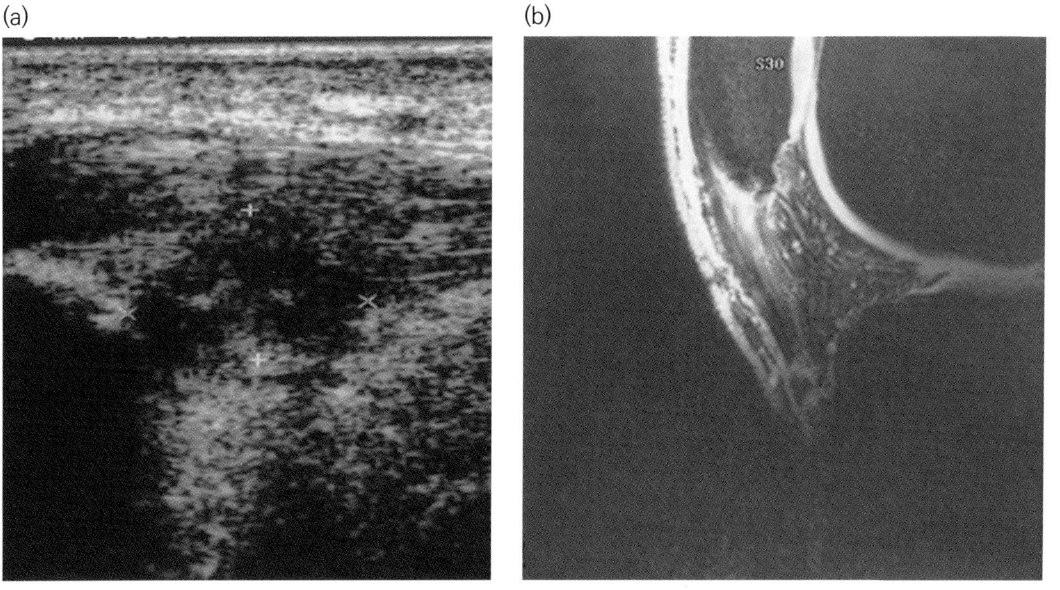

그림 9.2 슬개건병증 증상이 있는 운동선수의 초음파 평가에서는 저에코성이 나타날 수 있지만**(a)**, MR 영상에서는 높은 신호 이상**(b)**이 나타날 수 있다.

야 한나. 따라서 선수는 적절한 치료를 받는 것을 미루어서는 안 된다. 슬개건병증의 조기 진단 및 치료가 배구를 덜 쉬게 하는 데 도움이 된다는 증거가 있다. 조기 진단은 훈련 부하와 점프 횟수를 조기에 조정하는 동시에 근본적인 상태를 해결하기 위한 적절한 치료를 시작할 수 있는 기회를 제공한다.

얼음 마사지를 하면 통증이 어느 정도 완화될 수 있다. 하루에 여러 번 세션당 최대 15분 동안 해당 힘줄에 얼음을 가할 수 있다.

선수가 비스테로이드성 항염증제(많은 국가에서 처방전 없이 구입 가능)로 치료를 받아야 하는지 여부에 대한 문제는 다소 논란의 여지가 있다. 역사적으로 슬개건병증 치료에 사용되는 가장 일반적인 약제는 비스테로이드성 항염증제(nonsteroidal antiinflammatory drugs, NSAID)와 코르티코스테로이드였다. Jumper's knee는 원래 염증성 질환(따라서 "건염"이라는 용어)으로 간주되었지만 이제는 퇴행성 질환을 나타내는 것으로 여겨진다. 따라서 항염증제 사용에 대한 생물학적 근거는 없다(Jozsa 및 Kannus 1997; Khan *et al*. 1999). 그럼에도 불구하고, 이들 약물은 여전히 가장 일반적으로 사용되는 대증 요법으로 남아 있지만, 슬개건병증 치료에는 아무런 효과도 기대할 수 없다는 점에 유의해야 한다(Almekinders 및 Temple 1998). 실제로 NSAID는 통증을 가려서 게임을 계속할 수 있도록 사용하는 경우가 많으며, 이는 장기적으로 상황을 더욱 악화시킨다. NSAID가 특히 만성 질환의 경우 건병증 관리에 덜 중요한 역할을 한다고 말함으로써 현재 의료 관행을 요약하는 것이 합리적일 것이다(Khan *et al*. 2002).

경구 항염증 약물이 건병증 치료에 부적합하다는 것과 유사하게 코르티코스테로이드의 역할 역시 여전히 논란의 여지가 있다(Fredberg 1997; Shrier *et al*. 1996). 코르티코스테로이드 주사 후 긍정적인 단기 임상 효과가 보고되었지만 이러한 효과는 12주 후에 감소하고 장기적으로는 좋지 않은 임상 결과로 끝난다. 슬개건의 깊은 표면과 호파지방체(Hoffa body) 사이의 경계면에 고용량 식염수(국소 마취제 및 종종 아프로토닌이나 코르티코스테로이드도 포함) 또는 경화제(예: 폴리도카놀)를 주입하는 다른 주사 시술이 단기적으로는 약간의 통증 완화가 가능한 것으로 나타났다(Hoksrud 및 Bahr 2011).

통증 감소와 슬개건의 부하 내성 향상을 목표로 하는 치료 운동 처방은 슬개건병증이 있는 운동선수에게 선택되는 치료법이다. 두 가지 운동 프로그램이 연구되었으며 둘 다 유망한 결과를 제공한다. 무릎 신근의 원심성 부하를 강조하는 운동 프로그램은 가장 많이 연구되고 잘 문서화된 치료법이다. 이 원심성 운동 프로그램은 종종 디클라인 보드에서 점진적인 부하를 적용하여 매일 2회 수행되는 15회 반복의 3세트로 구성된 일련의 한쪽다리 스쿼트(**그림 9.3a**)에 중점을 둔다(Visnes 및 Bahr 2007).

두 번째 운동 프로그램은 Kongsgaard *et al.*이 제시한 것으로, 강력한 느린 저항(heavy slow resistance, HSR) 운동을 사용한다(**그림 9.3b,c,d**). 많은 임상의들은 일일 감소 스쿼트 운동에서 벗어나 매주 3회 수행되는 일련의 스쿼트, 핵 스쿼트 및 레그 프레스로 구성된 이 HSR 운동 프로그램으로 전환하고 있다. 다소 단조롭고 저강도 디클라인 스쿼트 프로그램을 하루에 두 번 수행하는 것보다 선수들이 "진짜" 근력 훈련이라고 생각하는 것을 주 3회 수행하도록 동기를 부여하는 것이 더 쉬운 것 같다. 각 운동은 3–4세트로 수행되며 1주차에는 최대 15회 반복으로 점차적으로 부하가 증가하고 9–12주차에는 최대 6회 반복까지 진행된다. 운동선수는 세트 사이에 2–3분의 휴식을 취하고 운동의 원심성 단계에 3초, 구심성 단계에 3초로 각 반복을 천천히 수행하도록 지시받는다. HSR 프로그램의 사용은 단기 및 장기적으로 좋은 임상 결과를 가져왔다.

매우 과민한 슬개건을 가진 일부 운동선수는 이러한 프로그램 중 하나를 용납하지 않을 수 있다. 그들은 통증 관리에 도움이 되도록 고안된 등척성 운동에 초점을 맞춘 프로그램에 가장 잘 반응할 수 있다. 점프 및 착지가 필요한 훈련 적절한 부하 관리와 결합하여 운동선수는 45초 아이소메트릭 홀드(isometric holds)를 5회 반복하는 중간범위(midrange) 대퇴사두근 운동을 수행한다. 이는 레그 익스텐션 기구나 스패니시 스쿼트라는 운동을 통해 수행할 수 있으며 하루에 2–3회 수행할 수 있다. 처음에는 통증 관리를 위한 등척성 운동을 포함하고 운동선수의 스포츠 복귀를 준비하기 전에 수정된 HSR 프로그램으로 진행되는 4단계 프로그램이 Malliaras *et al.*에 의해 설명되었다(2015).

위에 설명된 모든 운동을 통해 운동선수가 약간의 통증을 안고 운동을 수행하는 것이 허용된다는 점은 주목할 가치가 있다. 아마도 더 중요한 기준은 통증을 테스트하고 운동을 수행한 후 24시간 동안 어떻게 느끼는지 확인하는 것이다. 이는 한쪽 다리 디클라인 스쿼트나 증상을 재현하는 다른 활동으로 수행할 수 있다. 운동을 하면서 통증이 증가하는 것은 통증이 날마다 계속해서 증가하지 않는 한 허용된다. 실제로, 몇 주간의 훈련 후에는 처음에는 훈련을 하지 않을 때, 그리고 궁극적으로는 훈련 중에도 통증이 가라앉을 것으로 예상된다.

운동선수가 발전함에 따라 운동의 부하와 속도를 증가시켜 운동 처방을 더욱 도전적이고 기능적으로 만들 수 있다. 운동선수가 이러한 운동을 잘 수행할 수 있게 되면 지구력 훈련이 도입될 수 있다. 그 후에 하중(무게), 속도 및/또는 높이(예: 점프 운동)의 조합이 추가될 수 있다(Cook *et al.* 2000). 이러한 끝 단계의 원심성 운동은 건 통증을 유발할 수 있으며 운동

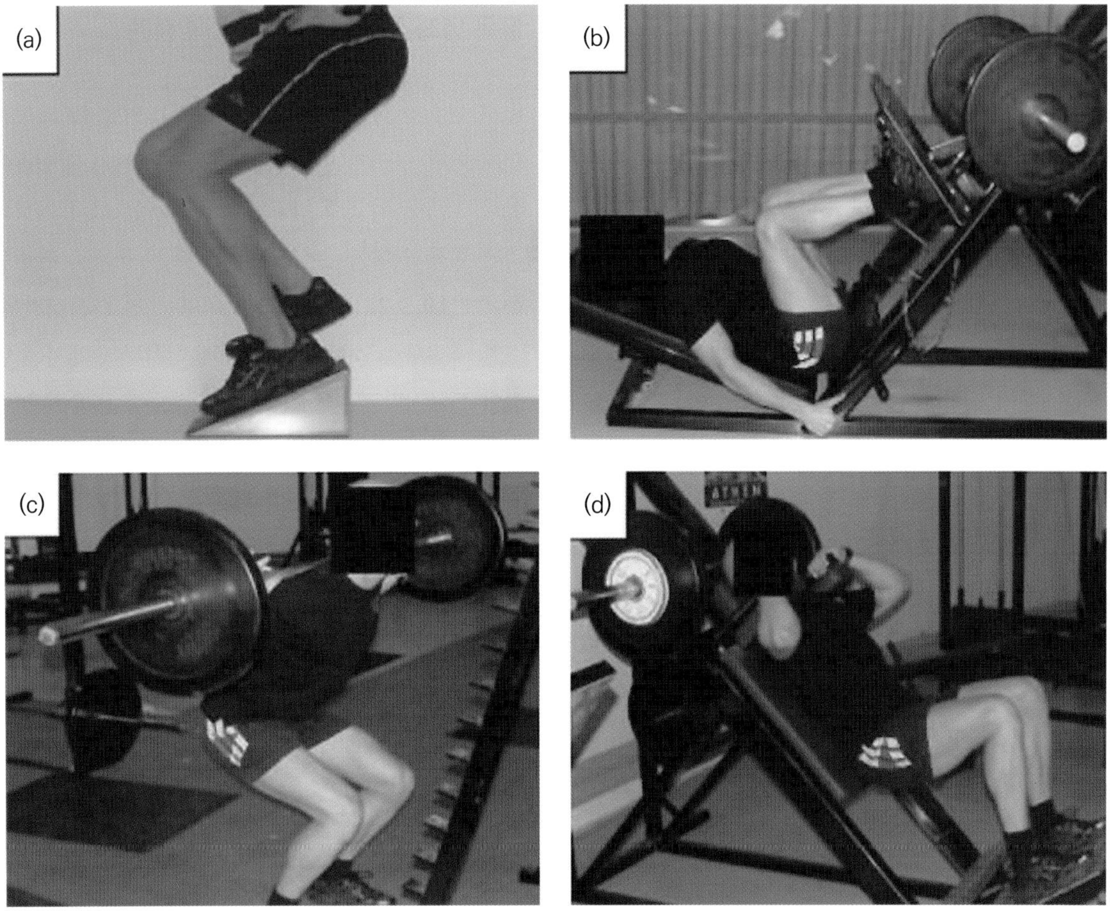

그림 9.3 Jumper's knee를 치료하는 데 사용되는 운동. **(a)** 원심성 디클라인 스쿼트(eccentric decline squats), **(b)** 레그 프레스(leg press) **(c)** 스쿼트(squat) **(d)** 핵 스쿼트(hack squat) 모든 운동은 무릎 각도가 90°가 되도록 해야 한다. Kongsgaard 프로그램(b,c,d)에서 사용되는 운동은 양쪽 다리로 하는 반면, 원심성 디클라인 스쿼트(**a**)는 한 번에 한쪽 다리로 해야 한다. (*출처: Kongsgaard et al. (2009). John Wiley & Sons의 허가를 받아 재생산*)

선수의 스포츠가 강렬한 부하를 요구하는 경우에만 권장된다(그리고 운동선수가 충분히 긴 재활 기간을 마친 후에만). 면밀한 감독하에 수행되고 필요에 따라 조정되는 원심성 훈련 프로그램 및 HSR 프로그램은 jumper's knee와 관련된 증상을 개선하거나 심지어 제거하는 데 효과적인 것으로 임상 시험에서 나타났다. 점프 훈련과 착지 기술 평가도 종합 재활 프로그램의 필수 구성 요소이다. 운동 후 통증을 최소화하기 위해 운동 훈련 후에 건을 식히기 위해 얼음을 사용할 수 있다.

물론 보존적 치료가 한결같이 성공하는 것은 아니다. 원심성 근력 훈련 프로그램이 원하는 임상 결과를 얻지 못하는 데는 재활 프로그램을 통한 지나치게 빠른 진행, 부적절한 부하(예: 불충분한 근력 또는 속도 운동, 원심성 운동이 너무 일찍 또는 너무 공격적으로 시작됨, 한쪽 다리 운동이 부족함)를 포함하여 수동적 치료(예: 전기치료 방법)에 대한 과도한 의존, 운동 사슬 및 생체역학적 결손에 대한 초점 부족, 치료 중 및 치료 후 환자 증상에 대한 부적절한 모니터링 등 원하는 임상 결과를 얻지 못할 수 있는 수많은 잠재적인 이유가 있다.

Jumper's knee에 대한 수술적 개입은 일반적으로 최소 6개월의 보수적 관리 후에도 개선되지 않는 증상이 있는 배구 선수에게 적용된다. 다양한 수술 기법이 설명되어 있지만 수술 결과는 예측할 수 없다. 전방부 건을 통해 접근하는 전통적인 절개 기술 외에도 슬개건에 대한 접근이 후방에서 이루어지고 관절경 절제술과 초음파(+ 도플러) 검사가 동시에 수행되는 관절경 수술을 위한 새로운 기술이 개발되었다. 이 기술을 사용하면 구조적 건 변화와 혈류량이 많은 부위를 수술 현장에서 함께 볼 수 있다. 이런 방법으로 건의 등쪽 관심 부위에 보다 정확하게 절제술을 할 수 있으며, 호파 지방 패드(Hoffa fat pad)의 외상과 건의 앞쪽 건강한 부분의 손상이 최소화된다. 그러나 치료 선택을 안내하는 무작위 대조 연구는 거의 없다.

발목 염좌

임상 시나리오

배구 선수가 발목 염좌를 겪은 후 팀닥터나 치료사에게 보고한다. 염좌는 그녀가 블로킹 후 상대 공격수의 발에 착지했을 때 발생했다. 그녀는 발목 외측에 즉각적인 통증을 느꼈고 불과 몇 분 후에 국소적인 부기가 시작되는 것을 발견했다. 다행스럽게도 그녀는 부기를 최소화하기 위해 얼음주머니를 대고 국소 압박을 가하는 등 즉각적인 응급처치를 받았다. 의사가 방문했을 때 선수는 눈에 띄게 절뚝거리고 있었고, 환측 다리에 전체 체중을 지탱하는 것을 꺼려했다. 이번이 같은 쪽에 세 번째 외측 발목 염좌였다.

발목 염좌 부상에 대한 임상적 접근

배구 선수가 발목 염좌를 겪은 후 내원할 때 의사는 먼저 어떤 구조가 어느 정도 손상되었는지 확인해야 한다. 대부분의 경우, 외측 발목 염좌는 하나 이상의 측면 발목 인대를 손상시키지만 다른 구조도 관련될 수 있다(표 9.2). 가장 중요한 목표는 인대 손상과 골절을 구별하는 것이다. 청소년과 젊은 성인에서는 골절이 드물지만, 외측 복사뼈와 제5중족골 골절은 나이가 많은 생활체육 선수들에게서 상대적으로 자주 발생한다. 조기 수술이 필요할 수 있으므로 종종 "높은 발목 염좌(high ankle sprain)"라고 불리는 원위 경비인대결합 부상과 어린이의 성장판 부상을 배제하는 것이 중요하다. 원위 경비인대결합 부상은 경골과 비골 사이의 인대 손상을 초래한다. 부상의 기전은 정확한 진단을 내리는 데 중요한 단서이므로 주의 깊은 병력청취가 필요하다. 정확한 검사를 통해 골절 가능성을 배제하기 위해 환자를 방사선 촬영 검사에 의할 필요가 있는지 여부를 알아낸다. 골절이 의심되는 경우에는 지체 없이 엑스레이를 촬영해야 한다. 급성 골절 수술은 필요한 경우 6시간 이내(상당한 부기가 나타나기 전)에 시행해야 한다.

부상 상황

배구에서 발목 염좌로 이어지는 일반적인 시나리오는 막고 있는 선수가 네트 아래 상대 공격자의 발에 착지하는 경우이다. 이는 공격자가 잘못된 볼 세팅으로 인해 네트에 바짝 붙어 공을 플레이해야 할 때 발생할 수 있다. 또는 공격자가 공을 플레이하기 위해 잘못된 궤적을 선택하여 그 결과 부분적으로 상대 코트에 착지했을 수도 있다(여전히 부분적으로는 센터라인 위에 남아 있음). 발목 염좌로 이어지는 또 다른 일반

표 9.2 급성 발목 염좌 후 고려해야 할 진단

흔한 부상	덜 흔한 부상	놓치지 말아야 할 부상
외측 인대 부상	골절 외과 내과 5번째 중족골 기저부 거골 종골	인대결합 손상(syndesmosis injury)
압통	내측 인대 부상 탈구된 발목 건 파열/탈구 후경골근 건 비골근 건 아킬레스 건	성장판 손상

적인 시나리오는 한 블로커(일반적으로 미들 블로커)가 팀원과 함께 블로킹을 닿는 데 늦어지는 경우이다. 미들 블로커는 옆으로 표류하여 "충돌 지역(conflict zone)"이라고 불리는 복잡하게 붐비는 코트 부위에 늦게 착지한 것이나. 후위 공격자가 앞줄 팀원에게 착지할 때 발목 염좌도 관찰되었다.

병리생리학

올림픽 배구 대회, FIVB 세계 선수권 대회 및 FIVB 월드 리그에서 발생한 발목 염좌에 대한 비디오 분석을 통해 충돌 지역(conflict zone)에서 발생한 발목 염좌의 대부분이 공통된 부상 기전을 공유한다는 사실이 밝혀졌다. 곧 부상을 입을 선수가 점프에서 착지하기 시작하면 곧 부상을 입을 발이 발바닥 굴곡을 이루고 단단하고 고르며 예측 가능한 코트 표면에 착지할 준비를 한다. 선수는 발목이 중립적이고 평평한 발 위치를 향해 배측 굴곡되면서 코트를 향해 계속 하강한다. 그러나 갑자기 그 발이 다른 선수의 발과 깜짝 조우하게 되면서 모든 것이 변하게 된다. 발이 평발 위치에 가까워지면 다른 선수와의 예상치 못한 접촉으로 인해 발생하는 순간의 결과로 발목이 빠르게 내번된다. 이러한 내번 모멘트는 동적 근건 발목 안정 장치가 보상하기에는 너무 빨리 발생하며 코트 접촉 시 하중은 발목 외측을 정적으로 안정시키는 인대에 전달된다. 발이 내번되면 과부하된 인대가 예측 가능한 순서로 손상된다. 관련된 인대의 힘과 인장 강도에 따라 인대 손상의 정도가 결정된다. 약 절반의 경우 전거비인대 단독 파열이 있고, 약 25%에서는 전거비인대와 종비인대의 복합 파열이 있다. 후거비인대 파열이 동시에 발생하는 경우는 드물다(1%).

드물지만 발의 외번 기전으로(발의 회내와 외회전의 조합된 결과) 강한 내측 인대(삼각인대)의 손상을 의심해야 한다. 내측 발목 염좌는 배구 발목 염좌의 10–15%만을 차지한다. 따라서 부상 기전이 전형적이지 않을 경우 배구 전문의는 외측 인대 부상 이외의 부상에 대해 강하게 의심해야 한다.

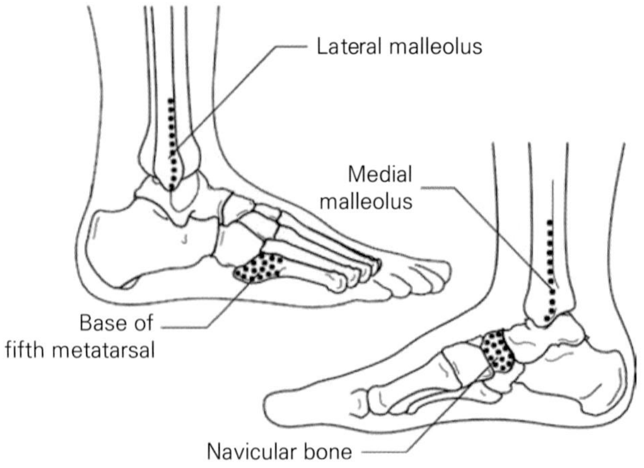

그림 9.4 Ottawa rule에 따르면, 다음 네 가지 구조를 촉진하여 뼈의 압통을 알아내야 한다: 외측 복사뼈, 내측 복사뼈, 제5중족골 기저부, 주상골(navicular bone)

진단 고려사항

처음 이학적 검사의 목표는 수술이나 고정이 필요할 수 있는 다른 유형의 손상과는 다른 외측 인대 손상이 있는지 여부를 결정하는 것이다. Ottawa ankle rule (**그림 9.4**)에 따르면, 발목 엑스레이는 촉진 시 뼈에 압통이 있거나 운동선수가 부상 직후와 후속 임상 평가 시 체중지지가 안될 때를 적응증으로 한다(Leddy 외 1998). 이 지침을 올바르게 따르면 임상적으로 중요한 모든 골절을 100% 민감도로 감지할 수 있다.

경골-비골 인대결합의 손상은 여러 가지 특수 검사를 통해 진단할 수 있다(**그림 9.5**). "Squeeze test"는 무릎과 발목 사이의 중간쯤에서 경골에 대해 비골을 압박하여 수행한다. 인대결합이 손상된 경우, 이 방법은 인대결합 부위에 국소적인 통증을 유발한다. 발목을 중립으로 두고 발을 바깥쪽으로 회전시키는 "external rotation test"도 운동선수가 결합 부위에 통증을 호소하면 양성으로 간주된다. 이러한 검사는 합리적이고 구체적인데, 외측 발목 인대만 손상된 경우는 일반적으로 이 검사로 심각한 통증을 유발하지 않는다. 검사가 양성이면 결합체 손상을 배제하기 위해 방사선학적 평가가 필요하다.

의료진은 심각한 외측 인대 손상 후 발목이 기계적으로 불안정한지 여부를 임상적으로 평가하기 위해 anterior drawer test 및 talar tilt test를 사용할 수 있음을 배웠을 것이다. 이론적으로 해부학적, 생체역학적 관점에서 볼 때, 전거비인대가 파열된 경우 anterior drawer test는 양성이어야 하고, 종비인대가 파열된 경우 talar tilt test는 양성이어야 한다. 그러나 이러한 검사는 임상의가 인대 전체 파열과 부분 파열, 또는 외측 인대 단독 손상과 결합된 측면 인대 손상을 구별할 수 없기 때문에 부상의 급성 단계에서는 진단 가치가 제한적이다. 또한, 발목 염좌의 치료는 스트레스 방사선 사진에서 입증된 발목 불안정 정도에 의존하지 않는다. 따라서 anterior drawer test 및 talar tilt test와 스트레스 엑스레이는 급성 발목 염좌 부상 평가에 임상적 관련성이 없다.

Ottawa ankle rule에 따라 골절이 있을 수 있다는 징후가 나타나면 일상적인 엑스레이 검사가 필요하다(얻은 영상에는 전후방, 측면 및 mortise views 영상이 포함되어야 한다). 또한 신체 검사에서 경골-비골 인대결합 손상이 의심되는 경우에도 동일한 방사선 검

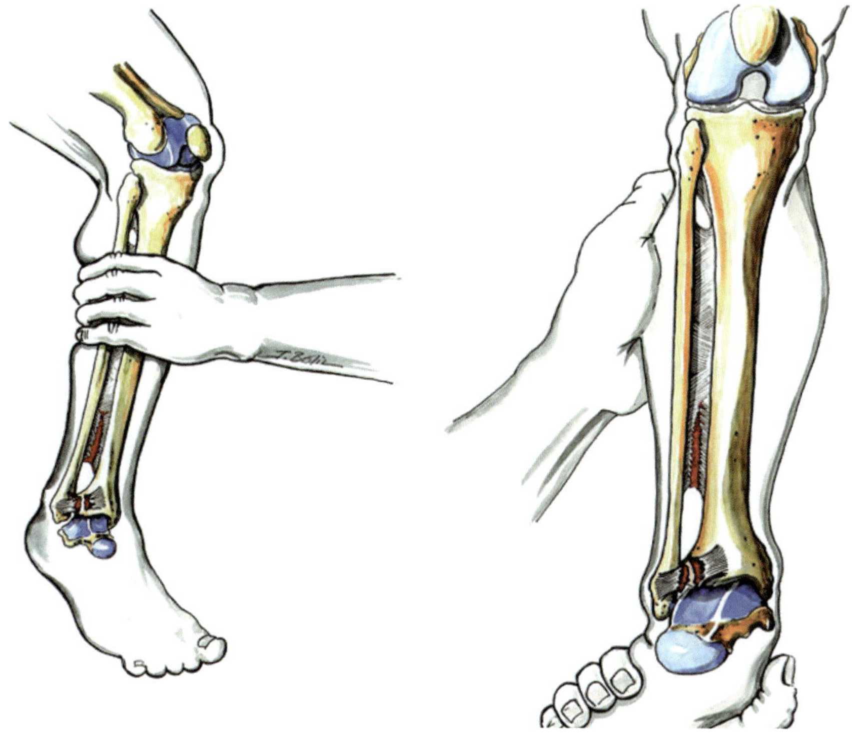

그림 9.5 전방 경골인대 부상("high ankle sprain")을 감지하기 위한 squeeze test **(a)** 및 external rotation test **(b)**.

사가 필요하다. 다른 영상 검사는 일반적으로 급성기에는 적응증이 아니다.

발목 염좌 치료

전거비인대와 종비인대가 함께 손상된 증거가 있더라도 외측 인대 부상의 보존적 치료가 권장된다. 비수술적, 기능 기반 치료는 외측인대 손상 정도에 관계없이 수술적 복구 및/또는 캐스팅의 결과에 필적하는 결과를 가져오는 것으로 나타난다(Kaikkonen et al. 1996). 기능적 치료는 전체 운동 범위의 회복과 신체 활동 복귀를 가장 빠르게 제공하고, 다른 치료보다 기계적 안정성을 손상시키지 않으며, 수술보다 안전하고 비용도 저렴하다. 기능 치료 프로그램의 목표는 다음과 같다.

1. 부기와 통증을 포함한 초기 부상의 범위와 결과를 최소화한다.
2. 운동 범위, 근력 및 고유수용성 감각을 회복한다.
3. 경기에 복귀하기 전 운동선수를 특정 스포츠 운동 프로그램을 마친다.

급성 발목 염좌의 현장 치료 목표는 출혈과 부종을 최소화하는 것이다. 이는 즉각적인 보호, 휴식, 냉찜질, 압박 및 높이 올리기(PRICE 치료, **그림 9.6**)를 제공함으로써 달성될 수 있다. 이러한 조기 개입 중에서 압박이 아마도 가장 중요하며(출혈을 제한하기 위해), 냉찜질의 주요 효과는 진통을 제공하는 것이다. "상대적 휴식"이라는 용어는 해당 부위에 통증이나 스트레스를 유발하는 활동을 피하면서 치유 과정을 돕기 위

발목에 무게를 싣지 말아라. 걷거나 테스트하지 말아라. 이 단계에서는 측면 부상이 있는지 확인하기 위한 간단한 검사만 있으면 된다. 내부 주머니를 으깨고 주머니를 흔들어 조심스럽게 얼음 주머니의 내용물을 섞는다.

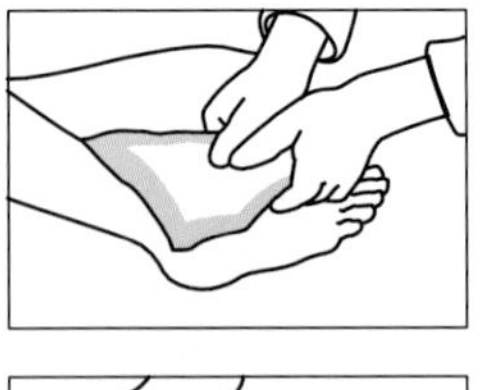

얼음 주머니를 가운데가 외측 복숭아뼈 끝 위에 오도록 놓는다. 얼음 주머니의 근위부 끝을 탄성 랩으로 고정한다.

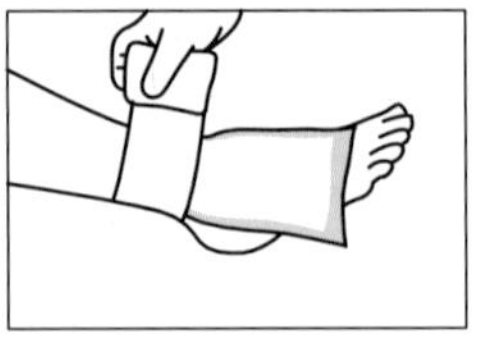

얼음 주머니의 먼쪽 끝을 고정한다. 얼음 주머니를 탄성 랩으로 계속 고정하여 얼음 주머니를 압박 도구로 사용하여 단단히 압박한다.

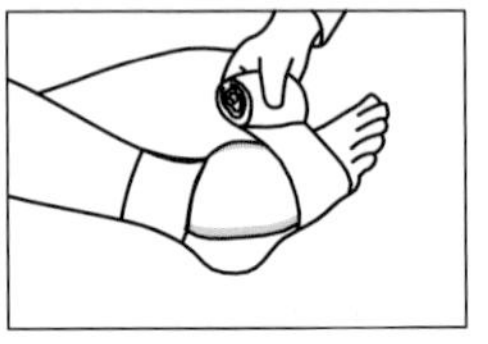

환자의 발목을 최대한 높게 하고 냉찜질/압박 붕대를 최소 30분 동안 감아준다.

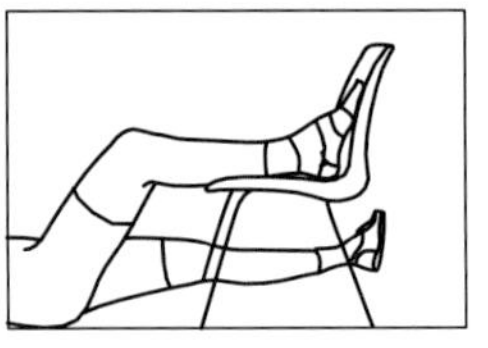

환자를 옮겨야 할 때는 체중을 지지하지 말고, 가능하면 목발을 제공하여라. 냉각 효과가 가라앉은 후에도 이송하는 동안 냉찜질/압박 붕대를 착용하여라.

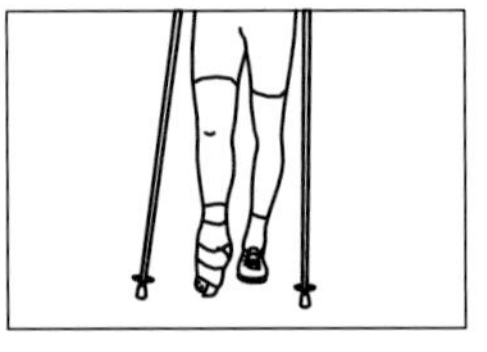

보다 완전한 검사는 초기 30분 PRICE 치료가 완료된 후 실시할 수 있다. 지속적인 압박 붕대 치료는 처음 48시간 동안 계속되며, 발목뼈 주위에 펠트나 종이로 채워진 탄성 랩핑을 사용하여 손상된 인대에 최대 압력을 가한다.

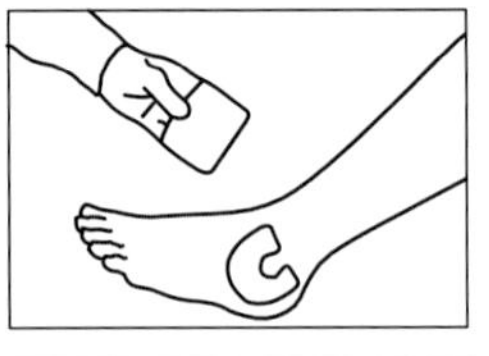

냉각 치료는 효과적인 통증 완화를 제공하며 간헐적인 냉각 치료를 2-3시간마다 20-30분 동안 제공할 수 있다. 냉각 치료는 여기에 표시된 것처럼 차가운 흐르는 물이나 전용 냉각 치료 장비를 사용하여 제공할 수 있다.

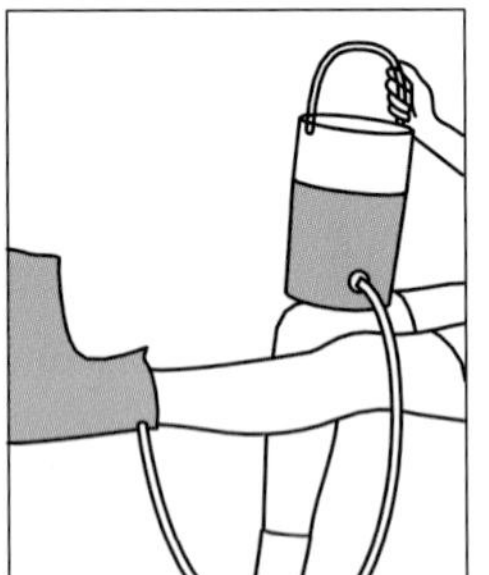

그림 9.6 급성 발목 부상에서 초기 관리

해 조기에 부드럽고 통증 없는 이동성을 확보하는 데 자주 사용된다. 염좌 부상 직후 PRICE 치료를 시작하고 처음 24–48시간 동안 지속적으로 치료하면 인대 부상 후 출혈이나 부종의 양을 크게 제한할 수 있다.

진통제를 사용하여 통증을 완화할 수 있지만 아세틸살리실산(아스피린)은 출혈을 연장할 수 있으므로 피해야 한다. 비 아스피린 진통제와 일반의약품 NSAID는 합리적인 대안이며 더 빠른 활동 범위와 체중 부하를 허용하여 회복을 가속화할 수도 있다.

초기 출혈 단계가 끝난 후, 치료의 목표는 통증이 없는 정상적인 ROM을 회복하는 것이다. 증가된 ROM은 수동적, 능동적 또는 능동적 보조 스트레칭 운동과 사이클 에르고미터 사용을 포함한 최대 이하의 운동을 통해 달성될 수 있다. 운동 프로그램은 기능 호전과 증상의 정도에 따라 발가락 들어올리기, 스쿼트, 조깅, 두 다리 제자리 뛰기, 한쪽 다리 제자리 뛰기, 줄넘기 등 점진적인 선형 동작에서, 8자 모양 달리기, 옆으로 점프하기, 옆으로 허들 넘기 등의 컷팅 움직임(cutting movements)으로 진행되어야 한다. 이러한 운동의 목표는 점차적으로 스포츠별 운동으로 발전하는 것이다.

재활 기간 동안 테이핑이나 보조기를 사용하여 새로운 부상이나 재발성 부상으로부터 발목을 보호하는 것이 중요하다. 테이프나 반강성 버팀대는 일상 활동과 재부상 위험이 높은 스포츠 활동(예: 고르지 못한 지형 위를 걷는 것) 중에 착용해야 한다. 운동선수는 고유수용성감각 훈련 프로그램이 완료될 때까지 부상당한 발목을 보조기로 보호해야 한다. 균형 운동 프로그램을 통해 부상당한 발목의 신경근 조절을 회복하는 것은 발목 염좌의 성공적인 재활에 중요한 목표이다. 고유수용성 감각 기능은 이전 염좌 후 잔여 기능 불안정성이 있는 환자에서 손상되며(Konradsen 및 Ravn 1991) 균형판 사용과 같은 다양한 균형 운동을 통해 개선될 수 있다(Gauffin *et al*. 1988). 이러한 프로그램은 재부상 위험을 이전에 부상을 입지 않은 발목 수준으로 줄일 수 있다(Tropp *et al*. 1985). 고유수용성 감각 훈련 프로그램은 6장에 자세히 설명되어 있다. 고유 감각 훈련은 급성 부상 후 6–10주 동안 실시해야 한다.

"발목 문제"–지속적인 통증이나 불안정성

외측 인대 손상을 입은 대부분의 환자는 기능적 치료 후에 잘 지내는 것처럼 보이지만, 일부 운동선수에서는 잔여 증상과 지속적인 불편이 나타날 수 있다. 다양한 연구에서 염좌 손상 후 만성 발목 문제의 유병률은 18%에서 78% 사이였다(Karlsson 및 Lansinger 1993; Shrier 1995). 따라서 재활의 급성 단계에서 운동선수에게 기능 재활 프로그램을 완료한 후에도 지속적인 문제가 있는 경우 의사와 후속 조치를 취하도록 지시하는 것이 중요하다.

잔여 증상이 있는 환자는 크게 통증, 경직, 부종을 호소하는 그룹과 재발성 염좌 및 발목 불안정성을 호소하는 그룹으로 분류할 수 있다. 통증, 경직 및 잔류 부종의 원인은 종종 발목 관절의 연골 또는 골연골 손상이다. 이러한 병변은 최대 점프 후 착지할 때와 같이 고에너지 부상 후에 더 흔하므로 다른 스포츠보다 배구 선수에서 더 자주 발생할 것으로 예상될 수 있다. 뼈스캔의 국소부 흡수는 골연골 손상이 있음을 나타낼 수 있다. CT 또는 MRI 스캔을 사용하여 연골하 골절과 분리 및/또는 변위가 있거나 없는 연골 골절을 구별할 수 있다. 지속적인 증상과 연골 손상이 있는 환자는 정형외과 의사에게 의뢰되어야 한다. 통증은 특히 발목 관절의 전외측 모서리에 있는 반흔 조직의 충돌로 인해 발생할 수도 있다.

발목 불안정성의 원인은 기계적이거나 기능적인 것

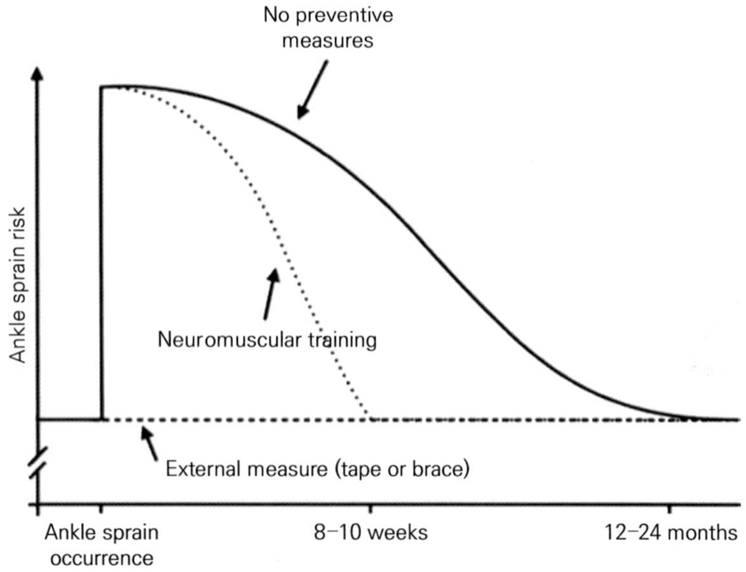

그림 9.7 최적의 발목 염좌 예방을 위한 이론적 개념 (*출처: Verhagen 및 Bay(2010). BMJ Publishing의 허가를 받아 재생산*)

으로 설명될 수 있다. 반흔 조직(scar tissue)이 길어지고 부적절한 기계적 지지를 제공하면 인대가 완전히 찢어진 후 기계적 불안정성이 발생할 수 있으며, 기능적 불안정성은 발목 관절의 부적절한 감각운동 조절로 인해 발생한다. 일부 환자는 기계적 불안정성과 감각운동 조절 상실로 고통받을 수 있다. 거골하 불안정성(subtalar instability)은 발목 염좌로 인해 발생할 수도 있고 발목 염좌 손상의 후유증으로 족근동 통증 증후군이 발생할 수도 있다. Anterior drawer test 및 talar tilt test는 이러한 만성 사례에서 발목 관절의 기계적 안정성을 평가하는 데 유용하며 일부 임상의는 불안정 정도를 정량화하고 문서화하기 위해 스트레스 엑스레이를 사용한다. 그러나 부상당한 발목과 부상당하지 않은 발목 모두에서 거골 기울기 값의 큰 변동성으로 인해 이러한 진단 검사를 일상적으로 사용하는 것이 불가능하다. 간단한 기능 균형 테스트를 사용하여 감각운동 조절을 평가할 수 있지만 검사의 예측값은 제대로 문서화되지 않았다. 환자에게 한쪽 다리로 1분간 서도록 지시하고, 팔은 가슴을 가로질러 잡고, 눈은 앞쪽을 바라보고, 반대쪽 다리는 아래로 쭉 편다. 환자가 한쪽 다리에서 1분을 완료할 수 있고 이 시간 중 최소 45초 동안 발목 이외의 균형을 조정할 필요가 없는 경우(즉, 균형을 유지하기 위해 무릎, 엉덩이 또는 어깨를 사용하는 경우) 검사는 정상이라고 한다. 환자가 눈을 감고 추가로 15초를 완료할 수 있는 경우 검사 결과는 정상 이상이다.

지속적인 불안정 증상이 있는 환자는 최소 10주 동안 집중적인 고유 감각 훈련을 완료해야 한다. 수많은 중재 방법을 조사한 연구에서 신경근육 훈련이 만성 발목 불안정성에 대한 가장 효과적인 중재 방법이라는 사실이 밝혀졌기 때문이다. 현재, 이 기간 동안 부상을 방지하기 위해 영향을 받은 발목에도 테이프를 붙이거나 고정해야 한다. **그림 9.7**은 최적의 발목 안정성과 향후 발목 염좌 예방을 제공하기 위한 시도에서 신경근 훈련과 외부 지지 사이의 이론적 관계를 보여준다. 적절한 감각-운동 훈련 프로그램을 완료한 후에도 불안정성이 지속되는 경우, 환자는 추가 평가 및 관리를 위해 정형외과 의사에게 의뢰되어야 한다.

참고문헌

Almekinders LC and Temple JD. (1998) Etiology, diagnosis and treatment of tendonitis: an analysis of the literature. *Med Sci Sports Exerc*, 30, 1183–1190.

Bahr R and Bahr IA. (1997) Incidence of acute volleyball injuries: a prospective cohort study of injury mechanisms and risk factors. *Scand J Med Sci Sports*, 7, 166–171.

Bahr R, Lian Ø, Karlsen R and Øvrebø RV. (1994) Incidence and mechanisms of acute ankle inversion injuries in volleyball – a retrospective cohort study. *Am J Sports Med*, 22, 601–604.

Bahr R, Fossan B, Løken S and Engebretsen L. (2006) Surgical treatment compared with eccentric training for patellar tendinopathy (jumper's knee). *J Bone Joint Surg*, 88, 1689–1698.

Bere T, Kruczynski J, Veintimilla N, Hamu Y and Bahr R. (2015) Injury risk is low among world-class volleyball players: 4-year data from the FIVB Injury Surveillance System. *Br J Sports Med*, 49,1132–1137.

Coleman BD, Khan KM, Kiss ZS, Bartlett J, Young DA and Wark JD. (2000) Outcomes of open and arthroscopic patellar tenotomy for chronic patellar tendinopathy: a retrospective study. *Am J Sports Med*, 28, 183–190.

Cook JL, Khan KM, Harcourt PR, Grant M, Young DA and Bonar SF. (1997) A cross sectional study of 100 athletes with jumper's knee managed conservatively and surgically. The Victorian Institute of Sport Tendon Study Group. *Br J Sports Med*, 31, 332–336.

Cook JL, Khan KM, Harcourt PR, Kiss ZS, Fehrmann MW and Griffiths L. (1998) Patellar tendon ultrasonography in asymptomatic active athletes reveals hypoechoic regions: a study of 320 tendons. *Clin J Sports Med*, 8, 73–77.

Cook JL, Khan KM, Maffulli N and Purdam C. (2000) Overuse tendinosis, not tendinitis. Part 2: Applying the new approach to patellar tendinopathy. *Physician Sportsmed*, 28(6), 31–46.

Ferretti A. (1986) Epidemiology of jumper's knee. *Sports Med*, 3, 289–295.

Ferretti A, Puddu G, Mariani PP and Neri M. (1984) Jumper's knee: an epidemiological study of volleyball players. *Physician Sportsmed*, 12, 97–103.

Fredberg U. (1997) Local corticosteroid injection in sport: a review of literature and guidelines for treatment. *Scand J Med Sci Sports*, 7, 131–139.

Gauffin H, Tropp H and Odenrick P. (1988) Effect of ankle disk training on postural control in patients with functional instability of the ankle joint. *Int J Sports Med*, 9, 141–144.

Hoksrud A and Bahr R. (2011) Injectable agents derived from or targeting vascularity: has clinical acceptance in managing tendon disorders superseded scientific evidence? *J Musculoskelet Neuron Interact*, 11, 174–184.

Jozsa L and Kannus P. (1997) *Human Tendons. Anatomy, Physiology and Pathology*. Human Kinetics, Champaign, IL.

Kaikkonen A, Kannus P and Jarvinen M. (1996) Surgery versus functional treatment in ankle ligament tears. *A prospective study. Clin Orthop Relat Res*, 326, 194–202.

Karlsson J and Lansinger O. (1993) Chronic lateral instability of the ankle in athletes. *Sports Med*, 16, 355–365.

Khan KM, Cook JL, Bonar F, Harcourt PR and Astrom M. (1999) Histopathology of common overuse tendon conditions: update and implications for clinical management. *Sports Med*, 27, 393–408.

Khan KM, Cook J.L, Kannus P, Maffulli N and Bonar S.F. (2002) Time to abandon the "tendinitis" myth. *BMJ*, 324, 626–627.

Kongsgaard M, Kovanen V, Aagaard P, et al. (2009) Corticosteroid injections, eccentric decline squat training and heavy slow resistance training in patellar tendinopathy. *Scand J Med Sci Sports*, 19, 790–802.

Konradsen L and Ravn J.B. (1991) Prolonged peroneal reaction time in ankle instability. *Int J Sports Med*, 12, 290–292.

Leddy JJ, Smolinski RJ, Lawrence J, Snyder JL and Priore RL. (1998) Prospective evaluation of the Ottawa Ankle Rules in a university sports medicine center. With a modification to increase specificity for identifying malleolar fractures. *Am J Sports Med*, 26, 158–165.

Lian Ø, Engebretsen L, Ovrebo RV and Bahr R. (1996a) Characteristics of leg extensors in male volleyball players with jumper's knee. *Am J Sports Med*, 24, 380–385.

Lian Ø, Holen KJ, Engebretsen L and Bahr R. (1996b) Ultrasound characteristics of the patellar tendon and symptoms of jumper's knee among high-level male volleyball players. *Scand J Med Sci Sports*, 6, 291–296.

Lian OB, Engebretsen L and Bahr R. (2005) Prevalence of jumper's knee among elite athletes from different sports: a cross-sectional study. *Am J Sports Med*, 33, 561–567.

Malliaras P, Cook J, Purdam C and Rio E. (2015) Patellar tendinopathy: clinical diagnosis, load management and advice for challenging case presentations. *J Orthop Sports Phys Ther*, 45, 887–898.

Rio E, Moseley L, Purdam C, (2014) The pain of tendinopathy: physiological or pathophysiological? *Sports Med*, 44, 9–23.

Schiavone-Panni A, Tartarone M and Maffulli N. (2000) Patellar tendinopathy in athletes. Outcome of nonoperative and operative management. *Am J Sports Med*, 28, 392–397.

Shrier I. (1995) Treatment of lateral collateral ligament sprains of the ankle: a critical appraisal of the literature. *Clin J Sport Med*, 5, 187–195.

Shrier I, Matheson GO and Kohl III HW. (1996) Achilles tendonitis: are corticosteroid injections useful or harmful? *Clin J Sport Med*, 6, 245–250.

Tropp H, Askling C and Gillquist J. (1985) Prevention of ankle sprains. *Am J Sports Med*, 13, 259–262.

Verhagen E and Bay K. (2010) Optimising ankle sprain prevention: a critical review and practical appraisal of the literature. *Br J Sports Med*, 44, 1082–1088.

Visnes H and Bahr R. (2007) The evolution of eccentric training as treatment for patellar tendinopathy (jumper's knee): a critical review of exercise programmes. *Br J Sports Med*, 41, 217–223.

Visnes H, Aandahl HA and Bahr R. (2013) Jumper's knee paradox – jumping ability is a risk factor for developing jumper's knee: a 5-year prospective study. *Br J Sports Med*, 47, 503–507.

추천자료

Bahr R. (2012) *The IOC Manual of Sports Injuries: An Illustrated Guide to the Management of Injuries in Physical Activity.* Wiley-Blackwell, Oxford.

Brukner P, Bahr R, Blair S, et al. (2012) *Brukner and Khan's Clinical Sports Medicine*. McGraw-Hill, Macquarie Park, Australia

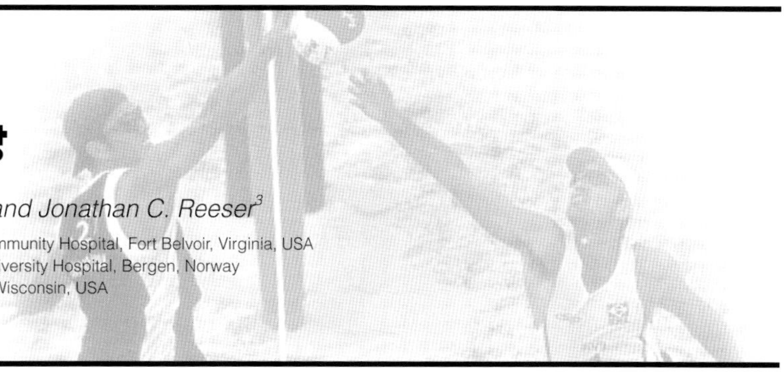

10장

배구에서의 기타 부상

Scott A. Magnes[1], Håvard Visnes[2], and Jonathan C. Reeser[3]

[1] Department of Orthopaedic Surgery, Fort Belvoir Community Hospital, Fort Belvoir, Virginia, USA
[2] Oslo Sports Trauma Research Center, Haukeland University Hospital, Bergen, Norway
[3] Marshfield Clinic Research Foundation, Marshfield, Wisconsin, USA

서론

이전 장에서 논의한 바와 같이, 가장 흔히 발생하는 배구 관련 부상은 급성 발목 염좌 및 무릎 신전근 기전의 과사용 부상이다. 그러나 배구 선수는 허리 통증과 같은 다른 부상과 고통스러운 상태가 발생할 위험도 있다. 엄지와 손가락의 외상은 매우 흔하며, 골반대의 직접적인 부상과 사지 근육의 간접적인 부상도 마찬가지다. 배구에서 뇌진탕 발생률이 증가하고 있다는 점도 주목해야 한다.

피로 골절

피로 골절은 뼈의 과사용 부상이며, 대부분의 과사용 부상과 마찬가지로 일반적으로 병인이 다인자적이다 (Bennell 1999). 따라서 배구 선수가 피로 골절 진단을 받은 경우(또는 스트레스 부상이 의심되는 경우) 어떤 요인이 부상을 촉발했거나 원인이 되었는지 파악하는 것이 중요하다. 운동선수의 훈련 이력에 대한 자세한 내용은 양과 강도 측면에서 모두 기록되어야 한다. 집중적이고 장기간의 근육 활동은 그 자체로 뼈의 긴장과 과부하를 초래할 수 있다. 아마도 컨디션 불량이나 과도한 훈련으로 인한 근육 피로는 근육계의 충격 흡수 능력을 약화시켜 하지로 전달되는 지면 반발력이 더 커질 수 있다. 구조적 부정렬(예: 다리 길이 불일치) 또는 생체역학적 비효율(예: 과도한 거골하 회내)은 경골에 가해지는 부하를 증가시켜 결국 스트레스 부상을 촉발할 수 있다. 스포츠에서 상대적 에너지 결핍(RED-S) 증후군에서 볼 수 있듯이 호르몬이나 식이요법으로 인해 뼈 건강이 좋지 않으면 뼈가 약해지고 부상에 더 취약해질 수 있다. 피로 골절 발생에 대한 이러한 요인과 기타 내재적, 외적 위험 요인이 **표 10.1**에 요약되어 있다.

스트레스 손상 진단에서 가장 두드러진 시간적 특징은 활동과 관련된 통증이 서서히 시작된다는 것이다. 초기에는 통증이 일반적으로 경미하며 자극적인 활동이 끝날 무렵에 발생한다. 결과적으로 통증이 악화되고 스포츠 활동 중에 더 일찍 발생하여 참여가 제한될 수 있다. 초기 단계에서는 휴식을 취하면 증상이 일시적으로 완화될 수 있지만, 스트레스 부상이 진행됨에 따라 운동을 중단한 후에도 선수의 통증이 지속될 수 있다. 야간 통증은 빈번하게 호소되지만 이는 다른 진단 중 유골골종(osteoid osteoma)과 관련될 수 있는 비특이적인 증상이다.

하지의 피로 골절은 배구 선수들 사이에서 가장 흔

표 10.1 피로 골절 위험 요소들

내재적 위험 요소들	외재적 위험 요소들
낮은 골밀도	과도한 운동량 또는 운동강도
하지 부정렬	운동표면변화(밀도 또는 지형)
근육 피로 또는 약화	낡은 훈련 신발
유전적 소인	흡연
월경/호르몬 불규칙	
부적절한 영양 (칼로리 또는 칼슘)	
RED-S 증후군	

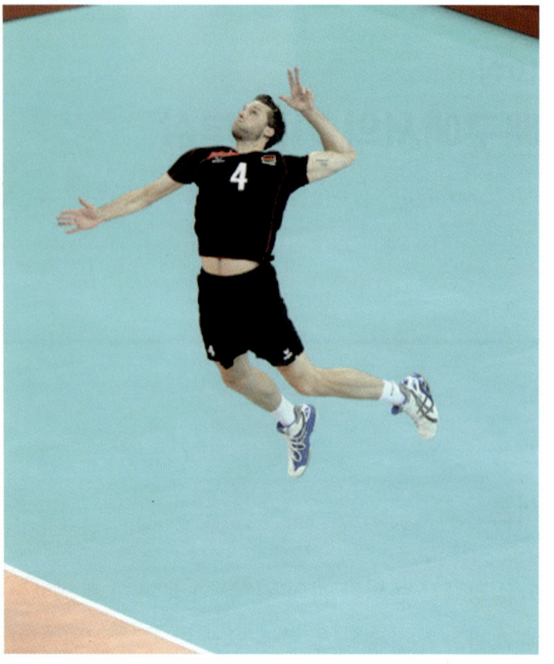

그림 10.1 반복적인 점프 서브와 스파이크의 기계적 부하로 인해 배구 선수는 요추 척추의 피로 골절, 즉 척추 분리증이 발생할 위험이 있다. (*출처: FIVB 사진 갤러리. FIVB의 허가를 받아 사용*)

히 접하게 되는 스트레스 부상 중 하나이다(Ha *et al.* 1991). 게다가, 배구 선수들은 하부 요추 척추체의 관절간부 피로 골절이 발생할 위험이 더 높은 것으로 보인다(Soler 및 Calderon 2000). 이 상태는 척추분리증(spondylolysis)으로 알려져 있다. 척추분리증은 일반적으로 요추의 단일 수준, 가장 일반적으로 네 번째 또는 다섯 번째 요추체(L5 > L4)에 영향을 미친다. 일반적으로 양쪽 측면에 영향을 미치는 척추분리증은 반복적인 요추 과신전, 몸통 회전 또는 축 부하를 요구하는 스포츠에 참여하는 운동선수에게서 가장 흔히 볼 수 있으며, 이 모두는 스파이크 및 점프 서브의 운동학을 설명한다**(그림 10.1)**. 한때 척추 해부학의 선천적 변이로 간주되었던 현재의 생각은 대부분의 경우 척추분리증이 후천적 질환이라는 것이다. 그러나 유전적 소인은 의심할 여지없이 진행에 중요한 역할을 한다. 연구에 따르면 척추분리증 발병 위험이 있는 운동선수(비치발리볼 선수, 육상 선수, 체조 선수, 역도 선수 포함) 사이의 척추분리증 유병률은 일반 인구의 3–7% 비율보다 1.5–8배 범위에 있는 것으로 나타났다(Soler and Calderon 2000).

척추분리증 환자는 증상이 없을 수도 있지만 기계적 요통을 호소할 가능성이 더 높다. 남성과 여성 모두 똑같이 영향을 받는 것으로 보이지만, 여성이 남성보다 관련 척추전방전위증(spondylolisthesis)을 가질 가능성이 더 높다. 백인의 골절 발생률은 아프리카계 미국인보다 더 높으며, 이는 아마도 아프리카계 미국인의 골밀도가 일반적으로 더 높다는 사실을 반영하는 것 같다(Bennell *et al.* 1999; Soler and Calderon 2000).

협부 골절(pars fracture)으로 증상이 있는 개인은 일반적으로 국소적인 축성(비방사성) 요통을 호소한다. 이학적 검사에서 개인은 영향을 받은 부위를 촉진하거나 타진할 때 회피한다. 검사에서 국소적인 부기와 홍반이 나타날 수 있다. 운동선수의 유연성, 하지 정렬(다리 길이 포함), 발 구조(오목발 대 평발) 및 운동 기능(근력 불균형 검사)에 대한 철저한 평가가 수행돼야 한다. 급성 협부 골절과 관련된 통증은 특히 동측 하지에 체중을 지탱하는 동안 요추 신전으로 인해 유발될 수 있다. 햄스트링 경직성은 척추분리증 환자들에게서 흔히 나타나는 현상이다.

피로 골절의 임상적 진단은 방사선 사진으로 확인할 수 있다. 일반 필름은 종종 드러나지 않지만 존재하는 경우 골절선은 경사 뷰(oblique views)에서 가장 잘 시각화된다. 협부의 불완전하거나 최근 완료된 피로 골절은 뼈 스캔 영상에서 발견될 수 있다(Anderson *et al*. 2000). 단일 광자 방출 컴퓨터 단층촬영(single photon emission computed tomographic, SPECT) 보기는 가장 민감한 영상 기법으로 간주된다 **(그림 10.2a,b)**. 자기공명영상(MRI)은 요추 추간판 뿐만 아니라 척추의 다른 잠재적인 통증 유발 요인을 동시에 평가할 수 있는 탁월한 진단 영상 절차(Bergman and Fredericson1999)이기도 하다**(그림 10.2c)**.

급성 척추분리증에 권장되는 치료법은 수년에 걸쳐 상당히 발전해 왔지만 여전히 다소 논란의 여지가 있다. 다른 피로 골절과 마찬가지로, 이러한 경우의 중심 원칙은 적절한 활동 수정을 통한 상대적인 휴식이다. 일부 임상의는 영향 받는 척추 분절 전체에 걸쳐 신전 및 그에 따른 전단력을 최소화하기 위해 보조기를 권장하지만, 보조기는 활동 제한에도 불구하고 증상이 남아 있거나 자극적인 활동을 피하기 위해 신체적/촉각적 알림이 필요한 개인에게만 보조기가 필요하다는 것이 일반적인 의견이다. 증상이 가라앉으면 유연성 훈련과 동적 요추 안정화 운동으로 구성된 재활 프로그램을 시작해야 한다. 프로그램은 통증 없는 기능적 진행을 강조해야 하며, 운동선수가 증상 없이 스포츠 관련 기술을 수행할 수 있게 되면 훈련과 경기로 돌아갈 수 있다.

뼈 스캔에서 "차가운" 방사선 사진으로 기록된 관절간 결함은 아마도 원격 손상(remote injuries)을 나타내며 골유합의 가능성이 거의 없다. 증상이 있는 경우, 이들 개인은 항염증제 또는 기타 진통제로 치료할 수 있으며 요추를 역동적으로 안정시키는 근육을 강화하도록 고안된 지속적인 가정 운동 프로그램에 대해 교육을 받아야 한다. 이러한 상황에서의 치료 목표는 뼈의 유합을 달성하는 것이 아니라 증상을 완화하는 것이다.

근육 부상

근육 부상은 스포츠에서 가장 흔한 부상 중 하나이다(Kibler 1990). 피부와 밑에 있는 연조직에 대한 직접적인 외상으로 정의되는 타박상은 배구 선수들 사이에서 매우 흔하다. 특히 수비 플레이는 배구공이 바닥이나 땅에 닿는 것을 방지하기 위해 수비수가 경기장 표면으로 "다이빙"할 수 있기 때문에 타박상과 관련이 있다**(그림 10.3)**. 선수가 통증 없이 경기를 할 수 없게 만드는 타박상은 처음 48시간 이내에 상대적인 휴식과 얼음 마사지로 신속하게 치료해야 한다. 부상 직후 단계에서는 압박과 거상으로 해당 부위의 출혈과 타박상을 제한할 수 있다. 처음 2일 후에는 온찜질을 하면 증상이 완화되고 조직의 유연성과 운동 범위가 회복되는 데 도움이 될 수 있다. 초기 가동 범위를 장려해야 하며, 운동선수의 통증이 감소하자마자 운동선수는 영향을 받은 근육 그룹 강화를 시작(또는 재개)할 수 있다(Herring 1990). 깊은 타박상은 근육의 이소성 골화증(heterotopic ossification, HO)을 촉진할 수 있으며, 운동선수가 타박상 부위에 따뜻함, 부기 및 국소적 홍반과 관련된 통증의 지연된 증가를 경험하는 경우 이 진단을 고려해야 한다. 일반 방사선 사진은 석회화가 시작될 때까지 HO를 감지할 수 없는 반면, 초음파와 MRI는 더 민감하게 HO를 조기에 감지할 수 있다.

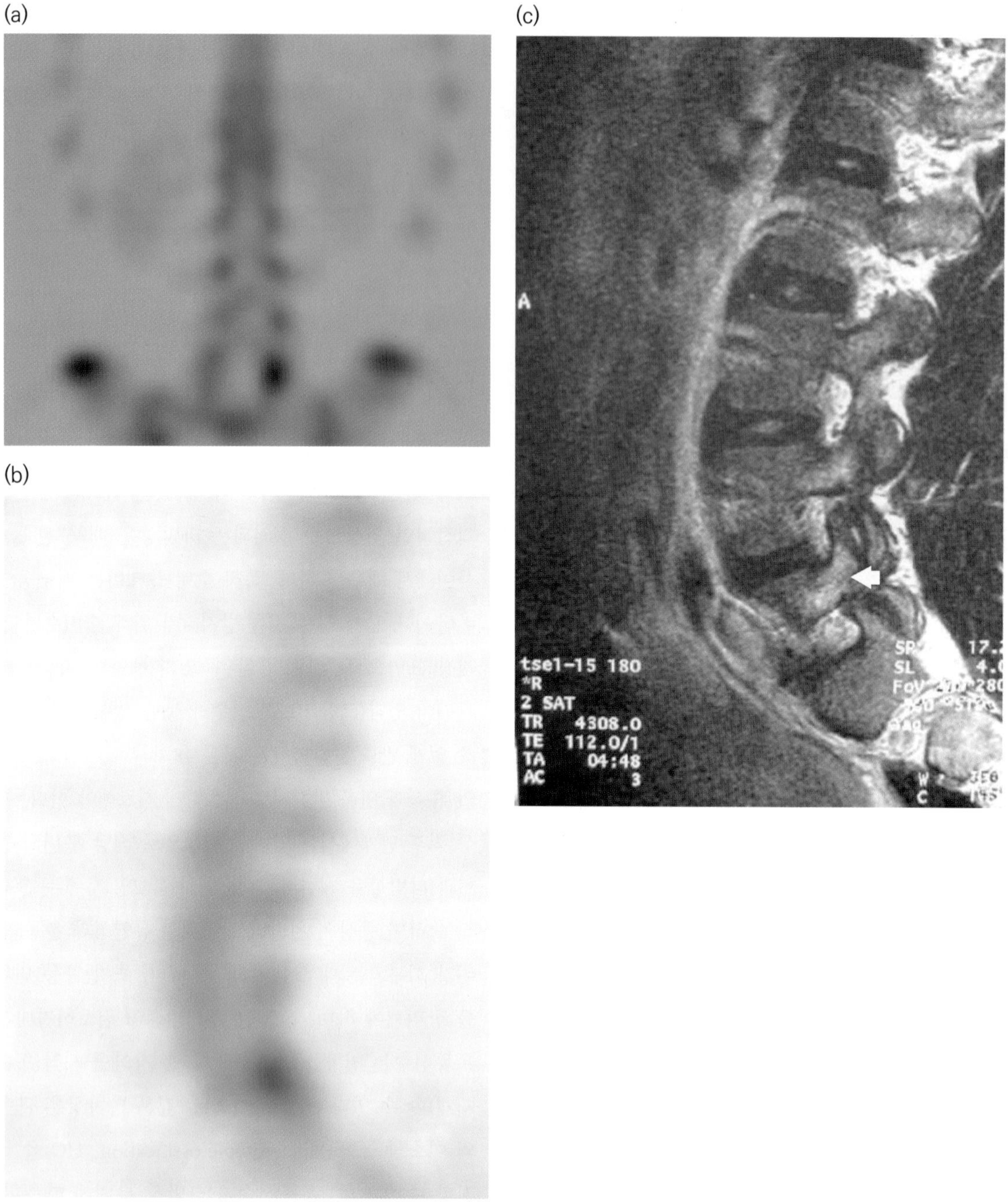

그림 10.2 척추분리증의 방사선적 특징. SPECT 영상(**a, b**)을 이용한 3상 뼈 스캔은 스트레스 반응 영역을 탐지하는 "황금 기준(gold standard)"로 간주된다. 그러나 MRI (**c**)는 스트레스 손상(*화살표*)으로 인한 뼈 부종 영역을 탐지하는 데 점점 더 유용해지고 있으며, 운동선수의 척추의 다른 해부학적 세부 사항을 보여준다. 이 연구에서는 5번째 요추 척추체의 관절간부(pars interarticularis)를 포함하는 급성 편측 척추분리증 사례를 문서화한다.

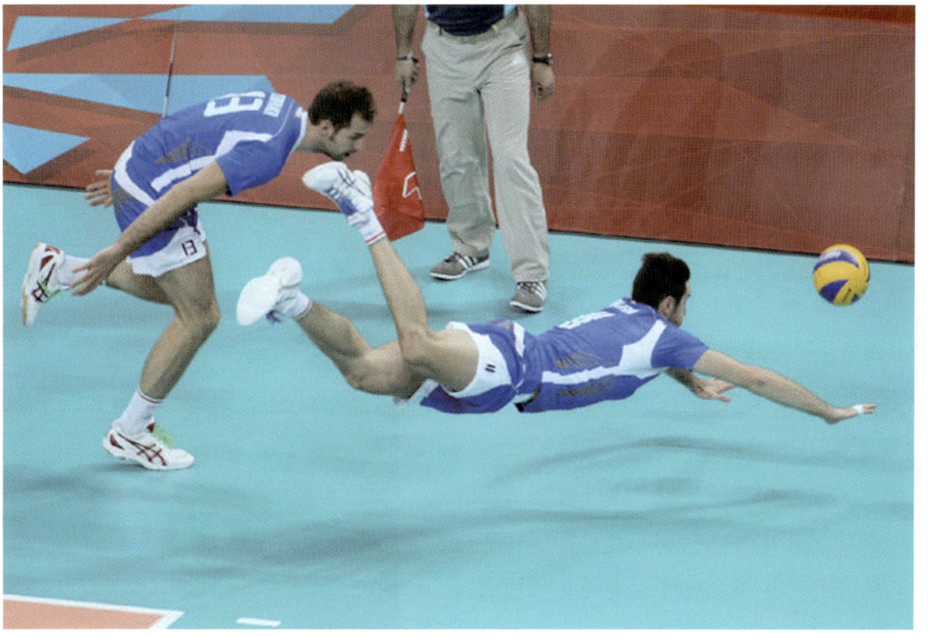

그림 10.3 수비 플레이는 종종 긁힘과 타박상과 같은 연조직 부상을 초래한다. *(출처: FIVB 사진 갤러리. FIVB의 허가를 받아 사용)*

근육에 대한 간접적 부상은 기능적 또는 구조적 결함을 초래할 수 있다. 구조적 손상(찢김)은 일반적으로 원심성으로 활성화된 근육이 강제로 늘어나는 결과로 발생한다. 평행 또는 방추형 구조의 긴 근육과 두 관절을 교차하는 근육(슬괵근 및 대퇴직근 등)은 간접적인 손상에 가장 취약하다. 피로한 근육은 원심성 과부하에 대한 저항력도 약하다(Mair et al. 1996). 아마도 놀랍지 않게도 빠른 연축(II형) 섬유의 비율이 더 높은 근육은 느린 연축(I형) 섬유 우세 근육보다 간접적인 손상에 더 취약하다.

신장 손상에 이어서, 영향을 받은 근육이 더 약해진다(따라서 추가 부상의 위험이 증가한다)(Garrett 1996). 손상 직후 조직 손상 부위, 특히 근건 접합부에서 염증 반응이 발생한다. 염증 반응은 가라앉고 근육은 부상 후 7–10일 이내에 힘 생성 능력의 대부분을 회복한다. 그러나 근육의 인장 강도는 근육 구조의 회복과 함께 더 천천히 회복된다. 간접적인 구조적 근육 손상의 초기 치료는 보호, 상대적 휴식, 얼음찜질, 압박, 거상으로 구성된다. 급성기 중재에는 기능적 연속체를 통해 운동선수를 재활시키기 전 초기 운동 범위 및 등척성 운동이 포함된다. 적절한 워밍업 기간은 근육 확장성을 향상시켜 간접적인 부상의 발생률을 줄이는 것으로 나타났다(Garrett 1996).

운동 관련 간접적인 근육 손상의 두 가지 예로는 지연성 근육통(delayed onset muscle soreness, DOMS)과 내측 경골 스트레스 증후군(medial tibial stress syndrome)이 있다. DOMS는 지연 발병 연조직 통증과 경직을 특징으로 하는 자기 제한적 상태다. 일반적이지 않은 기간이나 강도의 (주로)원심성 운동에 의해 촉진된 DOMS는 골격근 세포의 근원섬유 구조를 일시적으로 파괴하는 것으로 나타났다. DOMS의 증상은 일반적으로 특별한 개입 없이 7–10일 이내에 자연스럽게 해결된다.

내측 경골 스트레스 증후군(일반적으로 "정강이 부목; shin splint"이라고도 함)은 종아리 심부 근육(경골의 내측면에 기원을 둔 가자미근과 후경골근)과 관련된 고통스러운 과도한 사용 상태이다. 운동 관련 증상은 경골의 중앙과 원위 1/3이 만나는 부분의 후내측 경계에 국한된다. 뼈 스캔(bone scintigraphy)은 감별진단에서 피로골절을 배제하는 민감한 수단이다. 치료의 초석은 상대적인 휴식에 이어 점진적이고 통제된 운동 활동 재개이다.

타박상 및 간접적인 구조적 손상 치료에서 항염증제의 역할은 다소 논란의 여지가 있다. 이러한 약물은 대부분의 의료 전문가가 자유롭게 사용하고 실제로 의사의 처방 없이 일반적으로 구입할 수 있지만, 이러한 약물의 사용이 정상적인 조직 복구 과정에 필수적인 염증 반응을 방해할 수 있다는 증거가 있다(Almekinders 1999). 많은 비스테로이드성 항염증제(NSAID)의 항혈소판 효과는 부상과 관련된 출혈의 양을 증가시켜 HO (이소성 골화증) 발생 위험을 증가시킬 수도 있다. 따라서 신중한 접근 방식은 근육 손상 후 특히 처음 48–72시간 동안 NSAID 사용을 제한하는 것이다. 아세트아미노펜(타이레놀) 또는 기타 비아스피린 진통제는 치료 초기 단계에서 통증을 조절하고 운동선수가 운동 범위 및 기타 치료적 재활 운동에 더 잘 참여할 수 있도록 하기 위해 사용될 수 있다.

상지 부상

스파이킹 시 배구에 닿는 순간 손이 20 m/s의 속도로 움직이는 것으로 추정된다. 게다가 엘리트 레벨의 스파이크 배구공은 시속 150 km에 가까운 속도로 날아갈 수 있다. 따라서 상지의 손가락 외상은 스파이킹 중에 또는 차단하는 동안 더 흔하게 발생할 수 있다(**그림 10.4**)(Bhairo *et al*. 1992). 블로킹은 일반적으로 손가락을 펼치고 완전히 확장하여 수행되는 기술이다. 이로 인해 손가락, 특히 엄지손가락과 새끼손가락이 염좌 또는 중수지절 및/또는 지절간 관절(metacarpophalangeal and/or interphalangeal joints)과 관련된 기타 인대 손상에 취약해진다. 손가락 부상의 대부분은 훈련이나 경쟁에서 상당한 시간 손실을 가져오지는 않는다. 많은 엘리트 배구 선수들은 접착 운동 테이프로 지간 관절을 강화하여 손가락의 급성 인대 손상을 예방하려고 시도한다. 지절골의 골절 및 탈구도 발생할 수 있지만 빈도는 낮다. 강하게 날아오는

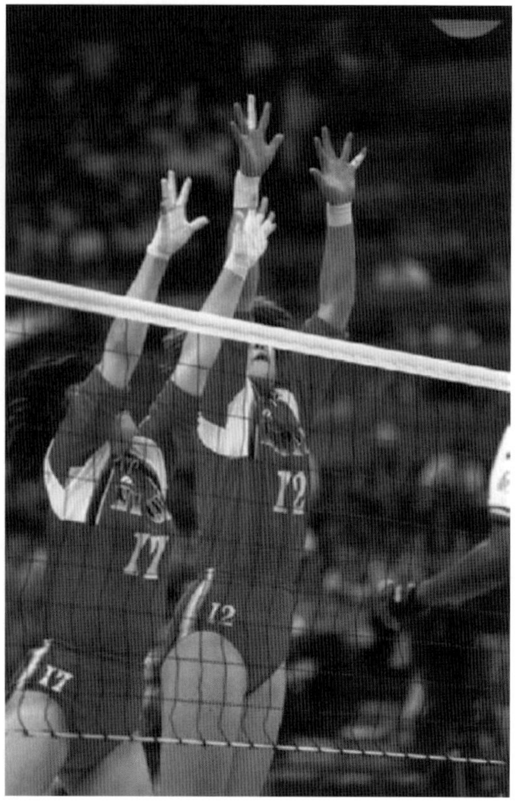

그림 10.4 손가락의 급성 부상은 배구에서 자주 발생하며, 일반적으로 블로킹의 결과로 발생한다. 테이핑은 영향을 받은 손가락을 예방적으로 또는 치료적으로 지지해 준다.

공을 성공적으로 "디그"하거나 패스하는 수비수는 팔이나 손으로 충격을 흡수해야 한다. 후자의 경우, 배구공을 받을 때 손은 보통 신전되고 손목을 요골측으로 편위하며, 수비수가 팀 동료를 향해 공을 보낼 때는 빠르게 구부리고 척골측으로 편위한다. 이 기동은 "세트"와 유사하지만 이러한 방어 상황에서는 "오픈핸드 디그(open−handed dig)"라고 한다.

방어할 때나 세팅할 때 반복적으로 수행되는 이 동작은 손목뼈, 삼각섬유연골(triangular fibrocartilage), 손목의 인대 구조에 과부하를 초래할 수 있다. 수근골의 피로(스트레스) 골절이 배구 선수들 사이에서 보고되었으며(Israeli *et al*. 1982), 소지구 융기 부위(hypothenar eminence)의 척골 신경의 신경작용성 손상(neurapraxic injury)도 보고되었다. 적절한 정형외과적 개입은 일반적으로 유리한 임상 결과를 가져온다.

배구 선수에게서 과사용으로 인한 순환 장애는 물론 상지 말초 신경 포착 증후군의 위험이 있다는 문헌적 증거가 있다(van de Pol *et al*. 2012). 건강한 비 배구 선수 대조군과 비교했을 때 배구 선수의 근위 지절간 관절에 대한 혈관 관류압 상승이 측정되었다. 이 발견의 임상적 중요성은 불분명하다(McDougall *et al*. 1998). 프로 배구 선수의 팔뚝 혈관 구조에 대한 비침습적 초음파 검사에서는 검사를 받은 운동선수의 약 1/3에서 주로 무증상인 척측 손바닥 동맥의 동맥류와 주동수 쪽 손바닥 동맥 병변이 있다는 증거가 나타났다(Rosi *et al*. 1992).

후상완회선동맥(posterior circumflex humeral artery, PCHA)이 상지의 사각 공간을 통과할 때 외상성 동맥류 확장이 배구 선수들 사이에서도 보고되었다. 이는 반복적인 스파이크 또는 서빙으로 인해 팔의 원위부와 손에 반복적인 색전증을 일으킬 수 있다(Reekers et al. 1993). 한 연구에서 등록한 배구 선수 중 거의 40%가 때리는 손에 손가락이 차갑고 청색증을 보이는 것을 보고했다(van de Pol *et al*. 2012).

PCHA 외에도 액와신경(axillary nerve)은 사각 공간(quadrilateral space)을 통과하며, 운동선수가 어깨에서 동측 상지를 외전 외회전할 때 신경이나 동맥이 잠재적으로 압박될 수 있다(**그림 10.5**). 액와신경 병증(axillary neuropathy)은 견갑상신경 병증(suprascapular neuropathy)보다 배구 선수들 사이에서 훨씬 덜 흔한 것으로 보인다(Paladini *et al*. 1996). 액와신경 병증이 있는 운동선수는 삼각근 위의 자세 무감각 외에 막연한 견갑대 통증을 호소할 수 있다. 운동선수는 또한 어깨의 상지 외전(삼각근)에 약간의 약화 및/또는 외회전 약화(소원근)를 보일 수 있다. 주동수 쪽의 장흉신경(long thoracic nerve) 손상(Distefano 1989)이 설명되었다. 장흉신경은 견갑골의 주요 안정근 중 하나인 전거근을 공급한다. 따라서 장흉신경의 부상은 견갑골 기능 장애를 초래하고 운동선수에게 충돌 증후군과 어깨 통증을 유발할 수 있다.

배구에서의 뇌진탕

일단 비접촉 스포츠와 본질적으로 무관한 것으로 일축되자, 여성 대학 배구 선수들 사이에서 뇌진탕 진단 빈도가 증가하고 있다. 발병률 증가가 진단에 대한 인식이 높아진 결과인지(경미한 외상성 뇌손상이라고도 함), 아니면 뇌진탕 머리 부상이 점점 더 흔해지고 있는지는 확실하지 않다. 미국 대학 체육 협회(National Collegiate Athletic Association)가 부상 감시 시스템(injury surveillance system)을 통해 수집한 데이터에 따르면 뇌진탕은 연습이 아닌 경기에서 가장 자주 발생한다(연습 노출 10,000회당 뇌진탕 1회인데 비해 경기 노출 10,000회당 뇌진탕은 대략 4회 발생). 부상의 가장 일반적인 기전은 리베로가 수비 플레이를 시도

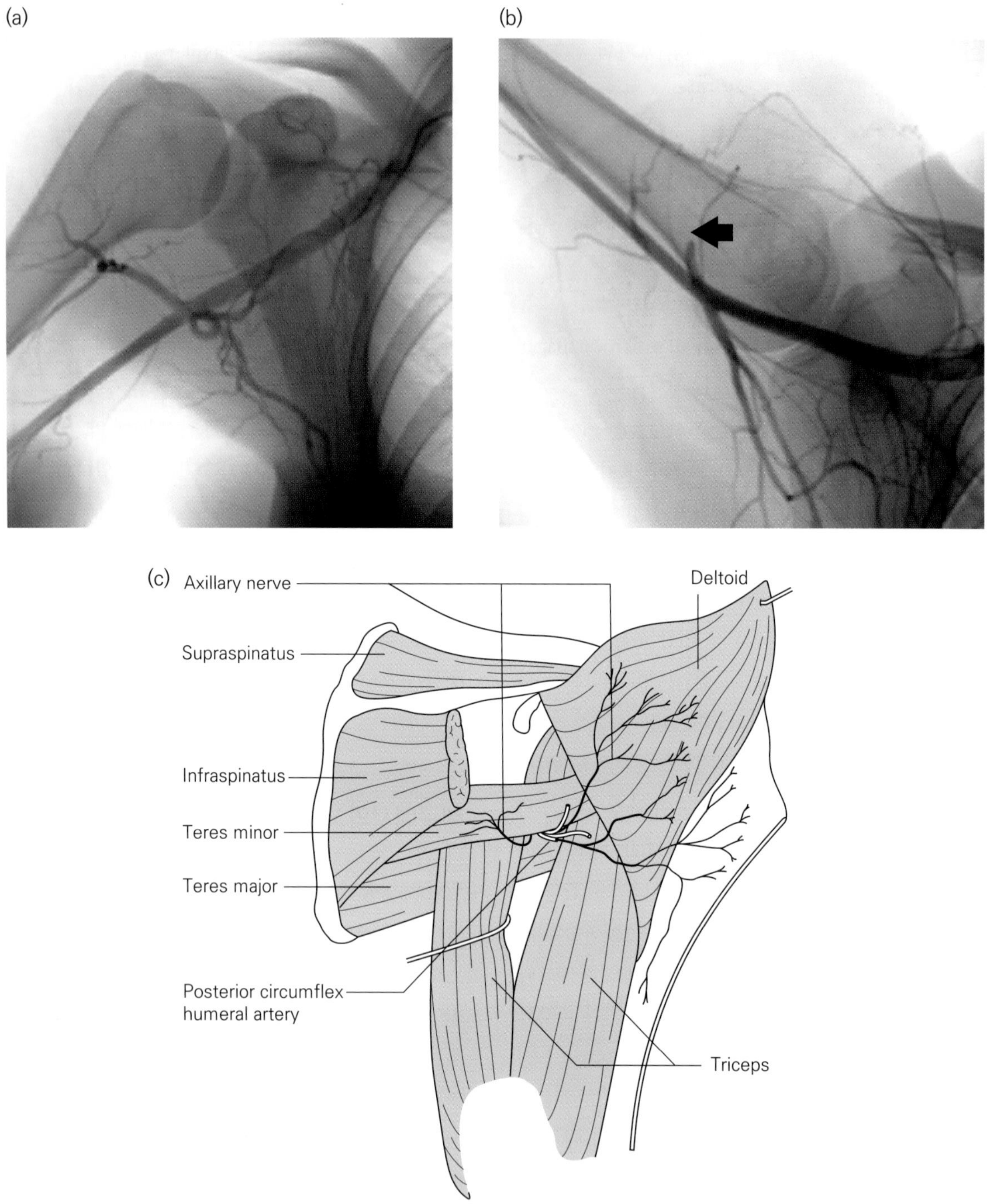

그림 10.5 (a) 스파이크나 서브할 때 어깨 통증을 호소한 젊은 배구 선수의 후상완회선동맥(PCHA)의 혈관 조영술적 모습. 선수의 팔을 선수 옆에 놓았을 때 혈관은특별한 것이 없어 보인다(**a**). 그러나 상지가 어깨에서 외전되면 PCHA는 사각 공간(화살표) 내에서 폐쇄된다(**b**). 사각 공간(사각형 공간이라고도 함; quadrangular space)은 소원근, 대원근, 상완골, 삼두근의 장두를 포함하는 경계로 정의된다(**c**). 선수는 PCHA의 위치 의존적 압박을 완화하기 위한 수술 절차를 거쳤다.

하는 동안 경기장 표면에 머리를 부딪히는 것이다. 뇌진탕을 당한 대학생의 약 90%는 부상 후 3일 이상 경기에 출전할 수 없도록 제한되었다. 또한 뇌진탕을 당한 운동선수는 부상 후 90일 이내에 하지에서 근골격 손상이 발생할 위험이 증가하는 것으로 관찰되었으며, 이는 아마도 신경운동 조절 장애로 인해 발생한다. 분명히 지속적인 연구가 필요하다.

Box 10.1 과훈련 증후군의 임상적 특징

성능 저하
피로
두통
집중력 저하
의욕 부족; 우울한 기분
식욕 감퇴
월경 부전
근육통
수면 장애
감기 및 바이러스성 질병에 걸리기 쉬움

과훈련 증후군

스포츠에서 최적의 근력과 체력이 급성 부상과 과도한 사용 부상을 모두 예방한다는 사실을 나타내는 설득력 있는 증거가 있다. 근력과 체력은 또한 일반적으로 향상된 운동 능력과 긍정적인 상관관계가 있다. 결과적으로, 근력 훈련과 컨디셔닝 프로그램은 엘리트 운동선수의 발전에 필수적이다. 그러나 최적 수준 이하의 훈련량은 원하는 생리학적 적응을 촉진할 만큼 충분한 자극을 생성하지 않았다. 따라서 코치와 운동선수 자신은 더 빨리 달리고, 더 높이 뛰고, 더 강해지려고 더 열심히 밀어붙이는 경우가 많다.

불행하게도 운동선수가 너무 세게 밀거나 밀면 과사용 부상과 급성 과부하 부상의 위험이 높아질 수 있다. 따라서 훈련 프로그램은 성과 향상이라는 바람직한 긍정적 효과를 가져올 수 있지만 잠재적으로 부정적인 효과를 가져올 수 있다. 시간이 지남에 따라 과도하게 훈련하는 운동선수는 과훈련 증후군의 후유증이 발생할 수 있다(BOX 10.1). 지구력 훈련과 근력 훈련을 받은 운동선수 모두에게 설명된 이 증후군은 경기력 저하, 의욕 상실, 피로, 근육통, 수면 및 기분 장애, 면역학적 결핍을 포함한 일련의 증상과 징후를 특징으로 한다(Kentta 및 Hassmen 1998).

과도한 훈련을 설명하는 데 사용되는 다른 용어에는 운동선수의 “스테일네스(staleness)” 또는 “탈진(burnout)”이 포함되지만, 과도한 훈련 자체를 급성 “오버리칭(overreaching)”의 보다 일시적인 효과와 혼동해서는 안 된다 일반적으로 운동 후 72시간 이내에 회복하지 못하는 운동선수는 과도한 운동을 한 것으로 간주된다. 훈련 프로그램을 적절하게 수정했음에도 불구하고 증상이 지속된다면 운동선수가 과도한 훈련을 받았을 수 있다. 과훈련 증후군의 생화학적, 호르몬적, 생리학적 지표가 설명되었으며, 관심 있는 독자는 추가 정보를 위해 이 장 마지막에 있는 참고자료를 참조하라.

분명한 것은 운동선수에게 충분한 회복 시간이 주어졌을 때 훈련의 유익한 효과가 극대화된다는 것이다. 명확하지 않은 것 같지만 돌이켜보면 분명해지는 것은 개별 운동선수의 훈련과 회복 사이의 적절한 균형이라는 것이다. 운동 능력, 회복 능력, 신체적, 정신적 스트레스 요인에 대한 내성의 개인차는 아마도 동일한 훈련 프로그램에 참여하는 운동선수가 경험하는 “스테일네스(staleness)”의 정도를 설명하는 것 같다. 스포츠 의학 전문가는 특히 다발성 또는 재발성 부상을 입거나 광범위한 신체 증상이 나타나는 운동선수의 경우 과훈련 증후군에 대한 합리적인 수준의 임상적 의심을 유지해야 한다.

과훈련 증후군을 효과적으로 치료하려면 관련된 다양한 신체적, 정신적 스트레스 요인을 정확하게 식별하고 적절하게 개입하는 것이 중요하다. 대부분의 경우 개입의 중요한 영역은 훈련 스트레스와 회복 사이의 적절한 운동 균형을 회복하기 위한 영양 및 수분 공급, 수면, 심리사회적 상태, 그리고 충분한 양의 단시간/저강도 활동("활동적인 휴식")이다.

과도한 훈련의 예방은 다양한 활동을 통합하고 여행이나 학업 요구를 포함하여 동시에 발생하는 비운동적 스트레스 요인을 예상하여 훈련 부하를 조정하는 개별적이고 구조화된(주기적인) 훈련 프로그램으로 시작된다. 이는 운동선수가 스트레스에 성공적으로 적응할 수 있는 고유한 한계점을 넘어설 수 있다.

질병

이 장에서는 배구 선수에게 영향을 미치는 근골격계 질환에 중점을 두었지만 운동선수는 다른 질병의 위험도 있다. 바이러스성 상기도 질환은 흔히 발생하며 팀원들 사이에 쉽게 전염될 수 있다. 특히 숙소를 공유하는 경우 더욱 그렇다. 특히 여행 중에 소화기 문제는 드문 일이 아니다. 대학 및 국제 수준의 경쟁력 있는 운동선수는 일반적으로 건강이 양호하지만, 스포츠 의학 실무자는 스포츠 참여가 만성 질환에 미치는 잠재적인 영향을 알고 있어야 한다. 이는 특히 격렬한 신체 활동으로 인해 기저질환이 악화될 위험이 있는 기저질환이 있는 노년층의 경쟁 운동선수와 관련이 있다. 예를 들어, 스파이크 공에 가슴을 직접 맞은 후 심장 마비를 겪은 레크리에이션 배구 선수에 대한 사례 보고가 있다(Grossfeld *et al*. 1993). 저자들은 그 충격으로 인해 그의 관상동맥 중 하나에 있는 죽상반(atheromatous plaque)에 급성 혈전이 형성되어 심근경색이 발생했다고 추측한다. 따라서 배구 선수를 돌보지만 전문 의료 서비스를 제공하기 위한 훈련을 받지 않은 의료진은 이러한 개인을 예리하게 돌보고 궁극적으로 건강 회복과 스포츠 참여에 도움을 줄 수 있는 적절한 의료를 제공할 수 있는 자에게 비근골격 질환을 분류할 준비가 되어 있어야 한다.

참고문헌

Almekinders LC. (1999) Anti-inflammatory treatment of muscular injuries in sport. *Sports Med*, 28(6), 383–388.

Anderson K, Sarwark JF, Conway JJ, Logue ES and Schafer MF. (2000) Quantitative assessment with SPECT imaging of stress injuries of the pars interarticularis and response to bracing. *J Pediatr Orthopaed*, 20, 28–33.

Bennell K, Matheson G, Meeuwisse W and Brukner P. (1999) Risk factors for stress fractures. *Sports Med*, 28(2), 91–122.

Bergman AG and Fredericson M. (1999) MR imaging of stress reactions, muscle injuries, and other overuse injuries in runners. *MRI Clin North Am*, 7(1), 151–174.

Bhairo NH, Nijsten WN, van Dalen KC and ten Duis HJ. (1992) Hand injuries in volleyball. *Int J Sports Med*, 13, 351–354.

Distefano S. (1989) Neuropathy due to entrapment of the long thoracic nerve. *Ital J Orthoped Traumatol*, 15(2), 259–262.

Garrett WE. (1996) Muscle strain injuries. *Am J Sports Med*, 24(6), S2–S8.

Grossfeld PD, Friedman DB and Levine BD. (1993) Traumatic myocardial infarction during competitive volleyball: a case report. *Med Sci Sports Exerc*, 25(8), 901–903.

Ha, K.I, Hahn, S.H, Chung, M, Yang, B.K and Yi, S.R. (1991) A clinical study of stress fractures in sports activities. *Orthopedics* 14(10), 1089–1095.

Herring, S.A. (1990) Rehabilitation of muscle injuries. *Med Sci Sports Exerc*, 22(4), 453–456.

Israeli A, Engel J and Ganel A. (1982) Possible fatigue fracture of the pisiform bone in volleyball players. *Int J Sports Med*, 3(1), 56–57.

Kentta G and Hassmen P. (1998) Overtraining and recovery. *Sports Med*, 26(1), 1–16.

Kibler WB. (1990) Clinical aspects of muscle injury. *Med Sci Sports Exerc*, 22(4), 450–452.

Mair SD, Seaber AV, Glisson RR and Garrett WE. (1996) The role of fatigue in susceptibility to acute muscle strain injury. *Am J Sports Med*, 24(2), 137–143.

McDougall JJ, Ferrell WR, Bray RC, Wadley VMR and Frank CB. (1998) Repetitive activity alters perfusion of proximal interphalangeal joints of the human hand. *Clin J Sports Med*, 8(2), 106–110.

Paladini D, Dellantonio R, Cinti A and Angeleri F. (1996) Axillary neuropathy in volleyball players: report of two cases and literature review. *J Neurol Neurosurg Psychiatry*, 60, 345–347.

Reekers JA, de Hartog BMG, Kuyper CF, Kromhout JG and Peeters FLM. (1993) Traumatic aneurysm of the posterior circumflex humeral artery: a volleyball player's disease? *J Vasc Intervent Radiol*, 4(3), 405–408.

Rosi G, Pichot O, Bosson JL, Calabrese G and Carpentier P. (1992) Echographic and doppler screening of the forearm arteries in professional volleyball players. *Am J Sports Med*, 20(5), 604–606.

Soler T and Calderon C. (2000) The prevalence of spondylolysis in the Spanish elite athlete. *Am J Sports Med*, 28(1), 57–62.

Van de Pol D, Kuijer PPFM, Langenhorst T and Maas M. (2012) High prevalence of self-reported symptoms of digital ischemia in elite male volleyball players in the Netherlands: a cross-sectional national survey. *Am J Sports Med*, 40, 2296–2302.

추천자료

Brukner P, Bennell K and Matheson G. (1999) *Stress Fractures*. Blackwell Science Asia, Victoria, Australia.

Kreider RB, Fry AC and O'Toole ML (eds). (1998) *Overtraining in Sport*. Human Kinetics, Champaign, IL.

Mueller-Wohlfahrt HW, Ueblacker P, Haensel L and Garrett WE Jr (eds). (2013) *Muscle Injuries in Sports*. Thieme, Stuttgart, Germany.

Pfister T, Pfister K, Hagel B, Ghali WA and Ronksley PE. (2016) The incidence of concussion in youth sports: a systematic review and meta-analysis. *Br J Sports Med*, 50(5), 292–297.

Watkins RG. (1996) *The Spine in Sports*. Mosby, St Louis, MO.

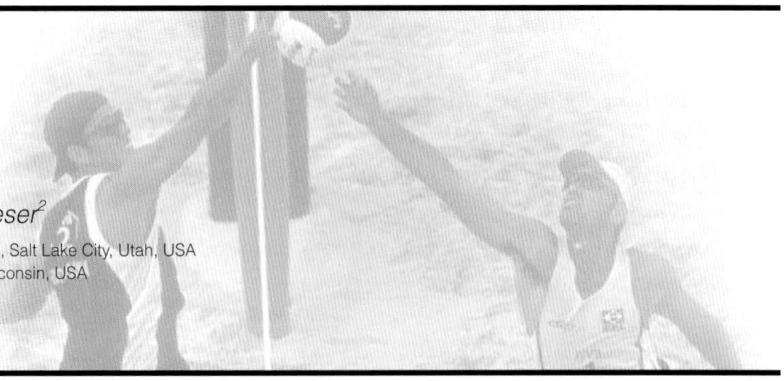

11장

재활의 원칙

Heather Curtiss[1] and Jonathan C. Reeser[2]

[1] University of Utah Orthopedic Center, University of Utah, Salt Lake City, Utah, USA
[2] Marshfield Clinic Research Foundation, Marshfield, Wisconsin, USA

서론

부상은 스포츠 참여로 인해 피할 수 없는 결과이며 상당한 통증, 기능 장애 및 시간 손실을 초래할 수 있다. 부상은 급성(갑자기 발생하는 단일 정의된 기전을 암시) 또는 과사용(반복적인 무증상 조직 자극으로 전체 운동 사슬에 걸쳐 기계적 적응을 초래함)으로 분류될 수 있다. 일반적으로 관련된 연조직에 대한 보호 적응 및 부적응을 포함하여 다양한 근골격 변화를 초래한다. 급성 및 과사용 부상 모두 증상을 줄이고, 회복 시간을 최소화하고, 스포츠를 못하는 시간을 단축하고, 부상 반복 위험을 줄이기 위해 포괄적인 치료가 필요하다.

재활의 목표는 최적의 기능을 회복하는 것이다. 최적의 치료는 정확한 진단, 손상 기전 식별, 재활 프로그램 설계 및 지속적인 업데이트로 구성된다. 최적의 결과를 얻기 위해 의료 서비스 제공자는 특정 부상의 증상, 해부학적, 기능적 결과에 대한 자세한 이해가 필요하다. 또한 운동선수의 수정 가능한 부상에 대한 내적 및 외적 위험 요소를 식별해야 한다. 치료 계획을 세우는 데 도움이 될 수 있다면 고급 영상 촬영을 사용해야 한다.

조직손상의 주기

Kibler 등(1998)이 설명한 조직 손상의 주기는 과사용 손상과 관련된 요인을 이해하는 수단을 제공하고 치료되지 않은(또는 부적절하게 치료된) 급성 손상의 가능한 후유증도 설명한다**(그림 11.1)**. 부상당한 운동선수는 통증(활동 중, 휴식 중 또는 둘 다), 부기, 홍반, 멍, 뻣뻣함, 또는 단순히 평소 수준에서 수행할 수 없음 등 다양한 불만을 나타낼 수 있다. 종합적으로, 이러한 관찰은 부상당한 운동선수의 "임상적 증상 복합체(clinical symptom complex)"라고 불릴 수 있다. 이러한 징후와 증상의 집합체는 근본적인 조직 손상으로 인해 발생한다. 해부학적 변화는 "조직 손상 복합체(tissue injury complex)"라고 할 수 있다. 부상의 직접적인 결과 또는 부상으로 인한 비정상적인 움직임 패턴의 결과로 다른 조직 및 구조는 증가된 생리적 요구 및/또는 해부학적 스트레스를 받게 될 수 있다. 이러한 영향을 받은 구조를 집합적으로 "조직 과부하 복합체(tissue overload complex)"라고 부를 수 있다. 실제로, 근본적인 과부하는 선수의 기술과 생체역학에 변화를 가져오며, 이를 통칭하여 "기능적 생체역학적 복합체(functional biomechanical complex)"라고 한다.

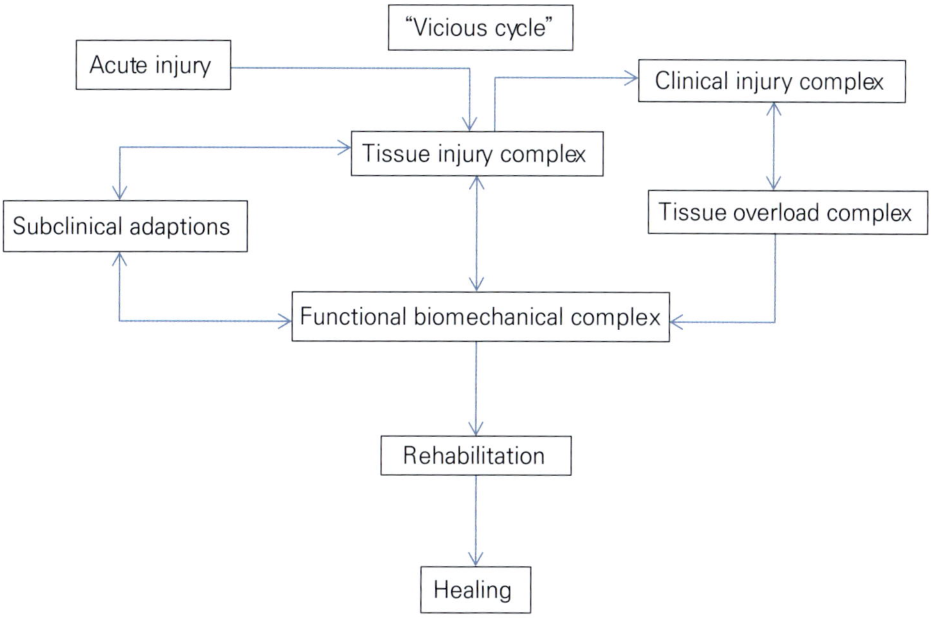

그림 11.1 조직 손상 주기. 한 영역의 결핍은 "피드포워드(feed-forward)"되어 자체 강화 방식으로 손상 주기를 영속시킨다. *(출처: Kibler et al. (1992)에서 수정)*

무의식적으로 운동선수는 성능 저하를 보상하거나 추가 통증/기능 장애를 피하기 위해 새롭거나 변경된 역학을 대체할 수 있다. 불행하게도 역학적 변화로 인해 추가적인 조직 과부하, 부상, 증상, 생체역학적 결함 및 추가 부적응이 발생할 수 있다. **그림 11.1**에서 볼 수 있듯이 이러한 "무증상 적응(subclinical adaptations)"은 손상의 결과일 뿐만 아니라 피드포워드(feed–forward)되어 추가 기능 장애를 초래한다.

저절로 지속되는 악순환으로 진행될 위험을 줄이려면 종합적인 재활 프로그램에서 적절한 기술과 지구력 외에도 균형 잡힌 근력, 유연성, 신경근 조절(고유감각) 회복을 강조해야 한다. 부상 패러다임의 모든 구성 요소가 해결되기 전에 경기에 복귀하려는 시도는 주기를 깨는 대신 주기의 진행을 촉진할 수 있다. 경쟁 스포츠로의 복귀는 선수가 증상이 없는 상태로, 원래 부상에 기여했을 가능성이 있는 수정 가능한 위험 요소를 해결한 후에만 이루어져야 한다.

회복 단계

모든 부상을 반드시 같은 방식으로 치료해야 하는 것은 아니지만 치유 과정에는 어느 정도 일반적인 일관성이 있다. 부상의 치료와 회복은 급성기, 회복기, 기능기의 세 단계로 나눌 수 있다. 각 단계마다 치유의 생리학적 단계에 따라 관련된 목표와 지침이 있다(**표 11.1**). 이러한 구조화된 접근 방식을 사용하면 회복이 촉진될 뿐만 아니라 선수와 코치 모두에게 적절한 목표 설정을 전달하는 데에도 도움이 된다. 이는 신체적, 정신적으로 어려운 시기 동안 운동선수에게 동기를 부여하는 동시에 운동선수와 코치의 회복에 대한 기대를 현실적으로 유지하는 데 도움이 된다.

표 11.1 재활의 단계들

재활의 단계	목표	방법	운동
급성기	통증 조절, 붓기 운동 범위(ROM) 2차합병증 예방	PRICE (protection, relative rest, ice/cooling, compression/massage, elevation)	등척성(isometric) 심혈관운동(cardiovascular) 부상이 없는 부위 운동(uninjured areas)
회복단계	전체 운동 범위 점진적 강화 정상 기능 회복 신경근 재교육 시작	전기 자극 초음파 레이저 주사/침습적 옵션	등속성/등장성 능동적 지원 PNF 패턴 안정화/제어
기능단계	생체역학적 결손을 교정 운동 효율성을 최적화 재발/미래 부상을 예방 지구력	신경근 자극 비디오 분석 활동 전 열자극 키네시오 테이핑	다중 평면 운동 민첩성 스포츠별 기술 원심성 강화운동

고유수용성 신경근 촉통법(proprioceptive neuromuscular facilitation, PNF)

급성기에는 진단이 내려지고 부상의 전체 범위가 이해되기 전에도 선수의 임상 증상이 해결된다. 급성이든 과사용이든 관계없이 대부분의 손상에 대한 초기 치료는 일반적으로 통증 및 부기 관리, 운동 범위 회복 및 2차 합병증 예방에 중점을 둔다. 일반적인 치료에는 진통제, 온열 요법(얼음 및 적절한 상황에서는 열), 부상당한 신체 부위의 보호 및 상대적 휴식이 포함된다. 상대적인 휴식은 부상당한 조직이 치유되기 시작하도록 허용하는 동시에 관절 운동 상실, 상태 저하 및 무용성 위축을 잠재적으로 줄임으로써 선수 전체에 대한 비활동으로 인한 해로운 영향을 최소화한다. 흡인 및/또는 주사와 같은 침습적 치료 옵션은 급성기의 종료시기를 빠르게 하는 것에 도움이 될 수 있다.

회복 단계에서 치료의 초점은 영향을 받은 신체 부위 및 관련 구조의 점진적인 복원을 시작하고 촉진하기 위한 적절한 자극을 제공하는 것으로 바뀌며 전체 기능적 생체역학적 복합체를 치료한다. 일반적으로 여기에는 운동 사슬 전반에 걸쳐 유연성과 고유수용성 감각 훈련을 강조하는 점진적인 강화 및 조절 프로그램이 포함된다. 부상당한 부위의 운동에 대한 생체역학적 분석을 고려해야 하며, 부상당한 부위의 긴장을 줄이고 스트레스를 피하기 위한 기술을 재교육하기 위해 조기 신경근 재교육을 실시해야 한다. 회복 단계가 완료되면 운동선수는 스포츠별 기능 운동을 진행할 수 있어야 하며 최종적으로 경기에 복귀할 수 있어야 한다.

마지막으로, 재활의 기능 단계는 재부상에 대한 예방과 미래의 부상에 대한 “사전 재활(prehabilitation)”에 집중한다. 이점을 염두에 두고, 부상당한 운동선수는 단순히 증상이 없는 것 이상으로 항상 재활해야 한다는 것이 분명하다. 이러한 이유로 일부 임상의는 이 마지막 단계를 치료의 “유지(maintenance)” 단계라고 부른다. 통증 완화는 빠르게 이루어질 수 있지만 완전한 재활에는 기능 최적화, 기술 및 운동 효율성 극대화가 포함된다. 이 단계는 관련된 모든 사람에게 어려울 수 있지만 조기 복귀에 대한 압박에도 불구하고 줄여줘서는 안 된다.

회복 단계가 겹치더라도 각 단계를 진행하려면 성공적인 복귀를 위한 장벽을 지속적으로 재평가하고 식별해야 한다.

재활의 장벽

앞서 논의한 바와 같이 재활의 구성 요소에는 운동 범위, 근력, 지구력, 신경근 조절 및 고유 감각의 회복이 포함된다. 그러나 이러한 요소는 서로 연결되어 있으므로 서로 영향을 미칠 수 있다. 상호작용을 이해하면 재활을 긍정적인 방향으로 이끄는 데 도움이 된다. 대조적으로, 이를 무시하면 임상 발전을 방해할 수 있다.

스포츠의학 제공자는 부상과 관련된 구조의 기본적인 해부학적, 생리학적 기능을 알고 이에 따라 재활 프로그램을 조정해야 한다. 이 개념에 대해 잘 연구된 한 가지 예는 재부상 예방과 미래 부상의 "사전 재활"에 초점을 맞춘 것이다. 이 개념에 대해 잘 연구된 한 가지 예는 슬개골 추적에서 내측광근의 중요성이다. 코어, 엉덩이 및 대퇴사두근 근육계는 모두 하지 운동학에서 역할을 하며, 내측광근은 슬개골을 내측에 고정하는 데 도움을 준다. 이 근육의 효율적인 발화는 슬개골 조절을 향상시킬 수 있다. 그러나 근육은 마지막 20–30° 확장에서만 최대로 활성화되며, 특히 대퇴사두근 세트와 같은 열린 사슬 상황에서는 더욱 그렇다(Escamilla *et al*. 1998). 무릎 부상으로 인해 관절 부기, 삼출 또는 구축이 발생하면 관절이 완전한 운동을 할 수 없게 되어 내측광근의 효율적인 발화가 방해될 수 있다. 결과적으로, 먼저 무릎 운동 범위를 회복하지 않고 내측광근을 강화하려는 시도는 비효율적이다. 따라서 관련 사지의 정상적인 수동적 운동 범위를 복원하는 것을 목표로 하는 것은 일반적으로 관련 구조의 역학을 적절하게 복원하기 위한 초기 목표이다.

마찬가지로, 신경근 기능은 부상으로 인한 생리적 변화에 의해 영향을 받을 수 있다. 통증, 부종, 삼출 및 반상출혈은 손상된 부위에 작용하는 근육의 진정한 신경학적 억제를 유발할 수 있다. 회전근개 충돌 및 건증에서 극상근 근육을 고려하라. 효과적이고 통증 없이 머리 위 움직임이 발생하고 견봉궁(acromial arch)과 상완골두(humeral head) 사이의 회전근개 근육의 외적 충돌을 최소화하려면 상완골두를 기계적으로 눌러야 한다. 통증이나 기능 장애가 있는 경우 극상근은 신경 경로를 통해 적극적으로 억제되어 상완골두 하강(humeral head depression)에 효과적으로 기여할 수 없다. 결과적으로, 통증이 악화되고 견갑상완 기능이 악화되면서 추가적인 기계적 충돌이 발생할 수 있다. 활성 오버헤드 동작 전에 근육을 수축하도록 재훈련할 수 없다면 재활 목표를 향한 진행이 지연될 수 있다. 일반적으로 재활 프로그램에는 해당 부위에 기능적 문제를 일으키기 전에 관련 근육의 적절한 발화를 보장하기 위한 등척성 또는 제한된 등속성 운동이 포함된다.

위에서 설명한 모든 구성 요소는 근골격계의 정상적인 기계적 패턴에 기여한다. 운동가동 범위, 근력, 지구력, 신경근 조절이 모두 최적화된 성능에 필수적이지만 기능에 있어 독립적인 요소는 아니다. 재활 프로그램을 지시할 때 이들의 상호의존성을 고려해야 한다. 진행 중인 정체기에는 구조가 서로 적절하게 상호 작용하는지 확인하기 위해 관련 영역에 대한 재분석이 필요할 수 있다. 전체 재활팀과의 동시 의사소통은 진행에 대한 모든 장벽을 해결하는 데 도움이 될 수 있다.

치료적 개입

치료적 개입에는 급성기의 치유 과정을 촉진하고 임상 증상 복합체를 감소시키는 목표를 가진 모든 치료가 포함될 수 있다. 일반적으로 이용 가능한 치료법은 다양하지만, 그 사용을 정당화하는 증거 기반은 희박하다. 이러한 이분법은 특히 발생할 수 있는 다양한 부상과 치료법의 조합을 고려할 때 치료법을 표준화하는 것을 매우 어렵게 만든다.

치료 옵션은 여러 가지 방식으로 분류될 수 있지만 일반적으로 약물, 온열 요법, 수기 요법, 전기 요법, 침습적 옵션 및 강화 요법으로 구분된다. 모든 옵션에 대한 포괄적인 검토는 이 장의 범위를 벗어나지만 몇 가지 높은 항복점(high−yield points)을 다룰 것이다.

약물은 일반적으로 통증 조절과 염증 감소를 위해 사용된다. 많은 배구 선수가 미성년자라는 사실로 인해 약물 추천이 어렵다. 약물은 특정한 목표를 염두에 두고 신중하게 사용해야 한다. 아세트아미노펜은 일반적인 진통제이지만 항염증 특성은 없다. 이부프로펜과 같은 비스테로이드성 항염증 약물에는 항염증 특성이 있지만, 이 기능은 고용량에서만 달성된다는 증거가 있다. 따라서 NSAID는 의료 감독 하에 펄스 용량으로만 복용해야 한다. NSAID는 신장에서 제거되므로 신장 손상을 초래할 수 있다. 현재 이용 가능한 국소 항염증제 처방집이 많이 있다. 통증과 염증을 조절하는 효능은 아직 입증되지 않았다. 또한 큐라민과 같이 뼈와 관절 문제에 대해 제안된 일부 보충제가 있지만 관련한 증거는 존재하지 않는다. 의료 제공자는 자신이 관리하는 운동선수가 보충제 복용을 선택하는지 알고 있어야 한다. 이러한 기능 식품의 규제되지 않은 제조 및 유통으로 인해 의도하지 않은 도핑 관련 가능성이 항상 있다.

온열 및 냉각 치료는 전통적으로 통증과 부기를 최소화하고 치유를 촉진하기 위해 치료 및 재활 프로토콜에 사용되었다. 얼음, 차가운 월풀, 증기 냉각제 스프레이와 같은 냉각 방식은 급성 부상 치료의 일부로 잘 확립되어 있다. 얼음은 급성 스포츠 부상(보호, 휴식, 얼음, 압박, 거상) 치료를 위한 PRICE 약어의 초석이 될 정도로 널리 받아들여지고 있다. 얼음이 통증을 최소화하는 데 도움이 되는 것처럼 보이지만 치유에 미치는 영향은 논쟁의 여지가 있다. 부기와 림프 흐름을 줄이는 것 외에도 냉찜질은 근방추 발화 전달을 줄이고 경련을 줄여 더 큰 움직임을 가능하게 하는 것으로 나타났다. 대조적으로, 열을 가하면 해당 부위의 혈류가 증가하고 탄력이 향상되며 이론적으로 급성기가 끝난 후 치유에 도움이 될 수 있다. 일반적인 적용 분야는 핫팩이나 따뜻한 목욕이지만 치료용 초음파는 최대 약 5 cm 깊이까지 심부 가열에 사용할 수 있다. 손상된 연부조직에 약물을 "전달"하기 위해 초음파를 사용하려는 시도가 있었지만, 그러한 노력은 초음파 단독보다 치유를 더 향상시키는 것으로 나타나지 않았다.

심부 가열과 마찬가지로 전기 방식을 사용하여 혈류를 증가시키고 세포막을 통한 영양분 전달을 촉진하여 치유를 촉진하는 환경을 조성한다. 신경근 자극은 전류 강도, 파형, 듀티 사이클(duty cycle), 전극 배치에 따라 다양한 이점을 제공할 수 있다(**그림 11.2**). 경피 전기 신경 자극(TENS)은 외상 후 국소 진통을 제공할 수 있으며, 기능적 전기 자극은 회복 중 근육 재교육 및 긴장 유지에 도움이 될 수 있다. 이온토포레시스(iontophoresis)는 전기 자극과 국소 스테로이드를 결합하여 염증을 더욱 감소시키는 방법이지만 침투 깊이와 실제 성공률에 대해서는 의문이 제기되어 왔다. 마지막으로 레이저 치료의 효과가 아직 입증되지 않았지만 일부에서는 치유를 촉진하기 위해 레이저 치료를 사용하고 있다.

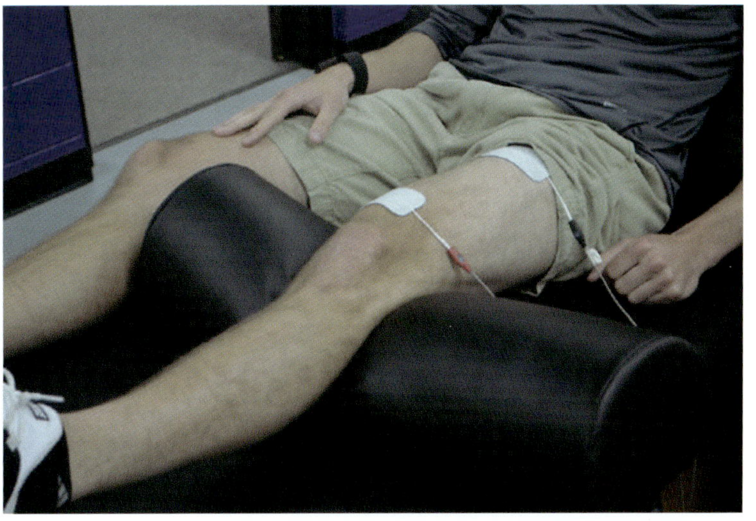

그림 11.2 신경근 자극은 재활 과정에서 근육 발화를 강조하는 데 사용될 수 있다.

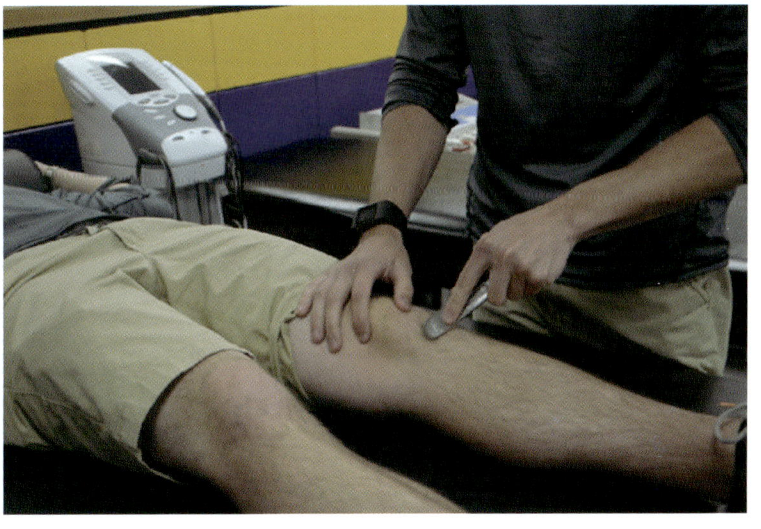

그림 11.3 마사지의 여러 유형 중 하나로, 이 경우에는 도구를 이용한 연조직 유착의 동원 및 건 섬유의 재정렬이 포함된다.

수기치료는 조직 치유, 회복 및 근육 패턴의 적절한 활성화를 촉진할 수 있다. 예를 들어, 마사지 요법에는 혈액과 림프의 흐름을 변경하고 유착을 줄이며 경련을 줄이는 다양한 기술이 포함된다(**그림 11.3**). 마사지의 기능적 결과를 정량화하기는 어렵지만 마사지는 일반적으로 대부분의 운동선수가 어떤 형태로든 높이 평가하고 활용한다.

압박은 마사지 또는 압박 랩/지지대/의복을 사용하여 붓기를 줄이기 위해 수기 요법에 포함될 수 있다. 운동선수의 피부에 접촉하면 바이오피드백이 제공되고 신경근 재교육이 촉진될 수 있다. 또한, 테이핑(예: 키네시오테이프 사용)이나 보조기(**그림 11.4**)를 사용하여 기능적 움직임 중에 바이오피드백을 강화할 수 있다.

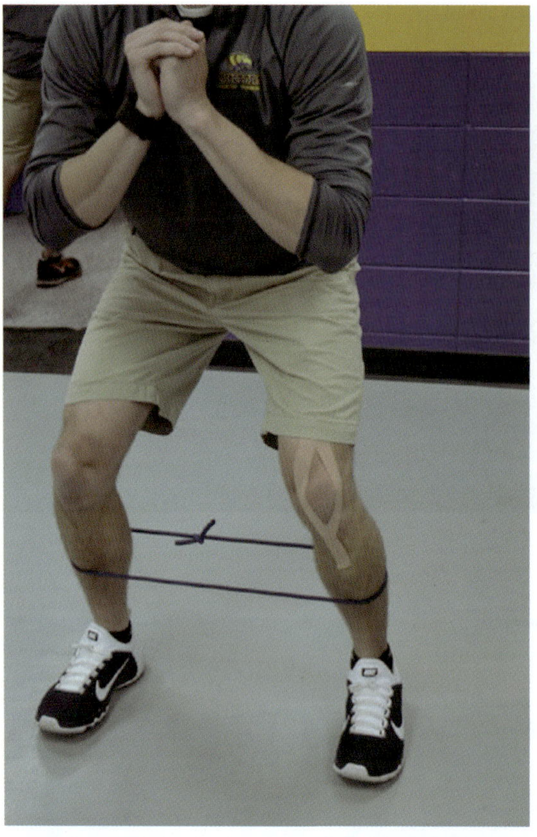

그림 11.4 기능적 활동 중 올바른 슬개골 운동을 장려하기 위한 키네시오 테이프 사용

근골격계 손상을 진단하고 치료하는 몇 가지 침습적 방법이 있다. 손상된 조직에 마취제나 코르티코스테로이드를 주사하는 것은 오랫동안 지속되어 온 치료 방법이다(**그림 11.5**). 만성 부상을 포함한 대부분의 부상에는 염증의 일부 요소가 포함된다. 그러나 모든 염증이 해로운 것은 아니다. 염증은 부상당한 부위에 수많은 세포 및 분자 요소를 가져오며 정상적인 치유의 중요한 구성 요소이다. 따라서 NSAID나 코르티코스테로이드와 같은 항염증제는 정상적인 치유 과정을 방해하는 것을 피하기 위해 일반적으로 손상 초기 단계에 권장되지 않는다.

만성 또는 과다 사용 조직 손상의 염증성 요소가 미미하다는 연구 결과가 있음에도 불구하고 이러한 상황에서는 코르티코스테로이드를 사용해야 한다는 징후가 있을 수 있다. 만성적으로 손상된 조직은 조직학적 연구를 통해 칼슘 농도가 10-20배 증가하는 것 외에도 점액성 물질 증가, 건내 변성 및 콜라겐 해체를 입증하는 것으로 나타났다(Tsikopoulos *et al*. 2016).

스테로이드 주사는 염증에 작용하는 대신 통증의 악순환을 방해하고 정확한 주사 배치를 통해 통증 유발 물질을 확인하는 두 가지 유용한 목적을 제공할 수 있다. 가끔씩 주사하는 것이 도움이 될 수 있지만, 여러 번 스테로이드를 주사하면 장기적으로 해로운 영향을 미칠 수 있다는 일부 제안이 있다(Coombes *et al*. 2010). 따라서 코르티코스테로이드는 재활 프로그램에서 증상 조절 및 진행을 위한 단기적인 기회를 제공할 수 있지만 신중하게 사용해야 한다. 이러한 강력한(어떤 경우에는 금지된) 약물은 의사의 지시에 따라서만 사용해야 하며, 해당 치료와 관련된 위험을 완전히(문서화하여) 이해해야 한다.

다양한 정도의 성공을 거둔 다른 침습적 시술로는 자가혈장주사(platelet- rich plasma injections), 히알루론산 주사(hyaluronic acid injections), 증식요법(prolotherapy), 줄기세포 요법(stem cell therapy) 등이 있다.

선택적 니들 기술(selected needle techniques)은 정상적인 치유 과정을 자극하고 위의 건증에서 설명한 병리학적 변화를 막아줄 가능성이 있다. 예를 들어, 경피적 건절개술(percutaneous tenotomy)은 정체되어 표준 개입에 반응하지 않는 치유 과정을 효과적으로 다시 시작할 수 있다. 일반적으로 초음파 유도 하에 수행되며 니들을 사용하여 확인된 건병증 부위의 건이나 근막에 구멍을 뚫는다(**그림 11.6**). 목표는 염증과 출혈을 유발하고 성장인자의 유입을 촉진하는

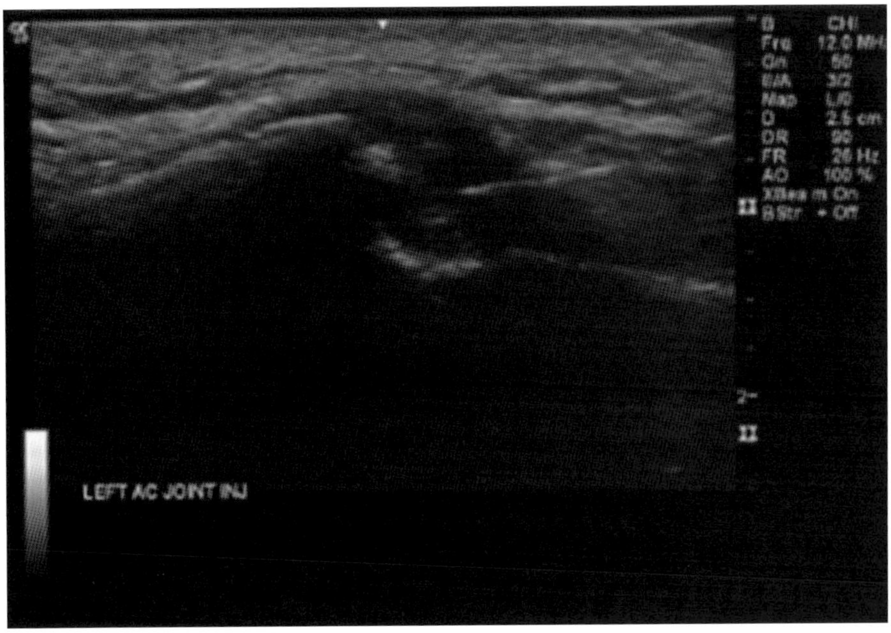

그림 11.5 초음파 유도를 이용한 AC 관절 주사. 코르티코스테로이드 주사는 염증을 줄이고 통증을 개선하여 회복 과정을 향상시키는 데 조금만 사용할 수 있다.

것이다. 정상적인 치유 과정이 다시 시작되어 해당 부위가 완전히 치유될 수 있다. 마취제 선택, 치료용 초음파 추가, 보조 혈소판 제품 및 성장 인자 활용, 줄기세포 포함 가능성 등 다양한 요인이 이 새로운 건절개 기술의 가변성에 기여한다. 이상적인 치료 프로토콜은 아직 합의되지 않았으므로 이 기술의 전체 효과는 알려져 있지 않다. 물론 모든 침습적 치료 옵션과 마찬가지로 내재된 위험이 있다.

또 다른 치료 옵션은 근육 경련을 해결하고 해당 부위의 반사적 이완을 유발하기 위해 근육 자체를 드라이 니들링(dry needling)하는 것이다. 일반적으로 의료인은 최대 압통 부위를 찾아 실제 통증 유발점을 나타내는 통증 또는 근육 경련이 나타날 때까지 수축된 근육에 작은 게이지 니들을 자입한다. 연축이 완화될 때까지 해당 부위를 치료한다. 다시 말하지만, 시기, 치료 부위 수, 치료 완료 결정의 어려움 등의 가변성을 기반으로 효율성과 재현성을 결정하기가 어렵다. 기술은 계속 발전하고 있으며 새로운 침습적 옵션이 계속해서 제공될 것이다. 기능과 성능을 최적화하기 위해서는 항상 철저하고 포괄적인 재활 프로그램과 병행되어야 한다.

치료 운동은 완전한 재활 프로그램의 초석을 나타낸다. 목표는 영향을 받은 부위(조직 손상 복합체), 이차적으로 영향을 받은 구조(조직 과부하 복합체) 및 신체 전체에서 정상적인 근력과 운동 범위를 회복하는 것이다. 일반적인 프로그램에는 저항 훈련, 유연성 훈련, 신경근 재교육이 포함된다(**그림 11.7**). 재활의 다양한 단계에서 이들의 다양한 조합이 사용될 수 있다. 예를 들어, 급성기에는 관절 운동 범위가 우선순위이다. 강화는 일반적으로 관절에 작용하는 근육의 위축을 방지하기 위해 등척성 운동으로 시작된다. 회복 단계에서는 적절하고 효율적인 움직임 패턴을 강

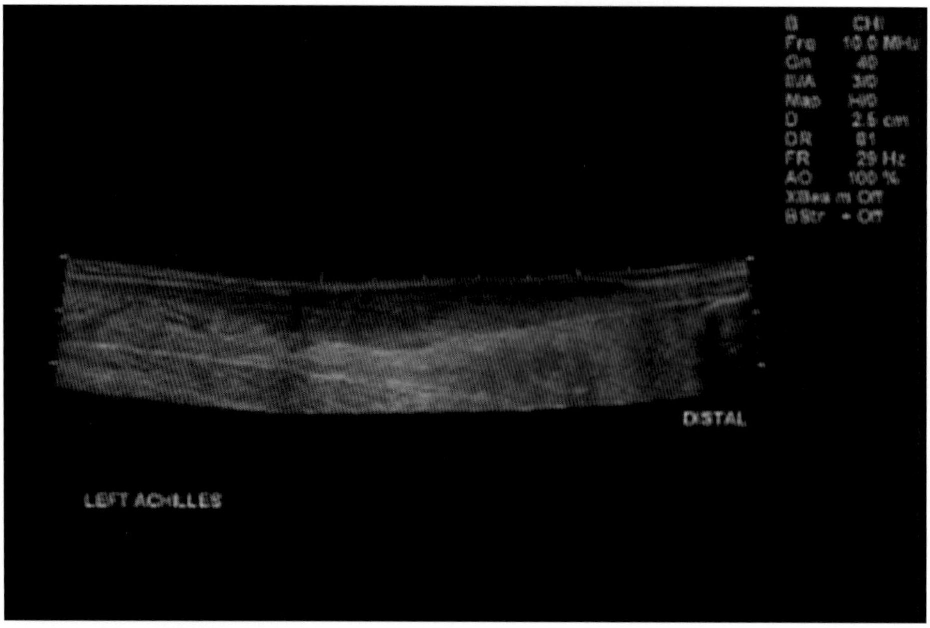

그림 11.6 두꺼워진 이질성 건(thickened heterogeneous tendon)으로 구성된 심각한 아킬레스건증(severe Achilles tendinosis)을 보여주는 초음파 이미지이다.

조하기 위해 신경근 재교육이 우선적으로 이루어져야 한다. 부상당한 운동선수는 점차적으로 등속성 강화 및 등장성 강화로 전환된다. 마지막으로, 재활의 기능적 단계에서는 원심성, 고강도 및 스포츠별 강화를 강조하면서 점진적인 다면적 강화를 강조해야 한다(**그림 11.8**).

원심성 근육 활성화는 힘을 생성하는 근육이 길어지는 것으로 정의된다. 구심성 근육 활동보다 단면적당 더 많은 힘을 생성하는 원심성 활성화는 근육과 액틴–마이오신 교차 교량(cross–bridges)에 상당한 인장 변형을 생성한다. 과도한 원심성 훈련은 지연성 근육통 및 (극단적인 경우)횡문근융해증을 유발할 수 있지만, 원심성 훈련은 다른 유형의 근육 활성화보다 생리학적이며, 통제된 방식으로 수행되면 조직 재형성 및 적응을 촉진한다(**그림 11.9**).

원심성 근육 활동은 여러 필수 근육 그룹의 스포츠 관련 기능에 매우 중요하다. 예를 들어, 회전근개의 근육은 스파이크나 서브 이후의 팔로스루 동안 상지를 감속시키기 위해 원심적으로 작용하고, 허벅지의 대퇴사두근은 점프에서 착지할 때 무릎 굴곡을 제한하기 위해 원심적으로 작용한다. 원심성 근육 활성화는 스포츠에 필수적이지만, 운동선수의 능력을 초과하는 힘이나 반복은 근육이 작용하는 관절에 인대 염좌 손상이나 근육 부착 부위의 만성 건염의 위험을 증가시킬 수 있다(Mair *et al*. 1996).

회복 중 단계적 진행은 운동선수를 보다 효율적으로 스포츠로 복귀시키는 데 도움이 될 수 있지만, 운동선수의 허용 범위를 넘어서 너무 빨리 진행하면 추가 부상을 초래할 수 있다. 일반적으로, 회복 중인 운동선수가 통증 없이 좋은 기술로 손상된 신체 부위와 관련된 배구 관련 기술을 수행할 수 있게 되면 훈련과 경기로 돌아갈 수 있다.

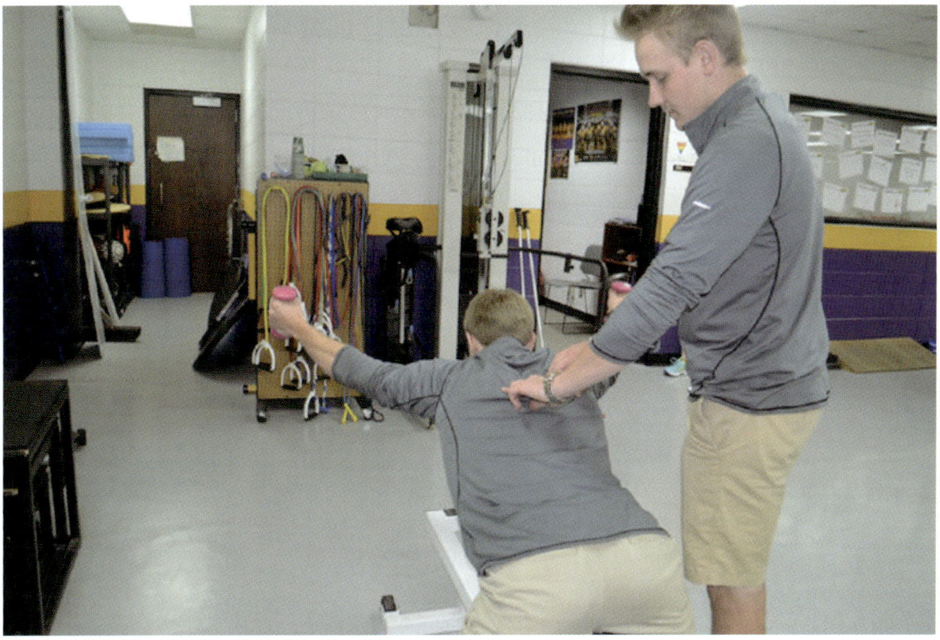

그림 11.7 견갑골 신경근 재교육 프로그램은 견갑골 제어를 장려하는데, 특히 하부 승모근에 효과적이다. 운동 트레이너의 촉각적 바이오피드백은 적절한 기술을 강조하는 데 도움이 된다.

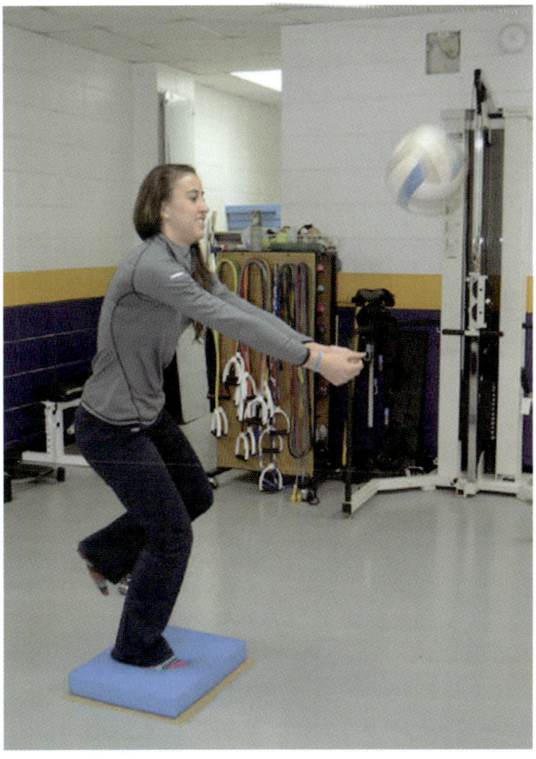

그림 11.8 재활의 기능적 단계에서 발목의 제어와 고유수용성 감각을 강조하는 배구 스포츠용 훈련

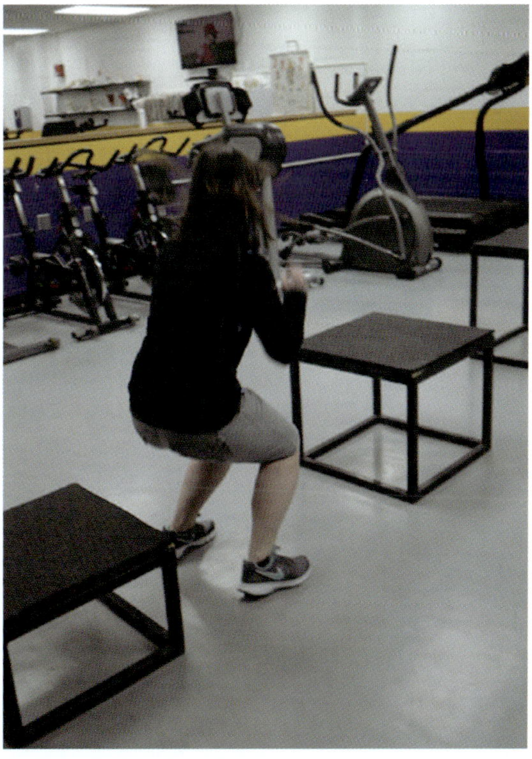

그림 11.9 박스 점프는 경기 복귀 전 원심성 근력을 훈련하기 위한 고급 옵션이다.

배구 부상을 효과적이고 종합적으로 치료하고 재활하는 것은 복잡한 과정이다. 증상이 없는 상태에서 운동선수를 재활시키는 능력은 배구 관련 맥락에서 영향을 받은 신체 부위의 구조와 기능에 대한 올바른 이해가 필요하다.

재활 단계를 통한 부상 관련 진행의 예는 BOX 11.1, 11.2 및 11.3에 나와 있다.

재부상 예방

부상의 적절한 치료와 재활을 통해 선수는 가능한 빨리 경기에 복귀할 수 있지만, 이상적인 상황은 부상을 완전히 예방하는 것이다. 위의 논의는 과도한 사용으로 인한 부상을 예방하는 한 가지 방법이 스포츠로 인해 일상적으로 과부하되는 근육 그룹을 강화하고 조절하는 것임을 시사한다. 이러한 접근 방식을 "사전

Box 11.1 회전근개 건병증

회전근개 부상은 일반적으로 과사용 손상이다. 회전근개를 구성하는 4개의 근육 중 극상근이 가장 자주 손상된다. 앞에서 언급한 바와 같이, 이 관찰에 대한 설명은 원칙적으로 해부학적이다. 극상근 건은 견봉(acromion)과 오구견봉인대(coracoacromial ligament) 아래 공간을 이동하여 상완골두에 부착되고, 반복적인 오버헤드 동작(외부 충돌)으로 주기적으로 압박되기 때문에 부상/염증이 발생할 수 있다. 조직 손상이 발생하는 기전은 일차적인 현상일 수 있는데, 회전근개는 단순히 시간, 연령, 과도한 사용에 따라 악화된다. 그러나 운동선수의 경우 조직 손상은 일반적으로 견갑골 기능 장애, 비효율적인 신경근 조절 및 그에 따른 견갑상완 관절의 동적 불안정성으로 인해 발생하는 이차적인 현상이다(Meister 2000a,b). 운동선수가 증상을 호소할 때 극상근 건은 염증의 조직학적 증거를 거의 나타내지 않으므로 건염 자체보다는 운동선수를 건증 또는 건병증으로 진단하는 것이 더 적절할 것이다.

반복적인 과부하 또는 급성 외상으로 인해 어깨의 정적이고 동적인 관절와상완관절 안정화(glenohumeral stabilization) 시스템이 손상되면(조직 손상 복합체), 운동선수는 증상을 최소화하고 경기력을 유지하기 위해 변경된 움직임 패턴을 대체하기 시작한다(무증상 적응 복합체). 이는 결국 유연성의 불균형(기능적 생체역학적 결함 복합체)으로 이어질 수 있다. 견갑대 역학 장애의 거의 보편적인 징후 중 하나는 견갑골 기능 장애이다. 임상적으로 이것은 비정상적인 견갑골 운동학 및 제한된 운동 범위로 나타난다. 이러한 견갑골 기능 장애의 결과로 모든 어깨 근육의 견갑상완 조절 기능이 일반적으로 손상된다. 관절와에서 상완골두의 전방 이동 증가는 사실상 "기능적으로 불안정한" 어깨를 생성하고 운동선수를 극상근 건의 충돌 및 관절와순의 마모(attrition of the glenoid labrum) 위험에 놓이게 한다(Levine and Flatow 2000). 따라서 어깨 기능에 있어서 중요한 역할을 하는 견갑골은 오버헤드 활동으로 인한 전방 어깨 통증을 호소하는 배구 선수를 평가할 때 간과되어서는 안 된다. 실제로, 회전근개 부상의 조기 재활은 상지 기능을 위한 건전하고 안정적인 "기초"를 제공하기 위해 견갑골 운동과 적절한 강화를 강조해야 한다.

회전근개 건병증의 급성기 관리는 또한 운동선수의 통증을 완화하는 데 중점을 둔다(약물 치료와 냉찜질, 초음파, 전기 자극과 같은 온열 요법의 현명한 사용을 통해). 목표는 휴식과 경기 중단으로 인한 해로운 영향을 최소화하면서 조직 치유를 허용하는 환경을 제공하는 것이다. 운동선수가 완전한 운동 범위와 완전한 신경근 기능을 통해 통증을 최소화하면 재활의 회복 단계로 진행할 수 있다. 이 단계에서는 강화, 운동 범위 및 점진적인 견갑골 조절이 강조된다.

재활의 기능적 단계에서는 스파이크와 서브가 다시 도입된다. 이 세 번째이자 마지막 단계 직전, 그리고 도중에 의사나 물리치료사는 회전근개 손상을 촉발할 수 있는 운동 사슬 내의 다른 곳에서 근본적인 생체역학적 결함과 준임상적 적응을 확인하고 교정하기 위해 노력해야 한다. 다리와 등은 배구를 스파이크하거나 서브하는 데 필요한 에너지의 85%를 생성한다. 따라서 운동 사슬의 근위 부분이 비효율적일 때 더 먼 부분이 성능을 유지하기 위해 결손을 "보충"하려고 시도하므로 이러한 구조가 과부하 부상의 위험이 더 높아진다. 따라서 허리 통증이나 경직이 있는 운동선수는 스파이크 역학을 변경하여 스파이크 속도 저하를 보상하려고 시도할 수 있으며, 이로 인해 견갑대에 과부하가 걸리고 어깨 통증이 발생할 수 있다. 배구 관련 오버헤드 기술을 수행하려면 전체 운동 사슬에 걸쳐 미세한 조정이 필요하기 때문에 최적의 어깨 기능은 견갑대뿐만 아니라 엉덩이와 몸통에서도 균형 잡힌 근력과 유연성을 유지하는 데 달려 있다. 운동선수가 연습 후 심한 통증이 없고, 운동 가동 범위내에서 통증없이 스포츠 관련 기술을 수행할 수 있게 되면 경기에 복귀할 수 있다.

Box 11.2 슬개건병증

Jumper's knee는 아마도 배구 선수들이 겪는 가장 흔한 과사용 손상일 것이다. 일부 추정에 따르면 배구 선수의 약 40%가 jumper's knee 증상을 경험한다. 무릎 관절은 점프하는 동안 과부하와 부상에 취약한 높은 힘을 견뎌야 한다. 슬개골은 무릎의 생체역학과 점프 능력에 중요한 역할을 한다. 대퇴사두근이 작용하는 모멘트 팔을 늘려 슬개골은 무릎 신전근 토크를 증가시키고 대퇴사두근 그룹의 기계적 이점을 향상시켜 신전근 힘 생성을 약 50% 증가시킨다. Komi는 무릎 신근이 강력한 점프를 생성하는 데 필요한 힘의 50% 이상을 기여한다고 추정했다(Luhtanen and Komi 1978). 따라서 점프 능력은 대퇴사두근의 힘 생성 능력을 증폭시키는 슬개골의 역할에 크게 의존하는 것으로 보인다.

대퇴사두근이 활성화되는 동안 생성된 힘의 일부는 슬개골을 통해 무릎 관절의 회전 중심 방향으로 전달된다. 슬개대퇴관절 반발력은 대퇴골에 대한 슬개골의 압박 정도를 측정한 것으로, 무릎 굴곡 각도와 가해지는 하중에 따라 달라진다. 일반적으로 무릎 굴곡이 증가하면 슬개골과 대퇴골 사이의 접촉이 더 커지며, 무릎을 깊게 구부리면 체중의 8배에 도달할 수 있는 증가하는 힘을 분산시키는 역할을 한다. 최대 슬개대퇴 관절 반발력은 무릎 굴곡 60-90°에서 발생한다. 연구 결과에 따르면 무릎 관절 운동학과 jumper's knee 사이에는 상관관계가 있는 것으로 나타났다. 한 연구에서 스파이크 점프에서 착지하는 동안 무릎 굴곡 각도가 가장 깊은 배구 선수는 jumper's knee 증상을 경험할 가능성이 더 높았다(Richards *et al*. 1996).

역학 연구에 따르면 슬개골 건병증은 무릎 신전근 기전의 반복적인 부하와 관련이 있는 것으로 나타났다. Jumper's knee의 발병률은 점프 훈련 빈도에 따라 증가하며 단단하고 거친 표면에서 훈련하거나 경쟁하는 선수들 사이에서 더 높다. 연구에 따르면 점프 능력이 뛰어난 운동선수는 슬개건병증 발병 위험이 더 높을 수 있는 것으로 나타났다(Lian *et al*. 1996). 본 연구가 점프 훈련의 양을 통제하려고 시도했기 때문에 이러한 연관성이 단순히 훈련 효과 때문인 것 같지는 않다. 오히려, 특히 무릎 신근을 원심적으로 활성화하는 운동선수의 능력과 관련하여, 점프를 잘하는 운동선수에게만 고유한 하지의 본질적인 구조적 및 생체역학적 특성이 있을 수 있다.

고관절 굴곡근, 대퇴근막장근, 장경인대, 햄스트링, 비복근-가자미근 복합체의 긴장과 마찬가지로 jumper's knee가 있는 운동선수에게서 고관절 외회전근의 약화가 나타날 수 있다는 점에 유의하는 것도 중요하다. 다시 말하지만, 이러한 경직성이 슬개건병증의 병리역학과 관련하여 원인인지 이차적인 것으로 간주되어야 하는지는 명확하지 않다. 전체 운동 사슬을 검사하면 이전에 하지 부상을 입었다는 증거나 경직된 요족을 포함한 기타 유발 요인이 드러날 수 있다. 내측 대퇴사두근이 약하면 운동선수가 비정상적인 슬개골 추적을 쉽게 할 수 있으며, 과도한 회내 또는 운동 시 무릎의 동적 외반 위치 경향이 발생할 수 있다.

최근에는 무릎 부상의 본질적인 위험 요소로서 골반의 역할과 운동선수의 "코어" 근력 및 동적 안정성에 관심이 집중되었으며, 이는 Sommer(1988)가 문헌에서 제안한 아이디어이다. 따라서 재활은 몸통과 하지 전체의 근력과 유연성 불균형을 교정하는 데 중점을 두어야 한다. 강화 운동은 처음에는 슬개골 하중을 최소화하는 무릎 굴곡 각도에서 수행되어야 하며, 등척성 운동으로 시작하여 원심성 근력 훈련을 강조하는 기능적 연속체를 통해 진행된다. 보조기나 테이핑을 통해 비정상적인 슬개골 추적을 교정하려는 시도는 무릎을 재활하는 동안 증상을 조절하는 데 유용한 치료 보조 수단이 될 수 있다. 이론적으로 난치성 증상은 경피적 건 절개술(percutaneous tenotomy)과 같은 염증 유발 치료로 치료할 수 있다.

Box 11.3 발목 외측 염좌

발목 외측 염좌는 배구와 관련된 가장 흔한 급성 손상이다. 실제 발목 관절은 경골 거골 관절로 구성되지만, 기능적 의미에서 "발목"에는 거골하 관절(subtalar joint)도 포함된다. 전형적인 배구 관련 발목 염좌 부상 기전은 네트 플레이와 관련이 있으며, 대부분의 경우 블로커가 팀 동료의 발이나 중앙선을 넘어온 상대 스파이커의 발에 착지해서다. 블로커가 착지할 때 발은 일반적으로 착지와 관련된 지면 반발력을 수용하고 분산시킬 것을 예상하여 저측 굴곡(plantar flexion) 된다. 이는 해부학적으로 발목에 불리한 위치인데, 발이 저측 굴곡될 때 본질적으로 실제 발목 관절이 더 많이 이완되기 때문이다. 고르지 않은 표면에 착지할 때 동적(근육) 발목 안정 장치가 관절을 안정적인 정렬로 유지할 수 없으면 발목을 수동적으로 안정시키는 인대가 갑자기 과부하 된다. 발이 내번 되고 거골하 관절이 과회외(oversupinate) 됨에 따라 인대 부하의 예측 가능한 패턴이 발생하여 측면 발목 인대 중 하나 이상의 손상으로 이어질 수 있다. 처음에는 전거비인대(anterior talofibular ligament, ATFL)가 손상되고, 이어서 종비인대(calcaneofibular ligament), 그리고 후거비인대(posterior talofibular ligament)에 손상된다. 경미한(1도) 염좌에서는 ATFL가 약간만 신장될 수 있다. 보다 심각한(2도) 염좌서는 하나 이상의 인대가 부분적으로 손상될 수 있는 반면, 3도 염좌는 하나 이상의 측면 발목 인대의 완전한 분리를 나타낸다.

내번 발목 부상을 입은 운동선수는 일반적으로 다음과 같은 명확한 부상 기전을 기억한다. 부상의 심각도에 비례하는 즉각적인 기능 장애. 선수는 뚜렷한 "팝" 소리를 느끼거나 들었을 수도 있다. 초기 검사에서 부기의 정도는 일반적으로 손상의 심각도와 관련이 있다. 선수는 관련된 인대에 압통을 느낄 것이다. 촉진 검사에는 근위 비골 골절(maisonneuve fracture)이나 다섯 번째 중족골의 외측면에 부착된 비골건의 견열 손상(avulsion injuries)을 배제하기 위해 다리와 발 전체가 포함되어야 한다.

1도 및 2도 부상은 3도 부상보다 더 흔하며 공격적인 초기 체중 부하 및 운동 범위로 비수술적으로 치료할 수 있으며, 경기에 복귀하기 전에 강화 및 고유수용성 감각 재훈련 운동으로 진행할 수 있다. 연구에 따르면 고유수용성 감각 훈련은 예방적으로 사용하는 경우 재부상 위험뿐만 아니라 급성 측면 발목 염좌의 발생률도 감소시키는 것으로 나타났다(Bahr *et al.* 1997). 더욱이, 만성 발목 불안정성으로 인해 배구 선수가 결국 발목에 관절염 변화가 발생할 위험이 더 높아질 수 있다는 증거가 있다(Gross and Marti 1999). 따라서 종합적인 재활 프로그램에는 고유수용성 감각 재훈련이 포함되어야 한다. 발목 안정 보조기를 사용하면 초기 보행 시 보호 기능을 제공할 수 있으며 어떤 경우에는 특히 발목 염좌 부상 후 첫 12개월 이내에 실제로 재부상 위험을 줄일 수 있다(Thacker *et al.* 1999).

재활(prehabilitation)"이라고 한다. 유연성은 또한 근육 기능과 관절 운동을 최적화하는 핵심 요소이다. 지구력은 운동 능력의 중요한 구성 요소이다. 피로가 비정상적인 근육 활성화 패턴을 초래하여 해당 근육에 의해 작용하는 관절(들)과 근육 자체가 부상 위험을 증가시킨다는 것을 시사하는 여러 연구가 있다. 따라서, 최대 성과를 달성하고 부상 위험을 줄이기 위해 배구 선수는 영양과 휴식에 적절한 주의를 기울이면서 과도한 훈련의 위험을 최소화하도록 주기적으로 구성된 구조화된 배구 전용 훈련 프로그램에 참여해야 한다.

참고문헌

Bahr R, Lian Ø and Bahr IA. (1997) A twofold reduction in the incidence of acute ankle sprains in volleyball after the introduction of an injury prevention program: a prospective cohort study. *Scand J Med Sci Sports*, 7, 172–177.

Coombes BK, Bisset L, Vicenzino B. (2010) Efficacy and safety of corticosteroid injections and other injections for management of tendinopathy: a systemic review of randomized controlled trials. *Lancet*, 376, 1751–1767.

Escamilla RF, Fleisig GS, Zheng N, Barrentine SW, Wilk KE and Andrews JR. (1998) Biomechanics of the knee during closed kinetic chain and open kinetic chain exercises. *Med Sci Sports Exerc*, 30(4), 556–569.

Gross P and Marti B. (1999) Risk of degenerative ankle joint disease in volleyball players: study of former elite athletes. *Int J Sports Med*, 20, 58–63.

Kibler WB, Chandler TJ and Pace BK. (1992) Principles of rehabilitation after chronic tendon injuries. *Clin Sports Med*, 11(3), 663–671.

Kibler WB, Herring SA and Press JM. (1998) *Functional Rehabilitation of Sports and Musculoskeletal Injuries*. Aspen Publishers, Gaithersburg, MD.

Levine WN and Flatow EL. (2000) The pathophysiology of shoulder instability. *Am J Sports Med*, 28(6), 910–917.

Lian Ø, Engebretsen L, Ovrebo RV and Bahr R. (1996) Characteristics of the leg extensors in male volleyball players with jumper's knee. Am J Sports Med, 24(3), 380–385.

Luhtanen P and Komi RV. (1978) Segmental contribution to forces in vertical jump. *Eur J Appl Physiol Occup Physiol*, 38(3), 181–188.

Mair SD, Seaber AV, Glisson RR and Garrett WE. (1996) The role of fatigue in susceptibility to acute muscle strain injury. *Am J Sports Med*, 24(2), 137–143.

Meister K. (2000a) Injuries to the shoulder in the throwing athlete. Part 1: biomechanics/pathophysiology/ classification of injury. *Am J Sports Med*, 28(2), 265–275.

Meister K. (2000b) Injuries to the shoulder in the throwing athlete. Part 2: evaluation/treatment. Am J Sports Med, 28(4), 587–601.

Richards DP, Ajemian SV, Wiley JP and Zernicke RF. (1996) Knee joint dynamics predict patellar tendinitis in elite volleyball players. *Am J Sports Med*, 24(5), 676–683.

Sommer HM. (1988) Patellar chondropathy and apicitis, and muscle imbalances of the lower extremities in competitive sports. *Sports Med*, 5, 386–394.

Thacker SB, Stroup DF, Branche CM, Gilchrist J, Goodman RA and Weitman EA. (1999) The prevention of ankle sprains. *Am J Sports Med*, 27(6), 753–760.

Tsikopoulos K, Tsikopoulos I, Simeonidis E, et al. (2016) The clinical impact of platelet-rich plasma on tendinopathy compared to placebo or dry needling injections: a meta-analysis. *Phys Ther Sport*, 17, 87–94.

추천자료

Burkhart SS, Morgan CD and Kibler WB. (2000) Shoulder injuries in overhead athletes. *Clin Sports Med*, 19(1), 125–158.

Frontera WR (ed.). (2003) *Rehabilitation of Sports Injuries: Scientific Basis*. Blackwell Science, Oxford.

Hecox B, Mehreteab TA and Weisberg J. (1994) *Physical Agents*. Appleton and Lange, Norwalk, CT.

Herring SA. (1990) Rehabilitation of muscle injuries. *Med Sci Sports Exerc*, 22(4), 453–456.

Kibler WB. (1990) Clinical aspects of muscle injury. *Med Sci Sports Exerc*, 22(4), 450–452.

Whiting WC and Zernicke RF. (1998) *Biomechanics of Musculoskeletal Injury*. Human Kinetics, Champaign, IL.

PART 3
특별한 주제들

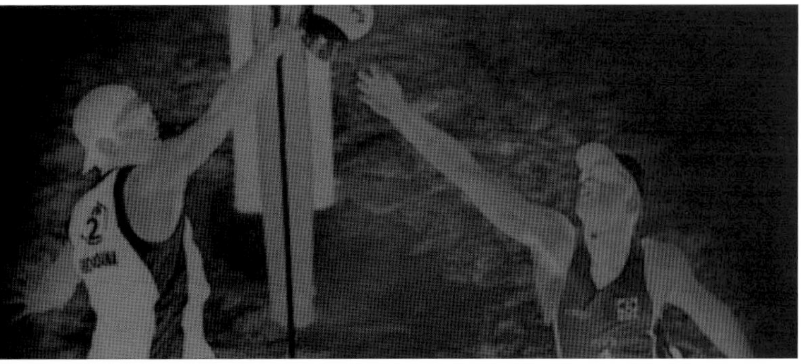

12장

청소년 배구 선수

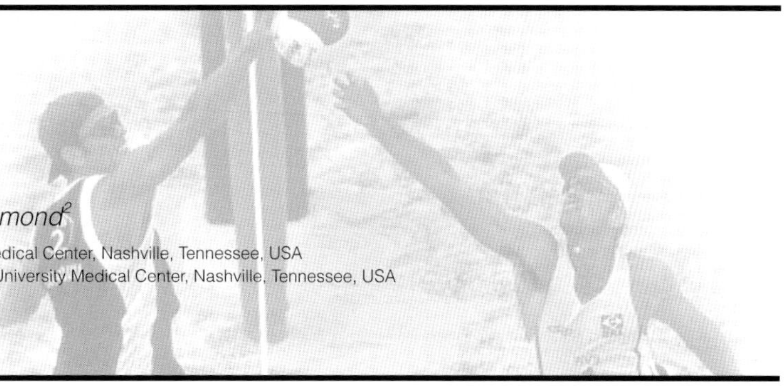

Andrew J.M. Gregory[1] *and Alex B. Diamond*[2]

[1] Department of Sports Medicine, Vanderbilt University Medical Center, Nashville, Tennessee, USA
[2] Departments of Orthopedics and Pediatrics, Vanderbilt University Medical Center, Nashville, Tennessee, USA

서론

지난 50년 동안 미국을 비롯한 전 세계 여러 국가에서 조직화된 스포츠에 청소년이 참여하는 비율이 기하급수적으로 증가했다. 청소년기의 오락은 주로 구조화되지 않은 자유로운 놀이로 이루어졌지만 최근에는 어린이들이 빠르면 5세부터 경쟁 스포츠 프로그램에 참여하는 경향이 있다. 영국에서는 5–15세 어린이 중 약 80%가 조직화된 스포츠에 참여한다. 아마도 더 중요한 것은 이들 중 11%가 "집중 훈련"에 참여했다는 것이다(Bruns and Mafffulli 2000). 미국에서는 매년 8–16세 소년의 최대 절반과 소녀의 25%가 조직화된 스포츠에 참여하는 것으로 추산된다. 미국 중등학교 남학생의 약 75%와 여학생의 50%가 조직화된 스포츠에 참가한다.

배구는 지난 반세기 동안 폭발적인 성장을 누렸다. 청소년들 사이에서만큼 스포츠의 인기가 점점 더 뚜렷하게 증가하는 곳은 없다. 지난 20년 동안 USA Volleyball에 등록된 주니어 및 청소년 운동선수의 수는 100,000명 이상으로 22배 증가했다. USA Volleyball 회원의 약 70%가 20세 이하이다. 이들 젊은 운동선수의 대부분(거의 94%)은 여성이다. 이 수치는 레크리에이션 목적으로 또는 학교 기반 체육 교육 커리큘럼을 통해 배구에 참여하는 사람의 수를 반영하지 않는다는 점에 유의하라(예를 들어, 2000년에 미국의 약 426,814명의 중등학교–연령의 운동선수들이 조직 배구에 참가했고, 그들 중 90% 이상이 여성이다). 청소년 사이에서 배구의 인기가 높아짐에 따라 많은 전국 배구 연맹에서는 이제 남녀 모두를 위한 청소년 및 주니어 수준 챔피언십 대회를 후원한다. 또한 FIVB는 현재 남녀 모두를 대상으로 2년마다 청소년 및 주니어 세계 선수권 대회를 개최하고 있다(FIVB에서는 "주니어"를 남성의 경우 21세 미만, 여성의 경우 20세 미만으로 정의하고, "청소년"은 남성의 경우 19세 미만, 여성의 경우 18세 미만으로 정의한다.).

청소년 스포츠에 대한 이러한 프로그램적 접근 방식에는 많은 잠재적인 이점이 있지만 잠재적인 단점도 많이 존재하며, 그중 가장 중요한 것은 소아 운동 부상의 발생률이 급격히 증가한다는 것이다. 예를 들어, 1983년부터 1998년까지 웨일스에서는 소녀들의 스포츠 관련 부상 비율이 2배 이상 증가한 반면, 소년들의 부상 위험은 3배 이상 증가했다(Jones *et al.* 2001).

또한 청소년은 청소년 이전 및 어린이보다 스포츠 관련 부상의 위험이 더 높은 것으로 보이며, 이는 성숙한 운동선수가 더 크고, 더 강하고, 더 빠르게 성장하고 연중 훈련 및 경쟁에 참여할 가능성이 더 높다는 것을 반영한다.

청소년 배구 부상의 역학

데이터는 다소 제한되어 있지만 최근 연구를 통해 젊은 배구 선수에게 닥치는 부상의 정도와 분포에 대한 이해가 높아졌다. 20년 전에 발표된 3년간의 전향적 연구에 따르면 부상 발생률은 1,000시간당 3.0으로, 배구는 14-20세 운동선수를 위한 스포츠 중 8위를 차지했다(de Loes 1995). 그러나 해당 연구가 발표된 이후 배구 참여율은 지속적으로 증가했다. 2009-2010년부터 2013-2014년까지 고등학교 배구를 하는 여학생의 수는 6% 증가한 400,000명 이상으로 미국 중등학생 여학생들 사이에서 세 번째로 인기 있는 스포츠가 되었다(Reeser *et al*. 2015). 미국 병원 응급실에서 치료된 소아 배구 관련 부상에 대한 Pollard의 20년 검토 결과, 18세 미만 어린이의 배구 관련 부상이 약 692,024건에 달하는 것으로 나타났다(Pollard *et al*. 2011).

High School RIO™ 부상 감시 시스템(온라인 부상 보고)과 전국 고등학교 스포츠 관련 부상 감시 프로젝트는 2005년 시작된 이래로 미국 고등학교 운동선수에 관해 이용 가능한 역학 데이터를 강화해 왔다. Reeser 등(2015)은 HS RIO가 수집한 대표 데이터를 전미대학체육협회(National Collegiate Athletic Administration)의 부상 감시 시스템(NCAA ISS)에서 수집한 부상 데이터와 비교하여 청소년 선수의 부상 프로필 특성을 대학생 선수의 부상 프로필과 비교하고 대조했다. 저자들은 연구 기간 동안 대학생들 사이에서 시간 손실 부상(2005-2006년부터 2008-2009년까지 4년 동안 하루 이상 훈련이나 시합을 결석할 만큼 심각한 부상)의 평균 비율이 어린 고등학교 운동선수들 사이에서 관찰된 것보다 3배 더 높았다(운동선수 노출 10,000명당 40.6 대 12.4). 뇌진탕의 유병률은 약간 증가했지만, 연구 기간 동안 대학생과 고등학교 인구 모두에서 기록된 연간 부상률은 감소했다. 인대 염좌는 두 집단 모두에서 가장 흔한 진단이었다(HS RIO 부상의 49.2%, NCAA ISS 부상의 28.8%). 인대 염좌의 대부분은 급성 발목 외측 염좌로 가장 흔한 손상을 나타냈다. 무릎은 두 번째로 가장 빈번하게 손상되는 신체 부위였으며 손, 어깨, 허리가 그 뒤를 이었다. 고등학교 운동선수의 전방십자인대(ACL) 부상 빈도는 대학생 운동선수의 약 2배였으며, 무릎 과사용 부상은 NCAA ISS에서 HS RIO보다 2배 더 흔했다. 일반적으로 젊은 운동선수는 골절(사춘기 운동선수의 골격 미성숙으로 인해 발생할 수 있음)과 같은 더 심각한 부상을 입는 반면, 젊은 운동선수에서는 과사용 부상(예: 건증)이 드물게 진단되었다. 그러나 두 연령층에서 뇌진탕 발생 빈도는 비슷한 것으로 나타났다. 중학교 여자 농구, 축구, 배구 선수를 대상으로 한 연구에서는 배구가 전체 부상률에서 두 번째로 높았다(1000 AE당 3.68, 축구 6.66, 농구 2.86)(Barber-Foss 외. 2014). 전반적으로 중학교 운동선수들은 고등학교 선수들과 유사한 부상 패턴을 보였다. 흥미롭게도 배구는 게임보다 연습 세션에서 부상 발생률이 더 높은 유일한 스포츠였다(1000 AE당 5.55 대 0.75). 연구에 기록된 38건의 부상 중 35건(92.1%)이 연습 중에 발생했다. 농구, 축구와 마찬가지로 부상을 입는 부위는 무릎(81.6%)이 가장 많았고, 발목(7.9%), 어깨(7.9%), 손목(2.6%) 순이었다. 배구 선수를 대상으로 한 이번 연구에서 나타난 가장 흔한 부상 유형은 통증/염증(71.1%), 염좌/아탈구(15.8%), 좌상/건병증(10.5%)이었다. 가장 흔한 진단은 슬개대퇴 기능장애, 오스굿-슐라터병(Osgood-Schlatter disease), 신딩-라르센-요한슨 슬개건증(Sinding-Larsen-Johansson patellar tendinosis), 발목 염좌/골절, 무릎 추벽(knee plica), 어깨 염증, 무릎 타박상, 무릎 지방 패드, 슬개골 아탈구, 어깨 아탈구, 손목 염좌 순이었다.

데이터가 다소 제한되어 있지만 비접촉 스포츠 배구는 다른 "주요" 스포츠와 비교할 때 청소년에게 상대적으로 안전하다. 배구 선수 인구 중 여성이 우세하기 때문에 젊은 남자 배구 선수의 부상 패턴 특징은 상대적으로 잘 정의되어 있지 않다는 점에 유의해야 한다. 현재 미국에서는 22개 주에서 42,000명의 남학생만이 고등학교 대표팀 배구를 하고 있다(www.teamusa.org/USA-Volleyball).

소아 생리와 부상 위험

청소년 스포츠는 전반적으로 긍정적인 노력으로 남아 있지만, 연중 집중적인 훈련이 젊은 운동선수의 독특한 해부학적 구조와 생리학에 비치는 영향에 대해 상당한 우려가 있다. 젊은 운동선수와 성인 운동선수의 가장 큰 차이점 중 하나는 성장판(physes)이라고 알려진 골격 성장판의 존재이다. 성장판은 급성 및 반복적(또는 만성) 과부하에 취약하다.

소아의 경우 신체의 "긴" 뼈(상지의 상완골, 요골, 척골, 하지의 대퇴골, 경골, 비골)가 여전히 성장하고 있다. 세로 성장 영역(physeal plate라고 함)은 긴 뼈의 끝에 위치하며 부상, 특히 골절에 매우 취약하다. 이러한 상대적인 골격 약화 및 미성숙으로 인해 급성 관절 관련 외상을 겪는 어린이(특히 청소년기 이전)는 성인에 비해 성장판 골절 위험이 더 높다. 신경근 조절(균형), 근력 및 유연성의 불균형도 성장판 손상의 위험에 기여한다(Colvin and Lynn 2010; Loud and Micheli 2001; Shanmugam and Maffulli 2008). 사춘기에서 일반적으로 볼 수 있는 급속한 성장 기간 동안 성장판은 "열렸다"고 하며 이러한 뼈 성장 영역은 성인("닫힌" 성장판을 가진)에 비해 손상되기 쉽다(Cuff *et al*. 2010). 6-14세 사이에 사지 질량의 증가는 그에 상응하는 사지 길이 증가의 두 배이며, 이로 인해 힘의 불균형이 발생하고 하지 제어력이 감소하여 신체가 부상 위험이 증가할 수 있다(Colvin and Lynn 2010; Ford et al. 2010a,b; Quatman *et al*). 또한, 청소년기 동안 근육과 건은 뼈보다 비례적으로 느리게 성장하여 빠른 뼈 성장 단계에서 긴 뼈에 가해지는 힘이 바뀐다(Franklin and Weiss 2012). 따라서 발목 염좌로 고통받는 모든 어린이는 고정이나 수술 개입이 필요할 수 있는 골절을 배제하기 위해 방사선 검사를 받아야 한다. 성장판과 관련된 골절을 설명하는 Salter-Harris 분류 시스템(**그림 12.1**)은 그러한 골절의 결과를 예측하는 데 임상적으로 유용한 것으로 입증되었다.

근건 부착 부위의 뼈 성장 부위를 골단이라고 하며 잠재적인 손상 부위이다. 골단은 견인 부상에 취약하며, 특히 골격 및 근육 성장의 불평등한 비율로 인해 청소년 운동선수가 유연성이 떨어지는 경향이 있는 경우 더욱 그렇다. "견인 골단염(traction apophysitis)"은 관련된 골단에 부착하는 힘줄의 반복적인 과부하와 관련된 통증 상태를 말한다. 경골 결절의 무릎 신전근 기전과 관련된 흔한 골단염인 오스굿-슐라터병(Osgood-Schlatter disease)은 **표 12.1**에서 어린 운동선수의 상지와 하지에 영향을 미치는 다른 일반적인 과사용 상태와 대조된다. 골연골염(osteochondritis dissecans)은 관절연골과 연골하골(subchondral bone)의 허혈성 질환으로, 일반적으로 무릎, 발목, 팔꿈치에 영향을 미친다. 반복적인 투구로 인해 주동수의 팔꿈치에 반복적인 외반 스트레스가 가해지는 젊은 야구 투수들은 팔꿈치 관절의 골연골염("리틀 리그 팔꿈치"라고도 함)에 걸리기 쉬운 것으로 생각된다. 연구에 따르면 최대 투구수를 주당 300회 미만으로 제한하는 젊은 야구 선수는 팔꿈치 문제가 발생할 위

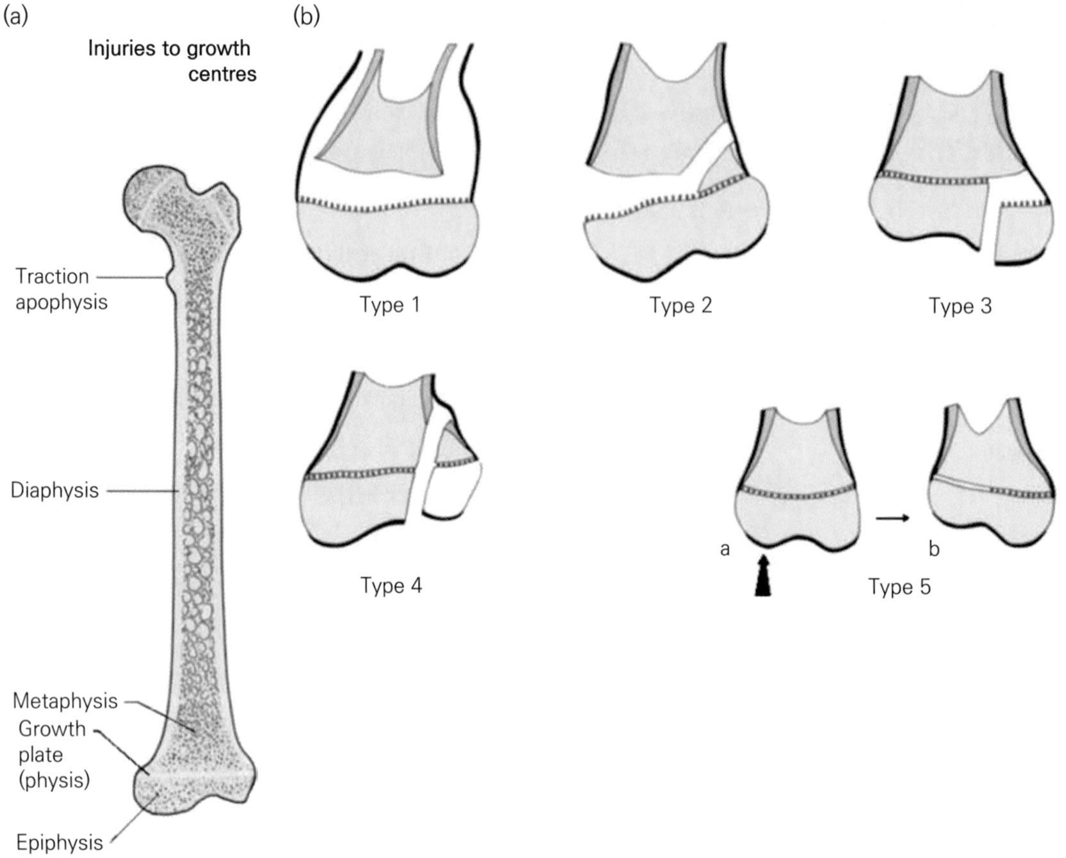

그림 12.1 (**a**) 긴 뼈는 뼈의 근위부와 원위부 양쪽에 위치한 성장판 또는 성장판에서 세로 방향으로 성장한다. (**b**) 신체 손상에 대한 Salter-Harris 분류 시스템은 성장판 및 주변 뼈와 관련된 5가지 일반적인 손상을 설명한다. 1형 및 2형 부상은 관절 표면을 침범하지 않으며 일반적으로 치료 결과가 좋은 상대적으로 양성 골절을 나타낸다. 3형과 4형에는 관절 표면의 침범이 포함된다. 이는 1형과 2형보다 덜 일반적이지만 적절하게 치료하지 않으면 결과가 좋지 않아 잠재적으로 더 위험할 수 있다. 변위를 교정하려면 정복 및 수술적 고정이 필요할 수 있다. 성장판에 상당한 손상이 발생하면 향후 뼈 성장에 영향을 미칠 수 있다. 이는 5형 부상에서 특히 문제가 되는데, 이는 압상 부상이기 때문에 방사선 사진에서 급격하게 발견하기 어렵다. 급성 및 만성 신체 부상 모두 젊은 운동선수의 성장과 성과에 장기적인 영향을 미칠 수 있다. 적절한 인식과 대응은 이러한 부상의 일반적인 원인과 이러한 운동선수를 독특하게 만드는 기본 해부학을 이해하는 것에서 시작된다.

험이 더 낮다는 것이 입증되었다(Micheli *et al*. 2000). 아직 젊은 배구 선수들을 위한 최적의 스파이크 횟수를 조사한 연구는 수행되지 않았지만, 구조적 피로와 과부하를 피하기 위해 반복 횟수를 경험적으로 제한하는 것이 합리적으로 보인다. 정기적으로 훈련 사이에 회복할 시간이 부족한 어린이는 체중을 지탱하는 뼈의 스트레스 손상이 발생할 위험이 있다.

과사용으로 인한 부상 치료

과사용 상태의 기본 치료 기본 원칙은 어린 운동선수에게 관련된 조직의 회복과 치유를 허용하기 위해 적절한 양의 상대적인 휴식을 제공하는 것이다. 골격과 근육의 성장 및 발달 속도가 동일하지 않으면 어린이의 골격을 둘러싸고 있는 연조직(근육, 건, 인대)의 유

표 12.1 젊은 선수들에게 영향을 주는 과사용 손상

상태	해부학적 위치	병리생리학	위험 요인들	치료 옵션
Osgood-Schlatter's disease	경골 결절 (tibial tubercle)	견인성 골단염 (traction apophysitis)	성장 폭발, 과도한 점프(growth spurt, excessive jumping)	상대적 휴식
Sinding-Larsen-Johansson's disease	슬개골 하극 (inferior patellar pole)	견인성 골단염 (traction apophysitis)	성장 폭발, 과도한 점프(growth spurt, excessive jumping)	상대적 휴식
Sever's disease	종골(calcaneus)	견인성 골단염 (traction apophysitis)	과회내, 유연성부족 (overpronation, inflexibility)	휴식, 보조기, 스트레칭 (rest, orthoses, stretching)
Little League elbow	팔꿈치 내측/요골소두관절 (medial elbow/radiocapitellar joint)	골연골염 (osteochondritis dissecans)	과도한 외반 부하 (excessive valgus load)	휴식, 기술변경, 수술 (rest, technique, surgery)
Little League shoulder	상완골 성장판 근위부 (proximal humeral growth plate)	피로골절(stress fracture)	과부하, 과도한 스파이크 (overload, excessive spiking)	휴식, 기술변경, 수술 (rest, technique, surgery)
Medial tibial stress syndrome	경골 내측면 (medial border of the tibia)	가자미근 골부착 부병증(soleus enthesopathy)	과도한 달리기, 과회내 (excessive running, overpronation)	휴식, 보조기, 스트레칭(rest, orthoses, stretching)
Patellofemoral pain syndrome	슬개골 아래면 (undersurface of the patella)	연골연화증 (chondromalacia)	과도한 점프, 부정렬 (excessive jumping, malalignment)	대퇴사두근 강화, 테이핑 (quad strengthening, taping)

연성이 떨어지고 상대적으로 약해질 수 있다. 결과적으로 일시적인 구조적 정렬 불량은 어린이에게 드물지 않으며 소아 운동선수가 과부하 부상에 더 취약해질 수 있다. 따라서 균형 잡힌 근력(특히 코어 및 견갑골 안정성)과 유연성을 회복하고 유지하는 것은 이러한 부상 재활의 필수적인 부분이다. 조직 과부하에 기여할 수 있는 기술의 결함을 식별하고 교정하기 위한 노력의 일환으로 운동선수의 스포츠 관련 기술의 생체역학을 평가하는 것도 똑같이 중요하다(Hawkins and Metheny 2001). 소아 발달과 배구 요구 사항에 대해 잘 알고 있는 잘 훈련된 스포츠의학 제공자가 철저한 연간 사전 검사의 중요성도 간과해서는 안 된다(Metzl 2000).

발달 생리학의 다른 의미

어린이와 성인의 근골격 차이 외에도 다른 생리학적 차이도 소아 운동선수의 부상 위험에 영향을 미칠 수 있다. 특히 어린이는 성인에 비해 기계적으로 효율성

이 떨어지기 때문에 운동 수행에 필요한 에너지 비용이 더 높다. 어린이도 성인과 마찬가지로 열질환을 앓지만 증상을 인지하거나 증상이 발생한 경우 이를 알리는 경우가 적다. 따라서 덥고 습한 환경에서 연습하거나 경쟁할 때 어린 운동선수를 열 스트레스로부터 보호하기 위해 적절한 예방 조치를 취해야 한다. 또한 어린이는 성인에 비해 무산소 능력이 적어(비록 체중을 보정하면 크게 다르지 않지만) 잠재적으로 근육 피로와 경련에 더욱 취약해진다. 마지막으로, 신경근 협응(그리고 그에 따른 기술 습득)은 일반적으로 나이가 들수록(그리고 연습을 통해) 향상된다는 점을 기억하는 것이 중요하다. 젊은 운동선수의 운동 조절 능력은 급성 외상 및 만성 과사용 부상의 위험에 영향을 미친다. 예를 들어, 블로킹할 때 타이밍이 좋지 않으면 손가락 부상이 발생할 수 있고, 점프할 때 도약이나 착지 기술이 좋지 않으면(공격자와 상대 블로커 모두에게) 발목 염좌 위험이 증가할 수 있으며, 팔 스윙 기술이 잘못되면 어깨와 허리에 과도한 과부하가 걸릴 수 있다.

이 분야에 대한 연구가 제한적으로 수행되었기 때문에 젊은 운동선수의 영양학적 요구는 잘 알려져 있지 않다(Thompson 1998). 그러나 청소년 운동선수들은 일반적으로 적절한 영양의 중요성에 대한 교육을 제대로 받지 못한 것이 분명하다. 그들은 동료의 영향과 잘못된 정보에 취약할 수 있다. 예를 들어, 연구에 따르면 남성의 11%, 여성의 2.5%가 동화작용 스테로이드(anabolic steroids) 복용을 인정하는 것으로 나타났다(American Academy of Pediatrics 1997). "영양 보충제"의 사용은 비슷한 규모로 발생하며 성능 향상에 대한 열망과 외모에 대한 관심에 의해 동기가 부여되는 것으로 보인다. 성인과 마찬가지로 젊은 운동선수도 다양하고 균형 잡힌 식단을 섭취하도록 권장되어야 한다. 코치와 부모는 또한 섭식 장애의 징후에 주의를 기울여야 한다. 일부 스포츠에서는 여성 운동선수의 체중 조절과 미용에 대한 관심이 빠르면 5–7세부터 시작될 수 있다. 배구는 일반적으로 '미적 스포츠'에 포함되지 않지만 여성들은 몸에 꼭 끼는 유니폼을 입는다. 따라서 청소년 배구 선수는 잠재적으로 위험한 결과를 초래할 수 있는 부적응적인(maladaptive) 식습관을 보일 위험이 있는 것으로 간주되어야 한다.

심리적 우려

아동기와 청소년기는 변화와 발달이 어려운 시기일 수 있다. 스포츠는 정신 건강과 관련하여 추가적인 위험 요인과 보호 요인을 모두 가져온다. 불행하게도 서비스에 대한 수요와 가용성 모두에 영향을 미치는 정신 건강에 대한 큰 낙인(stigma)이 여전히 존재한다. NCAA, IOC 및 기타 의료 기관은 최근 정신 건강이 운동선수 건강과 분리된 것이 아니라 오히려 필수적인 부분이라는 입장을 취했다(Brown *et al*. 2014). 체육 스태프와 스포츠의학 전문가가 학생 운동선수의 신체적, 정신적 웰빙에 대한 전반적인 개념을 이해하고 지원하는 것이 중요하다. 이전에는 불안, 우울증, 섭식 장애, 약물 및 알코올 남용과 같은 정신 건강 문제를 겪고 있는 어린 운동선수에게는 뇌진탕이나 근골격계 질환과 같은 신체 문제에 대한 운동선수에게 제공되는 것과 동일한 유형의 대응이 제공되지 않았다.

미국 청소년 4–5명 중 약 1명은 정신 건강 장애로 인해 일생 동안 장애를 경험한다. 어린이와 청소년의 많은 정서 및 행동 장애의 유병률은 천식 및 당뇨병과 같은 일부 잘 알려진 신체 질환의 유병률보다 높다. 거의 청소년 3명 중 1명(31.9%)이 불안 장애 기준을 충족했고, 19.1%는 행동 장애, 14.3%는 기분 장애, 11.4%는 약물 사용 장애를 겪었다(Merikangas *et al*.

2010). 주요 유형의 정신 장애가 조기에 발병하는 것으로 기록되었다(약물 남용 및 정신 건강 서비스 관리국 2012). 영향을 받은 청소년 중 절반은 6세까지 불안 장애, 11세까지는 행동 장애, 13세까지는 기분 장애, 15세까지는 약물 사용 장애 증상을 경험했다. 영향을 받는 사람들의 공동이환율은 40%로 보고되었으며, 22.2%는 심각한 장애 또는 일상 생활을 방해하는 고통을 가진 정신 장애를 가지고 있다고 설명했다(Merikangas *et al*. 2010).

전미 운동 트레이너 협회(National Athletic Trainer Association)가 주도하는 상호 협회 작업 그룹은 이러한 문제를 인식하고 학생 운동선수가 치료를 받도록 돕는 방법에 대한 고등학교 권장 사항을 개발했다(Neal *et al*. 2015). 이 제안은 학교가 잠재적인 위기 상황을 인식하고 해결하기 위한 계획과 함께 교육, 잠재적인 문제의 조기 인식 및 학생 운동선수를 돕기 위한 정신 건강 시스템에 대한 효과적인 의뢰에 초점을 맞춘 계획을 갖도록 권장한다.

또한 특정 상황은 특히 이미 기저 질환(예: 불안, 우울증, ADHD 등)에 걸리기 쉬운 운동선수의 경우 위험을 높일 수 있다. 여기에는 괴롭힘과 신고식, 운동선수로서의 정체성이 위협받고 팀 상호 작용이 감소되는 부상, 성과 기대에 대한 추가적인 스트레스 요인, 회복 시간 단축, 수면 장애가 있는 연중 스포츠 참여가 포함된다.

소아 부상 예방

예방 노력은 부상의 빈도, 심각도, 병인과 같은 양질의 역학 정보를 기반으로 하고 이를 지침으로 삼아야 한다. 배구는 하지 부상에 상응하는 경향이 있는 점프 집약적인 스포츠이다. 일반적으로 배구 선수는 급성 발목 부상과 무릎과 어깨의 과도한 사용 상태에 이환될 위험이 가장 높은 것으로 나타났다. 이러한 부상의 수가 많다는 것은 증거 기반 예방 조치를 청소년 배구 훈련 프로그램에 통합해야 한다는 강력한 근거다.

배구에만 국한된 것은 아니지만 McGuine *et al*.(2011, 2012)의 레벨 1 연구에서는 발목 염좌 부상의 발생률을 줄이기 위한 레이스업(lace-up) 발목 보호대와 고유수용성 감각 운동의 가치를 보여주었다. 고등학교 미식축구와 남학생 및 여학생 농구를 조사한 결과, 신발 종류, 테이핑, 필드 표면에 관계없이 레이스업 발목 보호대가 최초 부상과 이전의 염좌 기왕력 모두에서 급성 발목 부상의 발생률을 낮추는 것으로 나타났다. 염좌 심각도의 정도는 변하지 않았으며 다른 하지 부상에 대한 이차적 영향도 없었다(McGuine *et al*. 2011, 2012). 한편, 균형 훈련 프로그램을 사용한 그룹은 6.1%, 대조군은 9.9%의 부상율을 보였다(McGuine and Keene 2006). 또한, 운동선수가 이전에 염좌를 앓은 적이 있고 개입을 수행한 경우 위험이 50% 감소했다(McGuine 및 Kenne 2006). Bahr는 밸런스 보드 훈련 및 부상 인식 교육과 함께 기술 훈련(적절한 스파이크 접근 방식, 이착륙 기술, 블록 이동 훈련)을 포함하는 다각적인 중재 프로그램을 통해 남녀 아마추어 노르웨이 배구 선수 모두의 발목 염좌 발생률을 줄일 수 있었다(Bahr *et al*. 1997).

여성 운동선수는 대학 및 고등학교 환경에서 ACL 파열 및 슬개대퇴부 통증 발생과 같은 특정 부상의 위험이 2배에서 10배까지 증가한다(Fulkerson 2002; Fulkerson 및 Arendt 2000; Hewett *et al*. 2006b; 로빈슨과 니 2007). 고등학교 환경에서의 이전 부상 감시 연구에서는 농구, 축구, 배구 스포츠에서 여성 운동선수의 부상률이 각각 1,000 AE당 4.4, 5.3 및 1.7인 것으로 확인되었다(Powell 및 Barber-Foss 1999). 신경근 훈련 프로그램은 특히 청소년 여성 집단에서 시행될 때 무릎 및 일부 발목 부상을 줄이는 데 효과적인 것으로 입증되었다(Abernethy 및 Bleakley 2007; Hewett *et al*. 2006b). 프리시즌 컨디셔닝 프로그램과 시즌 내 체계적인 워밍업을 포함할 때 최적화된 신경근 예방 전략은 경미/중등도 부상의 경우 4–10회, ACL 파열과 같은 심각한 부상의 경우 66회 치료에 필요한 수치를 나타낸다(Abernethy and Bleakley. 2007; Hewett *et al*. 2006b).

과도한 무릎 부상의 위험 요소에는 경기 표면, 훈련량, 점프/착지 기전이 포함된다. 따라서 딱딱한 표면에서 점프 훈련의 양을 최소화하면서 기본과 자세를 가르치는 것이 무릎에 누적되는 부하를 최소화할 수 있다. 무릎 신전근 원심성 훈련은 무릎 앞쪽 통증을 예방하기 위해 사용될 수 있다(Reeser et al. 2006). 또한, 코어 근력 부족과 기능적 불균형을 해결하면 하지 부상을 예방하는 데 도움이 될 수 있다(Sommer 1988).

오버헤드 훈련과 관련하여 견갑골 및 동적 견갑골 안정화, 코어 근력, 후방 관절낭 스트레칭 및 적절한 역학에 초점을 맞춘 프로그램이 핵심이다. 형태, 기본 사항 및 훈련 부하를 다루는 것도 도움이 될 것이다. 그러나 현재까지 이 분야에 대한 배구 관련 예방 연구는 수행되지 않았다.

뇌진탕 발생률이 증가했지만, 진단 빈도가 증가하는 것은 단순히 의료진이나 가족의 인식이 높아진 문제일 수도 있다. 원인으로는 경기 표면과의 접촉, 네트/폴과의 접촉 등이 있다. 보호 패딩이 모든 배구 기둥과 튀어나온 장비를 덮도록 하면 뇌진탕을 포함한 충격 관련 부상을 예방하는 데 도움이 된다(Pollard *et al*. 2011).

마지막으로 이전 부상으로부터의 불완전한 회복은 재부상의 주요 위험 요소다. 그러므로 적절하고 완전한 재활은 예방적 노력을 향한 중요한 단계이다.

청소년 배구의 목표

앞서 언급했듯이 조직화된 배구 프로그램에 청소년을 등록하면 많은 잠재적인 이점이 있다. 이상적으로 스포츠는 건강한 생활 방식을 장려하고 팀워크와 공정한 플레이 감각을 조성한다.

아이들이 스포츠에 참여하는 이유에는 '즐거움'이 포함되지만, 많은 경우 선의는 있지만 지나치게 열성적인 부모와 코치에 의해 이러한 순진한 동기가 무시된다. 과도하게 구조화된 운동 프로그램은 많은 경우 어린이가 성장함에 따라 피트니스와 운동에 대한 장기적인 관심을 억제할 수 있다. 기술 개발과 즐거운 신체 활동에 초점을 맞추는 대신, 많은 청소년 운동 프로그램은 승리를 지나치게 강조해 왔으며, 이는 어린이가 나이가 들수록 운동 참여가 다소 급격히 감소하는 것으로 추정된다. 결과적으로, 미국 소아과 학회(American Academy of Pediatrics)는 "조직화된 스포츠에 참여하는 어린이 및 청소년 이전 청소년의 합리적인 목표에는 기본적인 운동 기술 습득, 신체 활동 팀 강화, 훌륭한 스포츠맨십 학습 및 즐거움이 포함된다"고 결론지었다(American Academy of Pediatrics). 결과적으로, 미국 소아과 학회(American Academy of Pediatrics)는 "조직화된 스포츠에 참여하는 어린이 및 청소년 이전 청소년의 합리적인 목표에는 기본적인 운동 기술 습득, 신체 활동 팀 강화, 좋은 스포츠맨십 학습 및 즐거움이 포함된다"고 결론지었다(American Academy of Pediatrics 2001).

청소년 참여의 증가는 전 세계적으로 배구 경기의 "성장"에 도움이 되었다. 이러한 청소년들은 재능 있는 배구 선수를 양성하고 국가가 스포츠에서 경쟁력 있는 우수성을 유지(또는 개발)할 수 있도록 하는 선수 개발 파이프라인을 제공한다. 오늘날의 청소년들은 미래에 올림픽 영광을 가져올 수 있으므로 배구 능력과 성공에 기여하는 특성을 식별하려는 노력에 상당한 관심이 있어 왔다. 엘리트 배구 선수의 신체 형태, 키, 점프 능력 및 기타 신체적, 생리학적 특성을 프로파일링하는 인체 측정 연구가 발표되었다(Gualdi-Russo 및 Zaccagni 2001; Kioumourtzoglou et al. 2000). 당연히 엘리트 성인 배구 선수는 키가 크고 날씬하며(외배엽 또는 중배엽/마른 체형) 점프를 잘하는 경향이 있다. 그러나 국제 수준에서 향후 배구 성공을 일관되고 정확하게 예측하는 기능은 확인되지 않았다.

본성과 양육

그래서 질문은 남는다: 챔피언은 태어나는 걸까, 만들어지는 걸까? 확실히 신체적 크기나 운동선수의 생리적 잠재력과 같은 특성은 유전적으로 미리 결정되어 있으며 스포츠 성공에 크게 기여한다. 또한 스포츠 재능에는 훈련 가능한 요소가 있다는 것은 부인할 수 없다. 그러나 너무 어린 나이에 스포츠 관련 훈련을 시작하는 것이 장기적으로 해로울 수 있다는 우려가 점점 더 커지고 있다. 조기 스포츠 전문화와 결합된 강렬한 신체 훈련은 발달 중인 운동선수의 건강을 위태롭게 할 뿐만 아니라 배구 선수로서의 발전을 방해할 수도 있다. 연구에 따르면 여성의 초경 지연과 미성숙 근골격계에 대한 과사용 위험 증가를 포함하여 강렬한 신체 훈련으로 인해 잠재적으로 불리한 생리학적 결과가 있을 수 있음이 입증되었다(American Academy of Pediatrics 2000). 국제스포츠의학연맹(The International Federation of Sports Medicine, FIMS)은 세계보건기구(WHO)와 함께 이 문제를 조사한 후 "과도하고 집중적인 훈련이 과사용 및 치명적인 부상의 비율을 증가시킬 수 있다는 증거가 늘어나고 있다"고 결론지었다(FIMS 1997).

재능 식별, 프로파일링, 운동선수 개발에 관한 최근 연구에 따르면 최고의 운동선수는 젊었을 때 다양한 스포츠 경험에 노출된 사람이다. 이러한 폭넓은 노출은 예측 타이밍과 같은 시각적 지각 능력뿐만 아니라 운동 발달 및 신경근 조절을 자극하고 구기 및 스포츠 전반의 전술적 측면에 대한 일반화된 이해를 자극하는 것으로 생각된다. 따라서 더 넓은 스포츠 경험을 위해 10세 이전에 스포츠 전문화를 피해야 한다는 주장을 뒷받침하는 충분한 증거가 있다.

그렇다면 어린이들을 스포츠에 끌어들이는 동시에 재능을 개발할 적성을 갖춘 유망 운동선수들에게 기회를 제공하는 청소년 프로그램을 어떻게 만들 수 있을까? 무엇보다도 프로그램은 참여를 장려해야 한다. 청소년들은 기술을 강화하는 구조화된 훈련과 구조화되지 않은 "놀이 시간" 중에 가능한 한 많이 공을 접촉하도록 권장되어야 한다. 아이들은 놀면서 가장 잘 배우며, 초기에는 게임의 기본 기술을 배우는 데 중점을 두어야 한다. 청소년들은 또한 텔레비전이나 스포츠 경기장에서 보는 더 숙련된 운동선수의 기술을 모방함으로써 많은 것을 배운다.

코치는 이러한 타고난 모방을 활용하고 초보 배구 선수에게 이미 입증된 세팅 및 스파이킹과 같은 기술을 반복하도록 권장해야 한다. USA Volleyball은 초보자 선수에게 기술별 움직임과 운동학을 패턴화할 수 있는 모델을 제공하는 그림 교육 가이드를 개발했다(**그림 12.2**).

게임에 관심을 보이고 경쟁적으로 플레이하기를 원하는 9-13세 어린이를 위해 발달에 적합한 버전의 배구가 발명되었다. 미니 배구라고 불리는 이 게임은 사춘기 이전 운동선수를 대상으로 하며 안전한 환경에서 스포츠의 필수 요소와 기술을 배울 수 있도록 한다. 놀이는 남학생 및/또는 여학생 3명이 한 팀을 이

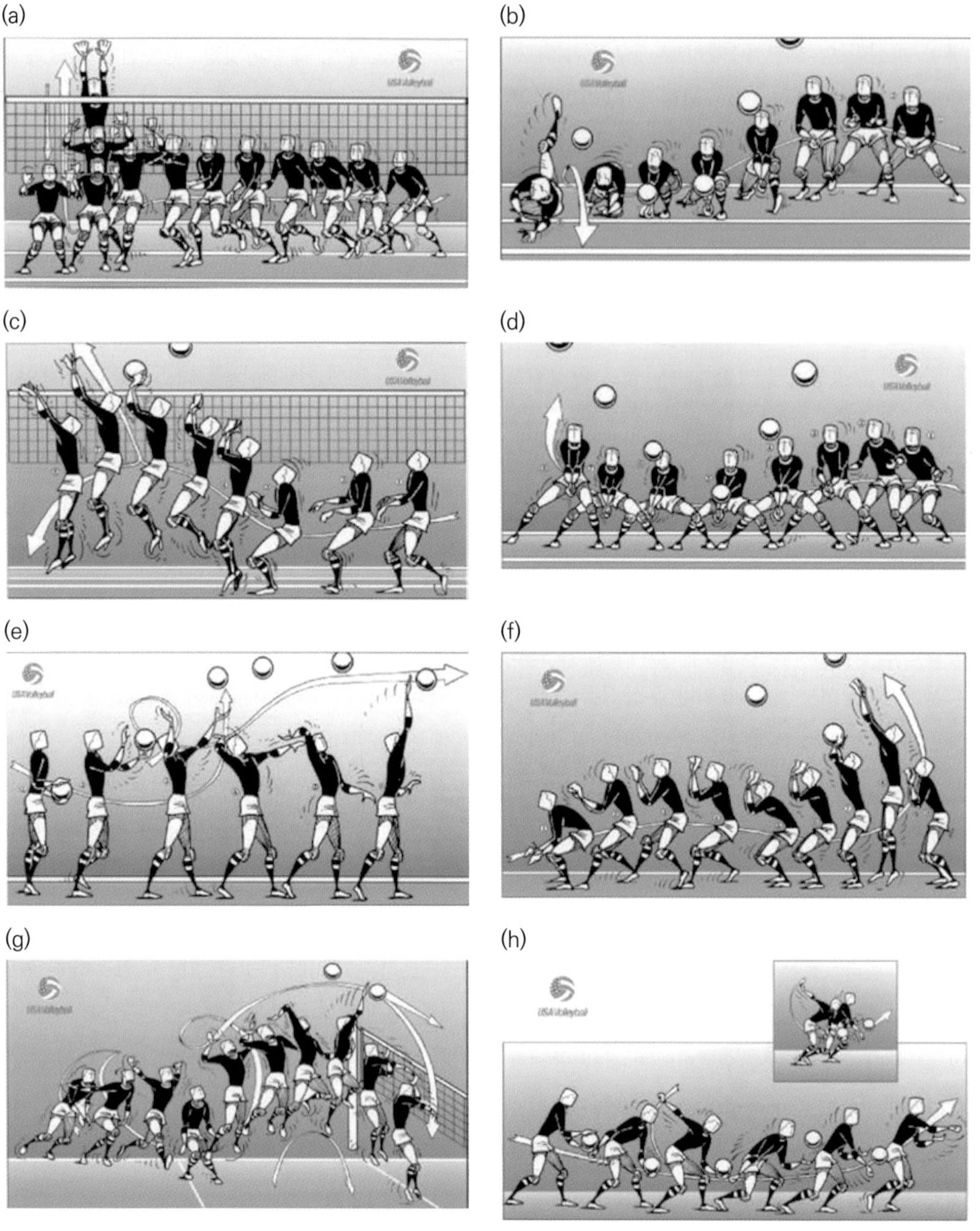

그림 12.2 미국배구협회는 미국 배구의 국가적 관리 기구로, 기본 배구 기술의 특정 움직임 패턴을 보여주는 8개의 픽토그램 시리즈를 개발했다. 코치와 선수 모두 이를 사용하여 스포츠의 운동학을 더 잘 이해할 수 있다. (a) 블로킹 (b) 디깅 (c) 점프 세팅 (d) 패싱 (e) 서빙 (f) 세팅 (g) 스파이킹 (h) 언더핸드 서빙. *(출처: USA Volleyball. USA Volleyball의 허가를 받아 재생산)*

룬다. 더 작은 코트(총 크기 9×6 m), 더 낮은 네트 높이(2.1 m), 발달에 적합한 장비 및 규칙(예: 더 크고 가벼운 배구)을 사용하는 미니 배구는 빠르게 진행되고 재미있을 뿐만 아니라 설계상 성인용 장비와 규칙을 가지고 놀 때 발생할 수 있는 골격 구조 발달의 마모를 최소화한다. 정규 배구장 및 장비로의 전환은 14세 이후에만 권장된다. 선수가 유소년 단계와 주니어 단계를 거치면서 기술과 전략은 물론 신체 훈련과 컨디셔닝에 있어서 적절한 발전이 이루어진다.

요약

결론적으로, 청소년 배구에서 교육은 아마도 가장 중요한 요소임이 분명하다. 젊은 배구 인재를 육성하려면 발달 생리학에 대한 지식과 연령에 맞는 강화 및 컨디셔닝 기술이 필요하다.

청소년 코치는 발달 스포츠 심리학에 대해 잘 알고 있어야 하며, 코치와 부모 모두 어린 운동선수의 신체적, 정서적 능력과 한계에 대해 현실적인 기대를 가지고 있어야 한다. 어린 운동선수를 다루는 스포츠 의학 담당자는 팀의 필요나 코치나 부모의 기대보다 아동의 건강과 복지를 우선시해야 한다는 점을 기억해야 한다. 관심 있고 지식이 풍부한 성인들이 함께 일하면 개인 및 운동 능력의 성장과 발전에 도움이 되는 환경을 조성하여 세계 청소년들 사이에서 배구라는 위대한 스포츠에 대한 평생의 사랑을 키울 수 있다.

참고문헌

Abernethy L and Bleakley C. (2007) Strategies to prevent injury in adolescent sport: a systematic review. *Br J Sports Med*, 41(10), 627–638.

American Academy of Pediatrics. (1997) Adolescents and anabolic steroids: a subject review. *Pediatrics*, 99(6), 904–908.

American Academy of Pediatrics. (2000) Intensive training and sports specialization in young athletes. *Pediatrics*, 106(1), 154–157.

American Academy of Pediatrics. (2001) Organized sports for children and preadolescents. *Pediatrics*, 107(6), 1459–1462.

Bahr R, Lian O and Bahr IA. (1997) A twofold reduction in the incidence of acute ankle sprains in volleyball after the introduction of an injury prevention program: a prospective cohort study. *Scand J Med Sci Sports*, 7, 172–177.

Barber-Foss KD, Myer GD and Hewett TE. (2014) Epidemiology of basketball, soccer and volleyball injuries in middle-school female athletes. *Phys Sportsmed*, 42(2), 146–153.

Brown G, Hainline B, Kroshus E and Wilfert M (eds). (2014) *Mind, Body and Sport. Understanding and Supporting Student-Athlete Mental Wellness*. NCAA, Indianapolis, IN.

Bruns W and Maffulli N. (2000) Lower limb injuries in children in sports. *Clin Sports Med*, 19(4), 637–662.

Colvin AC and Lynn A. (2010) Sports-related injuries in the young female athlete. *Mt Sinai J Med NY*, 77(3), 307–314.

Cuff S, Loud K and O'Riordan MA. (2010) Overuse injuries in high school athletes. *Clin Pediatr*, 49(8), 731–736.

De Loes M. (1995) Epidemiology of sports injuries in the Swiss Organization "Youth and Sports" 1987–1989: injuries, exposures and risks of main diagnosis. *Int J Sports Med*, 16, 134–138.

FIMS (Federation Internationale de Medecine Sportif) Adhoc Committee on Sports and Children, FIMS Education Commission. (1997) Sports and children. *Olympic Coach*, 7(3), 6–8.

Ford KR, Shapiro R, Myer GD, van den Bogert AJ and Hewett TE. (2010a) Longitudinal sex differences during landing in knee abduction in young athletes. *Med Sci Sports Exerc*, 42(10), 1923–1931.

Ford KR, Myer GD and Hewett TE. (2010b) Longitudinal effects of maturation on lower extremity joint stiffness in adolescent athletes. *Am J Sports Med*, 38(9), 1829–1837.

Franklin CC and Weiss JM. (2012) Stopping sports injuries in kids: an overview of the last year in publications. *Curr Opin Pediatr*, 24(1), 64–67.

Fulkerson JP. (2002) Diagnosis and treatment of patients with patellofemoral pain. *Am J Sports Med*, 30(3), 447–456.

Fulkerson JP and Arendt EA. (2000) Anterior knee pain in females. *Clin Orthop Rel Res*, 372, 69–73.

Gualdi-Russo E and Zaccagni L. (2001) Somatotype, role, and performance in elite volleyball players. *J Sports Med Phys Fitness*, 41, 256–262.

Hawkins D and Metheny J. (2001) Overuse injuries in youth sports; biomechanical considerations. *Med Sci Sports Exerc*, 33(10), 1701–1707.

Hewett TE, Myer GD, Ford KR and Slauterbeck JR. (2006a) Preparticipation physical examination using a box drop vertical jump test in young athletes: the effects of puberty and sex. *Clin J Sport Med*, 16(4), 298–304.

Hewett TE, Ford KR and Myer GD. (2006b) Anterior cruciate ligament injuries in female athletes: part 2, a meta-analysis of neuromuscular interventions aimed at injury prevention. *Am J Sports Med*, 34(3), 490–498.

Jones SJ, Lyons RA, Sibert J, Evans R and Palmer SR. (2001) Changes in sports injuries to children between 1983 and 1998: comparison of case series. *J Public Health Med*, 23(4), 268–271.

Kioumourtzoglou E, Michalopoulou M, Tzetzis G and Kourtessis T. (2000) Ability profile of the elite volleyball player. *Percept Motor Skills*, 90, 757–770.

Loud KJ and Micheli LJ. (2001) Common athletic injuries in adolescent girls. *Curr Opin Pediatr*, 13(4), 317–322.

McGuine TA and Keene JS. (2006) The effect of a balance training program on the risk of ankle sprains in high school athletes. *Am J Sports Med*, 34(7), 1103–1111.

McGuine TA, Brooks A and Hetzel S. (2011) The effect of lace-up ankle braces on injury rates in high school basketball players. *Am J Sports Med*, 39(9), 1840–1848.

McGuine TA, Hetzel S, Wilson J and Brooks A. (2012) The effect of lace-up ankle braces on injury rates in high school football players. *Am J Sports Med*, 40(1), 49–57.

Merikangas KR, He JP, Burstein M, *et al*. (2010) Lifetime prevalence of mental disorders in *US adolescents: results from the National Comorbidity Survey Replication- Adolescent Supplement (NCS-A) J Am Acad Child Adolesc Psychiatry*, 49(10), 980–989.

Metzl JD. (2000) The adolescent preparticipation physical examination. *Clin Sports Med*, 19(4), 577–591.

Micheli, LJ, Glassman R and Klein M. (2000) The prevention of sports injuries in children. Clin Sports Med, 19(4), 821–834.

Neal TL, Diamond AB, Goldman S, et al. (2015) Interassociation recommendations for developing a plan to recognize and refer student-athletes with psychological concerns at the secondary school level: a consensus statement. *J Athl Train*, 50(3), 231–249.

Pollard KA, Shields BJ and Smith GA. (2011) Pediatric volleyball-related injuries treated in US emergency departments, 1990–2009. *Clin Pediatr*, 50, 844–852.

Powell JW and Barber-Foss KD. (1999) Injury patterns in selected high school sports: a review of the 1995–1997 seasons. *J Athl Train*, 34(3), 277–284.

Quatman CE, Ford KR, Myer GD and Hewett TE. (2006) Maturation leads to gender differences in landing force and vertical jump performance: a longitudinal study. *Am J Sports Med*, 34(5), 806–813.

Reeser J, Verhagen E, Briner WW, et al. (2006) Strategies for the prevention of volleyball related injuries. *Br J Sports Med*, 40, 594–600.

Reeser J, Gregory A, Berg R and Comstock D. (2015) A comparison of women's collegiate and girls' high school volleyball injury data collected prospectively over a 4-year period. *Sports Health*, 7(6), 504–510.

Robinson RL and Nee RJ. (2007) Analysis of hip strength in females seeking physical therapy treatment for unilateral patellofemoral pain syndrome. *J Orthop Sports Phys Ther*, 37(5), 232–238.

Shanmugam C and Maffulli N. (2008) Sports injuries in children. *Br Med Bull*, 86, 33–57.

Sommer HM. (1988) Patellar chondropathy and apicitis, and muscle imbalances on the lower extremities in competitive sports. *Sports Med*, 5, 386–394.

Substance Abuse and Mental Health Services Administration. (2012) *Results from the 2010 National Survey on Drug Use and Health: Mental Health Findings*. Substance Abuse and Mental Health Services Administration, Rockville, MD.

Thompson JL. (1998) Energy balance in young athletes. *Int J Sport Nutr*, 8, 160–174.

추천자료

Bar-Or O (ed.). (1996) *The Child and Adolescent Athlete*. Blackwell Science. Oxford

Hebestreit H and Bar-Or O (eds). (2008) *The Young Athlete*. Blackwell Science, Oxford.

IOC website: www.olympic.org/ioc-commissions/ documents-reports-studies-publications (accessed 27 January 2017).

USA Volleyball website: www.teamusa.org/USA-Volleyball (accessed 27 January 2017).

13장

여성 배구 선수

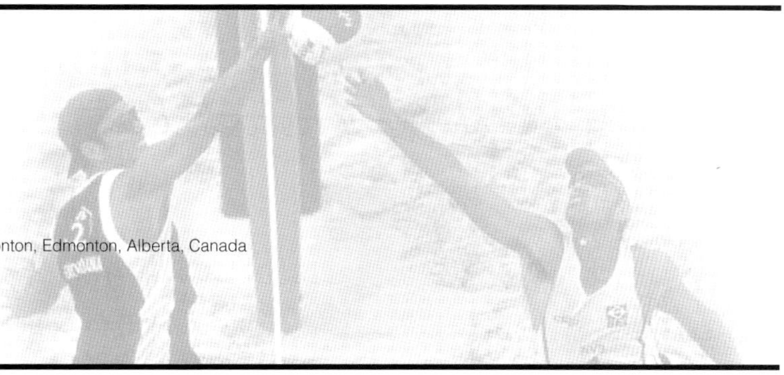

Constance Lebrun

Glen Sather Sports Medicine Clinic, University of Edmonton, Edmonton, Alberta, Canada

서론

참가자들의 성별 세부내역에 대해서 국제적인 부분은 알려져 있지 않지만, 미국에서는 남성보다 더 많은 여성이 조직화된 배구에 참여한다. 거의 50만 명의 여자아이들이(남자아이 수는 비교하면 약 5만 명) 중학교에서 배구를 한다. 선비대힉체육협회(National Collegiate Athlete Association, NCAA) 참여 데이터에 따르면 27,000명 이상의 여성들이 2015–2016 시즌 동안 대학 수준에서 경쟁했으며, 반면에 남성은 3,000명보다 적은 수가 경쟁하였다. 따라서 특히 여성 운동선수와 관련된 스포츠의학 문제를 고려하는 것이 중요하다. 여성 운동선수의 부상과 질병의 대부분은 남자 운동선수와 유사하지만, 여성 운동선수에게만 적용되는 몇 가지 문제는 별도로 논의할 가치가 있다.

스포츠손상

스포츠손상은 내재적 위험요인과 외재적 위험요인의 복잡한 상호작용으로 인해 발생한다. 이는 주로 참여하는 스포츠 유형과 체력수준에 따라 결정된다. 몇 가지 예외를 제외하면 여성 운동선수가 겪는 스포츠 손상은 남성 운동선수가 겪는 것과 다르지 않다.

그럼에도 불구하고, 스포츠 손상의 성별 특이성은 최근에 많이 연구되었다. 발표된 연구는 다음의 관찰을 뒷받침한다.

- 여성은 남성과 다르게 부상을 보고한다.
- 여성은 남성과 동등한 효율성과 유산소 대사 능력을 갖추고 있다.
- 상체근력, 파워, 지구력에는 성별에 따른 차이가 있으며, 하지부 건강 매개 변수에 있어서는 차이가 적지만 유의미한 차이가 있다.
- 남성 선수보다 여성 선수에게서 무릎 부상이 더 많이 발생하는 것으로 보고되었다. 특히, 같은 스포츠 종목에 있어서 남성에 비해 여성의 경우 비접촉성(non–contact) 전방십자인대(ACL) 부상의 비율 증가가(2–10배) 관찰되었으며, 특히 급격한 감속, 점프 및 회전이 요구되는 경우에 그러하였다(Adrendt and Dick 1995).

대학 여자 배구 선수 부상에 대한 역학 연구에 따르면 발목 염좌와 무릎 부상이 가장 흔하며 연습 때보다 경기 상황에서 부상률은 약간 높은 것으로 나타났다. 소아 여성 배구 선수에 대한 지식은 제한적이지만 중학교 여자선수(나이 6–14세)에 대한 하나의 전향적 연구에(Barber–Foss *et al*. 2014) 따르면 무릎부상(81.6%)이 우세하며, 어깨 부상, 발목 부상(각 7.9%) 순이었다.

무릎 부상

무릎은 배구 선수에게 있어서 부상 위험이 상당히 높은 부위이다. 배구와 관련된 가장 일반적인 무릎 부상은 신전근 기전과(슬개대퇴, patellofemoral) 관련된 과사용부상(overuse injuries)이다. 여성 배구 선수들 사이에서 무릎관절의 급성 내부 이상 발생률은 상대적으로 낮으며, 특히 여자 농구와 같은 고위험 스포츠와 비교할 때 더욱 그렇다. NCAA 부상 감시 시스템(injury surveillance system, ISS)의 데이터는 배구와 다른 대학 스포츠 사이의 여성 격차의 크기를 가장 잘 보여준다. ACL 손상의 일반적인 임상적 및 역사적 특징은 다음과 같다.

- ACL 부상은 남성보다 여성에게 4배 더 자주 발생한다.
- 배구에서 ACL 부상의 가장 일반적인 기전은 공을 때리는 공격기술(스파이크)과 관련되며, 대부분의 부상은 점프의 착지 단계에서 발생한다.
- 대부분의 ACL 부상은 본질적으로 비접촉성이다.

스포츠손상 역학 데이터는 성별에 따른 비접촉성 ACL 부상 비율의 차이를 결론적으로 보여주었다. 성별에 따른 차이에 대한 이유는 다른 연구에서(Arendt and Dick 1995) 자세히 검토되었으며, 여성 운동선수의 고유한 호르몬 환경과 하지 기능의 신경근조절에 대한 성별 차이가 포함되는 것으로 보인다.

에스트로겐(estrogens) 및/또는 기타 성호르몬이 여성의 관절 이완증가에 기여하거나 남성보다 여성에 있어서 인대가 본질적으로 약할 수 있다는 가설이 있지만 확실하게 입증되지는 않았다. 그럼에도 불구하고 수많은 연구와 상당한 관찰에도 불구하고, 호르몬과 성별에 따른 근골격계 손상의 인과관계에 대한 합의는 이루어지지 않았다. 호르몬 환경과 부상 사이의 관계를 인과관계로 받아들이기 위해서는, 각 관계의 기전을 이해하는 것은 말할 것도 없고, 더 많은 엄격한 연구가 수행되어야 한다. 현재 여성의 급성 무릎 손상에 대한 가장 흥미롭고 수정 가능한 위험 요소는 운동선수의 하지, 특히 점프 및 착지 동작 중 근위부 하지의 신경근 조절(neuromuscular control)과 관련된 것이다. 근위부 고관절 제어를 촉진하는 근력 강화 프로그램과(닫힌 사슬 방식으로 중둔근 및 근위부 햄스트링 활성화를 통해서 조절하는) 적절한 착지 기술은 부상예방에 도움이 되는 것으로 사료된다. 플라이오메트릭과 특히 착지 및 회전 동작으로 구성된 기술훈련으로 구성된 근력강화 프로그램을 권장해야 한다. 신경근 중재 프로그램에 대한 6가지 다른 연구에 대한 메타분석(meta analysis)에서는 플라이오메트릭 훈련, 밸런스 운동, 코어 훈련, 저항 운동과 같은 근력 운동의 세 가지 주요 중재를 훈련한 군이 그렇지 않은 대조군과 비교하였을 때, 비접촉성 ACL 부상이 72%나 감소한 것으로 나타났다(Griffin *et al*. 2006; Hewett *et al*. 2006).

어깨 통증

상지 과사용부상은 배구 선수들 사이에서 자주 발생한다. 일반적으로 상지 부상 및 특히 견갑대 부상(shoulder girdle injury)과 관련하여 성별 소인이 있는

지 여부에 대해서는 현존하는 부상 발생 데이터를 기반으로 판단하기 어렵다(NCAA ISS에는 불행히도 남자 대학 배구 선수에 대한 부상 발생 데이터가 포함되어 있지 않다). 여성 운동 선수의 어깨 통증 증후군에 기여하는 요인으로는 약한 상체 근력과 몸통 근력이 충분하지 않은 상태에서 반복되는 상지의 활동이나 기술의 반복이 포함된다. 상지를 사용하여 수행하는 스포츠 기술의 잘못된 기술 수행도 한 역할을 할 가능성이 높다. 예를 들어서, 오버헤드 배구 서브나 스파이크를 수행하려면 견갑상완골 움직임(glenohumeral motion)은 견흉부 움직임(scapulothoracic motion)과 짝운동이 일어나야 된다. 몸통과 골반의 운동 기능을 포함하는 부적절한 신체 역학은 견갑대 근육의 과사용으로 이어질 수 있다. 어깨 부상의 재활과 배구 활동을 위한 사전 컨디셔닝(pre-conditioning)은 공을 때리는 동안 나타날 수 있는 기계적 문제에 대한 평가 및 관리 외에도 회전근개와 견갑골 안정화 근육의 근력 강화에 초점을 맞추어야 한다.

빈혈

여성 운동 선수의 빈혈 발병에는 여러 요인이 잠재적으로 기여할 수 있다. 부족한 철분 섭취는 주요 원인이며, 따라서 일반적으로 이용가능한 철분 함량이 낮은 식단을 섭취하는 채식주의자 선수들은 빈혈 위험이 더 높다. 식이 장애(eating disorder)가 있는 것으로 알려진 여성 운동 선수는 에너지가 부족한 식단을 섭취할 뿐만 아니라 철분도 결핍될 가능성이 높다. 여성 운동선수의 철분 소실의 잠재적 원인으로는 월경, 위장 장애, 용혈, 소변과 땀의 손실이 있다. 철분손실의 대부분은 월경 출혈이 차지한다. 평균적으로 월경기간당 34 mL의 혈액이 손실되며, 정상 월경을 지닌 여성 운동선수는 따라서 월경손실을 보상하기 위해 1개월동안 하루에 0.55 mg의 철분을 추가로 섭취하여야 한다. 최신 연구에서는 또한 철분 흡수 장애가 펩타이드 호르몬인 헵시딘(hepcidin)을 통해 조절되며, 이는 염증에 대한 반응으로 증가하여 급성 운동 후 3–6시간 뒤에 최고조에 달한다는 사실을 시사한다(Clénin *et al*. 2015).

철결핍성 빈혈(여성의 경우 헤모글로빈 농도 < 120 g/L로 정의됨)의 적절한 치료는 혈액 손실의 원인을 이해하는 데 달려있다. 대부분의 경우 여성 운동선수와 관련된 영양결핍은 월경 손실과 겹쳐진다. 그러므로 식이요법 수정 및 철분보충(매일 철분 권장량 40–60 mg)이 적절한 치료법이 된다. 공복에 비타민 C를 동시에 섭취하면 철분 성분의 위장 흡수를 증가시킨다. 운동선수가 경구요법에 실패할 경우 정맥요법을 고려할 수 있지만, 만성 소화장애증(celiac disease)과 같은 흡수장애증후군을 배제하는 것이 중요하다.

임상의는 또한 지구력 훈련으로 인한 용적 확장의 결과로 운동선수의 헤모글로빈 농도가 희석되어서 발생하는 상태인 "가성빈혈(pseudoanemia)"에 대해 알고 있어야 한다. 운동선수의 철분 저장량과 망상적혈구(reticulocyte) 수를 모두 평가하여서 가성빈혈과 실제 빈혈을 구분할 수 있다. 운동선수의 철분 저장량과 망상적혈구(reticulocyte) 수에 대한 검사 결과는 가성빈혈에서는 정상이지만, 실제 빈혈에서는 비정상으로 나타난다.

엘리트 운동선수의 페리틴(ferritin) 수치는(철분 저장량을 반영) 낮지만 헤모글로빈과 헤마토크릿(hematocrit) 수치는 정상인 경우가 많다. 15 μg/L 미만의 페리틴(ferritin) 수치는 비어있는 체내 철 저장량에 해당하며, 15–30 μg/L 값은 낮은 체내 철 저장량에 해당하며, 운동선수에게는 30 μg/L가 합리적인 기준치로 권장된다. "정상" 헤모글로빈 수치와 낮은 페리틴(ferritin) 수치를 가진 많은 운동선수들이 실제로 헤모글로빈 농도가 상대적으로 감소했지만 그럼에도 불구하고 정상 기준 범위 내에 남아있을 수 있다. 이러한 상대적인 결핍은 적절한 철분 보충을 통해서 헤모글로빈 농도 증가에 성공한 후에 평가될 수 있다. 하지만 철분은 호흡사슬의 효소시스템의 핵심 구성 요소이기도 하며 산화능력에도 중요하다. 이러한 경우에는 철분 보충제가 도움이 될 수 있다.

갑상선 장애

여성 운동선수의 상태를 다룰 때 갑상선 장애는 종종 무시된다. 갑상선 질환은 남성보다 여성에게 더 많이 영향을 미치는 것으로 잘 알려져 있다. 이러한 차이는 성스테로이드(sex steroid)와 국소 사이토카인(local cytokines)에 따라 이차적으로 나타나는 것으로 느껴진다. 갑상선 기능저하증(hypothyroidism)은 진단기준과 조사 대상 인구에 따라서 여성의 0.6–5.9%에 영향을 미치는 가장 흔한 갑상선 장애이다. 갑상선 기능저하증은 원인에 따라서 일차성(가장 일반적인)이거나 이차성일 수 있다. 일차성 갑상선 기능저하증은 자가면역질환, 요오드 결핍, 이전의 방사성 요오드 치료 또는 갑상선 수술로 인해 발생할 수 있다. 이차성 갑상선 기능저하증은 뇌하수체 또는 시상하부 종양, 두개골 방사선 조사 또는 두부 외상으로 인해 발생할 수 있다. 원인이 무엇이든 간에 갑상선 기능저하증의 증상에는 피로(fatigue), 쇠약(weakness), 체중 증가, 변비, 한랭불내성(cold intolerance), 우울증, 근육 경련, 월경불순(menstrual irregularities) 등이 포함될 수 있다.

갑상선 기능항진증(hyperthyroidism)은 여성의 0.540–2.0%에 영향을 미치며, 남성보다 여성에게서 10배 더 흔하게 나타난다. 갑상선 기능항진증의 가장 흔한 원인은 갑상선자극호르몬 수용기에 결합하는 항체가 생성되는 자가면역질환인 그레이브스병(Grave's disease)이다. 갑상선 기능항진증의 증상으로는 심계항진(palpitations), 체중감소(weight loss), 호흡 곤란(dyspnea), 진전(tremor), 배변 과다(hyperdefecation), 근육 약화, 월경불순(menstrual irregularities) 등이 있다.

갑상선 장애가 여성에게 더 흔하게 피로(fatigue), 월경불순(menstrual irregularities), 체중감소와 같은 증상을 야기할 수 있기 때문에, 무월경(amenorrhea), 식이 장애(eating disorder) 및/또는 피로(fatigue)를 호소하는 여성 선수를 평가할 때는 갑상선 기능장애가 반드시 고려되어야 한다. 일반적으로, 갑상선 기능저하증은 갑상선 호르몬 대체 요법으로 치료하고, 갑상선 기능항진증은 의학적 관리(medical management), 과활성 갑상선의 방사성 요오드 제거(radioiodine ablation of the overactive thyroid), 수술적 절제술(surgical resection)로 치료한다.

피로

피로는 빈혈(anemia), 갑상선 기능장애(thyroid dysfunction), 수면 장애(sleep disorders), 섬유근육통(fibromyalgia), 시차증(jet lag) 및 과훈련 증후군(overtraining syndrome) 등과 같은 다양한 원인으로 인해 발생할 수 있다. 칼로리 영양실조(calorie malnutrition) 또한 피로를 촉진할 수 있으며, 특히 과도한 훈련을 하는 운동선수에게서 나타나는 과도한 에너지 소비(excessive energy expenditure)에 직면하는 경우 더욱 그러하다. 성별에 따른 차이는 없지만, 과도한 훈련은 운동선수들의 피로를 유발하는 중요한 원인이다.

임신

임신이 운동 능력(athletic performance)에 미치는 영향에 대한 자세한 논의는 이 장의 범위를 벗어난다. 하지만 여성 운동 선수를 진료하는 모든 의료전문가는 임신이 무월경(amenorrhea)과 피로(fatigue)를 유발할 수 있으므로 이러한 주소증을 평가할 때 임신 여부가 감별 진단에 포함되어야 함을 인식해야 한다. 비록 임신한 배구선수에 관한 연구는 발표되지 않았지만, 캐나다 스포츠 및 운동의학 학회(Canadian Academy of Sport and Exercise Medicine)에서 운동과 임신에 대한 입장 성명을 발표하여 다음과 같이 결론을 내렸다: "현재의 데이터들은 저위험 임신군에서 중등도의 운동을 정기적으로 하는 것은 태아에게 위험이 적고 운동하는 임산부에게 유익한 대사 및 심폐 효과가 있다고 제시하고 있다(http://casem-acmse.org/wp-content/uploads/2013/07/Discussion-Paper-Pregnancy. pdf)." 국제올림픽위원회(IOC)는 최근 엘리트 운동 선수 및 취미로 운동하는 이들에게 임신 중 운동에 대한 가이드라인에 대한 증거를 검토하기 위해 전문가 그룹을 소집했다(Bø *et al*. 2016).

골반저 기능장애

골반저(pelvic floor)는 복부 근육 기저부의 아래쪽 부분을 형성하는 근육을 일컫는 용어로, 함께 "코어"를 형성한다. 코어의 앞쪽 절반은 복벽 근육으로 구성되고, 뒤쪽 절반은 흉요추부 척추주변 근육으로 구성되며, 상부는 횡격막으로 구성된다**(그림 13.1)**. 복횡근, 장요근 및 둔근들도 코어를 구성한다. 이 근육들은 함께 복부내압력(intraabdominal pressure, IAP)을 조절하여 요추를 안정시키는 데 도움을 주고 상체와 팔다리를 위한 견고한 지지 기반을 제공한다.

골반저는 요도와 항문의 괄약근 역할도 한다. 골반저의 기능장애는 자발적인 괄약근 조절 상실을 촉진시켜 소변과 대변 모두의 절박성 실금(urge incontinence)과 스트레스 실금(stress incontinence)을 유발할 수 있다. 엘리트 여성 운동선수에게 있어서 실금(incontinence)을 초래하는 골반저 기능장애(pelvic floor dysfunction, PFD)의 유병률은 15%에서 50%의 범위로 추정된다. PFD의 위험요인에는 점프 동작을 하는 스포츠(배구와 같은) 및/또는 근력 훈련이 포함된다. 임신도 PFD 발병에 역할을 할 수 있다.

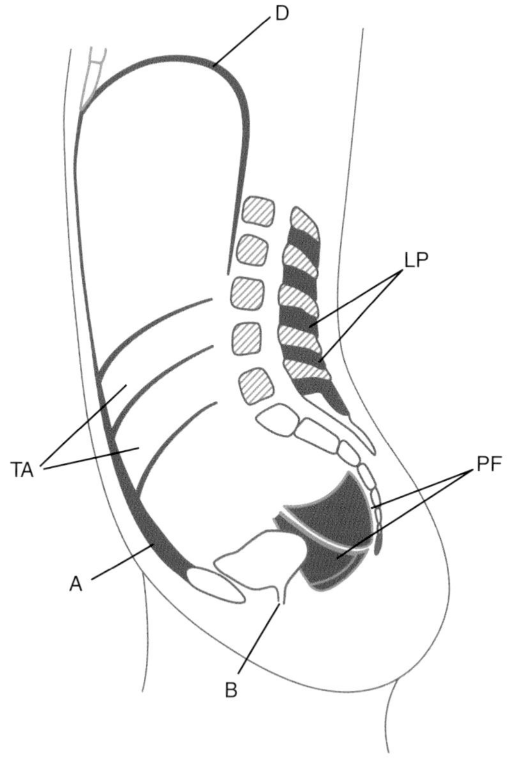

그림 13.1 골반저(PF)는 신체의 "코어" 근육에 기여한다. 코어의 다른 구성 요소에는 횡격막(D), 흉요추부 척추주변 근육(LP), 복근(A) 및 복횡근(TA)이 포함된다. PFD는 방광의 요실금을 유발할 수 있다(B).

골반저 근육을 훈련하여 골반저근육의 고유한 강성과 운동으로 인한 IAP 상승에 저항하는 능력을 높이는 것이 PFD 예방에 포함된다. 요실금 치료는 방광 훈련, 골반저 근육 훈련(케겔 운동), 바이오피드백(biofeedback), 또는 (지속되는 경우)수술로 이루어진다. 소변 누출을 방지하도록 설계된 흡수성 제품 및 장치는 PFD의 결과를 완화하는 데 도움이 된다.

섭식장애 및 에너지 가용성

영양은 여성 운동선수에게 영향을 미칠 수 있는 많은 질환의 중요한 구성요소이다. 영양 부족은 빈혈(anemia), 골다공증(osteoporosis), 피로(fatigue)를 유발할 수 있으며, 특히 여성은 남성 배구선수보다 영양장애(nutritional disorder)에 걸릴 위험이 더 높다. 여러 가지 이유로 인해 여성 운동선수의 섭식장애(disordered eating) 및 낮은 에너지 가용성의 실제 유병률을 확인하는 것은 어렵다. 체조나 아이스 스케이팅과 같은 주관적으로 판단되고 날씬함과 외모에 중점을 두는 특정 개인 종목은 배구와 같은 팀 종목보다 참가자들 사이에서 섭식장애를 더 많이 조장하는 것으로 생각된다. 배구는 섭식장애가 발생하는 "고위험(high-risk)" 스포츠로 간주되지는 않지만, 발레, 피겨 스케이팅, 체조, 다이빙과 같은 고위험 스포츠 다음의 두번 째 등급에 속하는 종목이다. 직관적으로 여자 비치발리볼 선수는 실내선수보다 날씬한 외모를 유지해야 한다는 압박감을 훨씬 더 많이 느끼는데(**그림 13.2**), 이는 유니폼(비키니)이 얇기 때문이다. 이것은 실제로 세계배구연맹(FIVB) 규칙에 따라서 비키니 하의 측면 솔기(side seam)는 최대 7 cm라는 것을 포함하여 특정 크기/길이를 요구하는 반면, 남자 선수는 더 긴 반바지와 탱크탑을 착용한다. 그러나 흥미롭게도 최근 선수들의 종교적 및/또는 문화적 신념을 고려하여 긴팔 상의와 바지, 반팔 상의와 반바지 등 추가 옵션을 허용하는 규정이 발전했다. 긴 유니폼은 추운 환경에서도 유용하다.

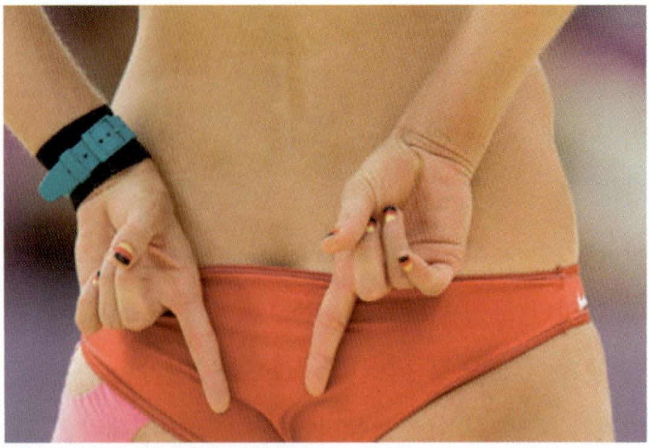

그림 13.2 비치발리볼 문화에서 피부 노출을 장려하는 정도에 따라 여성 비치발리볼선수들이 섭식 장애의 위험에 처할 수 있다. (*출처: FIVB 사진 갤러리. FIVB의 허가를 받아 사용됨*)

신경성 식욕부진증(anorexia nervosa)과 신경성 폭식증(bulimia nervosa)은 아마도 가장 널리 알려진 두 가지 섭식장애일 것이며, 섭식과 신체 이미지에 대한 전형적인 행동과 태도가 특징적이다(**BOX 13.1**). 정신장애 진단 및 통계 편람 V (DSM-5, 미국정신의학회 2013)는 이전 버전에서 크게 변경되었다. 특히 무월경(amenorrhea)은 식욕부진(anorexia)의 진단기준에서 삭제되었으며, 폭식장애(binge eating disorder, BED)는 이전에는 EDNOS (eating disorder not otherwise specified: 달리 명시되지 않은 섭식장애)라는 포괄적인 문구를 사용하여 진단할 수 있었지만, 개정 이후 자체 섭식장애 범주에 포함되도록 승인되었다. 후자는 기타 특정 섭식 또는 섭식 장애(other specified feeding or eating disorder, OSFED)와 불특정 섭식 또는 섭식 장애(unspecified feeding or eating disorder, UFED)라는 두 가지 새로운 범주로 대체되었다.

Box 13.1 신경성 식욕부진증(anorexia nervosa)와 신경성 폭식증(bulimia nervosa)의 특징 (DSM-5로부터 발췌)

식욕부진증(anorexia)

1. 연령, 성별, 발달 궤적 및 신체 건강의 맥락에서 요구량에 비해 에너지 섭취를 제한하게 되면 체중이 현저히 낮아진다.
2. 저체중(underweight)임에도 불구하고 체중이 증가하거나 뚱뚱해지는 것에 대한 극심한 두려움
3. 자신의 체중이나 체형을 경험하는 방식에 장애가 있거나, 체중이나 체형이 자기 평가(self-evaluation)에 과도한 영향을 미치거나, 현재 저체중의 심각성을 부정하는 경우

폭식증(bulimia)

1. 폭식의 재발 에피소드(recurrent episodes)는 다음 두 가지 모두를 특징으로 한다:
   - 단시간 (2시간 이내)에 많은 양의 음식을 섭취
   - 에피소드 중 식사에 대한 조절이 부족하다는 느낌
2. 체중 증가를 방지하기 위한 반복되는 부적절한 보상 행동(퍼징, purging)
3. 폭식과 보상행동은 모두 평균적으로 3개월 동안 일주일에 한 번 이상 발생
4. 체형과 체중에 의해 과도한 영향을 받는 자기평가(self-evaluation)
5. 신경성 식욕부진(anorexia nervosa)의 에피소드 중에만 장애가 발생하는 것은 아님

이러한 새로운 범주는 신경성 식욕부진증(anorexia nervosa), 신경성 폭식증(bulimia nervosa), 폭식장애(BED), 또는 기타 섭식 및 섭식장애에 너 정확하게 들어맞지 않는 상태를 더 적절하게 인식하고 분류하기 위한 것이다. 그러나 임상적으로는 특정 진단을 위한 정규 기준을 충족하는 선수에게만 초점을 맞추기 보다는 병적인 섭식 행동을 보이는 선수를 식별하고 치료하는 것이 중요하다.

섭식장애가 있는 개인을 식별하는 것은 일반적으로 팀원, 코치 및 가족이 우려하는 목소리를 낸 결과이다. 덜 일반적으로, 시즌 전 신체 검사의 일부로 실시되는 건강 설문지를 통해서 영양장애를 발견할 수 있다. 섭식장애가 의심되는 경우 EAT-26 또는 EDI-2와 같은 더 오래 표준화된 설문지를 사용하여 섭식장애를 선별할 수 있지만 이러한 설문지는 여러 측면에서 제한되며 일반적으로 진단을 확립하기 위해 임상면담(clinical interview)이 필요하다. 이러한 방법의 신뢰성은 선수의 기밀이 유지되는 정도에 크게 좌우된다. 나아가 부정이라는 "방어기제(defense mechanism)"은 섭식장애로 고통받는 사람들 사이에서 흔히 볼 수 있다. 따라서 설문지와 면담만으로는 영양장애 상태, 특히 초기 단계의 영양장애 상태를 밝혀내는데 충분하지 않을 수 있다.

또 다른 스크리닝 도구는 SCOFF 설문지이며, 이는 확실한 진단을 내리기 보다는 섭식장애가 의심되는 것을 명확하게 하기 위한 고안된 5가지 질문으로 구성되어 있다. 질문들은 구두 또는 서면 형식으로 전달할 수 있다(BOX 13.2).

진정한 섭식장애는 치료하기가 매우 어렵다. 환자의 거부, 기저 우울증, 문제의 본질적인 복잡성으로 인해 영양 장애가 있는 여성 운동선수를 효과적으로 치료하는 임상의의 능력이 복잡해질 수 있다. 운동선수는 섭식장애가 있는 운동선수를 치료한 경험이 있는 임상의, 공인된 운동치료사, 영양사, 정신건강 전문가, 때로는 운동 생리학자 및/또는 스트렝스 코치가 포함된 여러 분야의 전문가에게 의뢰할 것을 권장한다. 운동선수(및 코치)는 영양 부족이 스포츠 경기력에 미치는 해로운 영향에 대해서도 교육을 받아야 한

Box 13.2 SCOFF 설문지
(Luck *et al.* 2002로부터 발췌)

S Do you make yourself **S**ick because you feel uncomfortably full?
(불편하게 포만감을 느껴서 몸을 아프게 하는가?)

C Do you worry you have lost **C**ontrol over how much you eat?
(먹는 양을 통제하지 못한다고 걱정하는가?)

O Have you recently lost more than **O**ne stone (6.35 kg) in a 3-month period?
(최근 3개월 이내에 체중이 6.35 kg 이상 감소하였나?)

F Do you believe yourself to be **F**at when others say you are too thin?
(다른 사람들이 너무 말랐다고 하는데도 스스로 뚱뚱하다고 믿는가?)

F Would you say **F**ood dominates your life?
(음식이 당신의 삶을 지배한다고 말할 수 있는가?)

다. 코치는 자신이 운동선수에게 강력한 영향력을 갖고 있으므로 정당한 이유 없이 운동선수에게 체중감량을 조언해서는 안 된다는 점을 인식하고 있어야 한다. 한 연구에 따르면 엘리트 여자 청소년 배구선수의 13–17%가 코치나 부모로부터 특정 체중을 달성하거나 유지하라는 압력을 느꼈다고 한다(Beals 2002). 이 연구는 또한 이 그룹이 월경장애의 위험이 있고 에너지 및 영양섭취로 인해 영양 결핍 및 경기력 저하 위험이 있음을 알려주었다.

체중 감량이 필요한 경우, 적절한 모니터링과 영양적으로 건전한 프로그램을 통해서 이를 수행해야 한다. 섭식장애에 수반되는 보다 즉각적인 생리적, 의학적 문제 이외에도 여성 생식기관 및 골밀도(BMD)에 대한 장기적인 영향은 추가적인 장기적 문제이다.

월경장애

월경장애(menstrual dysfunction)는 여러 형태로 존재한다. 월경이 나타나지 않는 것으로 정의되는 무월경(amenorrhea)은 원인에 따라 일차성 또는 이차성으로 분류될 수 있다. 일차성 무월경(primary amenorrhea)은 정상적인 2차 성징을 보이는 15세 여성에게 월경이 없거나 또는 유방 발달이 10세 이전에 이루어진 경우, 5년 이내에 월경이 없는 것을 말한다. 이차성 무월경(secondary amenorrhea)은 초경 후 3회 이상 연속 월경이 없는 것을 말한다. 희발월경(oligomenorrhea)은 월경주기가 35일 이상 지속되는 것으로 정의된다. 또한 여성은 단축된 황체기(10일 미만) 또는 무배란 주기로 고통받을 수 있는데, 이 경우 "규칙적인" 월경 출혈은 계속 발생하지만 난소호르몬인 에스트로겐과 프로게스테론의 정상적인 변동은 변경되거나 누락된다.

무월경(amenorrhea)의 원인은 여러 가지가 있으며, 그 중 하나는 임신이다(BOX 13.3). 일차성 무월경을 평가할 때는 일반적으로 운동선수의 초경이 비운동선수에 비해 늦어진다는 점에 유의하는 것도 중요하다. 이차성 무월경은 에너지 가용성 감소 및/또는 스트레스로 인해 발생할 수 있으며, 이 경우 기능성 시상하부 무월경(functional hypothalamic amenorrhea, FHA)이라고 한다. FHA는 식별 가능한 해부학적 또는 기질적 원인 없이 시상하부–뇌하수체–난소 축의 억제로 인해 월경이 없는 것이 특징이다. 에너지 가용성(energy availability, EA)은 운동훈련에 사용되는 에너지를 뺀 후 생리적 과정과 일상 생활 활동에 사용할 수 있는 에너지의 양으로 정의된다: 식이 에너지 섭취량–에너지 소비량/kg 제지방량(fat–free mass, FFM). 보상적인 칼로리 섭취 증가 없이, 에너지 섭취를 줄이거나(섭식장애 또는 부주의한 영양 부족에서 보여주듯) 에너지 소비를 늘려서(운동강도 증가 또는 운동량

Box 13.3 무월경의 잠재적 원인

시상하부(Hypothalamic)
- 공간 점유 병변
- 시상하부-뇌하수체 축의 기능적 장애

뇌하수체(Pituitary)
- 뇌하수체 저하증
- 프로락틴 분비 종양

난소(Ovarian)
- 생식선 발생 이상
- 종양
- 다낭성 난소
- 저항성 난소 증후군

자궁 또는 질
- 자궁의 부재
- 질의 완전 또는 부분적 부재
- 혈액질출혈을 초래하는 무공막 처녀막

기타
- 임신
- 선천성 부신 과형성
- 갑상선 기능 저하증 또는 갑상선 기능 항진증
- 쇠약하게 하는 만성 질환(간/신장 질환)
- 섭식 장애

약물
- 경구 피임약, 화학 요법, 항정신병제, 항우울제, 코르티코스테로이드

증가), 에너지 가용성을 낮추고 에너지 균형에 영향을 미칠 수 있다.

"에너지 유출(energy drain)" 가설은 에너지 소모에 비해 에너지 섭취가 불충분하면(즉, 운동으로 인한 스트레스가 아니라면), 성선자극호르몬 방출호르몬(gonadotropin-releasing hormone, GNRH)(이후 에스트로겐 분비 감소)과 황체형성호르몬(LH) 등 생식호르몬 수치가 변화하여 월경장애(menstrual dysfunction)와 무월경(amenorrhea)을 유발한다는 가설이다. 후자는 박동성 방식(pulsatile fashion)으로 분비되며 가장 먼저 변경된다(Louckes et al. 2003). 부정적인 에너지 균형(negative energy balance)은 훈련으로 인해 여성 운동선수가 월경장애(menstrual dysfunction)에 걸리기 쉬운 주요 기전으로 알려져있으며, 이는 나중에 자세히 설명하겠지만 뼈 건강(bone health)에 해로운 영향을 미친다. 다른 호르몬 변화에는 코티솔(cortisol) 수치 증가, 총(total) 및 유리(free) 트리요오드티로닌(triiodothyronine) 수치 감소, 성장호르몬(growth hormone) 수치 증가, 그렐린(ghrelin) 수치 증가, 펩타이드 YY (peptide YY) 수치 증가, 렙틴(leptin) 수치 감소, 인슐린 유사 성장 인자 1 (insulin-like growth factor 1) 수치 감소 등이 있을 수 있다.

뼈 건강

여성의 활동적이고 운동적인 시기를 통해 뼈 건강을 유지하는 것은 노년기의 기능적 능력을 유지하는 데 매우 중요하다. 여아의 경우 11세에서 14세 사이인 사춘기동안 골량의 가장 많이 증가(> 50%)한다. 여성 배구 선수의 뼈 건강에 영향을 미치는 요인으로는 영양상태와 월경 과거력, 반복적인 점프시 발생하는 지면반력의 양 등이 있다. 일반적으로 여성 운동선수의 골밀도(BMD)는 일반인구에 비해 5-15% 높으며, 여성 배구 선수의 경우 요추부 및 하지 뼈(대퇴골, 경골, 종골)의 골밀도가 더 높게 유지되는 것으로 나타났다. 한 가지 가능한 설명은 이러한 체중 부하 운동에 정기적으로 참여하면 반복되는 지면 반작용력에 노출된 주요 골격 구조가 Wolff의 법칙(Wolff's law)에 따라 새로운 뼈를 형성하면서 부과된 요구에 적응하게 될 수 있다는 것이다. 따라서 스포츠의 일부인 규칙적인 점프는 여자 배구 선수의 에스트로게 저하증(hypoestrogenism)으로 인한 골격계 부작용을 상쇄하는데 도움이 될 수 있다.

골밀도는 일반적으로 이중 에너지 X선 흡수계측법(dual-energy x-ray absorptiometry, DEXA) 스캔으로 측정한다. 폐경 전 여성의 골밀도 상태 평가는 연령과 골다공증에 따른 낮은 골밀도를 판단하기 위해 T점수(T-score) 대신 Z점수(Z-score)를 기준으로 한다. 세계임상골밀도측정학회(the international society for clinical densitometry, ISCD)는 예상 범위 내의 BMD를 연령, 성별, 인종 일치하는 대조군의 평균 값보다 Z점수 > −2 SD로 정의하고, 연령에 따른 예상 미만의 BMD를 Z점수 ≤ −2 SD로 정의한다. 2007년 미국스포츠의학대학(American College of Sports Medicine, ACSM)의 여성 운동선수 3징후에 대한 입장 성명서(Nattiv et al. 2007)의 저자들은 골절의 이차적 임상 위험 요인(만성 영양실조, 섭식장애, 성선기능저하증, 글루코코르티코이드 노출, 골절 과거력)과 함께 Z점수 −1에서 −2을 낮은 BMD로 정의하고, 골절에 대한 이차적 임상 위험 요인이 있는 골다공증(osteoporosis)을 Z점수 ≤ −2로 정의하는 다른 분류를 권장하였다.

특히 어린 나이에 운동을 병행할 때, 초경 지연이 뼈 발달에 미치는 장기적인 영향은 알려져 있지 않다. 그러나 초경 지연의 잠재적 합병증으로 골감소증(osteopenia), 피로골절(stress fractures), 척추측만증(scoliosis)을 암시하는 몇 가지 연구들이 있다. 낮은 BMD는 이들 여성을 최적의 최대 골량을 얻지 못하게 해 조기 골다공증(premature osteoporosis) 위험을 증가시킨다(피로골절의 가능성도 또한 증가시킴). 성인의 경우 BMD가 10% 감소하면 골절 위험이 2–3배 증가한다.

낮은 에스트로겐이 월경 주기 및 그에 따른 뼈 건강에 미치는 영향 외에도 낮은 체질량 지수(body mass index, BMI)는 낮은 BMD와 독립적 상관관계가 있다. 불행하게도 에스트로겐 결핍증 치료만으로는 정상적인 골밀도를 회복하는 데 충분하지 않을 수 있다. 연구에 따르면 에스트로겐 보충과 체중증가가 병행된 경우에만 골밀도가 개선되는 것으로 나타났다.

에스트로겐 저하성 월경불순으로 인한 낮은 골밀도(BMD) 또는 조기 골다공증(premature osteoporosis)에 대한 보편적으로 인정되는 치료 가이드라인은 아직 확립되지 않았다. 적절한 개입에는 적절한 영양 섭취(적절한 칼로리, 칼슘, 비타민 D 섭취포함), 운동선수의 긍정적인 에너지 균형회복, 저체중 운동선수의 적당한 체중 증가 장려 등이 포함된다. 식이요법이 충분하지 않은 경우 호르몬 대체요법이 필요할 수 있지만, 이 집단의 골밀도에 미치는 영향을 조사하는 잘 설계된 연구의 수는 부족하다.

그러나 이러한 전향적 종단 데이터가 부족함에도 불구하고 에스트로겐 보충제가 자주 처방되고 있다. 미국소아과학회(American Academy of Pediatrics, AAP)의 스포츠의학 위원회에서는 초경 후 3년 이내의 무월경 운동선수는 월경을 회복하기 위해 영양 상태를 개선하고 운동강도를 낮추는 상담을 받아야 한다고 권장한다. 발표된 AAP 권고안(1989)에 따르면, 초경 후 3년 이상 지난 저에스트로겐 무월경 운동선수에게는 복합 경구 피임약 또는 경구피임약(oral contraceptive pill, OCP) 사용과 같은 에스트로겐 보충제를 고려할 수 있다. 최근 연구에 따르면 이러한 약은 BMD를 보충하지 않으며, 오히려 최대 골량 발생에 해로울 수 있음을 시사한다. 또한 원인에 대한 적절한 평가와 진단이 이루어지기 전에 OCP로 무월경을 가릴 수 있다는 임상적 우려도 있다. 이러한 고령 운동선수는 영양상태/에너지 균형에 대한 분석도 받아야 한다.

OCP와 달리 경피 에스트로겐은 뼈 형성과 재형성에 필수적인 뼈 영양 호르몬인 인슐린 유사 성장인자 1 (insulin-like growth factor 1)을 유지하거나 증가시킨다. 이는 거식증 환자 집단에서 성공적으로 사용되었으며, 운동선수에게 사용하기 위해 연구 중이다. 폐경 전 여성의 낮은 골량을 치료하기 위해 알렌드로네이트(alendronate)나 리세드로네이트(risedronate)와 같은 경구용 비스포스포네이트(oral bisphosphonate)를 사용하는 것은 뼈 내에서 긴 반감기와 기형 유발효과가 있을 수 있기 때문에 여전히 논란의 여지가 남아있다. 이 집단에 대한 다른 약리학 요법은 아직 연구 중이다.

영양 및 뼈건강

적절한 칼슘 섭취를 포함한 평생 건강한 식습관은 규칙적인 신체 활동과 더불어 뼈 건강을 극대화하는 데 도움이 된다. 어린시절과 청소년기에 섭취하는 유제품의 양은 나중에 만족스러운 골밀도를 달성하는 것과 직접적인 관련이 있다. 조골세포(osteoblast) 활동 자극, 칼슘 수송 증가, 부갑상선호르몬(parathyroid hormone) 분비 감소 등 뼈 조직에 긍정적인 영향을 미치는 비타민 D 섭취도 필수적이다. 적절한 일일 칼슘(최대 1,500 mg)과 비타민 D (최대 800 IU) 외에도 다량 영양소는 뼈 건강에 중요하다. 단백질, 지방, 탄수화물은 신진대사를 통해 에너지를 얻을 수 있는 영양소이다. 단백질은 뼈의 비무기질 성분 대부분을 구성하며, 뼈 기질(bone matrix)을 합성하는 데 필수적인 영양소이다. 실제로 어린이의 단백질 섭취와 골량 증가 사이에는 긍정적인 상관관계가 있다. 에너지 관련(골 형성 억제 및 골 흡수 증가) 및 에스트로겐 관련(골 흡수 증가) 요인으로 인해 낮은 에너지 가용성도 뼈 건강을 결정하는 요인으로 확인되었다(Ihle and Loucks 2004).

피로골절

피로골절은 뼈가 정상적인 회복과 재형성을 통해 수용할 수 없는 지속적인 하중 증가에 노출되어 궁극적으로 발생하는 결과이다.

성숙한 여성 운동선수의 피로골절 진단은 골감소증(osteopenia)이나 골다공증(osteoporosis), 기저 월경기능장애(menstrual dysfunction)가 동반될 수 있는 가능성을 임상의는 염두에 두어야 한다. 무월경 운동선수는 정상월경 운동선수보다 피로골절 위험이 2–4배 높다. 피로골절과 월경불순 사이의 연관성도 관찰되었다. 피로골절은 저체중 및 제지방량 감소와도 관련이 있다. 피로골절이 재발하는 운동선수와 무월경, 섭식장애, 에너지 부족과 같은 골다공증 위험요인이 동반된 경우 골밀도 검사를 고려해야 한다.

피로골절의 치료에는 가속훈련 프로그램(accelerated training programs), 최적이 아닌 체력수준, 잠재적인 영양 결핍 등과 같은 기저 원인을 식별하고 수정하는 것이 포함된다. 월경불순은 적절한 경우 호르몬 대체요법으로 치료할 수 있지만, 에너지 가용성 향상을 포함한 비약리학적 치료법을 시도한 후에 시행한다.

여성 운동선수 3징후 및 스포츠에서 상대적 에너지 결핍

"여성 운동선수 3징후(female athlete triad)"라는 용어는 여성 운동선수들 사이에서 무월경(amenorrhea), 골다공증(osteoporosis), 섭식 장애(disordered eating)의 현저한 상호연관성에 주목하기 위해 1997년 처음 만들어졌다. 2007년에 미국스포츠의학회(ACSM)은 세 가지 구성 요소를 월경기능(menstrual function),

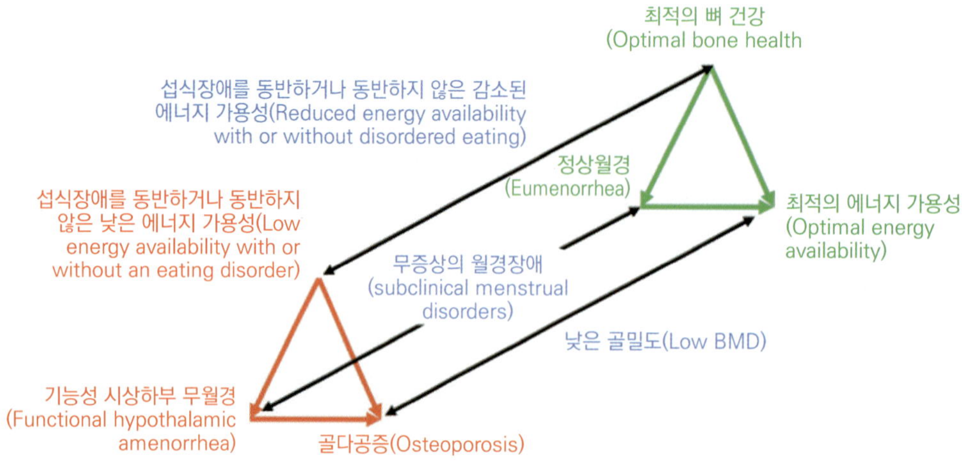

그림 13.3 여성 운동선수 3징후의 스펙트럼. 여성 운동선수 3징후의 세 가지 상호 연관된 구성요소는 에너지 가용성(energy availability), 월경 상태(menstrual status), 뼈 건강(bone health)이다. 에너지 가용성은 월경상태에 직접적인 영향을 미치며, 결과적으로 에너지 가용성과 월경상태는 뼈 건강에 직접적인 영향을 미친다. 최적의 상태는 최적의 에너지 가용성, 정상월경, 최적의 뼈 건강으로 나타나는 반면, 스펙트럼의 반대편에 여성 운동선수 3징후의 가장 심각한 증상은 낮은 에너지 가용성, 기능성 시상하부 무월경(functional hypothalamic amenorrhea), 골다공증, 섭식장애를 동반하거나 동반하지 않는 것이 특징이다. 운동선수의 식단과 운동 행동에 따라 다양한 비율로 운동선수의 상태에 따라 스펙트럼 내에서 각각 움직인다. 골밀도(bone mineral density, BMD) (*Adapted from Nattiv et al.(2007) with permission from Lippincott Williams and Wilkins/Wolters Kluwer Health: Medicine and Science in Sport and Exercise.*)

골밀도(bone mineral density, BMD), 에너지 가용성(energy availability, EA)으로 바꾸고 각 요소가 건강에서 질병까지 연속체에 존재하며 운동선수는 다른 축을 따라 다른 방향과 속도로 움직일 수 있다고 설명했다(**그림 13.3**). 일례로, EA의 변화는 몇 시간 또는 며칠에 걸쳐 발생하는 반면, 월경기능장애는 며칠 또는 몇 주에 걸쳐 발생할 수 있으며, BMD의 중요한 변화는 몇 달 또는 몇 년이 걸린다. 운동선수는 3징후(triad)의 구성 요소 진단 중 일부 또는 전부를 나타낼 수 있다. 의료서비스 제공자의 3징후(triad)에 대한 인식이 높아짐에 따라 구성 요소에 대한 임상적 인식이 향상되었다.

여성 운동선수 3징후를 식별하려면 임상적 의심 수준을 높혀야 한다. 이러한 구성 요소에 대한 선별검사는 연례 참가전 검사와 같이 정기적으로 실시하는 것이 이상적이다. 유감스럽게도 캐나다 대학 선수와(Rumball and Lebrun 2005) 전미대학체육협회 디비전 1선수(Mencias *et al*. 2012) 모두에 대한 선별검사가 현저히 불충분하다. 여성 운동선수 3징후 연합(여성 운동선수 단체 컨소시엄)은 12개 항목으로 구성된 설문지를 제안했는데, 여기에는 섭식장애에 관한 8개의 질문, 월경 기능장애에 관한 3개의 질문, 피로골절에 관한 1개 질문이 포함되어 있다. 이 중 8개의 구체적인 질문은 PPE 모노그래프(4판)의 여성 선수 섹션에도 포함되어 있다(**BOX 13.4**). 최근에는 26개 항목으로 구성된 여성 선수의 낮은 에너지 가용성 설문지(LEAF-Q)가 3징후를 선별하는 데 적절한 민감도(78%)와 특이도(90%)를 보이는 것으로 밝혀졌다(Melin *et al*. 2014).

임상적으로 3징후의 요소 중 한 가지가 발견되면

Box 13.4 여성 운동선수 3징후 연합에서 권장하는 여성 운동선수 3징후에 대한 선별 질문

질문	PPE 형식 4판에 포함되었는지 여부
1. 몸무게나 체성분에 대해서 걱정하나요?	✓
2. 섭취하는 음식을 제한하거나 주의깊게 조절하는가요?	✓
3. 본인의 스포츠에서 이미지/외모 요구사항이나 체중을 충족하기 위해 체중감량을 시도하나요?	✓
4. 체중이 자신에 대해 느끼는 방식에 영향을 미치나요?	—
5. 먹는 양에 대한 통제력을 잃었다고 걱정하나요?	—
6. 식사 후에 토하거나, 이뇨제, 완화제를 사용하나요?	—
7. 현재 섭식장애를 겪고 있거나 과거에 겪은 적이 있나요?	✓
8. 몰래 식사한 적이 있나요?	✓
9. 초경은 몇 살에 시작했나요?	✓
10. 매달 생리 주기가 있나요?	✓
11. 지난 1년간 월경은 몇 번 있었나요?	✓
12. 피로골절이 있었던 적 있나요?	✓

다른 요소에 대한 평가가 필요하다. 불충분한 에너지 가용성은 일반적으로 주요 근본 요인이며, 월경 기능장애(menstrual dysfunction) 및 BMD 변화 외에도 다른 중요한 건강 및 운동 능력에 영향을 미칠 수 있다. 예를 들어, 무월경 또는 희발월경 운동선수의 에스트로겐 수치가 낮으면 내피 기능장애가 발생하여 저밀도 지단백질(low-density lipoprotein) 수치가 높아지고 심혈관질환의 위험이 높아지는 것으로 나타났다(Temme and Hoch 2013). 대사율, 생리 기능(menstrual function), 뼈 건강, 면역력, 단백질 합성, 심혈관 및 심리적 건강 등과 같은 낮은 EA의 영향을 받을 수 있는 생리적 과정은 많다. 이러한 이유로 국제올림픽위원회(IOC) 의무위원회는 여성 운동선수 3징후에 대한 입장문을 수정하고 갱신하였으며, 보다 새롭고 포괄적인 다음의 용어가 도입되었다. 스포츠에서 상대적 에너지 결핍(Relative Energy Deficiency in Sport, RED-S)(Mountjoy *et al*. 2014). RED-S 진단은 여성 운동선수 3징후를 포함하지만(대체하지는 않음) 에너지 가용성 부족을 근본 원인으로 보이는 여성 선수에게 잠재적으로 영향을 미칠 수 있는 다양한 조건들 간의 복잡한 상호 관계를 확장한다(**그림 13.4, 13.5**). 남자 운동선수도 RED-S의 영향을 받을 수 있다.

RED-S 장애와 연관된 임상 검사의 특징과 필수적인 진단 검사 방법, 구체적인 치료법은 이 장에서 다룰 범위를 벗어난다. 여성 운동선수 3징후 연합은 선수의 경기 복귀 허가뿐만 아니라 추가 검사 및 치료를 안내하는 데 도움을 주기 위해 증상과 신체적 소견을 바탕으로 누적 위험 등급화 시스템을 제안했다(Joy *et al*. 2014).

일반적으로 18세 이상 여성의 경우 BMI가 18.5 미만, 그 외 연령대의 경우 5번째 백분위수 미만인 경우 RED-S를 의심해야 한다. 최적의 에너지 가용성은 일일 최소 45 kcal/kg FFM/day인 것으로 사료된다. 30 kcal/kg FFM/day보다 낮은 수준에서는 LH의 박동성 방출 변화가 일어나기 시작한다.

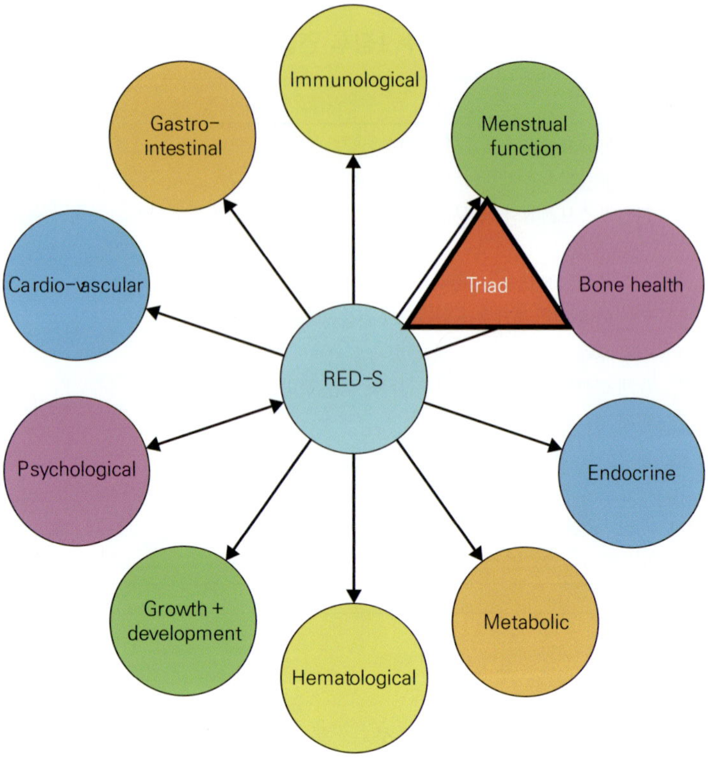

그림 13.4 RED-S가 건강에 미치는 영향. (*Source: Mountjoy et al. (2014). Reproduced with permission of BMJ Publishing*)

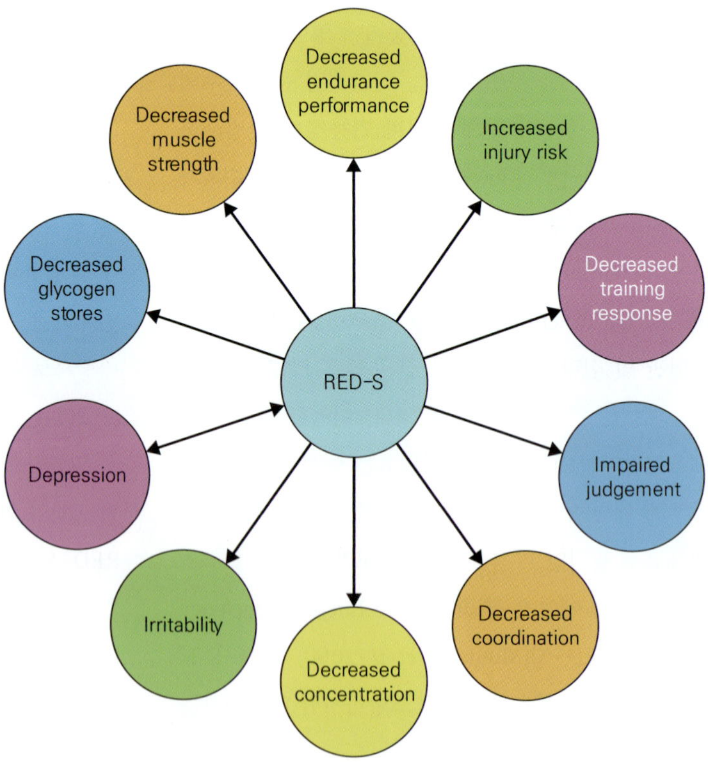

그림 13.5 RED-S의 잠재적인 운동능력에 대한 영향. (*Source: Mountjoy et al. (2014). Reproduced with permission of BMJ Publishing*)

치료의 기본 원칙은 운동선수의 식이 섭취량을 늘리거나 에너지 소비를 줄여서 긍정적인 에너지 균형을 회복하는 것이다. 초기 목표 섭취량은 제지방체중(fat-free mass) 대비 하루 최소 30 kcal/kg이다. 그러나 RED-S는 치료에 불응할 수 있는 심각한 후유증을 초래할 수 있으므로 RED-S를 예방하는 것이 목표이다. 운동선수, 코치, 부모 및 의료서비스 제공자에 대한 교육과 조기 식별이 결합되어 여성 선수의 생식기관과 장기적인 뼈건강에 큰 영향을 미칠 것이다. RED-S 임상평가 도구(RED-S Clinical Assessment Tool, RED-S CAT)는 여러 언어로 번역되어 온라인에서 무료로 제공되는 선별도구이다(Mountjoy *et al*. 2015)(www.bjsm.bmj.com). 다양한 운동 인구(남성 포함)에서 RED-S의 발생률과 유병률을 파악하는 대규모 역학 연구는 아직 이루어지지 않았지만, RED-S 개념은 의료 전문가들이 여성 배구선수에게 영향을 미치는 몇 가지 질환을 더 잘 이해하고 인식하는 데 도움이 될 것으로 기대된다.

참고문헌

American Psychiatric Association. (2013) Diagnostic and Statistical Manual of Mental Disorders, 5th edn. American Psychiatric Press, Washington, DC.

Arendt E and Dick R. (1995) Knee injury patterns among men and women in collegiate basketball and soccer: NCAA data and review of literature. *Am J Sports Med*, 23, 694–701.

Barber-Foss KD, Myer GD and Hewett TE. (2014) Epidemiology of basketball, soccer and volleyball injuries in middle-school female athletes. *Physician Sportsmed*, 42(2), 146–153.

Beals KA. (2002) Eating behaviors, nutritional status, and menstrual function in elite female adolescent volleyball players. *J Am Dietet Assoc*, 102(9), 1293–1296.

Bø K, Artal R, Barakat R, et al. (2016) Exercise and pregnancy in recreational and elite athletes: 2016 evidence summary from the IOC expert group meeting, Lausanne. Part 1 – exercise in women planning pregnancy and those who are pregnant. *Br J Sports Med*, 50(10), 571–589.

Clénin GE, Condes M, Huber A, *et al*.. (2015) Iron deficiency in sports – definition, influence on performance and therapy. Consensus Statement of the Swiss Society of Sports Medicine. *Swiss Med Wkly*, 145, w14196.

Griffin LY, Albohm MJ, Arendt EA, *et al*. (2006) Understanding and preventing noncontact anterior cruciate ligament injuries: a review of the Hunt Valley II meeting, January 2005. *Am J Sports Med*, 34, 1512–1532.

Hewett TE, Ford KR and Myer GD. (2006) Anterior cruciate ligament injuries in female athletes: Part 2: A meta-analysis of neuromuscular interventions. *Am J Sports Med*, 34, 490–498.

Ihle R and Loucks AB. (2004) Dose–response relationships between energy availability and bone turnover in young exercising women. *J Bone Miner Res*, 19, 1231–1240.

Joy E, de Souza MJ, Nattiv A, *et al*. (2014) 2014 Female Athlete Triad Coalition Consensus Statement on treatment and return to play of the female athlete triad. *Curr Sports Med Rep*, 13(4), 219–232.

Loucks AB and Thuma JR. (2003) Luteinizing hormone pulsatility is disrupted at a threshold of energy availability in regularly menstruating women. *J Clin Endocrinol Metab*, 88(1), 297–311.

Luck AJ, Morgan JF, Reid F, *et al*. (2002) The SCOFF questionnaire and clinical interview for eating disorders in general practice: comparative study. *BMJ*, 325(7367), 755–756.

Melin A, Tornberg AB, Skouby S, *et al*. (2014) The LEAF questionnaire: a screening tool for the identification of female athletes at risk for the female athlete triad. *Br J Sports Med*, 48, 540–545.

Mencias T, Noon M and Hoch AZ. (2012) Female Athlete Triad screening in National Collegiate Athletic Association Division 1 athletes: is the Preparticipation Evaluation form effective? *Clin J Sports Med*, 22, 122–125.

Mountjoy M, Sundgot-Borgen J, Burke L, *et al*. (2014) The IOC consensus statement: beyond the Female Athlete Triad-Relative Energy Deficiency in Sport (RED-S). *Br J Sports Med*, 48, 491–497.

Mountjoy M, Sundgot-Borgen J, Burke L, *et al*. (2015) The IOC relative energy deficiency in sport clinical assessment tool (RED-S CAT). *Br J Sports Med*, 49(21), 1354.

Nattiv A, Loucks AB, Manore MM, *et al*. (2007) American College of Sports Medicine position stand. The female athlete triad. *Med Sci Sports Exerc*, 39(10), 1867–1882.

Rumball JS and Lebrun CM. (2005) Use of the preparticipation physical examination form to screen for the female athlete triad in Canadian interuniversity sport universities. *Clin J Sports Med*, 15(5), 320–325.

Temme KE and Hoch AZ. (2013) Recognition and rehabilitation of the female athlete triad/tetrad: a multidisciplinary approach. *Curr Sports Med Rep*, 12(3), 190–199.

추천자료

Drinkwater BL. (2000) *Women in Sport*. Blackwell Science, Oxford.

Mountjoy M (ed.) (2014) *Handbook of Sports Medicine and Science: The Female Athlete*. Wiley-Blackwell, Hoboken, New Jersey.

14장

엘리트 실내 배구선수

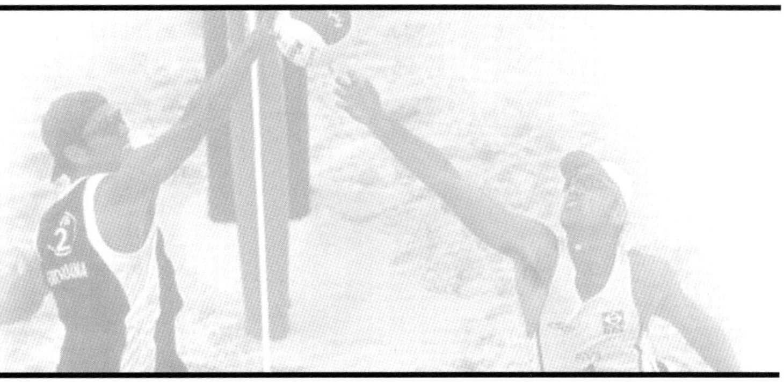

Alvaro Chamecki

Artro Clinica de Ortopedia, Curitiba, PR, Brazi

서론

국제 배구의 최고 수준에서 경쟁하는 것은 생리적으로 힘들고 심리적으로 스트레스를 많이 받는 일이다. 국제 실내 배구선수들은 일반적으로 10월부터 4월까지 클럽 팀에서 경쟁한다. 현재 가장 경쟁이 치열한 리그는 러시아, 터키, 폴란드 리그이다. 국가대표팀 시즌은 4월말부터 시작해 가을 초부터 중순까지 이어진다. 클럽팀의 시즌 마지막 대회는 클럽챔피언쉽인 반면, 국가대표팀의 최종 대회는 그랜드챔피언스컵(Grand Champions Cup), 세계선수권대회(World Championships), 월드컵(World Cup), 올림픽(Olympic Games)이 일정에 따라서 주기적으로 개최된다.

그림 14.1에서 볼 수 있듯이 엘리트 배구 선수는 "벼랑 끝에서 생활"한다. 최적의 경기력을 위해 끊임없이 노력하는 엘리트 배구 선수는 육체적 피로, 정신적 피로, 사회적 스트레스 요인에 시달린다. 엘리트 선수에게 제공되는 의료서비스 수준은 생활체육 선수에게 제공되는 수준과 다른데, 특히 부상에 대한 종합적인 이해와 적절한 치료 옵션에 신속하게 도달하기 위해 검사나 영상 촬영을 받는 시기와 의향 측면에서 그러하다.

이 장에서는 1997년부터 2000년까지 브라질 여자 국가대표팀의 팀닥터로, 그리고 2001년부터 현재까지 브라질 남자 국가대표팀에서 팀닥터로 활동한 경험을 기술하려고 노력할 것이다. 이 기간동안 이들 팀은 "중위권"에 머물렀던 팀에서 주요 대회에서 지속적으로 메달을 차지한 팀으로 성숙했다.

스태프: 역할과 책임

1998년 첫 국제대회 당시 브라질 여자대표팀은 감독, 보조코치 2명(한명은 영상담당), 선수트레이너 1명, 의사 1명(물리치료도 담당), 단장이 함께 출장을 다녔다. 반면, 최근 남자 국가대표팀의 원정에는 감독, 보조코치 3명, 전력분석관 2명, 트레이너 1명, 물리치료사 1명, 마사지 치료사 1명, 의사 1명, 단장으로 구성되었다. 브라질로 돌아온 선수단을 기다리고 있던 것은 스포츠 영양사, 두 번째 정형외과 의사, 내과의사였다.

그러나 인원수보다 더 중요한 것은 모든 스태프들이 서로를 존중하는 마음이다. 결과적으로 스태프들은 서로 매우 잘 협력하고 있다. 예를 들어, 원정 경기 연습 중에, 모두가 함께 공을 쫓아가서 잡아 연습시간을 더 생산적으로 활용할 수 있게 협력한다. 몇 년 동

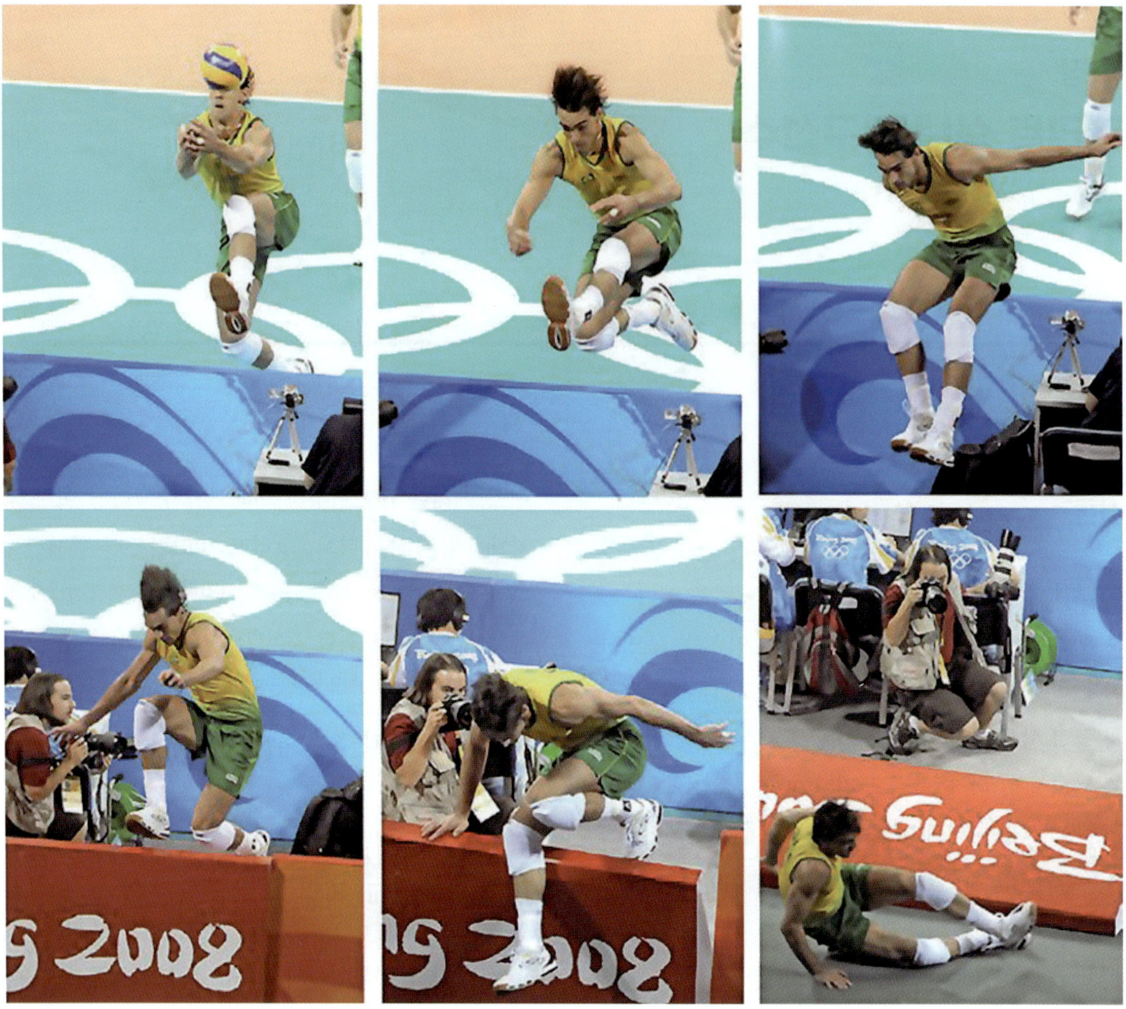

그림 14.1 엘리트 배구 선수는 코트에 서는 것만으로도 부상의 위험에 놓이게 된다.

안 나는 벤치에 앉아 통계를 작성했고, 어떤 때에는 물리치료사가 이 작업을 수행했다. 우리 모두는 팀의 이익을 위해 익숙한 영역 밖에서도 기꺼이 일을 한다.

스태프 모두가 다양한 역할을 수행하고, 전문 분야 이외의 분야에 의견을 자주 제시하지만, 코칭 스태프는 항상 팀 의료진의 의학적 결정을 존중해왔다. 브라질 국가대표팀에서 20년 동안 일하면서 의료문제에 관해서는 항상 내 결정이 최종 결정으로 존중받았다.

국가대표팀과 클럽팀 사이의 협력

국가대표팀(national team, NT) 시즌은 전 세계 클럽 리그가 끝나는 시점, 보통 늦은 봄에 시작된다. 리그마다 끝나는 시점이 다르기 때문에 때로는 일부 운동선수는 스포츠 활동에서 벗어나는 시간이 거의 없을 수도 있다. 결국, 엘리트 국가대표팀 선수들은 Saquerema에 있는 우리 훈련 센터에 도착한다. 약간의 휴식시간이 주어지면, 이러한 전환(transition)은 운동선수에게 매우 스트레스가 될 수 있다. 의료팀이 스트레스를 받을 수 있는 원인 중 하나는 막 끝난 클럽 시즌 동안 각 선수의 의료서비스를 감독한 의료진과의 효과적인 커뮤니케이션이다. 이러한 전환기에는 의료진 간의 의사 소통이 모든 관련 당사자에게 명확하게 전달되는 것이 중요하다. 부상을 입은(또는 과거에 부상을 입었던) 선수에 대한 필수 정보를 명확하게 전달하여 해당선수가 처방된 치료를 계속 받을 수 있도록 해야한다. 때로는 진단이나 치료의 적절성에 관해 두 의료진 사이에 의견 차이가 있을 수 있다. 이로 인해 클럽 의료진과의 관계가 긴장될 수 있다. 이때 목표는 운동선수의 건강과 안녕을 위해 노력하고 "선수에게 해를 끼치지 않는 것"임을 기억해야 한다. 그러한 상황에서는 모든 사람이 최적의 조치에 동의할 수 있도록 치료를 시작하기 전에 의료진이 상담을 주선하는 것이 도움이 될 수 있나. 국가대표팀 시즌이 끝나면 우리는 대표팀에서 관리받았던 모든 선수에 대한 보고서를 해당 클럽 의료진에게 작성해서 보낸다. 복잡한 경우나 놓쳐서는 안 되는 중요한 부상이나 문제가 있는 경우에는 클럽 담당 의사와 직접 이야기를 한다.

시즌 전 평가

선수의 부상 이력 평가와 신체검사는 시즌 시작 전 각 선수에게 실시된다. 2014년에는 실내 종목 국가대표 프로그램의 일환으로 230명의 실내종목 선수들이 경기 전 평가를 받았다(표 14.1, BOX 14.1, 14.2).

이러한 경기 전 평가의 일환으로 모든 선수는 치과, 안과, 정형외과 및 부인과(여성의 경우) 검사를 받는다. 자세한 이력 및 체계별 문진을 거쳐, 우리는 모

표 14.1 2014년도에 평가된 브라질 실내 배구선수

항목	평가된 운동선수 숫자
15세 이하 여성	13
15세 이하 남성	21
17세 이하 여성	34
17세 이하 남성	29
19세 이하 여성	25
19세 이하 남성	23
23세 이하 여성	18
23세 이하 남성	15
성인 여성	21
성인 남성	31
총합	230

Box 14.1 브라질 국가대표 선수의 평가 및 관리에 관련된 의료 전문 분야, 2004–2014년

의학(medicine)
내과(internal medicine)
스포츠의학(sports medicine)
임상 심장학(clinical cardiology)
심장학(심초음파검사)[cardiology (echocardiography)]
정형외과(orthopedics)
임상 병리학(clinical pathology)
안과(ophthalmology)
영상의학과(radiology)
부인과(gynecology)
유전학(genetics)

치과(odontology)
외과(surgeon)

영양(nutrition)
스포츠 영양사(sports nutritionist)

체육(physical education)
교수(professor)

기술자(technicians)
실험실 의학(laboratory medicine)
방사선과(radiology)
간호 조무사(nursing auxiliary)

Box 14.2 브라질 국가대표 선수들에게 수행된 진단 및 실험 검사

치과학(odontology)
안과학(ophthalmology)
임상학(clinical)
정형외과(orthopedics)
부인과(gynecology)
실험실(임상병리학)[laboratory (clinical pathology)]
심전도(휴식시 및 운동시)[ECG (at rest and with effort)]
도플러를 이용한 심초음파(echocardiogram with doppler)
폐 기능(pulmonary function)
식이 분석(dietary analysis)
운동학적 분석(kinematic analysis)
무산소성 운동부하 검사[anaerobic test (wingate test)]

Box 14.3 브라질 국가대표팀 의료진이 실시한 검사들 예시

혈액 검사(blood work)
혈액형 검사(blood type ABO)
Rh 인자(rh factor)
혈액상(hemogram)
철분(iron)
페리틴(ferritin)
비타민 B12, 엽산(vitamin B12, folic acid)
비타민 D3, C, A (vitamin D3, C, and A)
트랜스페린, 알부민, 글로불린(transferrin, albumin, and globulins)
해당과정(glycolysis)
총 콜레스테롤(total cholesterol)
HDL 및 LDL 콜레스테롤
트리글리세리드(triglycerides)
크레아틴 포스포키나제(creatine phosphokinase)
요산(uric acid)
ALT, AST, γ-GT, 빌리루비나제(ALT, AST, γ-GT, bilirubinase)
알칼리성 포스파타제(alkaline phosphatase)
요소(urea)
크레아티닌(creatinine)
NA, CL, K, Mg, Ca, P, Cr, Se, Zn
TSH, T4, 코티솔, 테스토스테론(TSH, T4, cortisol, testosterone)
FSH, LH, 프로게스테론, 에스트라디올(FSH, LH, progesterone, estradiol)
A형, B형, C형 간염에 대한 혈청학(serology for hepatitis A, B, and C)

소변검사(urinalysis)
소변 배양(urine culture)

대변 분석(fecal analysis)
기생충학(parasitology)

든 관련 영역에서 신체검사를 진행한 다음 관련된 실험실 분석 정보를 수집한다. 무엇보다도 타액의 pH 검사, 치은 출혈 검사, 구강 세포학 검사를 통해 박테리아와 진균 여부를 검사한다. 파노렉스(panorex)와 교익 엑스레이(bite wing x-rays)로 운동선수의 충치를 검사한다. 정기적으로 2년마다 시력, 외안근 기능(extraocular muscle function), 안압측정(tonometry), 직접 안저내시경(direct fundoscopy) 검사를 시행한다. 임상적으로, 정형외과, 부인과, 특수검사 등의 검사에서 불편한 사항이나 이상 소견이 있을 경우, 적절한 검사를 실시한다. 수행된 실험실 분석 자료는 BOX 14.3에 나와있다.

이러한 모든 선별검사와 기타 필요한 검사를 마친 후, 우리는 모든 운동선수의 현재 지닌 문제를 이해하게 된다. 의료팀으로서 우리는 정기적 건강 평가(periodic health evaluation, PHE)를 통해 확인된 각 문제를 해결하기 시작한다. 이러한 과정이 완료되면 훈련을 시작할 준비가 된 것이다.

스포츠별 맞춤 훈련

일반적으로 우리는 모래 위에서 훈련을 시작한다. 이를 통해 선수들은 지면 반동력을 최소화하고 하지에 가해지는 부하를 줄임으로써, 클럽 시즌의 혹독한 훈련에서 어느 정도 회복할 수 있다. 이 짧은 시간 후에 우리는 실내 연습을 시작하고 피트니스 센터에서 무게를 들기 시작한다. 성인 국가대표팀은 경기가 없을 때, 월요일부터 토요일 오전까지 훈련센터에 머물면서 하루에 2번씩, 한 세션당 약 2시간 동안 코트에서 연습을 한다. 매일 2번의 세션 중 하나는 피트니스 및 근력 운동에 전념한다. 그 사이에 필요한 선수는 물리치료를 받고, 하루를 마친 후 회복치료(예: 냉찜질)를 받는다.

엘리트 배구선수는 일년 내내 가능한 최고 레벨에서 플레이하기 위해 부지런히 준비해야 한다. 전체 시즌 동안 체력을 유지하면, 운동선수는 일년 내내 최고의 경기력을 발휘하고 준비된 상태로 경기에 임할 수 있다.

2001년에 우리는 브라질 남자 선수들과 함께 거의 혁명적인 새로운 근력 및 컨디셔닝 프로그램을 시작했다. 많은 선수들이 근력 불균형을 보이고 주로 무릎과 어깨에 심각한 고유 수용성 결손이 있는 것을 관찰한 결과, 근력 향상과 함께 작용근(agonist)과 길항근(antagonist)의 균형을 맞추고 고유수용성 능력에 영향을 미칠 수 있는 근력 향상에 초점을 맞춰 신체적 준비를 해야한다는 결론을 내렸다. 이 전략의 성공에는 운동 강도를 엄격하게 통제하는 것이 핵심이었다. 또한 이 전략은 플라이오메트릭 운동을 통해 수직 점프 기술을 훈련할 수 있게 했다. 근육 기반이 확립되면, 근육 피로로 인한 운동 조절 능력의 조기 상실 없이 배구 기술을 훈련할 수 있다. 신체 컨디셔닝 훈련에서는 동적 및 정적 유연성 훈련이 강조되었다. 근력 기반이 확립된 후에는 기술력과 전술 전략을 강조하는 인터벌 트레이닝 세션을 시작했다. 이 전략은 경기의 요구에 맞는 유산소 및 무산소 지구력을 향상시켰다.

부상과 복귀

부상은 모든 운동선수에게 가장 큰 두려움이지만, 특히 프로 운동선수는 자신이 좋아하는 스포츠를 통해 돈을 벌기 때문에 부상에 대한 두려움이 더 크다. 문헌에 따르면 레크리에이션 선수와 엘리트 선수가 입는 부상의 종류는 비슷하지만 엘리트 선수를 치료하는 방법은 완전히 달라야 한다. 레크리에이션 선수가 1도 발목 염좌로 클리닉을 찾아오면, 3주 동안 경기에 출전하지 않고 하루에 1시간씩 물리치료를 받고 4주후에 경기에 복귀한다면 만족할 것이다. 반면에 국가대표팀 선수가 같은 유형의 부상을 당하면 훨씬 더 적극적인 치료를 받게 된다. 골절을 배제하기 위해 고급 방사선 촬영을 조기에 실시하고, 시즌 중 어느 시기에 해당하는지에 따라 24시간 내내 물리치료를 받게 된다. 적극적인 통증 관리를 통해 조기 보행이 가능하다. 1주일 이내에 선수는 경기에 복귀할 수 있다. 선수의 경기 복귀 시기를 결정할 때 생물학적 치유 과정을 존중해야 하지만, 때로는 엘리트 선수의 일정으로 인해 의료진과 선수가 어느정도 "위험의 한계를 뛰어넘어야"하는 경우도 있다.

4가지 간단한 사례를 통해 엘리트 선수를 위한 의료서비스가 일반적인 레크리에이션 선수를 치료하는 방식과 어떻게 다른지 살펴볼 수 있다. 공교롭게도 이 선수들 중 두명은 올림픽을 4.5개월 앞두고 수술이 필

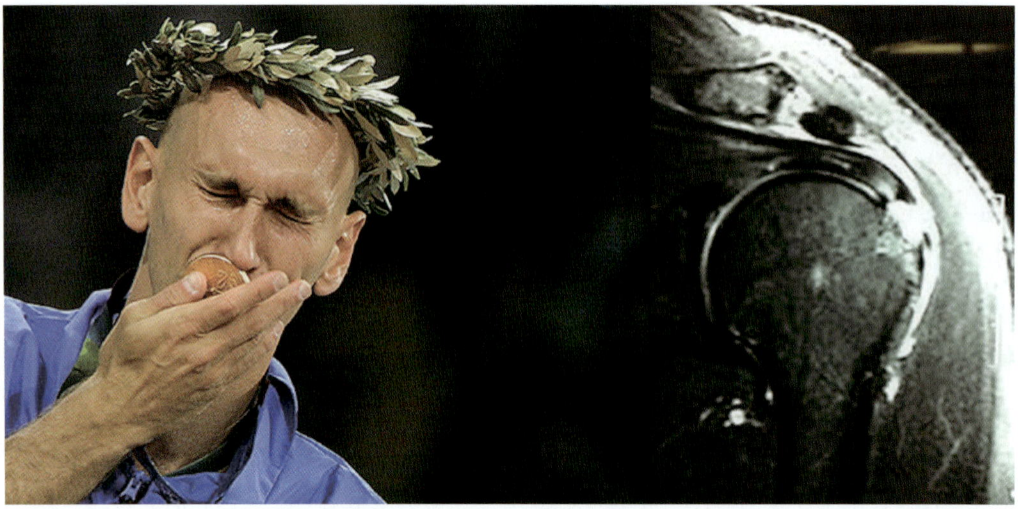

그림 14.2 브라질 대표팀의 일원이었던 이 선수는 2004년 아테네 올림픽을 4.5개월 앞두고 극상근 파열 부상을 입었다. 그는 수술적 치료를 받은 후 경기에 출전해 금메달을 획득했다.

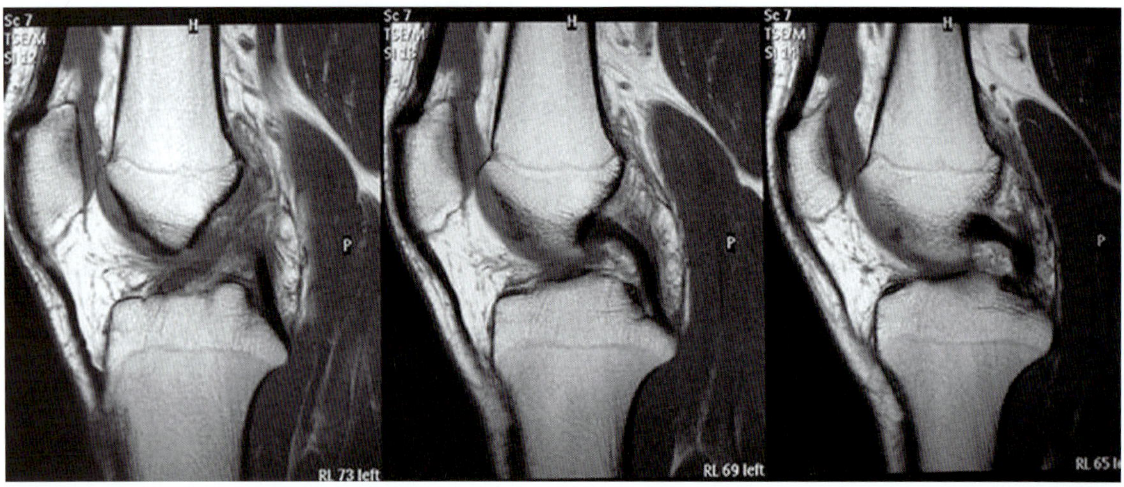

그림 14.3 2008 베이징 올림픽 4.5개월 전에 ACL 병변이 발생했다. 이 선수는 햄스트링 힘줄 동종 이식을 받았다. 그는 올림픽에 출전해 은메달을 획득했다.

요한 부상을 당했다. **그림 14.2**는 아테네 올림픽을 앞두고 우리 대표팀의 한 선수가 겪은 회전근개 파열을 보여준다. **그림 14.3**은 베이징 올림픽을 앞두고 우리 선수 중 한명이 입은 전방십자인대(ACL) 손상을 보여준다. 어깨 수술의 일반적인 회복기간은 6–9개월이며, ACL 파열의 경우 9–12개월이 걸린다. 이 두 선수는 수술을 받았고, 기적적으로도 각각 올림픽에 출전할 수 있었다. 이 목표를 달성하기 위해서는 선수들과 의

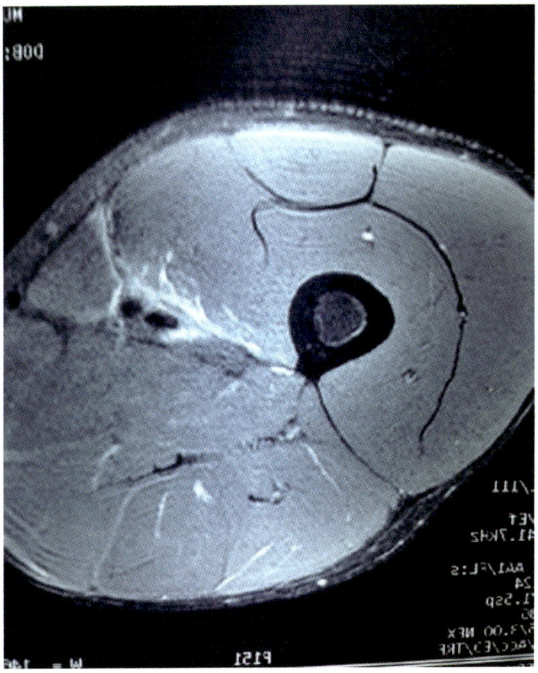

그림 14.4 2014년도 세계선수권대회 중 1도 허벅지 근육 손상(a grade 1 thigh muscle lesion)을 입었다. 3일만에 경기에 복귀했지만 최고의 기량을 빌휘하지는 못했다.

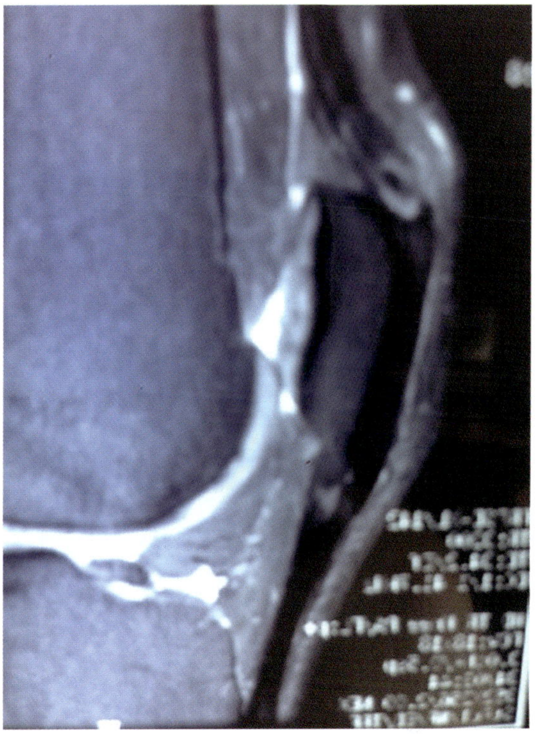

그림 14.5 프로 배구 선수의 석회화된 대퇴사두근 건염

료진의 합의와 공동의 노력이 필요했다. 나머지 두 사례는 2014년도 폴란드에서 개최된 세계선수권대회에서 사례들이다. **그림 14.4**에는 1도 근육 병변(grade 1 muscle lesion)이 있다. 일반적으로 이와 같은 허벅지 타박상을 입은 선수는 최소 10–15일 동안 경기에 출전할 수 없다. 이 선수는 중요한 역할과 대회의 중요성 때문에 3일만에 대회 복귀를 시도했다. 집중적인 물리치료와 압박붕대 사용에도 불구하고 그의 경기력은 평소 수준에는 미치지 못했다. **그림 14.5**는 대퇴사두근 건에 만성통증을 경험한 선수의 무릎 MRI를 보여준다. 이러한 불편함에도 불구하고 그는 토너먼트의 모든 경기에 출전할 수 있었다.

보충제와 기타 치료법

엘리트 팀과 함께 일하는 의사는 운동능력을 향상시키고 부상을 치료 및 예방하며 통증을 감소시킨다고 주장하는 모든 새로운 치료법, 약품 및 보충제에 대한 최신 정보를 파악하고 있어야 한다. 부상을 당하면 운동선수들은 가능한 빨리 회복하는 것을 원한다. 때때로 선수는 '기적의 치료법'을 찾게 되므로 우리는 선수가 이러한 치료법의 효과에 대해 듣거나 읽은 모든 것을 믿지 않도록 노력해야 한다.

무릎에 반복적인 하중과 체중 부하가 가해지기 때문에 대부분의 프로 선수들은 조만간 무릎 관절 연골의 퇴화를 겪게 된다. 우리의 경험에 따르면 이러한 운동선수들은 글루코사민(glucosamine)과 콘드로이틴(chondroitin)을 보충제로 섭취하는 것이 좋다. 관절 내 히알루론산(hyaluronic acid)도 퇴행성 관절 질환 관리에 도움이 되지만 침습적인 치료법이기 때문에 가능하면 피하는 것이 좋다.

PRP의 사용은 문헌에서 매우 논란이 많으며, 그 효과에 대한 충분한 근거가 없기 때문에 연골 병변이나 근육부상에는 사용하지 않는다. 전통적인 방법(물리치료 등)에 반응하지 않는 슬개골건염 또는 아킬레스건염의 일부사례에서는 수술을 받기 전에 마지막 치료적 개입으로 PRP 시술을 고려할 수 있다.

유청 단백질(whey protein), 크레아틴, 아미노산과 같은 보충제는 운동선수들에게 인기가 있다. 이러한 보충제가 선수에게 도움이 될 수 있는지 여부는 사례별로 판단한다. 우리는 선수들에게 수분 보충에 필요한 만큼의 물이나 스포츠 음료를 마실 것을 권장한다. 탄수화물 젤은 경기 중 운동능력을 유지하는 데 도움이 된다. 물론 도핑 관리와 관련하여서 팀닥터의 책임이 있다. 모든 선수는 팀닥터에게 처방받은 모든 의약품이 금지목록 국제표준(prohibited list)에 없는지 확인해야 하며, 섭취한 모든 제품에 대한 책임은 궁극적으로 선수 본인에게 있음을 상기해야 한다.

세계 각지로 여행하기

대표팀은 매 시즌의 상당 부분(최소 2개월 이상)을 외국에서 보낸다. 이는 대표팀과 스태프들에게 상당한 스트레스를 준다. 종종 출발지와 도착지 사이의 상당한 시차(3시간 이상)로 인해 여행이 복잡해지는 경우가 많다. 시차로 인해 수면장애가 발생하고, 이로 인한 피로는 개인과 팀의 성적에 부정적인 영향을 미칠 수 있다. 과거에는 수면 조절을 위해 선수들에게 멜라토닌을 투여하기도 했지만 대체로 효과가 없었다. 우리는 신체 리듬을 바꾸고 식사, 활동, 수면을 목적지의 해당 시간에 맞추어 조정하는 것에 있어서 더 많은 성공을 거두었다. 여행중 적절한 수분을 충분히 섭취하고 음주를 피하는 것도 여러 시간대를 지나는 것으로 인한 영향을 최소화하는 데 중요하다.

외국에서는 숙박시설과 메뉴가 브라질에서 익숙한 것들과 크게 다를 수 있으므로, 문의와 조사를 통해 적절한 다양성과 선택의 폭을 찾지 못하면 맛과 영양을 갖춘 음식을 직접 쇼핑해야 한다. 한 번에 몇 주씩 집을 떠나 있기 때문에 호텔의 안락함도 또 다른 관심사이다. 선수들이 집에 있는 가족들과 계속 소통할 수 있도록, 안정적인 인터넷 서비스 이용 여부와 같은 사소한 부분도 팀 사기에 큰 변화를 가져올 수 있다.

또한 이동 중에도 문제가 되는 것은 필요할 경우 의료시설에 대한 접근성이다. 올림픽과 같은 대회에서는 모든 종류의 영상 장비와 임상 치료가 가능하지만, 규모가 작거나 체계적이지 않은 대회 또는 필요한 의료장비를 모두 갖추지 못한 국가에서 개최되는 대회에서는, 선수들에게 신속한 치료가 필요한 경우 어디로 데려가야 하는지가 또 다른 문제가 될 수 있다. 팀닥터는 발목 염좌나 어깨 통증뿐만 아니라 독감, 감기, 설사, 인후통, 복통, 두통 등의 질병을 진단하고 치료해야 한다. 선수에게 처방전을 제공할 현지 의사를 찾는 것이 어려울 때가 있기 때문에, 선수들에게 영향을 미칠 수 있는 가장 흔한 진단에 대한 약품을 항상 휴대하고 있다. 상처를 봉합하기 위해 꿰매야 할 때를 대비해 간단한 수술을 위한 용품도 준비되어 있다. 선수와 함께 여행하는 물리치료사는 자신의 모든 장비도 모두 가져오는데, 매일 대다수의 선수들이 그의 도움이 필요하기 때문이다. 또한 현지 의료진의 서비스가 도움이 될 것으로 판단되면 해당 의료진을 방문할 수도 있다(아시아에서는 침 시술과 같은).

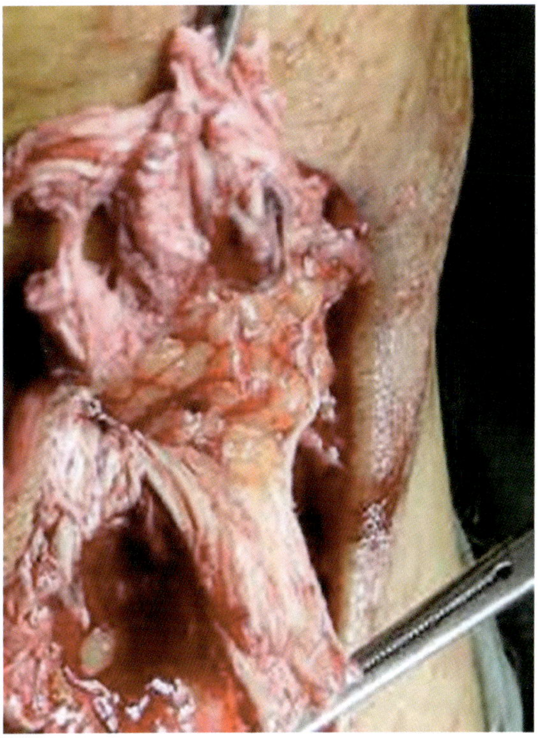

그림 14.6 파열된 슬개건의 수술적 노출. 이 건의 큰 석회화 부분은 이전에 코르티코스테로이드를 주사한 적이 있음을 시사한다.

마지막으로 선수의 부상으로 인해 개최국에서 신속한 개입이 필요하지만 불가능하거나 바람직하지 않은 경우에 대비하여 "재난 계획(disaster plan)"을 세우는 것이 바람직하다. 남자 대표팀의 팀닥터로서 첫 공식 경기에서 우리 선수 중 한명이 슬개건 파열로 인해 브라질로 즉시 돌아와 수술 치료를 받아야 했던 기억이 난다(**그림 14.6**).

결론적으로, 경기와 챔피언십은 세부적인 부분에서 결정되는 경우가 많기 때문에 팀에게 최상의 조건을 제공하는 것이 최종 결과에 큰 차이를 만들 수 있다.

브라질 배구: 다이아몬드 세대

정상에 오르는 것은 힘들지만, 거기에 머무르는 것은 더 힘들다.
(Getting to the top is difficult, but remaining there is even more difficult.)

Bernardo Rezende (브라질 남자대표팀 감독)

1980년대 브라질 남자대표팀은 역대 최고의 성적을 거두었다. 그러나 1982년 세계선수권대회 은메달과 1984년 로스앤젤레스 올림픽에서 은메달을 획득한 것은 1990년대부터 2010년까지 팀이 성공하기 위한 전주곡에 불과했음이 입증되었다. 1992년 바르셀로나 올림픽에서 브라질 남자선수들이 금메달을 획득하며 "황금 세대"로 알려지게 됐다. 2001년부터 2010년까지 브라질은 3번의 세계 선수권 대회, 8번의 월드리그 우승, 2번의 월드컵 트로피, 3번의 올림픽 메달(은메달 2개, 금메달 1개)을 획득했다. 이 운동선수 그룹은 "다이아몬드 세대(diamond generation)"로 알려졌다(**그림 14.7**).

다이아몬드 세대처럼 반복적으로 승리하는 팀이나 운동선수와 항상 메달을 획득하지 못하는 팀이나 운동선수의 차이점은 무엇일까? 운동선수는 배구를 할 수 있는 신체적 능력에 대한 청사진을 제공하는 DNA를 가지고 태어날 수 있다. 하지만 선수와 팀이 성공할 수 있도록 밀어주는 환경 속에서 능력과 결단력, 노력이 어우러져야만 특별한 재능이 만들어진다. 최고가 될 수 있는 선수는 성공하고자 하는 의지가 강하고 해마다 발전하기 위해 기꺼이 노력하는 선수들이다. 어떤 선수들은 갑자기 등장했지만 팀과 함께 발전하고 성장하기 위해 노력하지 않기 때문에 엘리트 선수로 성장하지 못한다.

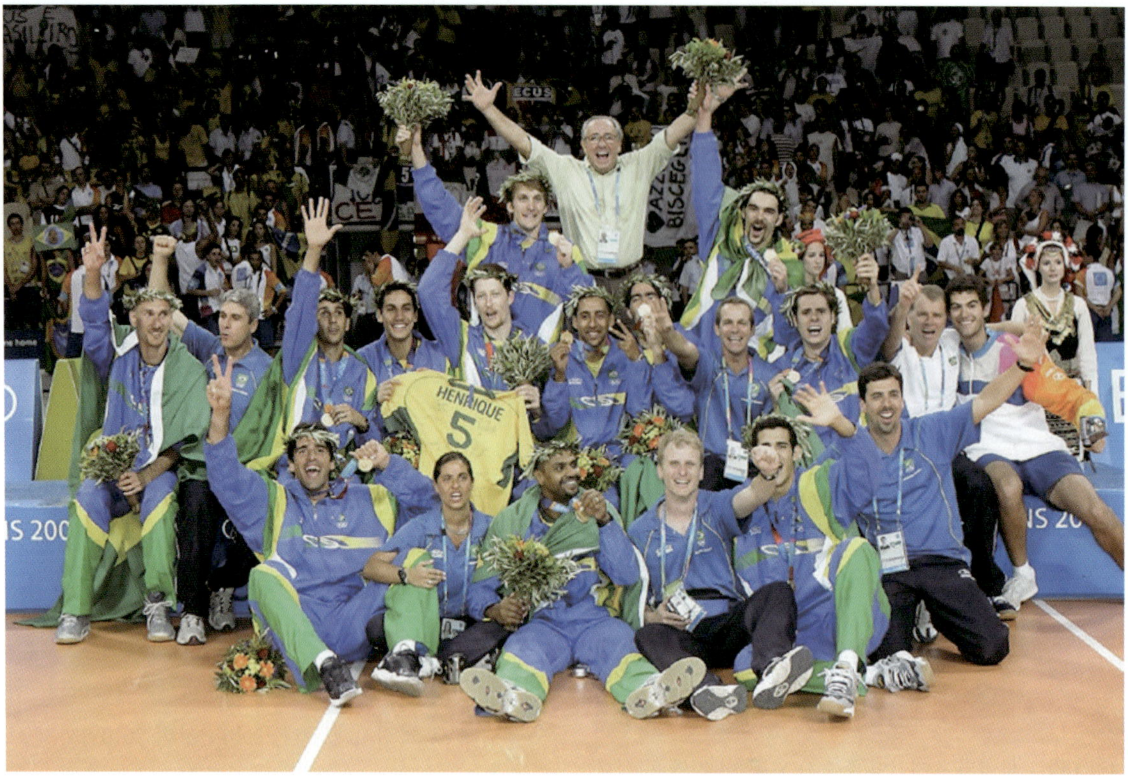

그림 14.7 다이아몬드 세대의 최고의 순간-2004년도 아테네 올림픽에서 금메달 획득 당시

원하는 자질을 모두 갖춘 선수를 영입할 수 있고, 코트 안팎의 모든 세부사항을 고려하여 밤낮으로 끊임없이 노력하며 스태프와 선수들로부터 존경받는 코치가 있다면, 그 팀은 필요한 강렬한 집중력과 정신 집중을 키우면 반드시 성공할 것이다. 이러한 특성이 브라질 배구가 다른 프로그램과 차별화되는 부분이며, 이는 궁극적으로 다이아몬드 세대의 전설로 이어졌다.

브라질 배구에서는 대회에서 금메달을 획득한 사례가 두 번 더 있었다. 1990년대에 세계 엘리트 배구의 일원이 된 브라질 여자 배구 대표팀은 메달을 획득했지만 당시 모든 대회에서 우승한 쿠바의 강팀과 맞붙었다. 이번 세기 초반에 고전하고 결정적인 순간에 고배를 마셨지만, 정신력을 중심으로 회복해 지금은 베이징과 런던 올림픽 2연패를 달성하며 세계 최강의 실내 배구팀으로 우뚝 섰다. 또 다른 예는 브라질 비치발리볼이다. 올림픽 정식 종목이 된 이후 브라질은 미국과 함께 세계 선수권대회와 올림픽에서 메달 순위를 독식하고 있다.

승패는 모든 스포츠의 일부이다. 하지만 나는 브라질 배구가 실내와 모래사장에서 남녀 대표팀이 계속해서 상위권을 유지할 수 있도록 돕고 싶다.

결론

엘리트 배구선수를 위한 보살핌은 특별하다. 선수는 일 년 내내 경쟁하며 여러가지 스트레스 요인에 취약하다. 엘리트 선수에게 부상 예방, 치료, 재활을 포함한 최첨단 의료 서비스를 제공하는 것이 중요하다. 또한 국가대표팀 주치의는 적절한 약물처방, 도핑관련 문제 관리, 영양 및 식이 보충제 사용에 대한 선수 상담, 여행 관련 문제 처리 등의 책임을 맡을 수 있다. 모든 구성원이 다른 사람의 제안을 받아들이고 협력할 수 있는 숙련된 지원 스태프들을 팀 주변에 구축하는 것이 매우 중요하다. 이를 통해 국제레벨의 배구선수는 모든 엘리트 선수의 핵심 목표인 게임 및 대회 우승에 전적으로 집중할 수 있다!

추천자료

Bahr R and Reeser JC. (2003) Injuries among world-class professional beach volleyball players: the Fédération Internationale de Volleyball Beach Volleyball Injury Study. *Am J Sports Med*, 31, 119–125.

Bere T, Kruczynski J, Veintimilla N, Hamu Y and Bahr R. (2015) Injury risk is low among world-class volleyball players: 4-year data from the FIVB Injury Surveillance System. *Br J Sports Med*, 49(17), 1132–1137.

Gallagher B, Tjoumakaris FP, Harwood MI, *et al*. (2015) Chondroprotection and the prevention of osteoarthritis progression of the knee: a systematic review of treatment agents. *Am J Sports Med*, 43, 734–744.

Pedowitz DI, Reddy S, Parekh S, Russell Huffman G and Sennett BJ. (2008) Prophylactic bracing decreases ankle injuries in collegiate female volleyball players. *Am J Sports Med*, 36, 324–327.

Salles JI, Velasques B, Cossich V, *et al*. (2015) Strength training and shoulder proprioception. *J Athlet Train*, 50, 277–280.

Samuels CH. (2012) Jet lag and travel fatigue: a comprehensive management plan for sport medicine physicians and high-performance support teams. *Clin J Sport Med*, 22(3), 268–273.

15장

장애가 있는 선수들을 위한 특수배구

Jonathan C. Reeser

Marshfield Clinic Research Foundation, Marshfield, Wisconsin, USA

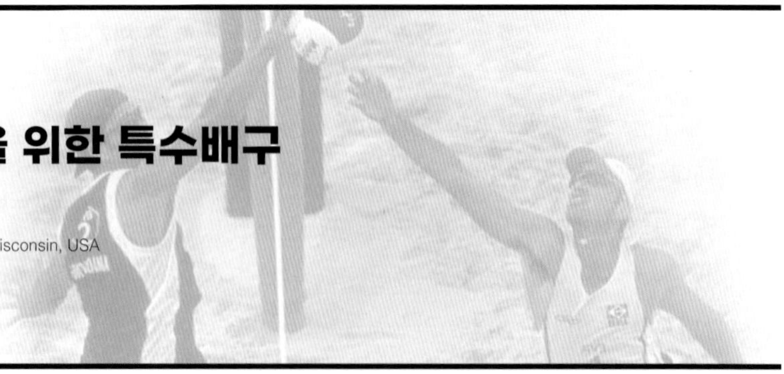

서론

패럴림픽 스포츠 운동은 2차 세계대전 이후 영국에서 Ludwig Guttmann이라는 의사가 Stoke Mandeville 병원에서 치료를 받던 척수 부상 군인들의 재활을 향상시키기 위한 수단으로 스포츠를 고안한 것에 그 뿌리를 두고있다. 이후 Guttman은 1948년 런던올림픽에 맞춰 최초의 국제 휠체어 게임을 조직했다. 휠체어 게임은 1960년 로마올림픽과 함께 처음 개최된 패럴림픽으로 발전했다. 그 이후로 패럴림픽은 다양한 유형의 신체 장애(physical impairment)와 능력장애(disability)를 가진 선수들이 참여할 수 있도록 성장해왔다. 반세기 동안 점점 더 많은 장애인들이 참가하고 경쟁할 수 있도록 여러 종목이 조정되었다.

1970년대 중반, 세계보건기구(World Health Organization, WHO)는 국제장애분류(International Classification of Impairments, Disabilities, And Handicaps, ICIDH)를 발표했다. ICIDH는 부상이나 질병으로 인해 개인이 겪는 기능적 장애(functional impairment)의 정도를 먼저 정의한 다음, 결과적으로 발생하는 능력장애(disability)와 사회적 장애(handicap)의 개념을 확립했다. 따라서 ICIDH는 장애가 있는 개인이 기능적으로 제한될 수 있는 정도를 정확하게 전달하는 능력을 향상시킨 개념적 틀을 제공한다.

ICIDH는 다음과 같이 용어를 정의한다.

1. 기능 장애(impairment): *심리적, 생리학적 또는 해부학적 구조나 기능의 상실 또는 이상을 말한다.* 예를 들어 경골(무릎 아래) 절단을 당한 배구선수이다.
2. 능력 장애(disability): *인간에게 정상이라고 간주되는 방식이나 범위 내에서 활동을 수행하는 능력(기능장애로 인해 발생)이 제한되거나 부족함을 의미한다.* 예를 들어 앞서 언급한 배구선수가 보철물이나 기타 보조장치 없이 보행할 수 없는 경우이다.
3. 사회적 장애(handicap): *기능장애(impairment) 또는 능력장애(disability)로 인해 해당 개인이 연령, 성별, 사회 및 문화적 요인에 따라 정상으로 간주되는 사회적 역할을 수행하는 데 제한을 받거나 방해받는 불이익을 말한다.* 예를 들어 경골 절단이 있는 개인은 스포츠 참여와 관련하여 사회적 장애가 있을 것으로 예상된다.

하지만 배구는 여러가지 방식으로 기능 장애(impairment)를 가진 사람들이 참여할 수 있도록 개조되어 역할에 따른 사회적 장애(handicap)을 없애고 있다. 다양한 형태의 특수배구(adapted volleyball)에는 사지절단, 신경근육 장애, 청력 상실(난청)을 포함하되 이에 국한되지 않는 다양한 신체적, 정신적 기능장애(impairment)와 능력 장애(disability)를 가진 사람들이 참여할 수 있다. 결과적으로 기능 장애(impairment)가 있는 개인은 능력 장애가 있을 수 있지만 스포츠의 변형으로 인해 배구 참가에 있어서 사회적 장애가 되지 않을 수 있다.

다양한 기능 장애(impairment)가 있는 개인 간의 경쟁이 공정하게 진행되기 위해서는 선수가 대회 출전 자격으로 반드시 충족해야 하는 국제 표준이 있다. 예를 들어, 세계농아인대회에 참가하려면 양쪽 귀의 청력 손실이 55 dB 이상이어야 한다[국제농아인스포츠위원회(CISS)에서 정한 기준]. 정신지체(IQ 70 미만으로 정의)가 있는 개인은 스페셜 올림픽 국제월드게임의 배구 경기에 참가할 수 있다. 국제적으로 특수배구에 참가하려면 신체적 장애가 있어야 한다.

패럴림픽 기간 중 가장 최근에 치러진 배구의 두 가지 형태는 좌식배구(sitting volleyball)와 입식배구(standing volleyball)이다. 현재 패럴림픽 일정에는 좌식배구만 포함되어 있다.

좌식배구

좌식배구는 배구와 독일의 "Sitzball"게임이 융합된 형태로 발전한 것으로 여겨지며, 1957년 네덜란드에서 첫 경기가 열린 후 발전했다. 이후 좌식배구는 신체장애(physical impairment)가 있는 사람들을 위한 가

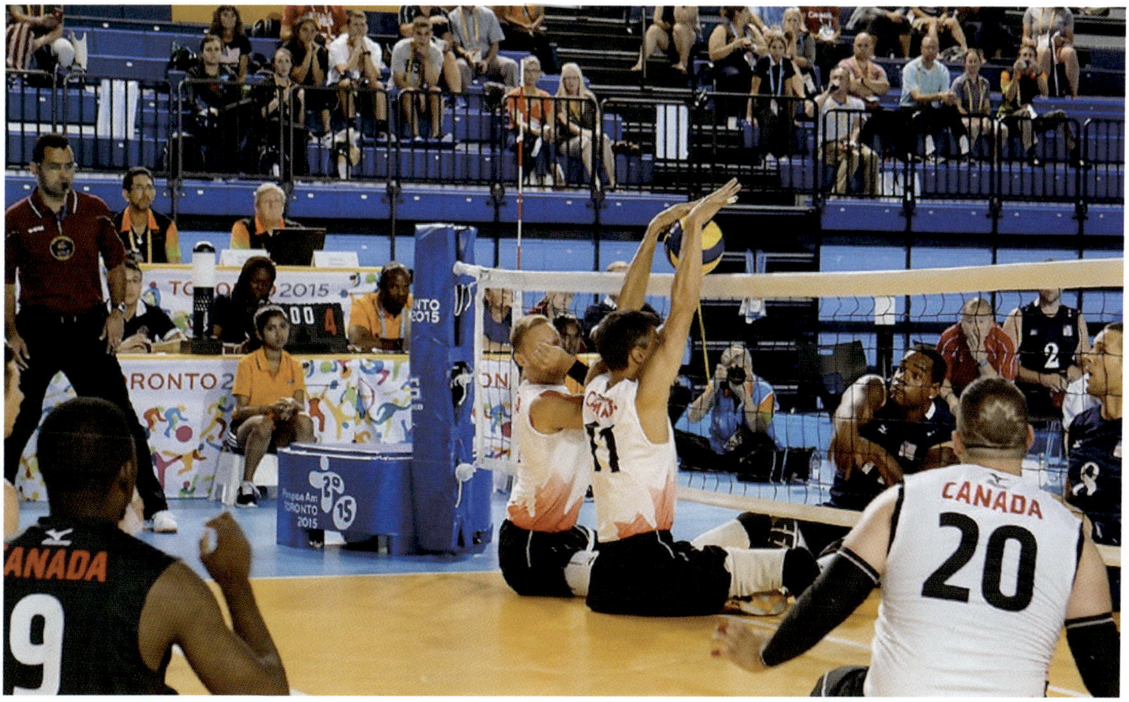

그림 15.1 좌식배구는 비장애인 배구에 비해 더 작은 코트에서, 낮은 네트를 사용해 진행된다. (*출처: World ParaVolley. World ParaVolley의 허가를 받아 사용*)

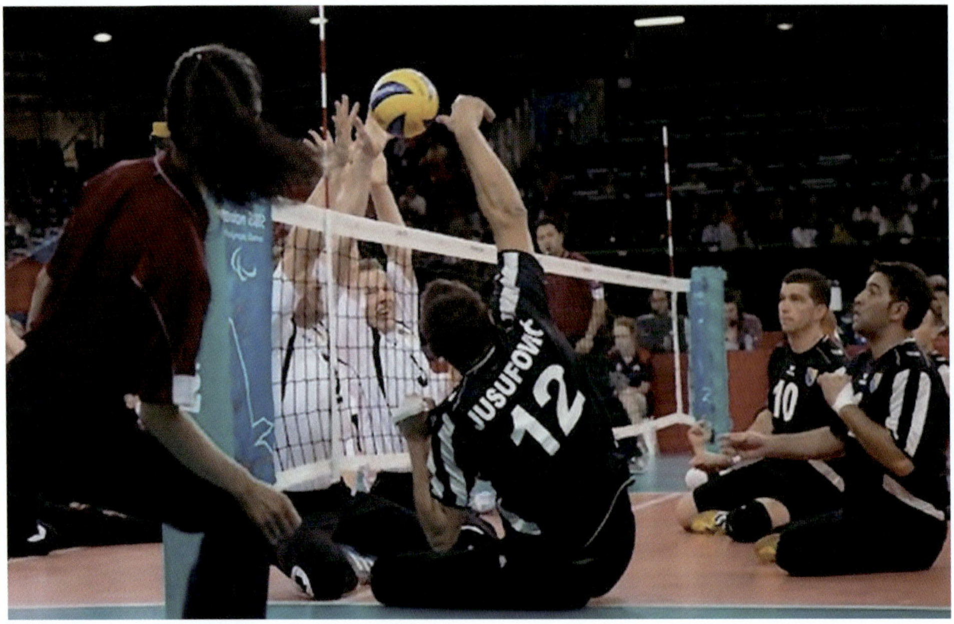

그림 15.2 좌식배구 규칙에서 선수의 엉덩이나 몸통이 항상 경기장 표면에 접촉되어야 한다고 규정하고 있다. (*출처: World ParaVolley. World ParaVolley의 허가를 받아 사용*)

장 인기 있는 형태의 특수배구(adapted volleyball)로 성장했다.

좌식배구는 세 가지 측면에서 기존의 배구와 다르다:

1. 코트가 더 작다(정식배구 코트의 규격은 18 × 9 m인데 비해 좌식배구의 코트는 10 × 6 m이다).
2. 네트가 더 낮다(일반 배구에서 남자 네트 높이는 2.43 m, 여자 네트 높이는 2.24 m인데 좌식배구에서는 남자 네트 높이는 1.15 m, 여자 네트 높이는 1.05 m)(**그림 15.1**).
3. 참가자는 경기 중에 "착석"상태를 유지해야 한다(규정에 따르면 선수의 엉덩이나 몸통의 일부는 항상 바닥에 닿아 있어야 한다)(**그림 15.2**).

국제 대회에 참가하려면 좌식배구 선수는 좌식 및 입식 배구를 위한 국제 관리 기구인 세계장애인배구연맹(World ParaVolley)가 정의한 "최소 장애 기준"을 충족해야 한다(**그림 15.3**). 이는 선수의 기능 장애(impairment)가 경미해 보일 수 있지만 그럼에도 불구하고 기존 버전의 스포츠에서 경쟁하는 데 방해가 되지 않는 것을 의미한다. 기능 장애(impairment)가 있는 선수가 장애 자격을 평가받는 과정을 "등급분류(classification)"라고 한다. 등급분류는 신체 장애(physical impairment)가 있는 개인이 스포츠에서 요구하는 신체활동을 움직이고 수행할 수 있는 정도를 평가하는 것으로, 등급분류는 스포츠별 기능 제한 수준을 정의한다. 좌식배구는 국제장애인경기연맹(International Sports Organization for the Disabled, ISOD)에서 사용하는 "Amputee and Les Autres" 시스템을 기반으로 한다. 일반적으로 등급분류는 절단 수준, 근력, 관절 운동 범위 및 사지 길이의 차이 중 하나 이상을 활용하여 수행한다.

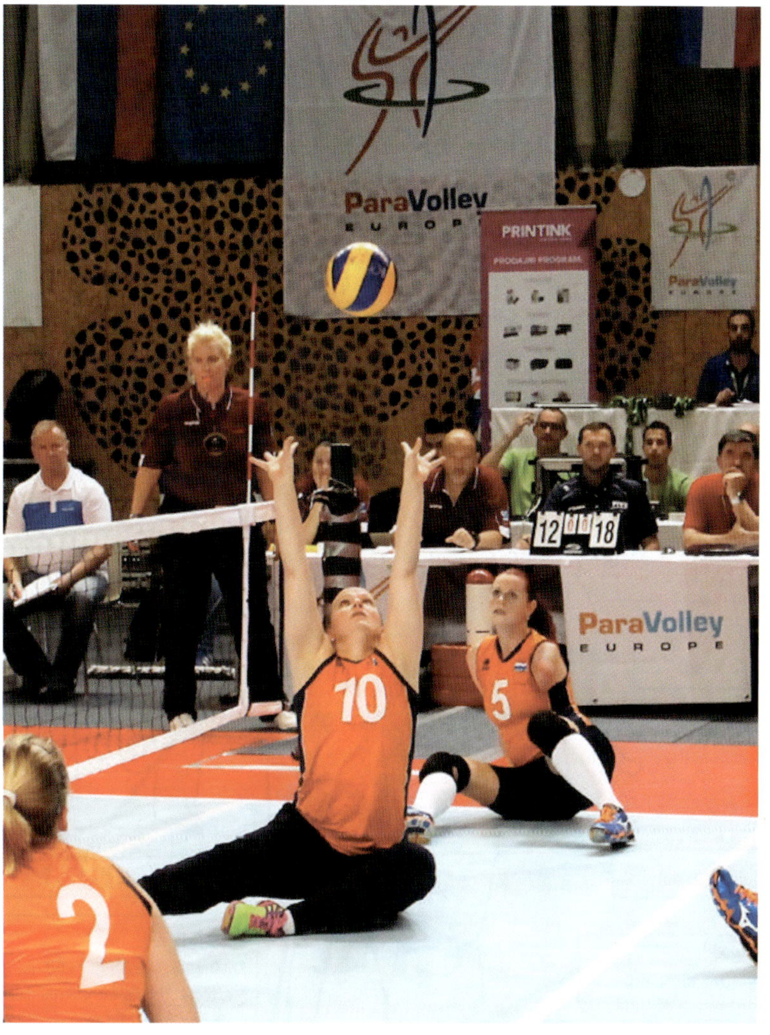

그림 15.3 세계장애인배구연맹(WPV)은 전 세계적으로 경쟁되는 변형된 형태의 배구를 관리하는 국제 기관이다. *(출처: World ParaVolley. World ParaVolley의 허가를 받아 사용)*

또한 팀 간에 공정한 기능적 균형이 유지되기 하도록 하기 위해 충족해야 하는 최소 팀 표준이 있다. "등급배정(class allocation)"은 자격을 갖춘 기능 장애(impairment)로 인한 능력 장애(disability)의 정도를 정량화하는 과정을 말한다. 좌식배구에서는 최소장애(minimal disability, MD)와 장애(disabled, D) 두 가지 등급만 인정된다(**그림 15.4**). 국제대회에 대한 세계장애인배구연맹(WPV)에 따르면 좌식배구팀을 구성하는 6명(즉, 동시에 코트에 있는 선수들) 중 단 한 명만 "최소 장애(MD)" 등급을 보유할 수 있다. 많은 나라에서 비장애인과 장애인이 함께 구성된 혼합팀도 좌식배구를 레크리에이션으로 즐기고 있어, 좌식배구는 풀뿌리 수준에서 진정한 통합 스포츠로 자리잡고 있다.

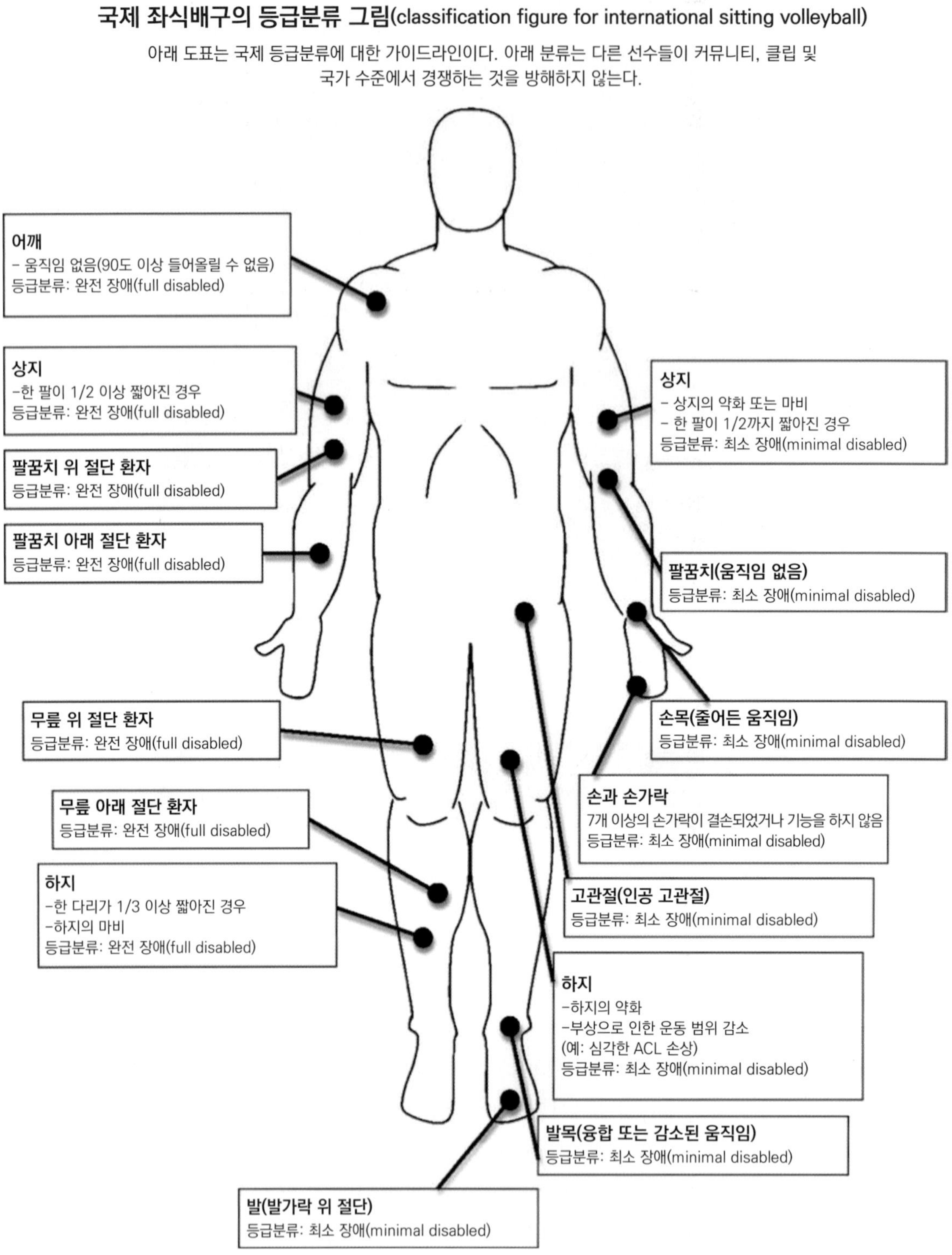

그림 15.4 국제 좌식배구 대회의 경우, 선수들은 참가하기 전에 등급을 분류받아야 한다. 선수는 최소 장애 등급(MD) 또는 완전 장애로 분류된다. 팀은 한 번에 두 명의 MD등급만 로스터에 등록할 수 있고, 코트에는 한 명의 MD등급만 배치할 수 있다. (*출처: World ParaVolley. World ParaVolley의 허가를 받아 사용*)

입식배구

신체장애(physical impairment)가 있는 선수들을 위한 "입식(standing)" 버전의 배구도 전 세계적으로 상당한 인기를 얻고 있다. 입식배구는 2000년 시드니 패럴림픽에서 마지막으로 정식종목으로 치루어진 이후 현재 패럴림픽에서는 정식 종목으로 채택되지 않고 있다.

원래 영국에서 개발된 입식배구는 선천적 또는 후천적 사지 결손["절단(amputation)"] 또는 다른 신경근육 사지 장애가 있는 사람들이 경기를 펼친다. 입식배구의 규칙은 국제배구연맹(Fédération Internationale de Volleyball, FIVB)의 규칙에서 약간만 수정되었다. 코트 크기와 네트 높이, 득점 및 볼 핸들링에 관한 기본 규칙은 그대로이다. 유일한 중요한 차이점은 각 선수는 세계장애인배구연맹(WPV)이 승인한 장애 등급 분류 시스템에 따라 최소한의 장애 수준을 충족해야 한다는 것이다. 이 시스템은 절단 정도, 운동 기능 상실, 제한된 운동 범위를 고려하여 비슷한 운동 능력을 가진 선수들을 함께 그룹화한다. 장애 분류에 따라 선수들은 A, B, C 세 가지 등급 중 하나로 배정된다. 일반적으로 기능적 제한이 심한 선수는 C등급에 배정되고, 장애 정도가 경미한 선수는 A등급에 배정된다(B등급은 중등도). 공인된 국제 대회 기간 동안 각 팀에서는 한 명 이하의 A등급 선수와 한 명 이상의 C등급 선수가 항상 코트에 있어야 한다.

변형된 비치발리볼

비치발리볼의 인기가 높아짐에 따라 신체 장애(physical impairment)가 있는 사람들에게도 해변에서 스포츠를 즐기고 경쟁할 수 있는 기회를 제공하기 위해 비치발리볼을 변형하여 적용하려는 노력이 이루어지고 있다. 두 가지 버전(좌식 및 입식)은 비장애인 비치발리볼의 규칙과 세계장애인배구연맹(WPV)의 좌식 및 입식배구 규칙을 조합한 것이다. 좌식 비치발리볼(sitting beach volleyball)은 4 × 4 m 크기의 코트에서 3명의 선수가 한 팀을 이루어 경기를 치른다. 입식 비치발리볼(standing beach volleyball)은 팀당 3명의 선수로 구성하여, 8 × 8 m의 규정 코트에서 경기를 한다. 등급 분류를 위해 팀당 최소한의 장애 선수 한 명만 포함될 수 있다(입식배구의 A등급 선수와 동일). 나머지 2명의 선수(교체불가)는 입식배구의 B 또는 C 등급에 해당하는 선수여야 한다. 현재 패럴림픽에서 좌식 비치발리볼과 입식 비치발리볼, 그리고 실내 입식배구 경기는 열리지 않고 있다.

부상 패턴

배구는 거의 모든 형태에서 폭발적이고 강력한 기술을 사용하는 스포츠로 발전해 왔다. 이러한 기술은 어깨, 허리, 고관절, 무릎, 발목의 근건 및 인대 구조에 엄청난 부담을 주기에 부상 위험이 높다. 의수족 사용과 결합된 선천적 및 후천적 사지결함은 하중의 흡수 및 소멸방식은 말할 것도 없고, 스포츠 기술 수행 방식에 중대한 생체역학적 변화를 초래할 수 있으므로 운동 사슬(kinetic chain)의 연조직들은 비장애인 운동선수에 비해 과부하 및 과사용 부상의 위험이 더 클 수 있다(Stewart 1983). 반면에 비장애인 스포츠의 그것과 변형된 스포츠의 생체역학적 요구는 상당히 다를 수 있다. 따라서 장애가 있는 배구 선수는 비장애인 선수에 비해 부상 위험이 더 높을 수 있다고 추측하는 것이 합리적이다. 안타깝게도 이 주제에 대한 세계 문헌에 발표된 연구는 거의 없다.

Ferrea와 Petersen(2000) 및 Nyland 등은(2000) 신체 장애(physical impairment)가 있는 운동 선수의 부상 경향을 연구했지만 특수배구(adapted volleyball)에 특별히 초점을 맞춘 연구는 아니었다. 다른 형태의 변형된 스포츠에 초점을 맞춘 연구를 기반으로 배구 부상의 위험을 판단하는 것이 합리적으로 보일 수 있지만, 최근 스포츠 문헌의 대부분은 공통 장비 이동 패턴이나 배구의 생리학적 요구를 공유하지 않는 스포츠인 휠체어 육상(wheelchair athletics)과 변형된 알파인 스키(adapted alpine skiing)에 초점을 맞추고 있다(Busconi and Curtis 1995; Shephard 1988). Ferrera 등(1991)은 여러 장애인 스포츠 그룹의 부상 유병률을 후향적으로 연구한 결과 장애인 선수의 부상률이 비장애인 선수와 비슷하다는 결론을 내렸다. 그러나 장애인 운동선수의 스포츠별 부상 패턴은 유사한 스포츠 종목에서 경쟁하는 비장애인 운동선수의 부상 패턴과 당연히 달랐다.

그러나 다른 연구자들은 장애인 운동선수가 "스트레스와 피로에 더 취약하다"고 결론을 내렸고(Jackson and Fredrickson 1979), "장애인 운동선수에 대한 더 나은 훈련이 필요하다"고 제안했다(Calmels 등 1994). 이러한 요인들은 대부분이 사지 절단 환자이고 보철물들(prosthesis)을 사용하는 데 상당한 대사비용(metabolic cost)이 든다는 점을 고려할 때, 입식배구선수들에게 심각한 문제를 야기할 수 있다고 가정할 수 있다. 연구에 따르면 무릎 아래 절단 장애를 가진 사람은 비장애인보다 보행 시 15%에서 55%까지 더 많은 에너지를 소비하는 것으로 나타났다(Gailey 등 1997).

장애인 배구선수의 부상 이력을 조사한 연구는 단 3건만 발표됐다. 1992년 영국 패럴림픽 선수들 사이에서 발생한 부상에 대한 조사에서 Reynolds 등(1994)은 배구 팀 구성원의 90%가 훈련이나 시합 중에 입은 부상으로 치료를 받았다고 보고했는데, 이는 바르셀로나 패럴림픽에 참가한 15개 영국 장애인 스포츠 팀 중에서 가장 높은 비율이었다. 불행하게도 저자들은 이들이 입식배구 선수인지 좌식배구 선수인지 명시하지 않았으며, 스포츠별 또는 진단별 부상을 입고 치료받은 다양한 부상에 대한 분석도 제공하지 않았다. 두 번째 연구는 배구를 하는 남성 하지 절단 환자중 건강한 하지의 골관절염(osteoarthritis) 발생률을 조사했다(Melzer 등 2001). 저자들은 절단된 환자의 건강한 쪽 다리에서 무릎 관절염의 유병률이 건강한 대조군에 비해 더 높다는 것을 발견했다.

세 번째 연구는 1996년 애틀랜타 패럴림픽에 참가한 장애인 입식배구 선수들의 부상 이력에 대한 자체 보고 후향적 검토였다(Reeser 1999). 전년도 배구 노출 회수(연습 또는 대회)에 대한 선수 자신의 추정을 바탕으로 선수 노출 1,000명당 약 8.5명의 시간 손실 부상률(time-lost injury rate)이 계산되었다. 가장 자주 다친 신체 부위는 순서대로 발목/발, 어깨, 손목/손, 무릎 순이었다. 가장 흔한 진단명은 염좌(sprain), 좌상(strain), 건염(tendinitis), 점액낭염(bursitis)이었다. 연구에 참여한 입식배구 패럴림픽 선수들이 보고한 부상의 대부분은 새로운 부상(60%)이었으며, 경기 중보다는 연습이나 워밍업 중에 발생한 경우가 더 많았다(64% 대 36%). 이 비율은 미국 여자대학 배구 부상감시 프로그램(injury surveillance program)의 비율과 비슷하였다(Datalys, Indianapolis, IN). 건강한 배구선수와 마찬가지로 기술도 블로킹, 스파이크 등 점프와 관련된 활동이 부상을 초래하는 활동으로 가장 자주 확인되었다. 또한 발목/발 부상의 80%가 다른 선수와의 접촉(contact)으로 인해 발생한 것으로 보고되었다. 보고된 부상의 대부분은 하지(58%)와 관련이 있었으며 이는 NCAA ISS 데이터(61%)와 비슷한 수치이다. 하지부상의 절반 미만에서 잔존 사지 또는 보철물이 관련되어 있었으며, 상지 부상에서는 보고된 사례가 없었다. 선수가 6일 이내에 경기에 복귀한 경우는 56%였으며, 1995–1996 시즌 동안 NCAA 여자 배구에서 보고된 수치는 73%였다. 그러나 시즌 후반에 발생한 부상보다 시즌 초반에 발생한 부상에 더 많은 휴식 시간이 소요되었다. 이러한 관찰은 부상의 심각도를 반영할 수도 있고, 단순히 패럴림픽 선수들이 시즌 막바지에 중요한 경기를 놓치는 것을 꺼려하기 때문일 수 있다.

부상당한 그룹과 부상을 당하지 않은 그룹 간의 비교에서는 선수들의 연간 예상 노출 횟수(estimated number of athlete exposures per year) 간에 큰 차이가 없는 것으로 나타났다. 부상을 보고한 선수들은 장애의 원인으로 하반신 기능장애(lower limb impairment)가 있을 가능성이 더 높았다. 그러나 선수의 기능장애(impairment)의 성격과 손상된 신체 부위, 진단, 또는 부상의 심각도(훈련 또는 경기 중단 시간으로 측정) 간의 연관성은 없었다. 하지부상은 상지 부상에 비해 치유에 더 오랜 시간이 걸리는 것으로 나타났다. 부상을 입은 선수는 부상을 입지 않은 선수에 비해 시는 중 근력 및 컨디셔닝 프로그램에 참여하는 비율이 낮았다. 마지막으로, 1년 내내 건강한 상태를 유지한 선수들은 장애가 생기기 전에 배구를 했거나 선천적 장애가 있을 가능성이 부상 하위 그룹의 선수들보다 다소 높았다(57% 대 43%).

이 연구에서 보고된 엘리트 장애인 배구 선수의 추정 부상률은 비장애인 배구 선수를 대상으로 한 다른 연구에서 보고된 부상률보다 2배 이상 높다. 안타깝게도 연구 설계의 차이로 인해 이 데이터를 기존의 다른 연구와 유의미하게 비교하는 것은 불가능하다. 그러나 연구 결과는 입식배구 장애인 선수들도 비장애인 선수들과 비슷한 원인으로 인해 비슷한 종류의 부상을 입는다는 것을 시사한다. 하반신 장애를 가진 장애인 배구 선수들은 상지 장애를 가진 팀 동료들에 비해 부상 위험이 더 높은 것으로 나타났다. 점프를 포함한 배구 관련 기술을 수행하는 동안 발생하는 적응적 생체역학적 변화(adaptive biomechanical alterations) 또는 치환(substitution) 이 하위 그룹의 부상 발생률 증가에 기여할 수 있으며(Kiber 등 1992; Molnar 1981), 또한 건강한 경골대퇴관절(tibiofemoral joint)의 골관절염(osteoarthritis) 위험 증가에 기여할 수 있다. 이는 부상 위험을 최소화하고 부상으로부터의 재활을 촉진하기 위해 선수의 장애에 따라 독특하고 개별화된 훈련 및 컨디셔닝 프로그램을 설계해야 함을 시사한다.

마지막으로, 데이터에 따르면 건강한 상태를 유지한 선수들은 선천적 장애가 있거나 장애를 입기 전에 배구를 배웠을 가능성이 더 높았다. 통계적으로 유의미하지는 않지만, 이러한 관찰은 부상이나 질병으로 인한 장애 이후 스포츠 관련 기술의 운동 학습에 관한 의문을 제기한다. 코칭의 관점에서 볼 때, 장애인 선수 코치는 새로운 배구 기술을 가르칠 때 무증상 생체역학적 적응(subclinical biomechanical adaptations)이나 치환(substitutions)으로 인한 과사용 병리의 위험을 최소화하기 위해 폼과 기술에 특히 주의를 기울이는 것이 현명할 것이다.

요약

패럴림픽 운동이 증명하듯이 장애인 스포츠는 Ludwig Guttmann이 도입한 치료적 레크리에이션 활동에서 치열한 경쟁을 벌이는 국제 스포츠로 발전했다(McCann 1996). 이러한 엘리트 운동선수들이 더 강해지고, 더 빠르게 달리고, 더 높이 점프하기 위해 노력할수록 부상 위험이 높아진다(Webborn and Emery 2014). 많은 연구가 수행되어야 하지만, 발표된 제한적인 연구에서는 장애가 있는 배구 선수가 건강한 선수에 비해 부상 위험이 더 높을 수 있음을 보여주는 것으로 보인다. 특수배구(adapted volleyball)의 인기가 지속적으로 증가함에 따라, 향후 배구 대회에서는 장애인 선수와 비장애인 선수의 통합이 더욱 강화될 수도 있다. 따라서 모든 배구 코치 및 스포츠의학 담당자는 장애인 선수의 부상패턴을 이해하여 그들이 마땅한 최적의 치료를 받을 수 있도록 해야 한다. 장애가 있는 배구 선수의 부상 자연사에 대한 이해 향상을 위한 추가적인 전향적 연구의 필요성은 자명하다. 특히 좌식배구 분야에 대한 연구가 필요하다. 좌식배구는 입식배구와는 다른 장애를 가진 선수들이 하기 때문에 두 가지 형태의 적응형 스포츠 간에 부상 패턴이 다를 수 있다.

참고문헌

Busconi BD and Curtis KA. (1995) Physically challenged athletes. In: Pappas AM (ed.) *Upper Extremity Injuries in the Athlete*. Churchill Livingstone, New York, pp. 101–116.

Calmels P, Genevrier M, Braize C, *et al*. (1994) Medical activity during an international sporting competition for the physically disabled: Saint-Etienne world handicapped sport championships. *Disabil Rehabil*, 16(2), 80–84.

Ferrara MS and Petersen CL. (2000) Injuries to athletes with disabilities. *Sports Med*, 30(2), 137–143.

Ferrara MS, Buckley WE, McCann BC, Limbird TJ, Powell JW and Robl R. (1991) The injury experience of the competitive athlete with a disability: prevention implications. *Med Sci Sports Exerc*, 24(2), 184–188.

Gailey RS, Nash MS, Atchley TA, et al. (1997) The effects of prosthetic mass on metabolic cost of ambulation in non-vascular trans-tibial amputees. *Prosthet Orthot Int*, 21, 9–16.

Jackson RW and Fredrickson A. (1979) Sports for the physically disabled. *Am J Sports Med*, 7(5), 293–296.

Kibler WB, Chandler TJ and Stracener ES. (1992) Musculoskeletal adaptations and injuries due to overtraining. *Exerc Sport Sci Rev*, 20, 99–126.

McCann C. (1996) Sports for the disabled: the evolution from rehabilitation to competitive sport. *Br J Sports Med*, 30(4), 279–289.

Melzer I, Yekutiel M and Sukenik S. (2001) Comparative study of osteoarthritis of the contralateral knee joint of male amputees who do and do not play volleyball. *J Rheumatol*, 28, 169–172.

Molnar G. (1981) Rehabilitative benefits of sports for the handicapped. *Connecticut Med*, 45(9), 574–577.

Nyland J, Snouse SL, Anderson M, Kelly T and Sterling JC. (2000) Soft tissue injuries to the USA Paralympians at the 1996 Summer Games. *Arch Phys Med Rehabil*, 81, 368–373.

Reeser JC. (1999) Injury patterns among elite disabled standing volleyball players. *Int J Volleyball Res*, 1(1), 12–17.

Reynolds J, Stirk A, Thomas A and Geary F. (1994) Paralympics – Barcelona 1992. *Br J Sports Med*, 28(1), 14–17.

Shephard RJ. (1988) Sports medicine and the wheelchair athlete. *Sports Med*, 5(4), 226–247.

Stewart MJ. (1983) The handicapped in sports. *Clin Sports Med*, 2(1), 183–190.

Webborn N and Emery WC. (2014) Descriptive epidemiology of paralympic sports injuries. *PM R*, 6, S18–S22.

추천자료

De Haan J (1986) *Sitting Volleyball*. Uitgeverij de Vrieseborch, Haarlem, Netherlands.

Reeser JC. (1999) Injury patterns among elite disabled standing volleyball players. *Int J Volleyball Res*, 1(1), 12–17.

Weiler R, van Mechelen W, Fuller C and Verhagen E. (2016) Sport injuries sustained by athletes with disability: a systematic review. *Sports Med*, 46(8), 1141–1153

16장

성 정체성 이슈

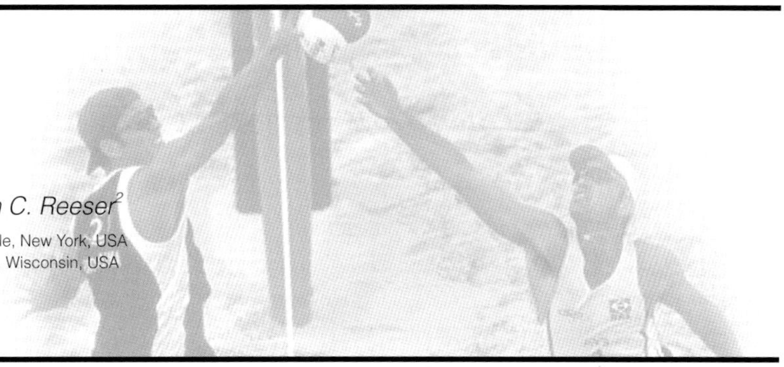

William W. Briner, Jr[1] *and Jonathan C. Reeser*[2]

[1] Hospital for Special Surgery, Long Island, Uniondale, New York, USA
[2] Marshfield Clinic Research Foundation, Marshfield, Wisconsin, USA

서론

무엇이 경쟁을 공정하게 만드는가? 비슷한 나이인가? 동등한 힘? 공정성을 가져오는 최소한의 IQ가 있는가? 사회경제적 지위는 어떠한가? 질문에 대한 가장 좋은 대답은 아마도 "위의 모든 것"일 것인데, 의심할 여지없이 이러한 특성 중 하나라도 불평등하게 분포되면 경쟁자의 승리 가능성에 체계적으로 영향을 미칠 수 있는 대회가 있기 때문이다. 스포츠에 있어서 일관된 대답 중 하나는 성별(sex)이다.

사춘기 이후 남성은 일반적으로 테스토스테론에 의해 발현이 발달적으로(부분적으로) 조절되는 우수한 신체적 특성으로 인해 (평균적으로)유사한 발달 상태의 여성보다 우수한 경기력을 보인다. 실제로 테스토스테론과 기타 많은 유전자는 크기, 힘, 스피드를 포함하는 개인의 훈련 가능한 표현형이 나오는 긴밀하게 조율된 과정에 참여한다. 결과적으로 공정한 경쟁을 보장하기 위해 남성은 남성과 경쟁해야 하고 여성은 여성과 경쟁해야 한다는 것이 항상 합리적이었다.

이는 직관적으로 명백하게 보이며, 성별이 확실히 이분법적인 조건인 한, 동성 구성원과 경쟁하는 패러다임은 의미가 있다. 그러나 성별과 내인성 안드로겐 수치 증가 사이의 관계가 단절되면 어떻게 될까? 다양한 호르몬 레벨이나 실제로 다양한 성별에 직면하여 공정하고 공평한 운동에서의 경쟁 약속을 어떻게 유지할 수 있을까?

수정란이 남성 또는 여성이 되는 과정은 단순히 염색체 패러다임에서 XX=여성, XY=남성이라는 단순한 염색체 패러다임이 제시하는 것보다 훨씬 더 복잡한 다단계 과정을 거친다. 이 복잡하고 유전적으로 결정된 발달 경로의 모든 단계에서 내인성 안드로게엔 대한 생리적 반응의 정도와 시기에 영향을 미치는 통계적으로 불가능한 사건이 발생할 가능성이 존재한다. 실제로 연속적인 상태의 연속체가 묘사되었다. 이러한 상태는 한 때 "간성(intersex)"라고 불렸지만 최근에는 기술적인 명명법에 의해서 식별되었다[46, XY 성발달장애(disordered sex development)]. "성 정체성 문제"는 이러한 운동선수들이 겪는 어려움을 특징짓는 적절한 표현으로 보인다.

우리가 아는 한 배구는 다른 어떤 스포츠보다 성적 정체성 문제에 더 많이 영향을 받지 않지만, 스포츠에서 성적 편견과 그에 따른 표현형 불평등 문제로부터의 자유를 보장할 수 있는 능력(또는 무능력)을 포함하여 성발달장애(disorderd sex development, DSD)와 성전환자(transsexuality, TS)가 배구에 미치

Box 16.1 "성발달장애(DSD)"의 예들

여성에 비해 이점을 누릴 수 없는 조건을 가진 운동선수는 여성으로서 경쟁할 수 있어야 한다.

1. 이전에는 "고환 여성화(testicular feminization)" 로 알려진 완전하거나 거의 완전한 **안드로겐 불감성(androgen insensitivity)**. 이들 개인은 유전적으로 남성이고 XY 성염색체를 가지고 있지만 테스토스테론에 반응하지 않는다. 결과적으로 표현형 여성(phenotypic female)으로 발달하며 순환하는 테스토스테론으로 인한 경기력에 이점을 얻지 못한다.
2. 개인이 여성의 외부생식기도 발달하는 **생식선 이형성증(gonadal dysgenesis)**은 유전형상 XY이다. 그들은 성호르몬을 생성할 수 없고 사춘기를 경험하지 못하는 줄모양성선(streak gonad)을 가지고 있다. 줄모양성선(streak gonad)은 일반적으로 진단 시 외과적으로 제거하고 외인성 여성 호르몬을 투여한다.
3. **터너증후군(Turner syndrome)**은 성 염색체가 없거나 부분적으로 누락된 여성에게 영향을 미치는 질환이다. 이러한 개체는 45X 또는 45XO 유전자형과 뚜렷한 신체적 특징을 가지고 있다. 그들은 성호르몬을 분비하지 않으며 한 가지 측면의 치료방법은 종종 에스트로겐과 프로게스테론 대체요법이다.

이론적으로 이점을 제공할 수 있지만 다른 여성에 비해 경기력을 향상시키는 것으로 입증되지 않은 다른 조건이 있다. 이러한 질환을 가진 운동선수는 대부분의 상황에서 여성으로 경기에 출전하는 것이 허용되어야 한다.

1. **선천성 부신 과형성증(adrenal hyperplasia)**의 경우 유전적 여성의 부신은 정상량보다 더 많은 양의 부신호르몬을 분비하며 안드로겐을 분비할수도 있다. 그러나 이것이 경기력을 향상시키는 것으로 결정적으로 입증되지는 않았다.
2. **안드로겐을 생성하는 종양(androgen-producing tumors)**으로 인해 테스토스테론 수치가 상승할 수 있지만, 이로 인하여 경기력이 확실히 향상되는 것으로 입증되지는 않았다.
3. **무배란성 안드로겐 과다(anovulatory androgen excess)** 또는 **다낭성 난소증후군(polycystic ovarian syndrome)**은 경쟁 우위를 제공하지 않는다.

는 잠재적인 영향을 논의하는 것은 적절해 보인다. 앞으로 살펴보겠지만, 이러한 '통계적으로 불가능한 사건'은 운동장이나 배구코트에서 공정성을 구성하는 오랜 패러다임에 도전하는 힘을 지닌다.

성발달장애

성발달장애는 성 결정 경로의 차이로 인한 형태적, 기능적 결과를 집합적으로 설명하는 포괄적인 문구이다(BOX 16.1). 한 가지 원인은 XY 핵형이 있음에도 불구하고 안드로겐 수용체 결함으로 인해 안드로겐에 둔감해지는 것이다. XY 개인에 있어서 성발달장애의 다른 가능한 병인으로는 5알파 환원 효소 결핍(5-alpha reductase deficiency), 17알파 환원 효소 결핍(17-alpha reductase deficiency) 또는 C17 수산화효소 결핍(C17 hydroxylase deficiency)으로 인한 유전적 돌연변이가 있으며, 대체 경로의 활성화로 사춘기에 심하게 남성화될 수 있다. XX태아의 경우, 코르티솔 생산과 보상적 ACTH 분비로 이어지는 경로의 결함으로 인해 선천성 부신 과형성이 발생하고 때로는 심하게 남성화가 일어나기도 한다.

성발달장애(DSD)의 정확한 원인에 따라 표현형 결과(phenotype consequence)는 일반적으로 출생시 명백하게 나타난다. 신생아는 "정상" 여성(고환이 하강하지 않은)의 표현형부터 제대로 발달하지 못한 질구멍과 뚜렷한 음핵 비대를 가진 자웅동체까지 다양한 표현형을 보일 수 있다. 이러한 생식기의 모호함으로 인해 산부인과의사와 부모가 아기를 남성 또는 여성으로 명확히 규정하기 어렵다. 따라서 "성발달장애(DSD)(일부 옹호자들은 차이라는 문구를 선호함)"라는 설명 문구는 남성 또는 여성이라는 전통적인 이분법적 성

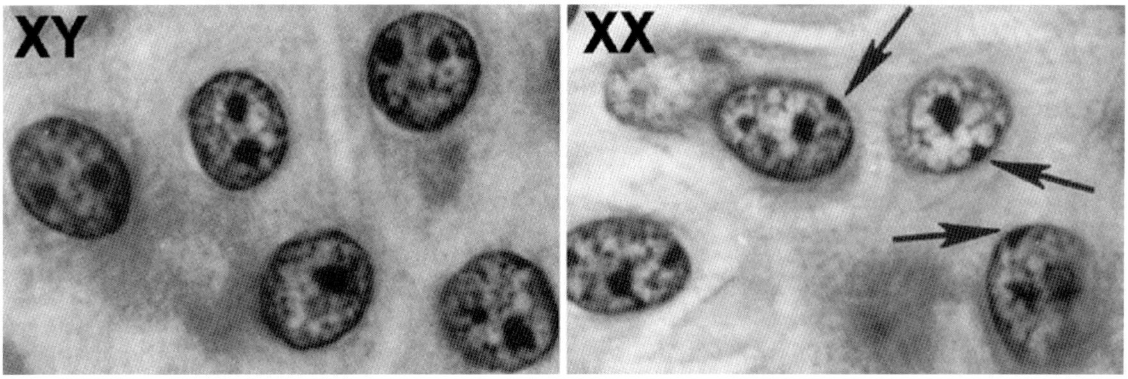

그림 16.1 바소체(Barr body)는 비활성화된 X 염색체를 나타낸다. 바소체(Barr body)는 오른쪽 세포의 핵 주변에서 볼 수 있으며(*화살표*), 이는 X 염색체의 두 복사본이 이 세포에 존재함을 나타낸다.

개념의 중간 어딘가에 있는 이러한 "간성(intersex)" 표현형을 설명하는 데 선호되고 있다. 실제적인 관점에서 볼 때, 대부분의 DSD 사례에서 개인은 Y 염색체를 가지고 있음에도 불구하고 여성으로 양육된다.

역사적 관점

1960년대 중반, 국제올림픽위원회(IOC)와 국제육상경기연맹(International Amateur Athletics Federation, IAAF: 육상 경기의 국제 관리 기구)은 남성적인 외모를 가진 여성 운동선수들의 급증에 직면했다. 남성 특성을 지닌 여성(우연히 매우 훌륭한 운동선수이기도 함)의 유입을 설명하기 위해 가능한 설명 중 하나는 남성이 여성으로 가장하고 있다는 것이다. 신분을 속이는 것을 막고 "선수들이 신체적 상태를 고려해 동등하게 경쟁"할 수 있도록 하기 위해 여성 대회에 출전하기 위해 등록된 모든 선수의 성별 확인 검사를 의무화하기로 결정했다.

유감스럽게도 성별 확인검사를 처음 시도한 것은 서툴고 의심할 여지 없이 선수들을 모욕하는 일이었다. 1966년 유럽 육상선수권대회(European Track and Field Championships)와 1967년 팬아메리칸 게임(Pan American Games)에서는 의사로 구성된 패널이 여성 운동선수들의 성기를 직접 검사하였다. 이 절차에 대한 불만이 있었고, 육안 검사 대신 구강 도말로 채취한 표피세포(epidermal cells)에 바소체(Barr body) 존재에 대한 현미경 분석으로 대체하기로 결정했다(**그림 16.1**). 이는 여성의 성별을 확인하는 보다 "과학적" 수단을 나타내나(XX핵형에 의해 정의됨), 검사법에는 특이성이 부족했다. 실제로 이는 명시된 목적에 맞는 유효한 검사방법이 아니었다. 이 검사는 완전한 안드로겐 불감성(androgen insensitivity)을 가진 XY 여성과 같이 경쟁자에 비해 생리학적으로 유의미한 이점이 없는 여성을 배제하는 반면, 이론적으로 경쟁 우위를 가질 수 있었던 선천성 부신 과형성증(congenital adrenal hyperplasia) 또는 안드로겐 분비 종양(androgen-secreting tumors)이 있는 XX 여성을 놓쳤다. 실제로 성별 확인검사가 도입된 이후 공식적으로 중단될 때까지 남성이 여성으로 속요 적발된 사례는 단 한건도 없었다. 1972년 뮌헨 올림픽에 출전한 아시아 여자 배구팀에 남성이 참가했다는 의혹이 제기되었지만 이는 아직까지 입증되지 않았다.

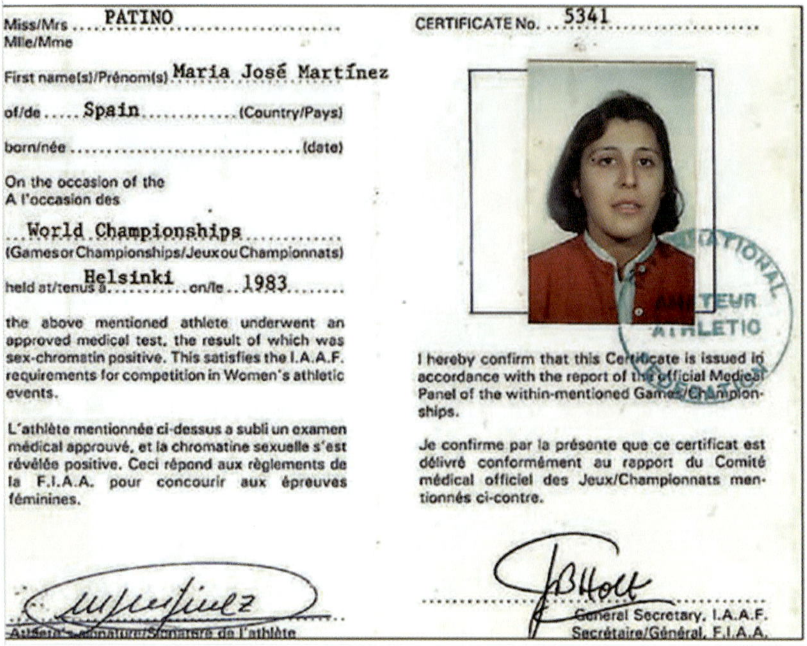
Miss/Mrs ...PATINO...
Mlle/Mme
First name(s)/Prénom(s) Maria José Martínez
of/de ..... Spain............(Country/Pays)
born/née ....(date)
On the occasion of the
A l'occasion des
...World Championships...........
(Games or Championships/Jeux ou Championnats)
held at/tenus à Helsinki..........on/le..1983.......
the above mentioned athlete underwent an approved medical test, the result of which was sex-chromatin positive. This satisfies the I.A.A.F. requirements for competition in Women's athletic events.
L'athlète mentionnée ci-dessus a subi un examen médical approuvé, et la chromatine sexuelle s'est révélée positive. Ceci répond aux règlements de la F.I.A.A. pour concourir aux épreuves féminines.
Athlete's signature/Signature de l'athlète

CERTIFICATE No. ..5341...
I hereby confirm that this Certificate is issued in accordance with the report of the official Medical Panel of the within-mentioned Games/Championships.
Je confirme par la présente que ce certificat est délivré conformément au rapport du Comité médical officiel des Jeux/Championnats mentionnés ci-contre.
General Secretary, I.A.A.F.
Secrétaire/Général, F.I.A.A.

그림 16.2 1983년 세계선수권대회 이전에 발행된 Maria Patiño 여성성 인증서. 2년 후에 그녀는 세계대학게임(World University Games)에 카드를 가져오는 것을 잊어버렸다. 그때의 핵형분석(karyotype analysis) 결과 그녀는 XY 유전자형을 가지고 있는 것으로 나타났으며 그 결과 대회 출전이 정지되었다.

바소체검사(Barr body testing)는 '공평한 경쟁의 장'을 만들지는 못했지만, 많은 아무것도 모르는 여성 선수들의 사생활과 경력을 사실상 파괴했다. 바소체의 부재로 인해 실격된 최초의 운동선수는 폴란드의 단거리 선수 Ewa Klobukowska였다. 1967년 유럽피언 컵에서 진행된 테스트 과정에서 Klobukowska는 "여분의 염색체(an extra chromosome)"와 "남성과 같은 내부적 특징(internal, male-like characteristics)"이 있는 것으로 밝혀졌다. María Patiño는 스페인 국가대표 허들 챔피언이었으며, 1985년 세계대학경기대회(World University Games)를 앞두고 실시한 검사에서 "여성성 증명서(certificate of femininity)"를 발급받은 적이 있었다(**그림 16.2**). 이후 그녀는 완전한 안드로겐 불감성(androgen insensitivity)이 있는 것으로 밝혀졌다. 운동 무대에서 실격 판정으로 인한 충격과 공개적인 굴욕을 겪은 후 Patiño는 실격 판정에 항의하여 복권된 최초의 여성이 되었다.

성별 검사의 종말

20년간의 경험을 통해 유전학자들은 핵형 검사(karyotype test)의 몇 가지 단점을 알고있었지만, 집단적인 항의에도 불구하고 IOC와 IAAF의 절차는 변함없이 유지되었다. 이 기간 동안 "XX가 아니다."라는 판정을 받은 선수들은 조용히 경기를 포기하거나 광범위한 부인과 검사 및 임상 검사를 받아 출전 금지 또는 출전 허용 여부를 결정할 수 있었다. Patiño의 결정을 따르는 선수는 극소수에 불과했다. 전 IOC 의무위원회 위원장인 Eduardo Hay는 1968년 멕시코시티 올림픽을 시작으로 1988년 캘거리 올림픽까지 매 올림픽마다 "한두 명의 여성"이 DSD를 앓고 있는 것으로 추정했다. 정확한 숫자는 정확히 알 수 없지만, 수년에 걸쳐 많은 여성 선수들이 검사 절차에 대한 오해 또는 검사 결과에 대한 당혹감을 피하기 위해 실격 처리되었을 가능성이 높다. 다른 선수들은 올림픽 전에 이미 검사를 받았을 수도 있다.

바소체검사(Barr body testing)가 여성 선수들에게 미치는 영향에 대해 충분히 우려한 IAAF는 1990년에 이 문제를 해결하기 위해 전문가 의사, 과학자, 운동선수들로 구성된 위원회를 소집했다. 패널들은 세 가지 결론에 도달했다. 첫째, 간성 상태(intersex states)이면서 여성으로 자란 사람은 불공정한 신체적 이점이 없으며, 여성으로서 경쟁에서 배제되거나 낙인찍혀서는 안 된다는 것이다. 21-스테로이드 수산화효소(21-steroid hydroxylase) 및 5-알파 스테로이드 환원효소 결핍(5-alpha-steroid reductase deficiency), 불완전한 안드로겐 불감성(incomplete androgen insensitivity) 또는 염색체 모자이크 현상(chromosomal mosaicism)과 같은 비약물 유발 남성화를 보이는 여성은 더 이상 경쟁에서 제한되지 않는다. 둘째, Y염색체 물질 확인을 기반으로 한 성별 확인검사는 폐기되어야 한다. 셋째, 여성으로 가장한 남성만 여성 경쟁에서 배제해야 한다. 위의 두 번째 지적에도 불구하고, IOC 의료진은 성별을 속이는 행위에 대한 억제력을 유지하기로 결정하고 (아마도)남성 특유의 SRY 유전자 서열을 탐지하기 위해 중합효소연쇄반응(polymerase chain reaction, PCR) 기술을 사용하는 진보된 구강 검사를 채택했다. 일부에서는 IOC가 단순히 또 다른 유전자 검사를 의무화한 것이 요점을 놓쳤다는 의견도 있었지만, 바소체검사(Barr body test)가 실패한 상황에서 PCR 검사가 성공할 것이라는 낙관론도 있었다.

하지만 그렇지 않았다. 기대에 못 미치는 결과에도 불구하고 PCR 검사 방식은 1996년 애틀랜타 올림픽까지 유효하게 유지되었다. 애틀랜타 올림픽에서 3,387명의 여성 선수 중 8명이 남성 유전 물질 양성 판정을 받았다. 이 8명 중 7명은 안드로겐 불감성 증후군(androgen insensitivity syndrome)을 앓고 있었다(3명 완전, 4명 불완전). 8명 중 6명은 이전에 생식선 절제술(gonadectomy)을 받은 적이 있었다. 8명 중 경쟁에서 제외된 사람은 없었으며, 여성으로 가장한 남성은 발견되지 않았다. 0.24%의 양성 판정 비율은 PCR 데이터를 사용할 수 있었던 이전 올림픽(알베르빌, 바르셀로나, 릴레함메르)과 일치하는 수치였다. 이 검사에서 실격자가 발생하지 않았다는 사실은 검사의 유용성에 대한 반론을 초래했다. 다른 사람들은 이 의심스러운 노력의 시간, 노력, 비용에 대해 우려를 표명했다. 예를 들어, 애틀랜타에서는 58명의 전문가가 18일에서 90일 동안 자신의 시간을 기부했으며, 실험실 검사에만 $150,000 이상이 사용되었다.

성 테스트의 목적은 이론적으로는 합리적이었지만 실제로는 수행되는 검사를 정당화하기가 어려웠다. 30년 넘게 여성의 성별 검사를 의무화하는 정책을 유지해 온 1999년까지 IOC는 의료 전문가와 선수위원회의 권고를 받아들일 준비가 되었으며 2000년 시드니 올림픽 이전에 전면적인 성별 검사를 중단했다.

10년 넘게 여성에 대한 의무적인 성별검사는 없었다. 그 후 남아프리카의 중거리 육상 선수인 Caster Semanya는 2011년 세계여자육상선수권대회(Women's World Track and Field Championships)에서 800 m 우승을 차지하며 압도적인 성과를 기록했다. 그녀의 남성적인 체격은 DSD의 특징인 높은 내인성 테스토스테론 농도가 불공정한 경기력 이점을 제공할 수 있다는 우려를 불러 일으켰다. 이후 IOC와 IAAF는 혈청 테스토스테론 농도가 남성 테스토스테론 기준치의 하한선인 10 nmol/L를 초과하는 여성 선수의 출전을 금지하는 규정을 서둘러 마련했다. 2012년 런던 올림픽 시행에 맞춰 채택된 이 규정에 얼마 지나지 않아 Dutee Chand라는 인도의 육상 선수가 법정에서 이 규정에 이의를 제기했다. 2015년 스포츠중재재판소(Court of Arbitration for Sport, CAS)는 내인성 테스토스테론이 남성 범위 내의 농도에서도 여성에게 더 낮은 농도의 테스토스테론에 비해 상당한 경기력을 제공한다는 것이 명백히 입증되지 않았다고 판결했다. 하지만 법원은 아직 그러한 증거가 나올 수 있다는 점을 인정하고 IAAF에 향후 새로운 데이터를 제시할 수 있는 기회를 부여했다. 그러나 현재로서는 법원의 명령에 따라 성별 검사나 경기력 검사는 실시되지 않고 있다. 실제로 이 글을 쓰는 현재로서는 CAS의 판결에 따라 2016년 리우데자네이루 올림픽에서 여성으로 출전하는 선수들을 대상으로 고안드로겐증(hyperandrogenism) 검사를 실시할 계획이 없다.

첫 성별 검사가 실시된 지 거의 40년이 지난 지금, 우리는 겉보기에 완전한 원점으로 돌아왔다. 결국 여성 참가자들을 위한 공정하고 공평한 경쟁을 장려하려는 IOC의 열망은 인간의 성적 발달의 연속성과 남성과 여성의 성을 정의하는 방법에 대해서 우리를 더욱 현명하게 만들었다. 경험을 통해서 유전자 기반 성별 검사에는 그 유용성에 도전하는 뚜렷한 한계가 있으며, 표현형(phenotype)이 유전자형(genotype)만큼 중요한 고려 사항이라는 이해가 이루어졌다.

성전환 운동선수

성전환(transsexuality)은 개인이 자신의 출생 성별과 반대되는 성별을 강하게 동일시하고 새로운 성적 정체성(sexual identity)과 표현형(phenotype)을 채택하려고 할 때 존재한다. 이 과정을 성적 표현형 간의 전환이라고 하며 성호르몬 조작과 성전환 수술을 통해 가능해진다.

전환 과정의 시기는 전환 후 표현형에 영향을 미치고 성전환 운동선수에게 "불공정한" 경기력 이점을 남길 수 있으므로 IOC는 성전환 운동선수의 올림픽 참가를 규제하는 조치를 취했다. 현재 규정은 유동적이지만 수년 동안 스톡홀름 합의(Stockholm Consensus)는 성전환자의 올림픽 참여를 안내하는 역할을 했다. 이 가이드라인은 성전환으로 올림픽 출전 자격을 얻으려면 성전환 운동선수가 성전환 수술을 받아야 하고 최소 2년 동안 적절한 호르몬 치료를 완료해야 한다고 규정했다. 최근 IOC는 성전환 운동선수가 성전환 수술을 받아야 한다는 요건을 철회했으며, 경기 전 최소 12개월 동안 테스토스테론 수치를 10 nmol/L 미만으로 유지해야 한다는 요건을 추가했다. 이 결정이 성전환자의 올림픽 참가에 어떤 영향을 미칠지 알기에는 아직 이르다.

전환 시기 및 방향

사춘기 이전에 성전환 진단을 받는 사례가 점점 늘어나고 있다. 사춘기는 젊은 남성과 여성이 자신의 성을 탐색하기 시작하는 시기이다. 또한 이 시기는 남성이 일반적으로 여성에 비해 경쟁 우위를 점하는 안드로겐 의존적 특성을 습득하는 시기이기도 하다. 이러한 특성 중 일부는 불변(예: 키)이 되는 반면, 다른 특성은 가변적(예: 근육량)이 된다. 따라서 사춘기는 영향을 받을 전환의 방향에 따라 성을 조작하는 데 필요한 개입의 범위를 안내하는 발달의 이정표 역할을 한다(BOX 16.2).

자신을 남성으로 식별하는 여성

전형적인 여성 배구 표현형은 수년에 걸쳐 진화해 왔지만, 평균적인 여성 배구 선수는 평균적인 남성 배구

Box 16.2 2016년 미국 배구 스포츠의학 및 경기력 위원회에서 권장한 성전환자 참여 요건

모든 연령층에서 여성에서 남성으로 전환자(사춘기 이전, 사춘기 및 성인)
모든 선수는 요청 시 적절한 서류를 제출해야 한다. 테스토스테론 수치는 해당 연령대의 정상 남성 기준 범위의 상한을 초과해서는 안 된다.

남성에서 여성으로 전환자
모든 선수는 요청 시 적절한 서류를 제출해야 한다. 테스토스테론 수치는 해당 연령 그룹의 정상적인 여성 기준 범위의 상한을 초과해서는 안 된다.

12세 이하(사춘기 이전 또는 청소년)
여성팀에서 뛰고 싶다면 제한이 없다.

13~18세(사춘기 또는 청소년)
테스토스테론 수치가 참가 신청 전 최소 6개월 동안 정상 여성 기준 범위(해당 연령대) 내에 있어야 한다.

만 19세 이상(성인)
테스토스테론 수치가 참가 신청 전 최소 1년 동안 정상 성인 여성 기준 범위의 상한을 초과하지 않아야 한다.

선수보다 키가 작고 힘이 약하다. 따라서 남성으로 전환하는 여성(FtM)이 전환시기와 상관없이 실질적인 경쟁 우위를 얻게 될 것이라는 우려는 거의 없다. 이러한 이유로 FtM 성전환 운동선수는 남성으로서 경쟁할 자격을 얻으려면 남성이라는 법적 신원을 문서화하기만 하면 된다. 그러나 지속적인 표현형 유지의 일환으로 안드로겐 요법을 받는 FtM 운동선수는 과도한 보충이 도핑 위반으로 이어질 수 있다는 점을 인식해야 한다.

자신을 여성으로 식별하는 남성

사춘기 이전 전환, 남성에서 여성으로

사춘기 전 남성이 적절하게 진단되고 평가될 수 있고 사춘기가 시작되기 전에 적절한 치료를 받을 수 있다면, 테스토스테론의 발달적 영향은 무시할 수 있을 것이다. 성선절제술(gonadectomy)을 포함한 성전환 수술을 사춘기가 시작되기 전에 시행하는 경우, 청소년은 그 시점부터 제한 없이 여성으로 경기에 출전할 수 있도록 허용되어야 한다. 수술이 포함되지 않고 호르몬 억제 요법만 처방되는 경우, MtF 성전환자는 억제 요법의 지속적인 성공을 정기적으로 문서화해야 한다(**BOX 16.2 참조**).

사춘기 및 사춘기 이후의 전환, 남성에서 여성으로(Pubertal and postpubertal transitioning, male to female, MtF)

사춘기가 시작된 후 전환되는 남성은 경쟁자 간의 차이를 최소화하기 위해 자신이 채택한 표현형을 유도 및 유지하도록 고안된 호르몬 치료를 계속해야 한다. 수술은 의무사항은 아니지만 잔여 남성호르몬 경기력 이점을 최소화하기 위해 호르몬 레벨을 충분한 시간 동안 유지해야 한다(**BOX 16.2 참조**).

요약

배구에서 성전환자나 간성(intersex) 운동선수의 사례는 매우 드물지만, 의심할 여지 없이 경쟁력 문제가 발생할 수 있는 경우가 있을 것이다. 이러한 상황에 직면하기 전에 이러한 문제를 해결할 수 있는 절차가 마련되어 있다면 운영단체는 이러한 상황에 가장 잘 대처할 수 있을 것이다. 사건이 발생하면 개별적으로 기밀로 평가해야 한다. 이 장에서 살펴본 바와 같이 선수의 유전자형과 표현형을 평가하는 목적과 기전은 수년에 걸쳐 변화했다. 그러나 궁극적으로 여성 선수의 공정하고 공평한 경쟁을 보장하기 위해 취한 조치들은 지나치게 조심스러운 것으로 입증되었다. 스포츠 경쟁은 주어진 순간에 어느 팀이나 선수가 더 뛰어난 기술과 능력을 가지고 있는지를 가리는 것이다. Karch Kiraly나 Lang Ping의 전설적인 재능은 의심할 여지없이 (어느 정도는)유전적이지만, 오랜시간을 통해 수년간의 연습을 통해 개발되고 연마된 것이다. 여러 측면에서 볼 때, 배구에서 뛰어난 재능을 보이는 선수들의 무작위성과 성 정체성 문제로 인해 독특한 표현형이 부여된 선수 사이에는 차이가 없다.

대명사 위화감

그렇다면 트랜스젠더 운동선수를 지칭하는 올바른 방법은 무엇일까? 이는 의료진, 코치, 심지어 팀 동료들에게도 골치아픈 질문이 될 수 있다. 이는 우리 사회가 이러한 문제를 다루는 데 얼마나 어려움을 겪고 있는지를 보여준다. 의료진조차도 "간성(intersex)"을 마주할 때 불편함을 느낄 수 있다. 이러한 상황에 직면한 일부사람들은 대명사를 아예 사용하지 않으려고 할 수도 있다. 다른 사람들은 성 중립적인 복수형 "그들(they)" 또는 "그들(them)"을 사용하여 개인을 지칭한다. 특히 이전에 해당 선수를 이성으로 알고 있던 사람들에게는 쉽지 않을 수 있지만, 이 질문에 대한 답은 각 개인을 자신이 식별하는 성별에 따라 지칭하는 것이 맞다는 것이다. 남성이라고 밝힌 경우 "그(he)" 또는 "그(him)"이다. 여성이라고 밝힌 경우 "그녀(she)" 또는 "그녀(her)"이다.

추천자료

Bostwick JM and Joyner MJ. (2012) The limits of acceptable biological variation in elite athletes: should sex ambiguity be treated differently from other advantageous genetic traits? *Mayo Clin Proc*, 87(6), 508–513.

Ferguson-Smith MA and Bavington LD. (2014) Natural selection for genetic variants in sport: the role of the Y chromosome genes in elite female athletes with 46, XY DSD. *Sports Med*, 44, 1629–1634.

Genel M, Simpson JL and de la Chapelle A. (2016) The Olympic Games and athletic sex assignment. *JAMA*, 316, 1359–1360.

Ha NQ, Dworkin SL, Martinez-Patiño MJ, et al. (2014) Hurdling over sex? Sport, science, and equity. *Arch Sex Behav*, 43, 1035–1042.

Karkazis K, Jordon-Young R, Davis G and Camporesi S. (2012) Out of bounds? A critique of the new policies on hyperandrogenism in elite female athletes. *Am J Bioethics*, 12(7), 3–16.

Reeser JC. (2005) Gender identity and sport: is the playing field level? *Br J Sports Med*, 39(10), 695–669.

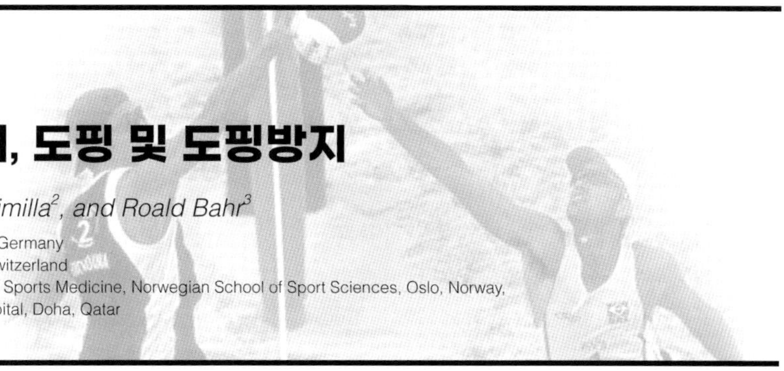

17장
운동능력 향상 보조제, 도핑 및 도핑방지

Manfred Holzgraefe[1], *Nadège Veintimilla*[2], *and Roald Bahr*[3]

[1] University of Goettingen, Asklepios Clinics, Seesen, Germany
[2] Fédération Internationale de Volleyball, Lausanne, Switzerland
[3] Oslo Sports Trauma Research Center, Department of Sports Medicine, Norwegian School of Sport Sciences, Oslo, Norway, and Aspetar Orthopaedic and Sports Medicine Hospital, Doha, Qatar

서론

도핑(doping)은 경기력을 향상시키거나 극대화하기 위해 생화학물질이나 방법을 불법적으로 사용하는 것으로 정의할 수 있다. 다행스럽게도 배구에서 고의적인 도핑이 흔하다는 증거는 거의 없다. 도핑테스트가 시작된 이래 국제배구에서 양성 반응이 나온 사례는 거의 없다. 조직적인 도핑이 문제가 되지 않는 것으로 보이지만, 그럼에도 불구하고 선수, 코치, 의료진은 세계배구연맹(FIVB)의 도핑방지 위반 규정을 숙지하는 것이 중요하다.

FIVB 의료 및 도핑방지 규정에 따르면, 도핑은 "스포츠와 의학의 윤리에 위배되고, 선수의 건강에 해로울 수 있으며, 스포츠 경기에서 부정행위를 하려는 명백한 시도로 간주된다."

FIVB의 도핑에 대한 정의는 특정 약리학적 약물의 사용과 일부 도핑 방법으로 제한된다.

FIVB의 공식 금지목록은 세계도핑방지위원회(World Anti-Doping Agency, WADA)에서 출판하는 금지목록 국제표준(prohibited list)을 기반으로 한다. WADA의 금지목록 국제표준은 국제대회에 참여하는 모든 배구 선수가 책임을 져야하는 기준을 나타낸다.

이 장에서는 도핑 규정 준수에 특히 주의를 기울여 우발적인 도핑에 대해 설명할 것이다. 또한 FIVB의 도핑 방지 프로그램도 검토할 것이다. 우발적 도핑을 방지하려면 선수의 개인 또는 팀 주치의가 합법적으로 처방한 물질이 금지목록 국제표준에 없는지 확인하는 것이 필수적이다. 지속적으로 업데이트가 되는 WADA의 금지목록 국제표준은 www.wada-ama.org에서 확인할 수 있다. FIVB도 웹사이트(www.fivb.com)에 금지약물 목록에 대해서 게시하고 있지만 WADA가 발표하는 금지약물 목록과 방법은 그 내용이 완전하지 않다. 오히려 금지약물의 유형을 설명하기 위해 다양한 약리학적 분류에 속하는 물질의 일부 예시만 포함되어 있다. 금지약물군에 속하는 물질은 사전에 승인된 특정 상황을 제외하고 치료 목적으로 사용할 수 없다. 이는 게시된 목록에 구체적으로 열거되지 않은 약제를 포함하여 한 약물군에 속하는 모든 약제에 적용된다. 이러한 이유로 금지 물질 목록 전체에 "및 관련물질(and related substances)"이라는 문구가 강조되어 있다. 이 용어는 약리 작용 및/또는 화학구조상 해당 약물 등급에 속하는 모든 약물을 지칭하며 법적으로 이를 포괄한다.

금지목록에 있는 물질의 대부분은 아니더라도 많은 수는 치료적 적응증이 있다. 종종 약물의 부작용으로 인해 금지목록에 포함되는 경우가 있다. 이를 인정하여 감독 기관의 허가를 받은 경우 특정 약제는 질병이나 질환 치료에 사용할 수 있다. 경기 30일 전까지 선수는 특정 치료목적으로 해당 약물을 사용할 수 있도록 허용하는 치료목적 사용면책(Theapeutic Use Exemption, TUE)을 신청할 수 있으며, 승인되면 선수는 해당 약물을 사용할 수 있다. 대부분의 일반적인 질병은 금지약물이 포함되지 않은 약물로 치료할 수 있지만, 복합 질환이나 만성 질환이 있는 선수는 특정 약물로 잘 조절될 수 있는 경우 TUE를 통해 지속적인 치료를 계속할 수 있다.

TUE는 경기 레벨에 적합한 스포츠 규제기관(예: 국제대회의 경우 FIVB)에 제출해야 한다. 신청서는 TUE 위원회에서 검토하여 해당 약물의 사용 목적의 적법성을 평가한다. 예를 들어, 천식 및 기타 호흡기 질환 치료에 사용되는 특정 약물은 강력한 흥분제이므로 도핑 금지약물로 지정되어 있다. 다른 약물은 용량 기준치 또는 제한된 투여 방법으로 승인될 수 있다. 예를 들어, 흡입용 코르티코스테로이드인 살부타몰(salbutamol) 또는 포르모테롤(formoterol)로 천식을 치료하는 경우 약물 농도가 지정된 임계치를 초과하지 않는 한 허용될 수 있다.

금지물질은 다양한 제형에 포함될 수 있으며 이로 인해 제품의 상태가 특히 혼란스러워질 수 있다. 이와 관련하여 진해거담제는 운동선수에게 특히 문제가 되는 것으로 알려져 있다. 도핑 위반을 피하기 위한 가장 확실한 방법은 가장 간단하다: 도핑에 대한 전문지식을 갖춘 의사나 약사에게 먼저 확인하지 않고 상기도 증상, 일반 감기 증상, 인후통, 기침 또는 독감에 대한 제품을 복용하거나 처방받지 않는 것이다.

영양보충제

프로선수와 아마추어 선수 모두 더 짧은 시간에 더 나은 스포츠 결과를 얻을 수 있는 새로운 방법을 끊임없이 찾고 있다. 도핑 테스트시 약물 복용에 대한 분석에 따르면 엘리트 배구 선수의 높은 비율이 식이보충제를 사용하는 것으로 나타났다. 선수들은 다양한 영양보충제를 사용할 수 있다. 이러한 제품들은 모두 독특한 방식으로 신체능력을 향상시킨다고 주장한다.

일반적으로 운동선수들은 보충제 사용을 정당화하는 세 가지 주요 이유를 적절한 식단이나 생활방식을 보완하기 위해, 과도한 운동으로 인한 비정상적인 영양소 요구량을 충족하기 위해, 운동능력향상(즉, 에로고제닉) 효과를 내기 위한 것을 꼽는다. 다음 논의에서 영양보충제(통칭하여 "건강기능식품"이라고도 함)를 식이보충제 또는 영양적 운동능력향상 보조제(nutritional ergogenic aids)로 분류한다(Burke *et al*. 2000).

식이보충제

한 제안된 정의에(Burke and Read 1993; Burke et al. 2000; Kreider *et al*. 2010) 따르면 식이보충제는 다음과 같아야 한다:

- 권장 식이 섭취량과 일반적으로 유사한 양의 영양소와 음식에서 발견되는 영양소의 양과 유사함
- 특히 운동 환경에서 이러한 영양소를 섭취할 수 있는 편리하고 실용적인 방법을 제공함
- 운동 선수의 알려진 생리적 또는 영양적 요구사항을 달성하도록 허용하거나 촉진함
- 알려진 영양소 결핍(nutrient deficiency)을 치료

Box 17.1 식이보충제의 정의를 충족하는 보충제들(Burke et al. 2000; Kreider et al. 2010)

스포츠 음료(sports drink)
스포츠 젤(sports gel)
고탄수화물 보충제(high-carbohydrate supplement)
액체 식사 준비물(liquid meal preparation)
스포츠 바(sports bar)
비타민/미네랄 보충제(vitamin/mineral supplement)
철분 보충제(iron supplement)
칼슘 보충제(calcium supplement)
단백질 보충제(protein supplement)

하기 위한 다량의 영양소를 함유

- 영양소 결핍을 치료하거나 운동 능력을 향상시키는 특정 생리적 또는 영양학적 요구를 충족시키는 것으로 나타남
- 스포츠의학 및 과학 전문가들에 의해 가치 있는 제품으로 일반적으로 인정받음

식이보충제의 정의를 충족하는 성분들은 BOX 17.1에 요약되어 있다.

식이보충제는 운동능력을 향상시키지 않는다는 점을 인식하는 것이 중요하다. 오히려 보충제를 사용하면 운동선수가 특정 스포츠 영양 목표를 달성하여 최적의 운동 능력을 발휘할 수 있는 환경을 조성하는 데 도움이 될 수 있다. 대부분의 경우 최적의 스포츠 영양 또는 영양 문제에 대한 임상적 관리라는 더 큰 계획의 일부로 이루어져야 한다. 이는 운동선수에게 최적의 영양 섭취의 일반적인 중요성을 강조하고 식이 보충제는 선수에게 도움이 되는 경우에만 오직 사용될 수 있게 교육이 중요하다는 것을 의미한다.

영양적 운동능력향상 보조제

두 번째 보충제의 범주는 영양적 운동능력향상 보조제이며 다음의 특징들로 묘사되고 있다(Bruke and Read 1993; Burke *et al*. 2000; Kreider *et al*. 2010).

- 권장 일일 허용량 또는 일반적으로 식품에서 제공되는 양보다 많은 양의 영양소 또는 기타 식품 성분이 포함되어 있다.
- 이들은 종종 생리적 기전이 아닌 약리학적인 기전을 통해 운동 능력에 직접적인 에르고제닉(운동능력향상) 효과가 있다고 주장한다.
- 그것들은 종종 과학적 실험에서 문서화된 증거보다는 일화적인 뒷받침에 의존한다.
- 과학적 실험에서 상당한 운동능력향상 효과가 입증된 경우를 제외하고는 일반적으로 스포츠 영양 전문가들이 이것들을 지지하지 않는다.

잘 수행된 과학적 실험에서는 일부 운동능력향상 보조제가 운동 능력을 향상시킬 수 있다는 증거를 제시했다(Kreider et al. 2010; Russell and Kingsley 2014). 일부 운동능력향상 보조제에 대한 이용 가능한 증거는 BOX 17.2에 요약되어 있다. 각 운동능력향상 보조제는 구체적이고 좁은 범위의 운동 상황에서 효과가 있으므로 배구 선수의 경기력에 어떤 영향도 미치지 않을 수 있다는 점(또는 해로운 것으로 입증될 수 있음)에 유의해야 한다. 크레아틴, 카페인, 중탄산염(bicarbonate)과 같은 믿을 만한 과학적 근거가 있는 3가지 영양 에르고제닉 보조제가 있다.

크레아틴은 고에너지 근육 연료이다. 주로 골격근에 저장되며, 다량의 크레아틴을 경구 섭취하면 포스포크레아틴(phosphocreatine)의 근육 저장량을 증가시킬 수 있다는 증거가 일부 있다. 포스포크레아틴은 빠르게 사용할 수 있지만 일시적인 세포 에너지원을 제

Box 17.2 스포츠에서의 효능에 대한 과학적 증거에 따라 분류된 영양적 운동능력향상 보조제(Burke et al. 2000; Kreider et al. 2010)

과학적 근거가 있는
크레아틴(creatine)
카페인(caffeine)
중탄산염(bicarbonate)

과학적 근거가 혼재된
항산화 보충제(antioxidant supplements)
단백질과 아미노산(protein and amino acids)
글리세롤(glycerol)

실질적인 과학적 근거가 부족하거나 또는 위험한
인삼 및 관련 생약제제(ginseng and related herbal products)
카르니틴(carnitine)
코엔자임 Q10 (co-enzyme Q10)
이노신(inosine)
피콜린산 크롬(chromium picolinate)
중간사슬 중성지방(medium-chain triglycerides)
청미래덩굴속 식물(smilax officinalis)
이소플라본(isoflavones)
글루타민(glutamine)
프로호르몬(prohormones)
크롬(chromium)
남가새(tribulus terrestris)
붕소(boron)

공하기 때문에 실험실 테스트에서 5–10초 동안 최대 노력(maximal effort)을 반복하는 동안 운동 능력이 향상되는 것으로 나타났다. 즉, 배구 선수는 크레아틴 섭취를 통해 경기력 향상 효과를 경험할 수 있다. 그러나 약 30%의 사람들은 크레아틴 섭취에 반응하지 않는 것으로 나타났다. 크레아틴을 섭취하면 체중이 지속적으로 1–3 kg이 증가하는데, 이는 아마도 근육 내 수분 보유의 결과일 수 있다. 이러한 체중 증가는 점프하는 운동선수에게 분명히 해롭다. 또한, 지금까지 발표된 연구들은 엘리트 선수를 대상으로 수행되지 않았으며, 배구와 직접적으로 관련된 프로토콜 및 수행 결과 측정도 없다. 또한 크레아틴 사용이 하지의 구획 증후군을 촉진할 수 있다는 보고도 있다. 이러한 이유와 대규모의 장기간 크레아틴 사용에 대한 연구가 부족한 것을 포함한 다른 이유로 인해 크레아틴 사용에 대한 한 신중한 접근이 필요하다.

카페인은 중추 신경계와 심장 근육을 자극하고 이뇨작용과 에피네프린 분비 및 활동을 촉진한다. 카페인 보충제의 '유익한' 효과를 설명할 수 있는 명확한 기전은 아직 밝혀지지 않았다. 카페인은 달리기나 수영과 같은 안정 상태의 지구력 운동에서 운동 능력을 향상시키는 것으로 나타났지만, 배구와 같이 간헐적으로 최대 성능을 발휘해야 하는 스포츠에 대한 카페인의 효과를 조사한 연구는 아직 부족하다. 단기간 최대 운동 능력에 대한 몇 안 되는 연구에서도 일반적으로 카페인 보충제의 효과는 없는 것으로 나타났다. 또한 카페인은 도핑 규정에 따라 금지되지 않는 물질이기 때문에 스포츠에서 오용되는 패턴을 감지하는 소위 모니터링 프로그램에 포함되어 있다.

중탄산염(bicarbonate)은 근육의 완충 능력을 증가시키며, 중탄산염 보충제가 운동선수의 무산소 능력을 증가시킬 수 있다는 일부 증거가 있다. 따라서 육상 800 m 경주(또는 기타 주로 무산소성 스포츠 종목)와 같이 최대한의 노력이 요구되는 중거리의 종목에 참가하는 운동선수에게 운동 능력에 긍정적인 효과를 기대할 수 있다. 따라서 중탄산염 섭취가 배구 선수에게 생리적으로 도움이 될 것이라고 기대할 이유가 없다. 게다가 많은 운동선수가 중탄산염을 섭취한 후 위장 장애와 메스꺼움(nausea)으로 고통받는다.

결론적으로 크레아틴을 제외하면, 배구 선수들 사이에서 영양적 운동능력향상 보조제의 사용을 뒷받침하는 증거는 없다.

영양 보충제를 통한 우발적인 도핑

영양 보충제는 다양한 운동 종목 참가자의 최대 90%가 사용할 정도로 운동선수들 사이에서 매우 인기가 있다(Braun *et al*. 2009; Huang *et al*. 2006; Tscholl *et al*. 2010). 앞서 언급했듯이 운동선수, 코치, 스포츠 의학 관계자는 영양 보충제와 생약제제에는 금지 물질이 포함될 수 있다는 점을 이해하는 것이 매우 중요하다. 이러한 영양 보충제는 일반적으로 자율 규제가 제대로 이루어지지 않는 식품 제조업체 및 마케팅 업체에서 생산되며, 제품 표시와 광고가 의도적으로 불완전하거나 오해의 소지가 있는 경우가 많다. 따라서 스포츠 영양 보충제에는 금지 물질과 부정확한 라벨링 정보가 포함될 수 있다(Catlin *et al*. 2000; de Hon and Coumans 2007; Geyer *et al*. 2004; Judkins and Prock 2012). 배구 및 기타 종목의 선수들이 성분 목록에 확인되지 않은 금지약물이 포함된 영양 보충제나 생약제제를 섭취한 후 양성 반응을 보인 몇몇 문서화된 사례가 있다.

또한, 국제 우편 주문, 인터넷 판매 또는 개인 마케팅을 통해 구매한 보충제는 목적지 국가에서 어떠한 조사도 받지 않으므로 보충제에 대한 규제를 전 세계적으로 이해하는 것이 중요하다. 많은 국가에서는 생산 및 마케팅에 대한 규제가 미미한 수준에 불과하다. 광고에서 주장하는 열정과 감정적 성격을 고려할 때 이러한 광고도 규제를 받지 않는다는 점을 인식하는 것이 중요하다. 특히 보디빌딩이나 저항 훈련 산업(resistance training industry)을 목표로 하는 제품의 경우 증언과 다단계 마케팅과 같은 '부정한 돈벌이(rackets)'가 넘쳐나는 경우가 많다.

따라서 스포츠 영양사와의 일대일 영양 상담을 포함한 신중한 고려 없이 스포츠와 관련하여 영양 보충제나 생약제제를 사용하는 것은 강력히 권장하지 않는다. 선수와 지원 담당자가 신중한 검토 끝에 보충제 사용을 결정한 경우, 비타민이나 미네랄과 같은 일반식이 보충제를 제조하는 대기업의 제품을 선택하는 것이 좋다. "주류" 의약품 제조에 관여하는 회사는 투자가 적은 회사에서 기대하는 것보다 더 나은 품질 관리를 요구하고 달성할 가능성이 높을 것으로 예상하는 것이 합리적이다. 우발적인 도핑 테스트 양성 반응으로부터 운동선수를 보호하기 위해 네덜란드(www.dopingautoriteit.nl/nzvt), 독일(www.koelnerliste.com) 및 기타 여러 국가(호주, 노르웨이, 스위스, 미국 등)에서는 오염 및 우발적인 도핑의 위험을 최소화하기 위한 프로그램을 개발했다. 여기에 나열된 모든 제품은 알려진 흥분제 및 아나볼릭 스테로이드에 대한 테스트를 거쳤다. 그러나 제품의 오염이나 기록 위조의 가능성을 완전히 배제할 수는 없다(Geyer *et al*. 2008). 따라서 이러한 제품을 사용하는 모든 운동선수는 상당한 위험을 감수해야 한다.

세계도핑방지위원회

세계도핑방지위원회(World Anti-Doping Agency, WADA)는 1999년에 설립되었다. WADA는 국제연맹, 국가도핑방지위원회, 국제올림픽위원회, 국제패럴림픽위원회를 포함한 500개 이상의 스포츠 종목단체에서 채택한 세계도핑방지규약(World Anti-Doping Code)에 대한 책임이 있다.

세계도핑방지규약

세계도핑방지규약(The Code)은 모든 스포츠와 국가에 걸쳐 도핑방지규정을 조화시키는 것을 목표로 하는 문서이다. 이는 스포츠 선수가 복용하거나 사용하는 것이 허용되지 않는 금지 약물 및 방법의 목록을 매년 발표한다. 최초의 세계도핑방지규약은 2004년에 시행되었다. 그리고 이후 2009년 2013년 2015년에 수정되었다(www.wada-ama.org 참조).

FIVB는 세계도핑방지규약(World Anti-Doping Code)의 서명단체이다. 세계도핑방지규약에 대한 책임을 이행하기 위해서 FIVB는 다음을 수행할 의무가 있다:

- 배구와 비치발리볼에 대하여 도핑 검사를 수행함(국제 경기뿐 아니라 경기 기간 외 검사)
- 국제 선수들의 등록된 선수 풀에 대해서 정의하고 유지함
- 스포츠 위험 평가(sport risk assessment)를 정의함
- 선수소재지정보(whereabouts)에 대한 정보를 수집함
- 세계도핑방지규약의 제재에 관한 정책을 준수함
- 도핑방지 교육 프로그램을 설립함

WADA의 금지목록 국제표준

금지목록 국제표준은 경기기간 중 및 경기기간 외 금지된 물질 및 방법에 대해서 식별한다.

상시금지 약물

- S0 비승인약물(nonapproved substances)
- S1 동화작용제(anabolic agents)
- S2 펩티드 호르몬, 성장인자, 관련 약물 및 유사제(peptide hormones, growth factors, related substances, and mimetics)
- S3 베타-2 작용제(β-2 agonists)
- S4 호르몬 및 대사변조제(hormone and metabolic modulators)
- S5 이뇨제 및 은폐제(diuretics and masking agents)

금지방법

- M1 혈액 및 혈액 성분의 조작(manipulation of blood and blood components)
- M2 화학적, 물리적 조작(chemical and physical manipulations)
- M3 유전자 도핑(gene doping)

경기기간 중 금지약물

- S6 흥분제(stimulants)
- S7 마약류(narcotics)
- S8 카나비노이드(cannabinoids)
- S9 글루코코르티코이드(glucocorticoids)

알코올과 베타 차단제는 일부 스포츠에서 금지되었으나, 배구 및 비치발리볼에서는 금지되지는 않았다.

목록은 적어도 1년에 한 번 개정된다. 새로운 금지목록 국제표준은 매해 1월 1일에 효력이 발생한다. 유효한 목록은 언제든지 www.wada-ama.org에서 검색 가능하다. 금지목록 국제표준에는 목록에는 없지만 WADA가 스포츠에서 오용 패턴을 탐지하기 위해 모니터링하려는 물질(예: 카페인)에 대한 소위 모니터링 프로그램도 포함된다.

WADA는 금지 물질의 개인적 사용을 추적하기 위해 선수생체수첩(athlete biological passport) 제도를 도입하였다. 2009년에 혈액학적 모듈이 도입되었으며, 2014년에는 스테로이드 모듈이 도입되었다. 소변 검사를 시행한 모든 선수는 도핑방지행정관리시스템(Anti- Doping Administration and Management System)에 등록되며 스테로이드 생체수첩이 발부되며, 현재 이는 FIVB에 의해서 사용되고 있는 체

계이다. 종단적 분석(longitudinal analysis)을 위해서는 2–3회의 소변 검사가 필요하지만 표적 검사(target testing)나 즉각적인 확장 소변 분석을 위해서는 단일 감사로 충분할 수 있다. 샘플 자료에 대한 검토는 선수생체수첩 관리를 담당하고, FIVB에 지능형 표적 검사에 대해 조언하고, 전문가 패널과 연락하고 ABP 문서를 편집 및 승인하는 선수생체수첩관리단(Athlete Passport Management Unit, APMU)에 의해서 수행된다.

FIVB 도핑방지 프로그램

교육

도핑 규정을 위반한 선수들의 흔한 호소는 '도핑의 위험성에 대해서 어떠한 교육을 받지 못하였거나 충분한 정보를 알지 못했다'는 것이다. 따라서 FIVB의 도핑방지 프로그램에서 주요 과제는 의학 및 도핑방지 관련 정보를 전달하고 교육하는 것이다. 교육 프로그램은 다른 구성 요소들을 포함한다.

FIVB Play Clean 프로그램

이 프로그램은 인터넷을 기반으로 하는 선수, 코치 및 다른 선수 지원 인력들을 위한 상호적인 교육 프로그램이다. 다른 언어로 7가지의 모듈이 다음 사이트에서 이용 가능하다(http://playclean.fivb.org). 이 프로그램은 모든 국제 비치발리볼 및 배구 선수, 코치, 팀 매니저, 팀 닥터, 그리고 팀 치료사들에게 의무적인 교육 프로그램이다. 모듈은 다음과 같다:

- 도핑 검사 과정(doping control procedures)
- 건강에 대한 영향(consequences to health)
- 치료사용목적면책(therapeutic use exemptions)
- 도핑방지 규약 위반(breach of anti–doping regulations)
- 금지목록 국제표준(the prohibited list)
- 식이 보충제(dietary supplements)
- 선수소재지정보(whereabouts)

모든 모듈이 성공적으로 끝나게 되면, 수료증이 발부된다. 이 수료증은 모든 FIVB의 요구사항이 충족되었다는 것을 확인하는 데 사용되며, 선수가 FIVB 경기에 참여할 수 있게 허가해주는 역할을 한다. 일부 국가연맹에서는 국내 리그 레벨 경기에 참가하는데 이를 요구사항으로 만들기도 하였다.

2014년까지 FIVB Play Clean 프로그램을 7000명 이상이 이수하였다. 4,000명 이상의 국제 비치발리볼 및 배구 선수가 교육을 받았으며, 교육의 현장 및 도핑에 대한 싸움의 현장에서 수동적 위치에서 능동적인 위치로 변화하였다. 선수, 코치 및 팀 매니저를 위한 더 자세한 정보들은 다음의 사이트에서 확인 가능하다(medical@fivb.org or www.wada–ama.org).

FIVB 아웃리치 프로그램

2013년에 FIVB는 멕시코에서 열린 남자 19세 이하 세계선수권대회가 그 첫 번째 행사였던 WADA 아웃리치 캠페인에 참여했다. 이 캠페인은 특히 어린 선수들과 그 선수들의 수행단에 초점을 맞추고 있다. 이 프로그램의 목표는 도핑방지와 관련된 모든 문제, 특히 도핑의 위험성에 관한 교육을 제공하는 것이다. FIVB는 국가 도핑방지위원회(National Anti–Doping Organizations, NADO) 및 각국 연맹과 협력하여 주로 유소년 및 주니어 대회뿐만 아니라 다른 많은 대회에서도 아웃리치 프로그램을 진행한다. WADA는 스타터 키트를 포함한 다양한 정보 유인물과 자료를 제공한다. FIVB 의무부서(medical@fivb.org)는 국제 대회

기간 동안 이러한 활동을 제공하고자 하는 지역 주최측을 지원한다.

새로운 언론매체

2014년에 FIVB는 매일 스포츠 의학 및 도핑 방지 뉴스를 매일 방송하기 위해 트위터 계정인 @FIVBMedical을 개설하였다. 또한, FIVB 웹사이트의 메디컬 섹션과 FIVB 유튜브 채널에서는 선수들의 건강 및 도핑과 관련된 정보, 심판 건강 관리 프로그램, 도핑방지, 향후 FIVB 메디컬 회의, 그리고 가장 최근의 의료 및 도핑 방지 규정의 최신판을 게시한다.

FIVB 검사 프로그램

도핑 검사

배구와 비치발리볼의 광범위한 도핑 방지 프로그램은 각국 연맹과 연합, 그리고 FIVB 사이의 검사에 대한 책임을 조정한다. 각국 연맹은 국내 대회(해당 지역 NADO와 함께)에서, 대륙별 연맹은 대륙별 대회에서, FIVB는 국제 대회 및 FIVB 테스트 풀에서 테스트를 담당한다. 경기 기간 중 및 경기 기간 외 도핑 테스트는 각 NADO와 FIVB에 의해서 수행된다. 국제 도핑 테스트 및 관리(International Doping Tests and Management), 프로페셔널 글로벌 서비스(Professional Global Services), 라틴 아메리카 및 카리브해 스포츠 의료인, NADO 등과 같은 독립적인 샘플 수집 제공업체의 여러 도핑 관리 담당자가 FIVB 의무 대표(medical delegate)의 감독하에 WADA 요건과 지침에 따라 샘플 수집을 담당한다.

경기 기간 중 테스트와 더불어 경기 기간 외 테스트는 FIVB 도핑 방지 정책의 우선순위이다. 도핑 테스트의 약 50%는 경기 기간 중에, 50%는 경기 기간 외에 실시하는 것이 목표이다(**그림 17.1, 17.2**). 대부분의 검사는 에리스로포이에틴(erythropoietin) 검사를 포함한 소변 검사이다. 2013년에는 혈액 검사를 FIVB 도핑 방지 프로그램에 도입하여(**그림 17.3**) 인간 성장 호르몬을 포함한 도핑 물질의 검사 범위를 확대했다. FIVB는 스포츠 특정 분석을 위한 WADA 기술 문서(WADA Technical Document for Sport Specific Analysis)에 따라 이 검사 계획을 채택했다.

비치발리볼에서는 각 성별 상위 5명의 선수가 등록 테스트 풀에 포함되며, 매년 개인의 소재지 정보를 보고해야 한다. 배구에서는 클럽 월드 챔피언십, 월드 리그, 월드 그랑프리에서 16명의 선수가 개인 소재지

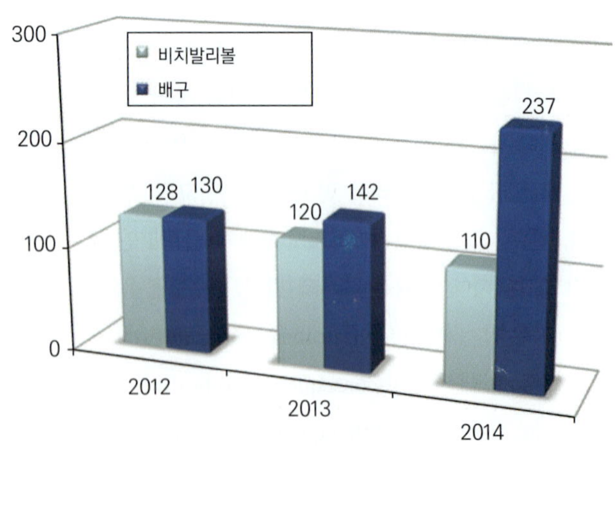

그림 17.1 FIVB에 의해서 수행된 경기기간 중 도핑 검사 횟수

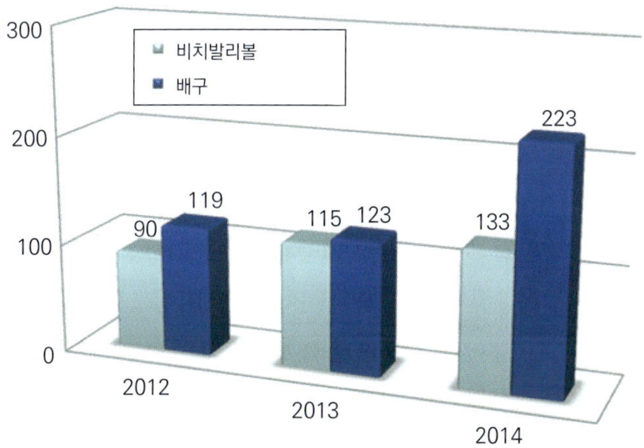

그림 17.2 FIVB에 의해 수행된 경기기간 외(out of competition) 도핑 테스트 횟수

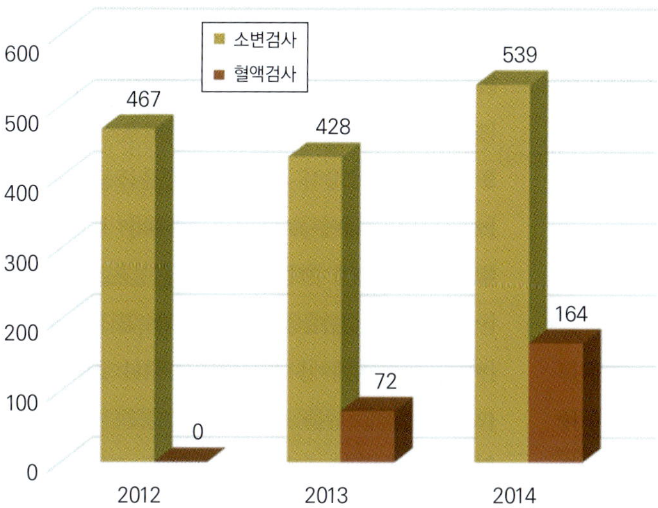

그림 17.3 FIVB가 도핑방지 프로그램의 일환으로 수행하는 소변 및 혈액 검사의 수

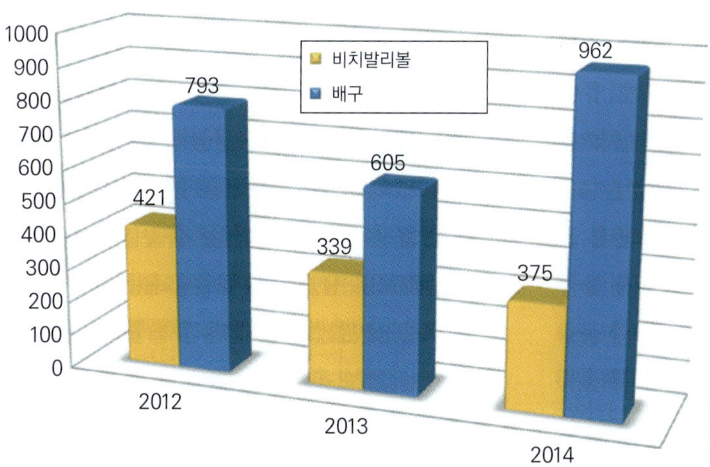

그림 17.4 FIVB 및 그 소속기관에서 수행한 도핑 테스트 횟수

정보를 제공하고, 상위 20개 팀은 5월부터 10월까지 팀 소재지 정보를 제공한다.

2014년에는 703명의 선수가 FIVB 대회에서 도핑 테스트를 받았다. 각 연맹의 도핑 방지 프로그램과 함께 FIVB는 1,337건의 테스트를 실시했다(**그림 17.4**).

도핑방지 규약 위반

2013년과 2014년에 WADA는 배구 및 비치발리볼에서 각각 4,375 및 4,532개의 샘플을 수집하였다. 9,000개 가까운 샘플에서 오직 30개의 샘플에서만 비정상분석결과(adverse analytical findings, AAF)가 발견되었다(대략 모든 수행된 검사의 0.3%). 모든 혈액 샘플은 음성이었다. 평균적으로 대략 1.0%의 AAF 비율이 검출된 다른 올림픽 종목과 비교하였을 때, 이러한 비율은 낮은 편이다.

결론

결론적으로 FIVB는 WADA 규정을 완벽하게 준수하고 있다. FIVB의 도핑 방지 프로그램은 효과적이고 성공적이다. 경기력 향상에 대한 과학은 항상 발전하고 있기 때문에 선수들에게 도핑의 위험성과 우발적인 도핑의 위험에 대해 교육하는 노력은 계속되어야 한다. FIVB는 선수들이 "공정한 경쟁(play it clean)"을 하도록 지속적으로 독려함으로써 배구 종목을 보호하고자 한다.

참고문헌

Braun H, Koehler K, Geyer H, Kleinert J, Mester J and Schaenzer W. (2009) Dietary supplements use among elite young german athletes. *Int J Sport Nutr Exerc Metab*, 19, 320–334.

Buckley WE, Yesalis CE, Friedl KE, Anderson WA, Streit AL and Wright JE. (1988) Estimated prevalence of anabolic steroid use among high school seniors. *JAMA*, 260, 3441–3445.

Burke LM and Read RSD. (1993) Dietary supplements in sports. *Sports Med*, 15, 43–56.

Burke L, Desbrow B and Minehan M. (2000) Dietary supplements and nutritional ergogenic aids in sport. In: Burke L and Deakin V (eds) *Clinical Sports Nutrition*. McGraw-Hill, New York, pp. 455–553.

Catlin DH, Leder BZ, Ahrens B, et al. (2000) Trace contamination of over-the-counter androstenedione and positive urine test results for a nandrolone metabolite. *JAMA*, 284, 2618–2621.

De Hon O, Coumans B. (2007) The continuing story of nutritional supplements and doping infractions. *Br J Sports Med*, 41, 800–805.

Geyer H, Parr MK, Marek U, Reinhart U, Schrader Y and Schaenzer W. (2004) Analysis of non-hormonal nutritional supplements for anabolic-androgenic steroids- results of an international study. *Int J Sports Med*, 25, 124–129.

Geyer H, Parr M, Koehler K, Mareck U, Schaenzer W and Thevis M. (2008) Nutritional supplements cross- contamination and faked with doping substances. *J Mass Spectrom*, 43, 892–902.

Huang SH, Johnson K and Pipe AL. (2006) The use of dietary supplements and Canadian athletes at the Atlanta and Sydney Olympic Games. *Clin J Sports Med*, 16, 27–33.

Judkins C and Prock P. (2012) Supplements and inadvertent doping – how big is the risk to athletes? *Med Sports Sci*, 59, 143–152.

Kreider RB, Wilborn CD, Taylor L, et al. (2010) ISSN exercise and sport nutrition review: research and recommendations. *J Int Soc Sports Nutr*, 7, 7.

Russell M and Kingsley M. (2014) The efficacy of acute nutritional interventions on soccer skill performance. *Sport Med*, 44(7), 957–970.

Tscholl P, Alonso JM, Dolle G, Junge A and Dvorak J. (2010) The use of drugs and nutritional supplements in top-level track and fields athletes. *Am J Sports Med*, 38, 133–140.

18장
스포츠 심리학: 팀 잠재력 극대화하기

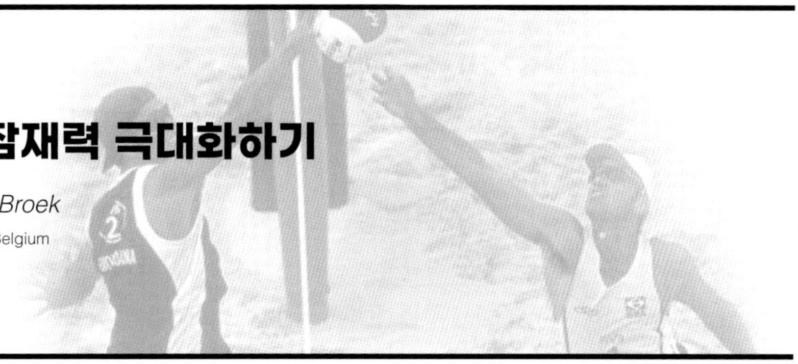

Katrien Fransen and Gert Vande Broek
Department of Kinesiology, KU Leuven, Leuven, Belgium

서론

경쟁적인 스포츠는 주로 귀 사이의 공간인 5.5인치 코트에서 진행된다.

(Bobby Jones, 골퍼, US 오픈 4회 우승자)

스포츠 심리학의 적용은 더 익숙한 신체 능력과 기술적인 배구 기술 훈련에 집중하느라 간과되는 경우가 많다. 너무나 자주 스포츠 심리학 개입은 다른 모든 방법이 실패했을 때 마지막 도움의 손길로 인식되는 경우가 많다. 하지만 스포츠 심리학은 단순히 패배 후 회복하는 것 이상의 의미를 지닌다. 스포츠 심리학은 훈련과 경기의 모든 단계에서 매우 유용한 도구로 간주되어야 한다.

이 장에서는 시즌 초반의 목표 설정 및 기대치 설정, 선수 리더십 기술 개발, 연습 및 경기 중 동기 부여 코칭 능력, 대인관계 갈등을 다루는 것과 같은 팀 기능을 촉진하기 위해서 스포츠 심리학이 사용될 수 있는 다양한 맥락에 대해서 설명할 것이다. 또한 코치의 지속적인 지도가 없어도 자율적으로 기능할 수 있는 역량을 갖추고, 스트레스 요인을 긍정적으로 견딜 수 있는 팀을 만드는 데 도움이 되는 실질적인 도구를 제공할 것이다. 따라서 스포츠 심리학의 다양한 측면은 갈등이 발생했을 때 코치가 일회성으로 사용하는 기술이 아닌 지속적으로 팀의 효율성을 증진하고 실제로 육성하는 데 가치가 있다.

동기부여-성공의 열쇠

열정은 승리를 위한 큰 전제조건이다. 그것은 당신이 목표를 달성하기 위해 기꺼이 난관을 뛰어넘고 모든 우여곡절과 그 사이의 모든 것을 이겨내게 만든다.

(Kerry Walsh, 2004, 2008, 2012 비치발리볼 올림픽 금메달리스트)

열정은 최적의 스포츠 경기력을 촉진하고 운동선수가 목표를 달성하기 위해 노력하도록 동기를 부여한다. 동기부여는 내적과 외적 두 가지 유형으로 구분할 수 있다. 배구 선수는 스포츠 자체에 대한 흥미와 즐거움에 의해 행동이 주도될 때 내적 동기부여를 받는다. 반대로 외적 동기부여를 가진 선수는 즐거움으로 연습과 경기에 참여하는 것이 아니라 배구 경기 자체에서 어떤 종류의 보상을 얻기 위해 배구 경기 자체에 참여한다. 외적 동기부여의 일반적인 예로는 코치의 칭찬, 개인이나 팀이 최선을 다하지 않았을 때 코치로부터의 신체적 또는 정신적 처벌을 피하는 것, 배구를 하라는 부모의 압력 등이 있다. 내적 동기부여를 가진 선수가 외적 동기부여를 가진 선수에 비해 더 많은 노력을 기울이고 더 끈기를 발휘하며 중도 탈락할 가능성이 적다는 것은 직관적으로 짐작할 수 있다. 실제로 여러 연구에 따르면 내적 동기부여는 외적 동기부여와 달리 주의력, 창의성, 긍정적 정서, 만족감, 끈기, 운동능력 향상 등 다양한 긍정적인 결과를 유발한다고 한다(Vallerand and Ratelle, 2002).

프로 배구는 본질적으로 연봉, 팬들의 칭찬, 미디어의 관심 등 여러 가지 외 동기가 작용한다는 점에 주목해야 한다. 이러한 외적 동기 부여 요인은 본질적으로 문제는 아니지만 문제가 될 수 있다. 코치는 이러한 요인이 선수의 내적 동기를 약화시켜 결과적으로 노력 감소, 태도 불량, 인내력 저하, 궁극적으로 중도 탈락으로 이어질 수 있다는 점을 인식해야 한다. 따라서 코치는 외적 동기 부여 요인을 제공하는 것 외에도 선수의 내적 동기를 육성해야 한다.

내정 동기부여는 이렇듯 매우 중요한 목표이다. 배구 선수들이 운동에 대한 내적 동기부여를 갖도록 하려면 어떻게 해야 할까? 코칭 스타일은 의심할 여지 없이 선수들의 동기 부여와 헌신에 중요한 요소이다. 이와 관련하여 최근 연구에 따르면 인지된 코치의 정의감(즉, 선수가 코치의 행동과 결정이 공정하다고 인식하는 정도)은 팀의 화합뿐만 아니라 개인의 운동 노력에도 중요한 결정 요인으로 작용한다(de Backer *et al*. 2011). 또한 연구에 따르면 통제적인 코칭 스타일보다는 자율성을 지지하는 코칭 스타일이 코치의 공정성에 대한 인식을 더 안정적으로 조성하며, 이는 최적의 팀 기능에 매우 중요한 요소이다.

특히 엘리트 스포츠에서는 코치가 자율성을 지지하는 스타일을 채택하는 경우는 드물다(즉, 코치와 선수 사이에 열린 양방향 의사소통이 존재하고 선수가 의사 결정 과정에 참여할 수 있는 스타일). 경쟁적인 상황에서는 코치와 선수 사이에 상의를 하거나 토론할 시간이 없는 경우가 많고, 결과적으로 이러한 상황에 처한 코치는 보다 통제적인 접근 방식을 채택하는 경우가 많다(선수의 의견 반영 없이 코치가 권위적인 방식으로 결정을 내리는 경우). 그러나 다른 경우에는 자율성을 지원하는 코칭 스타일이 더 효과적이고 적절할 수 있다. 예를 들어, 팀이 함께 야망과 목표를 설정하고 이러한 목표를 달성하기 위한 방법에 대해 합의한 경우, 직접적 통제형 코칭 스타일이 선수들에게 더 잘 받아들여지는 것으로 나타났다. 또한, 연습 중 전술적 의사 결정에 선수를 참여시킴으로써 게임 중 의사소통의 효과를 향상시킬 수 있으며, 그 결과 선수는 더 많은 전술적 통찰력을 얻고 주도권을 가지며 문제 해결 행동을 보인다(Vande Broek *et al*. 2011). 이 장에서는 어떤 상황에서 코치가 자율성을 지원하는 코칭 스타일을 통해 이익을 얻을 수 있는지, 이를 통해 선수들이 의사 결정 과정의 특정 측면에서 발언권을 가질 수 있도록 하는 방법을 보여줄 것이다.

발언권을 제공하는 것만이 선수들의 내적 동기 부여를 결정하는 유일한 중요한 요인은 아니다. 자기 결정 이론(self-determination theory)은 각 개인에게 내재된 세 가지 기본 욕구인 자율성(autonomy), 역량(competence), 관계성(relatedness)을 지원함으로써 내적 동기 부여가 촉진될 수 있다고 가정한다. 자율성은 자신의 행동과 목표를 스스로 통제할 수 있다고 느끼는 욕구를 말하며, 역량은 운동선수가 자신에게 주어진 과제에서 유능하다는 느낌을 나타낸다. 마지막으로 관계성은 팀원 및 코치에 대한 소속감과 애착을 의미한다.

다음 섹션에서는 코치가 이 세 가지 기본 욕구를

충족시켜 선수의 내적 동기 부여를 촉진하는 방법을 코칭 업무의 다양한 측면에서 논의할 예정이다:

- 목표 설정자로서의 코치
- 공유 리더십의 촉진자로서의 코치
- 그룹 역동성을 촉진하는 촉매제로서의 코치
- 회복 탄력성이 높은 팀을 만드는 갈등 관리자로서의 코치

목표 설정자로서의 코치

코칭의 3단계를 살펴보면, 첫 번째로 나는 목표에 도달하는 과정을 알아야 한다. 두 번째로는 나는 목표를 향하는 경로를 알아야 한다. 세 번째는 내가 선택한 선수를 믿어야 한다는 사실이다.

(Joop Alberda, 네덜란드 남자 배구 국가대표팀 감독, 1996년 올림픽 금메달리스트)

목표 설정은 단순히 목표를 상정하는 것보다 훨씬 더 복잡하다. Alberda가 말했듯이 목표에 도달하는 *방법*을 아는 것은 적어도 목표를 설정하는 것만큼이나 중요하다. 이와 관련하여 목표 설정 과정이 팀의 기능에 효과적으로 영향을 미치려면 반드시 충족되어야 하는 몇 가지 중요한 경계 조건이 있다. Kerri Walsh가 자신의 커리어를 통해 증명한 것처럼, 스포츠에 대한 열정이 목표에 도달하는 과정에서 직면하는 도전에 성공적으로 대처하기 위해서 중요한 전제 조건이다. 앞서 설명한 것처럼 이러한 열정은 내적 동기 부여의 예이다. 앞서 언급했듯이 코치가 선수의 자율성(autonomy), 역량(competence), 관계(relatedness)에 대한 욕구를 충족시킬 수 있는 필요 지원 코칭 스타일(need–supportive coaching style)은 배구 선수의 내적 동기부여를 키워 목표를 달성하는 데 매우 중요하다.

배구와 같은 팀 스포츠에서는 개인 수준에서 목표 설정 과정을 시작하는 것은 중요하다. 그런 다음 개인 목표를 보다 일반적인 팀 목표에 통합하여 공유된 팀 목표에 대한 선수들의 헌신과 동기를 강화해야 한다. 필요 지원 코칭 스타일(need–supportive coaching style)은 도전적이지만 실현 가능한 팀 목표를 설정하고 팀 전체가 지지할 수 있는 한 가지 방법이다. 여기서 개인과 팀 차원에서 목표 설정 과정의 효율성을 뒷받침하는 5가지 핵심 규칙을 제안한다.

규칙 #1: 자율성 지원은 목표 명확성(goal clarity), 목표 수용(goal acceptance) 및 목표 헌신(goal commitment)을 촉진한다.

코치가 혼자서 목표를 결정한 후 선수들에게 그 목표를 강요하는 경우가 종종 있다. 그러나 이러한 상황은 선수들이 코치의 비전을 공유하지 않아 개인 또는 집단 목표를 달성하려는 동기를 심각하게 저해할 수 있는 상당한 위험을 수반한다. 이러한 동기 부여가 없으면 목표를 달성할 가능성은 사실상 제로에 가깝다. 코치의 자율성 지원(즉, 선수에게 목표 설정에 대한 발언권을 부여하는 것)은 선수의 동기 부여를 촉진하고 목표를 향해 노력하려는 의지를 키워준다.

이와 관련하여 코치는 팀의 각 선수와 미팅을 개최하여 선수의 개인 목표와 팀 목표에 대한 예상 기여도에 대해 논의하는 것이 좋다. 이러한 대화를 통해 목표를 *명확히* 하고 역할 책임에 대한 명확하고 일관된 정보를 제공하면 선수가 해당 책임을 더 잘 *받아들이는 것*으로 나타났다. 팀 목표에 대한 공동 토론으로 이어지는 발언권을 제공하면 선수들이 목표를 받아들일 가능성이 더욱 높아진다. 코치가 제공하는 자율성 지원은 목표 수용과 더불어 책임감을 공유하게 하여 결

과적으로 팀과 개인의 목표를 위해 훨씬 더 *헌신적으로* 노력하게 한다.

목표 수용과 목표 헌신은 팀 분위기를 개선하고 팀 성과에 긍정적인 영향을 미치는 것으로 나타났다. 반면에 정해진 역할을 받아들이지 않는 경우(예: 코치가 선수에게 발언권을 제시하지 않고 역할을 강요하는 경우)는 팀 규칙을 위반하게 되고, 이는 부정적인 감정과 대인관계 갈등을 유발한다.

규칙 #2: 실현 가능한 목표를 설정하여 선수의 역량 요구를 지원하라.

목표 설정 과정에서 선수들에게 발언권을 부여하기 위한 중요한 요건은 선수들이 적절한 목표를 설정할 수 있어야 한다는 것이다. 이와 관련하여 자주 사용되는 방법은 SMART 원칙으로, 목표는 구체적이고(specific), 측정 가능하며(measurable), 달성 가능하고(attainable), 관련성 있고(relevant), 시의적절해야(timely) 한다는 원칙이다. 이전 섹션에서는 자율성을 지원하는 코칭 스타일이 목표의 명확성(즉, 구체적이고 측정 가능한 목표)과 목표 헌신(선수가 결정 과정에서 목소리를 내기 때문에 목표가 선수에게 더 관련성이 높아짐)에 어떻게 기여할 수 있는지 살펴봤다.

이 섹션에서는 코치의 역량 지원이 목표 달성을 촉진하는 방법에 대해 간략하게 설명한다. 보다 구체적으로 코치의 역량 피드백은 선수에게 현실적인 자아상을 형성하는 방법을 가르치는 데 매우 중요하다. 자신의 성과를 정확하게 평가할 수 있는 선수는 실현 가능한 개인 목표를 더 잘 설정할 수 있다. 이러한 목표를 달성하면 역량에 대한 욕구가 충족되어 다음 목표를 향한 내적 동기부여가 높아진다. 반대로 선수의 성과에 대한 코치의 정기적인 피드백이 없으면 선수는 자신의 성과를 과대평가할 수 있다. 이는 결국 선수들로 하여금 비현실적이고 달성 불가능한 목표를 설정하도록 유도할 수 있다. 실제로 목표가 달성되지 않으면 선수는 동기를 잃을 확률이 높아진다. 이는 노력을 덜 기울이는 것에서부터 결국 중도 탈락에 이르기까지 광범위한 결과를 초래할 수 있다.

규칙 #3: 선수가 의도적으로 연습에 참가하도록 동기부여하기 위해 목표를 향한 길을 강조한다.

목표로 하는 목표를 명확하게 시각화하는 것과 목표에 같이 도달하는방법을 아는 것은 또 다른 문제이다. 목표 달성의 중요성을 고려할 때 코치는 선수가 목표를 달성할 수 있는 방법을 제시해야 할 중요한 책임이 있다. 이를 위한 한 가지 방법은 선수가 큰 목표를 관리 가능한 부분으로 세분화할 수 있도록 돕는 것이다. 1984년 미국 남자 올림픽 금메달 팀의 감독인 Doug Beal은 다음과 같이 말했다: "성공적인 프로그램을 운영하려면 목표에 대한 전체적인 계획이나 청사진을 개발할 수 있어야 한다. 그런 다음 그 이상적인 이미지를 성공적인 프로그램의 기반을 마련하는 데 유용한 구성요소로 세분화하기 위해 최선을 다해야 한다."라고 말했다.

목표 설정이 선수와 상호 합의에 의해 이루어진다면 목표 명확성, 목표 수용, 목표 헌신을 촉진할 수 있다(BOX 18.1). 중간 목표는 학습 과정 전반에 걸쳐 선수에게 역량 피드백을 제공함으로써 선수가 자신의 학습을 보다 의식적으로 통제할 수 있도록 한다.

습득한 역량 피드백은 코치의 자율성 지원과 함께 선수들이 의도적인 연습에 참여하도록 동기를 부여한다(즉, 고도로 구조화된 연습, 본질적으로 즐겁지는 않지만 자기 조절 피드백을 통해 운동능력를 개선하는 데 특별히 목적을 둔 연습). 예를 들어, 플로트 서브를 여러 번 반복하는 경우, 플레이어는 좋은 퍼포먼스의 다양한 기술적 측면을 의식적으로 고려하고 자기 조절 피드백을 통해 자신의 퍼포먼스를 조정할 수 있다. 연구에 따르면 의도적인 연습과 내적 동기부여는 직접적인 관련이 있으며, 동기 부여가 높은 선수는 더 의도적으로 연습에 참여하고, 더 많은 의도적인 연습을 할수록 내적 동기부여가 높은 선수로 성장한다.

규칙 #4: 노력을 강화하고 팀 결속력을 강화하기 위해 성과 목표 대신 숙달 목표를 선택하라.

설정된 목표의 구체적인 내용은 종종 팀 분위기와 밀접한 관련이 있다. 이와 관련하여 두 가지 유형이 구분되어 왔다: (1) 과제 관련(또는 *숙달*) 동기 부여 분위기와 (2) 자아 관련(또는 *성과*) 동기 부여 분위기(Ntoumanis and Vazou 2005). 과제 관련 분위기(task–involving climate)에서 설정되는 *숙달 목표*는 개인 내(또는 팀 내) 진전에 초점을 맞춘다. 예를 들어 점프 플로트 서브와 같은 새로운 기술을 배우거나 같은 상대에 대한 자신의 득점 비율을 높이는 것 등이 있다. 반면, 자아 관련 분위기(ego–involving climate)에서 설정된 *성과 목표*는 팀원(또는 경쟁 팀)과의 대인 비교 및 경쟁을 강조한다. 예를 들면 교체 선수가 아닌 주전 선수가 되거나, 팀 차원에서 우승하기 등이다.

두 유형의 중요한 차이점 중 하나는 목표를 달성할 때 인지되는 통제 소재(locus of control)이다. 통제 소재는 운동선수가 자신의 노력을 통해 목표 달성에 완전히 영향을 미칠 수 있다는 믿음(즉, 내부 통제 소재)부터 결과에 영향을 미치는 것이 선수의 능력 밖에 있다는 믿음(예: 외부 통제 소재)까지 다양하다. 대부분

Box 18.1 이론을 실제에 적용하기: 운동능력 프로파일링

이러한 목표 설정 원칙을 실천으로 옮기는 데 도움이 될 수 있는 접근 방식은 *운동능력 프로파일링*이다. 이 기법에서 코치는 선수들에게 자신이 인식하는 강점과 약점에 대해 자신의 의견을 말할 기회를 제공한다. 코치와의 논의를 통해 선수들은 특정 포지션에서 엘리트 선수의 주요 특성을 식별한다(이러한 특성에는 정신적, 육체적, 기술적 자질이 포함될 수 있음). 기술적 능력에는 블로킹, 수비, 공격, 서비스, 패스와 같은 기술이 포함될 수 있다. 신체적 능력에는 근력, 힘, 속도, 민첩성 및 유연성이 포함될 수 있다. 정신적 능력의 예로는 회복탄력성, 자신감, 자기 인식, 집중력, 승리하는 태도 등이 있다. 마지막으로 리더십 능력에는 경기장(예: 업무 또는 동기 부여 리더)과 경기장 외(예: 사회적 및 외부 리더)의 기술이 모두 포함될 수 있다.

주요 속성을 식별한 후 선수는 각 속성을 어느 정도 만족시키는지 평가한다. 이러한 자기 인식은 선수의 강점과 약점을 명확하게 나타내는 운동능력 프로필로 이어진다. **그림 18.1**에는 프로필의 예가 나와 있는데, 여기서 선수는 선택한 각 특성에 대해 0 (*나는 이 분야에 강하지 않음*)부터 7 (*나는 이 분야에 매우 강함*)까지의 척도로 자신을 평가했다.

마찬가지로 코치는 특정 선수의 자질을 평가할 수 있다. 두 가지 운동능력 프로필 간의 유사점과 차이점을 결합하면 선수와 코치 간의 열린 의사소통을 위한 건전한 기반이 제공되며, 코치는 선수가 자신의 결함을 개선하기 위한 행동 계획을 결정하도록 돕는다.

동일한 기법을 팀 레벨에서도 채택할 수 있으며, 이를 통해 선수와 코치는 효율적인 팀의 주요 속성을 결정할 수 있다. 이러한 특성의 예로는 코트에서 의사소통이 잘되는 것, 승리하는 태도를 갖는 것, 정신적 강인함, 육체적 강인함, 비이기적인 것 등이 있다. 운동능력 프로필이 완성되면 코치와 선수는 후속 팀 회의에서 대조되는 등급에 대해 공개적으로 논의할 수 있다.

이러한 운동능력 프로파일링 절차를 채택하면 배구 코치와 선수 간 의사소통을 위한 개방적인 분위기가 조성되어 개인 및 팀 목표 설정이 모두 촉진되는 것으로 나타났다. 운동능력 프로파일링은 자기 인식, 내재적 동기 부여 및 자신감을 높이는 등 다양한 방식으로 운동선수에게 혜택을 주는 자율성 지원 평가 도구인 것으로 나타났다. 또한 목표 설정, 교육 체계화, 의사소통 촉진에 도움이 되는 유용한 템플릿을 제공한다. 앞서 언급했듯이, 원하는 특성과 확인된 목표를 논의하는 것뿐만 아니라 더 중요한 것은 활동 계획을 결정하고 목표를 향한 길에 대해 윤곽을 나타내는 것이다.

〈계속〉

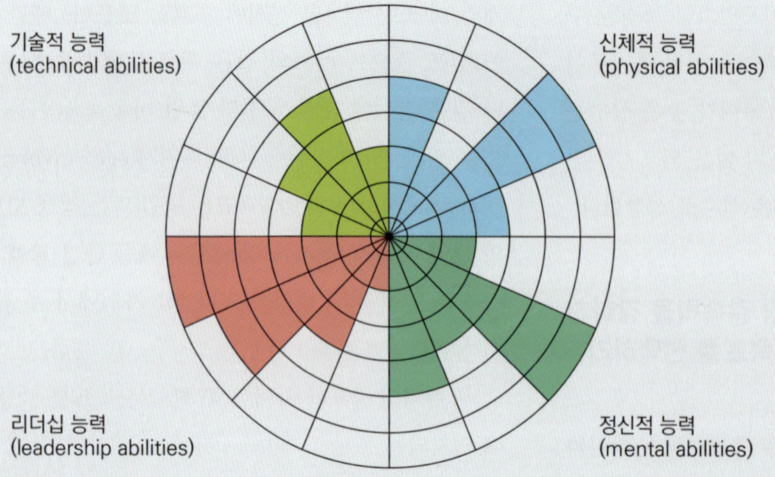

그림 18.1 운동능력 프로파일을 도식화하기

의 선수는 숙달 목표(예: 내부 개인 발전)를 달성할 수 있다고 생각하지만 성과 목표 달성은 종종 통제할 수 없는 외부 요인(예: 팀원의 발전, 경쟁 팀의 수준 또는 심판 결정)에 영향을 받기 쉽다. 따라서 과제 관련 분위기(숙달 목표 보유)는 일반적으로 즐거움, 관심, 능력 향상, 성과 만족도 및 팀 결속력과 같은 긍정적인 동기 부여 결과와 관련이 있다. 대조적으로, 성과 목표가 있는 자아 관련 분위기는 불안감, 노력 감소, 팀 응집력 저하 및 기타 부적응적인 결과와 관련이 있다.

규칙 #5: 목표 명확성, 비전 공유를 위해 팀 목표의 우선순위를 설정하라.

팀 목표를 설정할 때 개인 목표에 사용되는 것과 유사한 접근 방식을 채택할 수 있다. 팀 레벨에서는 코치가 팀에 적절한 자율성을 지원하고 팀의 공통 목표 및 이러한 목표를 달성하는 데 필요한 규범과 가치에 대해 선수들과 상호 합의하여 결정하는 것이 중요하다. 이런 방식으로 공유된 비전을 얻을 수 있다. 더 많은 팀원이 스스로 팀의 목표를 내면화할수록, 책임 공유가 더 확립되며, 결과적으로 선수들이 이러한 목표에 더 헌신하게 된다. 팀 역량 피드백은 식별된 중간 목표뿐만 아니라 전반적인 목표를 향한 진행 상황을 팀에 알리는 데 매우 중요하다.

클럽 경영진이 성과 목표(예: 챔피언십 우승, 컵 결승 진출 또는 경기력부진 방지 등)를 부과하는 경우도 있지만, 선수에게 내적 통제 소재를 제공하기 위해 코치로서 발전(개인적으로 또는 팀으로)에 초점을 맞춘 숙달 목표를 강조하는 것이 중요하다. 배구와 같은 팀 스포츠에서는 선수는 개인 목표를 가지고 있지만, 모든 선수가 함께 공동의 팀 목표를 가지며, 둘 사이의 적절한 균형을 찾는 것은 중요하다. 코치가 각 선수에 대한 두 가지 유형의 목표, 즉 우선 목표(P1-목표)와 이차적 목표(P2-목표)를 식별하는 것은 유용한 전략이 될 수 있다. P1 목표는 공동 팀 목표를 향한 각 선수의 개별적 기여에 중점을 두는 반면, P2 목표는 배구 선수로서의 장기적인 발전을 인식하며 각 선수가 갖는 개별 목표이다. 팀의 기능을 최적화하려면 전체 팀의 모든 개별 플레이어의 P1 목표를 전달하는 것이 중요하며, 이를 통해 역할 명확성(role clarity)이 더욱 향상된다. 이러한 개방적인 의사소통은 플레이어가 팀 동료보다 앞서기보다는 팀으로서 함께 발전하는 데 집중하는 과제 관련 환경을 조성한다. 더욱이, 이 접근 방식은 각 개별 플레이어의 책임을 설명하고 플레이어가 우선 순위 목표를 달성하지 못할 경우 팀원을 질책할 수 있도록 한다. 이러한 개방적인 의사소통 환경과 팀원이 목표를 달성하도록 돕고자 하는 의지는 업무 결속력을 더욱 강화할 것이다.

공유 리더십의 촉진자로서의 코치

재능은 중요하다. 하지만 재능을 지닌 이후 가장 중요한 요소는 내적 리더십이다. 팀이 일반적으로 스스로 설정하는 것보다 더 높은 기준을 설정하는 사람은 코치가 아니라 팀의 한 사람이나 사람들이다…

(Mike Krzyzewski, 미국 남자 농구대표팀 감독, 2008, 2012, 2016 올림픽 금메달리스트)

리더십에 관해서는 운동선수, 팬, 언론, 심지어 스포츠에 별로 관심이 없는 사람이라도 코치를 팀의 리더로 여길 것이다. 그러나 팀 구성원이 팀 내에서 중요한 팀 리더십 역할을 수행할 수 있다는 점을 인식하는 것이 중요하다(운동선수 리더십에 대한 개요는 Cotterill 및 Fransen 2016년 연구를 참조해라.). Fransen 외 등(2014)은 운동선수가 맡을 수 있는 리더십 역할을 네 가지로 구분했다.

- 팀원에게 필요할 때 전술 조언을 해주는 *과업형 리더*(task leader)
- 코트에서 동료들이 최선을 다할 수 있게 격려하는 *동기부여형 리더*(motivational leader)
- 경쟁 환경 밖에서도 좋은 팀 분위기를 조성하는 *사회형 리더*(social leader)
- 클럽 경영진, 언론 및 스폰서와 커뮤니케이션을 담당하는 *외부형 리더*(external leader)

선수와 팀의 리더십을 조사할 때는 팀 주장의 공식적인 리더십 역할을 넘어서는 것이 중요하다. 실제로 팀 주장이 아닌 비공식 리더(공식적인 리더십 인정 없이 팀에서 자연스럽게 리더로 떠오르는 선수)가 팀의 진정한 선수 리더로 인식되는 것으로 나타났다(Fransen et al. 2014). 44%의 팀에서 주장은 네 가지 리더십 역할 중 어느 하나도 수행하지 않았다. 따라서 주장은 경기장 안에서 최고의 리더로 인식되지 않았으며(업무형 리더도 아니고 동기부여형 리더도 아님), 경기장 밖에서도 최고의 리더로 인식되지 않았다(사회형 리더도 아니고 외부형 리더도 아님). 최근 연구에 따르면 대부분의 스포츠 팀은 *공유 리더십* 패러다임을 구축하는 것으로 알려졌으며, 코치와 선수 리더는 업무형과 외부형 리더십 역할에서 동등하게 좋은 리더로 인식되며, 동기 부여형 및 사회형 리더십 역할에 있어서는 코치보다 선수가 더 나은 리더로 인식되었다(Fransen *et al*. 2015a).

여러 연구에서 이 네 가지 리더십 역할 각각에서 선수 리더십의 질이 높을수록 팀 정체성이 더 강해지고 업무 및 사회적 응집력이 강화된다는 사실을 입증함으로써 선수 리더십의 중요성을 확인했다(Fransen et al. 2014; Price and Weiss 2011). 또한 선수 리더는 팀 전체에 자신감을 전파하는 촉매제 역할을 하는 것으로 나타났다. 배구, 축구, 농구 종목에서 선수 리더의 팀 내 자신감 표현이 선수들의 팀에 대한 자신감의 가장 중요한 원천 중 하나임이 밝혀졌다(Fransen et al. 2012, 2015b). 두 개의 실험 연구에서는 선수 리더로부터 팀에 대한 자신감이 전파된다는 사실이 추가로 확인되었다(Fransen *et al*. 2015c, 2016). 보다 구체적으로, 연구 결과에 따르면 리더가 팀의 성공에 대해 높은 자신감을 표현할 때 선수들의 팀에 대한 자신감이 더 커지는 것으로 나타났다. 또한 팀 리더가 높은 팀 자신감을 표현했을 때 선수들의 경기력이 향상되었다는 결과도 나타났다. 반대로 리더가 낮은 자신감을 표현하면 팀과 개인 구성원의 경기력이 감소했다. 따라서 선수 리더는 긍정적, 부정적 방식으로 팀의 집단적 자신감에 영향을 미쳐 팀원들의 경기력에 큰 영향을 미칠 수 있는 것으로 보인다.

이러한 모든 긍정적인 결과를 고려할 때 코치가 선수 팀 리더십을 육성하는 것이 중요하다. 하지만 팀 리더십을 지정하기 전에 팀 내 리더십 구조를 잘 파악하는 것이 중요하다. 각 직무에 적합한 리더는 누구일까? 이와 관련하여 코치의 인식은 선수들의 인식과 다를 수 있다. 하지만 효과적인 선수 리더십에 있어 가장 중요한 것은 선수들의 인식이며, 코치가 선임한 선수 리더가 팀원들에게 선수 리더로 인식되지 않는다면 코치의 지도를 따르지 않을 것이며 효과적인 리더십은 요원할 것이다.

소셜 네트워크 분석(social network analysis, SNA)은 새로운 진단 도구로, 팀 내 다양한 리더십 역할의 핵심 플레이어를 식별할 수 있다(Fransen *et al*. 2015a). 또한 이 네트워크 접근법을 통해 코치는 시간에 따른 리더십 구조의 진화를 도식화할 수 있다. 코치는 이 접근법을 사용하여 팀의 지원을 받는 업무형, 동기 부여형, 사회형, 외부형 선수 리더를 임명할 수 있다. 리더십 역할에 대한 명확한 설명과 그에 따른 역량 피드백은 리더의 리더십 자질과 기술을 더욱 발전시킬 수 있다. 선수 리더는 팀원들이 자신의 리더십을 지지하고 심지어 기대한다는 사실을 깨닫게 되면 자신의 역할을 받아들이고 수준 높은 선수 리더십 행동에 참여하도록 더욱 동기를 부여받게 된다.

공유 리더십의 모든 이점을 고려할 때, 코치가 팀의 선수 리더를 식별하는 것뿐만 아니라 팀 선수 리더십을 육성하고 개발하는 것이 중요하다. 코치가 선수들에게 어떠한 발언권도 부여하지 않고 규칙, 규범, 목표, 업무 방식을 선수들에게 강요하는 독재적인 통제 코칭 스타일은 순한 양 무리를 양산할 가능성이 높다. 이러한 환경에서는 팀 내에서 효과적인 선수 리더십을 개발할 기회가 거의 없다. 반대로 자율성을 지원하는 코칭 스타일은 팀 규칙, 규범, 목표를 결정할 때 선수들에게 발언권을 제공한다. 이러한 참여는 팀원들의 책임감을 높이고 더 높은 수준의 헌신으로 이어진다. 선수들에게 통제가 아닌 자율성을 부여하는 코칭 스타일이 선수들의 리더십 능력 개발을 촉진한다고 추측할 수 있다. 최적의 팀 운영을 위한 공유 리더십의 확립된 이점에도 불구하고 공유 리더십에는 상당한 위험도 수반된다. 예를 들어, 지정된 업무형 리더가 최적의 경기 전략에 대해 다른 업무형 리더나 코치와 매우 다른 견해를 가지고 있다면, 경기 중 상반된 의견으로 인해 혼란과 의구심이 생겨 최적의 팀 기능을 방해할 수 있다. 과정에 내재된 위험을 피하면서 효과적인 공유 리더십 구조를 개발하기 위해 코치가 염두에 두어야 할 세 가지 중요한 전제 조건을 제안한다.

전제 조건 #1: 역할 모호성 대신 역할 명확성을 목표로 하라.

목표 설정 과정에서 목표의 명확성이 중요한 것과 마찬가지로 효과적인 선수 리더십을 위해서는 누군가의 리더십 역할의 명확성이 중요하다. 코치는 선수들과 함께 주어진 리더십 역할에 부여된 기능과 책임을 명확히 규정하는 것이 중요하다. 역할 모호성(role ambiguity)에 대한 인식(즉, 개인의 역할에 대한 명확하고 일관된 정보 부족)은 업무 응집력 저하와 리더십 역할을 성공적으로 수행할 수 있는 자신의 능력에 대한 자신감 저하와 관련이 있다. 반면, 운동선수 리더가 자신의 역할과 관련된 기대치를 잘 알고 있다면, 전반적인 선수 만족도와 마찬가지로 역할 만족도가 높아져 리더십 역할을 더 잘 수행할 수 있을 것이다.

전제 조건 #2: 특정 역할에 대한 리더십 능력을 개발하라.

선수 리더에게 기대되는 것이 무엇인지 아는 것과 수준 높은 선수 리더십을 효과적으로 발휘하는 것이 항상 일치하는 것은 아니다. 수준 높은 선수 리더십을 발휘하려면 먼저 선수 리더는 리더십 역할에 대한 적절한 역량이 필요하다. 예를 들어, 업무형 리더는 경기 전술에 대한 통찰력이 있어야 하고, 동기 부여형 리더는 각 팀원에게 동기를 부여하는 방법을 알고 있어야 한다. 의심할 여지 없이 어떤 선수는 자극이 필요한 반면, 어떤 선수는 침착하게 하는 것이 더 큰 도움이 된다. 코트 밖에서 선수형 리더는 특정 역량을 배워야 하는데, 사회형 리더는 팀 내 갈등을 다루는 방법과 팀 분위기를 조성하는 방법을 배워야 하고, 외부형 리더는 클럽 경영진, 언론 및 스폰서 앞에서 팀을 잘 대변할 수 있도록 커뮤니케이션 기술을 훈련해야 한다.

따라서 올바른 선수 리더를 임명하는 것만으로는 충분하지 않으며, 선수 리더는 중요한 업무 역량을 더욱 개발해야 한다. 이러한 중요한 업무 역량 중 하나는 전술적 인식이며, 특히 업무형 리더에게는 전술적 인식이 중요하다. 이와 관련하여 규범, 가치, 목표 설정뿐만 아니라 전술적, 전략적 추론에 있어서도 코치와 함께 사고하는 방법을 선수들에게 가르치는 것이 중요하다는 것이 입증되었다(Vande Broek et al. 2011). 연구 결과에 따르면 자율성을 지원하는 코칭 스타일은 선수들의 전술적 인식을 향상시키는 것으로 나타났다. 선수들이 자신의 전술적 결정을 독립적으로 평가하도록 하는 전술적 관찰과 질문은 코치가 팀의 전술적 인식을 키우는 데 매우 중요한 도구였다. 자율성을 지원하는 코칭 스타일은 선수들의 전술적 인식 향상과 함께 선수들이 리더십 역할을 맡고 경기 전략을 논의하는 데 주도적으로 참여하도록 동기를 부여할 것이다. 이 분야의 수준 높은 선수 리더십은 팀 기능 향상과 경기력 향상으로 이어질 것이다 (Fransen *et al*. 2015c, 2016; Price and Weiss 2011).

전제 조건 #3: 공유 비전을 수립하라.

다양한 선수 리더의 역할을 명확히 규정하고 더 나은 선수 리더가 될 수 있도록 안내하는 것은 효과적인 공유 리더십을 위한 중요한 경계 조건이다. 효과적인 공유 리더십의 마지막이자 가장 중요한 조건은 공유 비전을 개발하는 것이다. 목표 설정 과정과 마찬가지로, 팀이 달성하고자 하는 목표에 대한 공유된 비전은 모든 선수가 '같은 생각을 갖도록' 하는 데 필수적이다. 역사상 가장 위대한 농구 감독 중 한 명인 Phil Jackson은 다음과 같이 말했다: "좋은 팀은 구성원들이 '*우리*(we)'를 위해 '*나*(me)'를 포기할 만큼 서로를 신뢰할 때 비로소 훌륭한 팀이 된다."

앞서 언급한 바와 같이, 결정 과정에서 자율성과 발언권을 제공하면 선수의 헌신이 높아져 선수의 리더십이 더욱 효과적으로 발휘된다. 또한, 공통 목표와 팀 개발에 초점을 맞춘 업무 관련 팀 분위기는 공유 비전을 개발하기에 완벽한 환경이다(팀 내 비교를 특징으로 하는 자아 중심 분위기와는 대조적). 모든 선수가 같은 방향을 바라보고 같은 팀 목표를 공유한다는 사실은 다양한 선수 리더와 코치의 동의된 메시지를 촉진하여 보다 최적의 팀 기능을 이끌어낸다(BOX 18.2).

그룹 역학 과정을 촉진하는 촉매제로서의 코치

함께 하고, 함께 나누고, 함께 이끌어가고, 함께 성공한다.

팀 발전 평가를 위한 공통 체계는 Tuckman(1965)에 의해 제공되었으며, 팀 발전의 4단계를 다음과 같이 정의하였다: 형성(forming), 격동(storming), 규범화(norming), 수행(performing). Tuckman은 또한 팀이 성장하고, 효과적으로 도전에 직면하고, 팀 목표를 향한 길을 협상하고, 궁극적으로 최적의 성과를 내기 위해 이러한 각 단계를 거쳐야 된다고 가정했다. Tuckman이 설명하였듯이 효과적인 그룹 역학을 육성하기 위해서 선수에게 기본 요구 사항(자율성, 역량 및 관련성)을 제공하며, 목표 설정자, 공유 리더십 촉진자, 갈등 관리자로서 코치의 역량을 지니는 것은 필수적이다.

발전의 첫 단계: 형성

새로 구성된 팀이나 배구 시즌이 시작되는 팀은 자동으로 발달 과정의 첫 번째 단계인 형성 단계에 들어간다. 이 단계에서 선수들은 서로를 알아가고 팀 동료와 코치에게 인정받고자 하는 욕구에 따라 행동하게 된다. 이 단계에서 선수들은 논쟁이나 갈등을 피하게 된다. 형성 단계는 편안한 단계이다. 그러나 모든 선수는 갈등을 피하려고 하기 때문에 주로 자신에게 초점을 맞춰 독립적으로 행동한다. 결과적으로 선수들은 신중하고 관망하는 태도를 취하며 팀과 동일시되지 못한다.

팀과의 동일성을 용이하게 하기 위해 코치는 개인 및 팀 목표를 논의할 때 선수들에게 발언권을 제공해야 한다. 또한 코치는 팀 목표, 규범 및 가치에 대한 팀 토론을 격려하는 것이 좋다. 이 토론을 통해 팀은 공유 비전을 향해 나아간다. 코치의 자율성 지원은 어떤 목표의 *우선순위*를 정하고 이러한 목표를 달성하는 *방법*을 결정하는 데 매우 중요하다.

발전의 두 번째 단계: 격동

코치의 최선의 계획과 기대에도 불구하고 팀 발전이 항상 순조롭게 진행되는 것은 아니다. 격동기는 예상되는 행동에서 벗어나거나 팀이 설정한 가치, 규범 및 목표를 무시하는 선수가 특징이다. 첫 번째 단계와 달리 격동기는 더 이상 편안하지 않다. 오히려 갈등을 싫어하는 선수에게는 논쟁이 많고 불쾌하며 심지어 고통스러울 수도 있다. 이 단계는 행동이 통제할 수 없을 정도로 진행되는 경우 팀과 팀의 동기에 파괴적일 수도 있다.

그러나 코치가 올바른 지원을 제공한다면 이 단계는 팀 발전에 매우 중요하고 가치가 있다. 팀 발전의 이 단계에서 혼합된 가치, 규범 또는 목표로부터의 이탈은 무시할 수 없다. 선수가 기대되는 기준에서 벗어나는 경우, 코치가 팀원에게 기대되는 행동을 상기시켜 주는 것이 중요하다. 또한, 선수 리더십의 명확한 구조가 확립되었다면, 선수 리더는 모든 선수가 공통의 팀 목표를 향해 동일한 길을 갈 수 있도록 보장해야 한다. 그렇지 않다면 팀원을 적절하게 질책하는 것도 선수 리더의 책임이다. 감히 자신의 의견을 주장하

Box 18.2 이론의 실천: 공유 리더십의 유도자로서의 코치

독일 남자 배구 국가대표팀 감독인 Vital Heynen (2014년 세계 선수권 대회 동메달리스트)은 다음과 같이 말한 적이 있다. "나는 선수들에게 많은 발언권을 제공한다. 나는 그들에게 함께 생각하는 방법을 가르치는데, 그 결과 높은 헌신이 이루어진다. 연습에서는 어떻게 작동하나? 예를 들어 전술 토론에 참여하기 전에 선수들에게 비디오 자료와 원본 스카우트 자료를 제공한 다음 팀으로서 상대방과 어떻게 경기할 것인지 결정하게 한다. 또 다른 예는 중요한 챔피언십이 있기 한 달 전에 선수들이 자신의 훈련 일정을 계획할 수 있도록 하는 것이다. 선수들은 훈련할 때 스스로 결정하며, 나는 그들이 나보다 더 많이 훈련할 것이라고 장담한다."

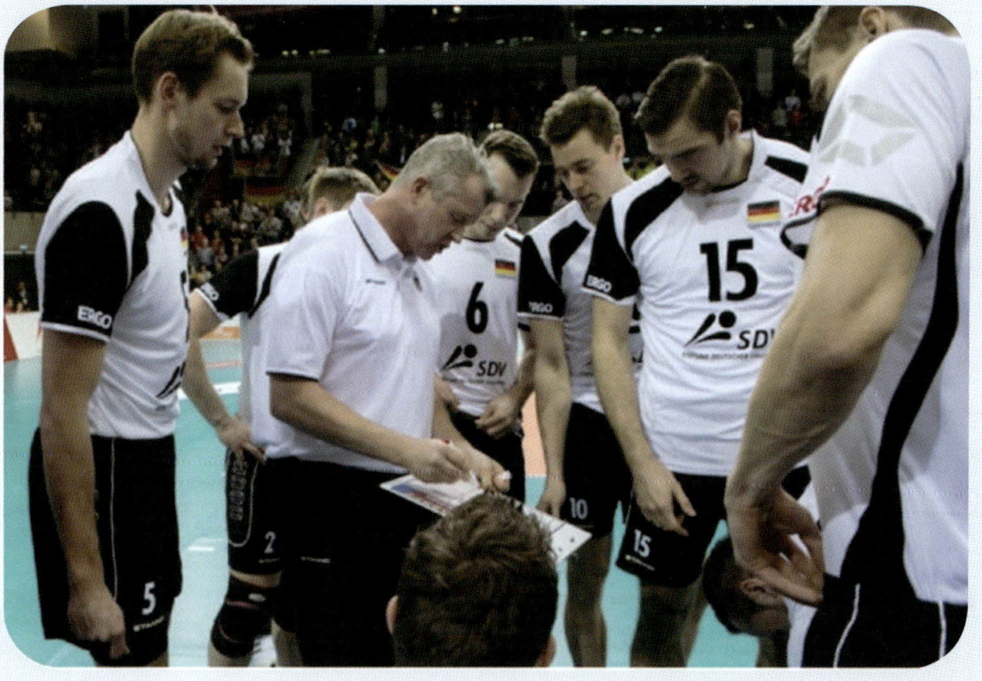

는 선수는 팀 내에서 불화를 일으킬 수 있지만, 바로 이러한 논의가 선수들을 더 강하게 만들고 팀으로서 더 효과적으로 뭉치게 한다.

발전의 세 번째 단계: 규범화

코치와 선수 리더들이 예상되는 그룹 내 갈등을 잘 감당할 수 있다면 격동기는 규범기(norming phase)로 넘어갈 것이다. 이 단계에서는 책임과 경계에 대한 테스트가 쉬워지고 선수들은 존재하는 대인 관계의 차이를 인정하고 서로를 존중하기 시작한다. 각 선수는 팀에서 자신의 개별 역할에 정착하기 시작한다. 또한, 이 시점에서 팀의 리더십 구조가 확립되었고, 선수 리더의 역할이 팀원들에 의해 수용된다. 이 단계에서 팀은 구성원들이 함께 헌신하고 동기 부여할 공유 비전이나 목표를 개발하고 이에 동의한다. 업무 중심의 팀 분위기가 조성되어 플레이어가 자신의 팀에 대해 높은 유대감을 갖게 된다. '우리'라는 느낌이 만들어진다.

발전의 네 번째 단계: 수행

이전 세 단계가 각각 협상되면 팀은 수행 단계에 도달하게 된다. 이는 팀 발전의 마지막 단계로, 선수 그룹이 비전과 목표를 공유하며 하나의 팀이 되는 단계이다. 팀은 최적으로 구성되어 있으며 코치와 선수 리더의 지도 하에 팀과 개인 목표를 향해 효율적으로 일한다. 이 단계에서는 모든 플레이어가 팀에서 자신의 역할과 그에 따른 책임을 알고 있다. 이러한 경기력이 높은 팀은 정확한 자기 지식, 학습 과정 조정 능력, 의도적인 연습에 대한 동기 부여 및 내부 리더십을 바탕으로 대체로 독립적으로 기능할 수 있다. 따라서 부적절한 갈등이나 지시적인 코칭 스타일이 필요 없이 신속하게 진전을 이룰 수 있다. 선수들은 자신의 책임을 효과적으로 수행하고 코치의 역량 피드백을 활용하여 학습 과정을 더욱 개선할 수 있다.

여러 섹션에서 이미 언급한 바와 같이 실제로 Tuckman 사이클의 수행 단계에 도달한 팀은 몇 가지 강점을 가지고 있다. 예를 들어 규범화 단계에서 강력한 팀에 대한 인지는 선수가 팀 규범을 준수하도록 촉진한다. 팀 자신감, 팀 수행력 및 사회적 응집력, 팀의 최적 기능 및 궁극적으로 팀 경기력에서도 유리한 효과가 나타난다. 또한 공유된 선수 리더십의 효과적인 구조는 팀 목표, 규범 및 가치에 대한 이해의 명확성을 장려한다. 이는 결과적으로 선수들의 동기부여와 팀 목표 달성에 대한 의지를 강화시켜 팀 경기력을 향상시킨다. 팀원보다 더 나은 성과를 내기보다는 팀 목표 달성에 초점을 맞추는 것은 발전 과정 전반에 걸쳐 확립된 업무 관련 분위기를 반영한다. 또한, 높은 경기력을 발휘하는 팀은 팀의 능력과 목표 달성 가능성에 대한 자신감이 높아진다는 특징이 있다. 이러한 팀 자신감은 결국 선수의 개인 경기력은 물론 팀 경기력에도 긍정적인 영향을 미친다(Fransen *et al.* 2015c, 2016). 앞서 언급한 바와 같이, 이러한 팀 자신감은 팀 정체성, 공유된 리더십 구조, 업무 관련 팀 분위기와 함께 팀의 회복탄력성을 육성하고 팀이 스트레스 요인이나 좌절을 효과적으로 견딜 수 있게 해준다.

수행기(performing phase)는 무한정 지속되지 않는다. 심지어 가장 높은 경기력을 내는 팀도 팀과 구성원이 변화하는 상황에 반응하면서 이 주기를 여러 번 거치게 된다. 예를 들어 코칭스태프나 선수 리더십의 변화(예: 새로운 코치가 고용되거나 강력한 리더십 능력을 갖춘 사람이 다른 팀으로 이동)와 새로운 회원들은 기존의 *현상* 유지에 도전하기에 팀을 격동기로 돌아갈 수 있게 한다. 그러므로 코치들이 팀이 발전 단계의 초기 단계로 돌아갈 때 이를 인지하고 발달의 다른 단계로 팀을 적절하게 대응하며 인도할 수 있도록 하는 것이 중요하다.

회복탄력성이 높은 팀을 만들기 위한 갈등 조정자로서의 코치

당신이 쓰러지는지는 중요하지 않다. 당신이 다시 일어날 수 있는지가 중요한 것이다.

(Vince Lombardi,
미국 역사상 가장 성공적인 미식축구 감독,
NFL 명예의 전당 멤버)

스트레스 요인을 효과적으로 견딜 수 있는 팀을 회복탄력성이 뛰어난 팀이라고 한다. 팀의 회복탄력성은 선수 개개인의 회복탄력성을 합한 것 이상이다.

Morgan 등(2013)은 회복탄력적인 팀을 특징짓는 네 가지 특성을 식별했는데, 이는 그룹 구조(group structure), 업무 관련 분위기(task–involving climate), 사회적 자본(social capital) 그리고 팀 자신감(team

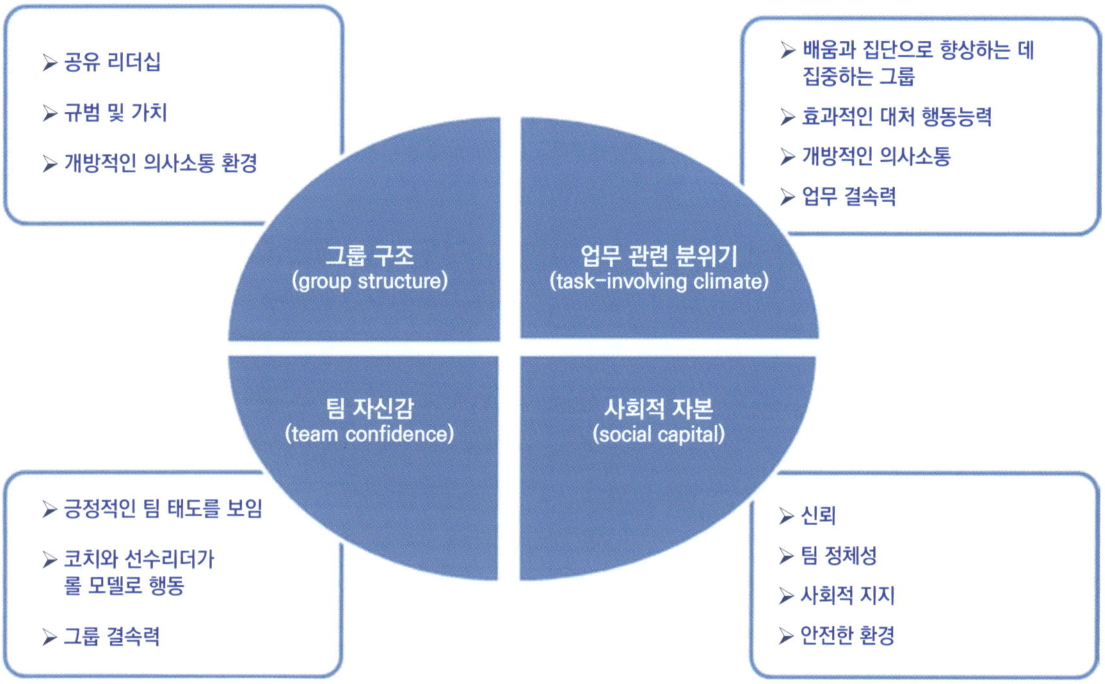

그림 18.2 회복탄력적인 팀을 특징짓는 속성

confidence)이다**(그림 18.2)**. 팀이 팀 내 갈등과 외부 스트레스 요인(예: 반복적인 패배, 부상 등)을 효과적으로 처리할 수 있도록 코치가 이러한 특성을 육성하는 것이 중요하다.

특성 # 1: 그룹 구조

탄력성이 뛰어난 팀의 첫 번째 특징은 최적의 그룹 구조를 생성하는 것과 관련이 있으며, 집단 규범, 리더십 공유, 개방적인 의사소통 환경을 특징으로 한다. 우리는 이미 시즌 초반에 이러한 측면의 중요성을 강조했지만, 시즌이 진행되면서 팀이 장애물이나 팀 내 갈등에 직면하게 되면 더욱 결정적인 측면이 된다. 첫째, 선수들에게 발언권을 제공함으로써 선수들은 자신의 목표를 실현하고 *팀 규범과 가치*를 채택하는 데 더욱 전념하게 된다. 둘째, *선수 리더십*의 명확한 구조가 확립된 경우, 선수 리더는 모든 선수가 공통의 팀 목표를 향하도록 코치를 지원할 수 있으며, 필요한 경우 팀원을 질책할 수 있다. 미국 소프트볼 팀의 감독인 Mike Candrea (2004년 올림픽 금메달리스트)는 팀 내 핵심 리더의 중요성을 강조했다:

> *훌륭한 리더십을 갖는 것은 성공의 큰 열쇠이다. 나머지 선수들, 특히 신입생들이 기준을 세울 때 리더들을 우러러 보기 때문에, 팀은 그야말로 리더들의 팀이다. 우리 팀은 리더들이 원하는 만큼 나아갈 것이다.*

셋째, *개방적인 의사소통 환경*에서 논의하는 것은 선수들이 자신의 의견을 말하고, 차이점을 해결하며, 상호작용하는 공통적이고 긍정적인 방식을 찾을 수 있게 해준다.

특성 #2: 업무 관련 분위기

회복탄력성이 높은 팀의 두 번째 중요한 특징은 팀 내 비교를 장려하는 대신 하나의 팀으로서 함께 학습하고 개선하는 데 초점을 맞춘 업무 관련 분위기이다. Morganet 등(2013)은 회복탄력적인 팀은 관련 없는 신호를 걸러내고 중요한 것을 격리할 수 있기 때문에 개인 및 팀 발전 모두에 집중할 수 있다는 것을 확인했다. 또한 그들은 회복탄성력이 뛰어난 팀이 스트레스 요인을 극복하기 위해 다양한 효과적인 행동을 보여줌으로써 팀 발전 가능성을 높이는 방법을 밝혔다. 예를 들어, 어려운 순간에 대한 철저한 준비는 어려운 경기 상황에 직면했을 때 차이를 만들 수 있는 중요한 요소로 여겨졌다.

갈등이 발생하거나 목표, 규범 또는 가치가 벗어났을 때 의사소통이 중요하다. 선수리더는 코치들과 함께 각 선수의 책임을 명확하게 설명하고 선수들에게 시즌 시작 시 설정된 공통 목표를 상기시킬 임무를 지닌다. 여러 연구에서는 공유된 가치를 반영하고 공동의 목표를 강조하는 열린 의사소통이 갈등을 해결하고, 모두를 마음이 잘 맞게 하며, 팀 내 업무 응집력을 높이는 가장 최적의 방법이라고 보고했다.

특징 #3: 사회적 자본

회복탄력성이 뛰어난 팀의 세 번째 특징은 팀 내에서 고품질의 상호 작용과 배려 관계가 존재하며, 이를 사회적 자본이라고 한다(Morgan *et al*. 2013). 탄력적인 팀은 정서적 유대감을 형성하고 개인차에 관계없이 팀원을 받아들이는 법을 익힌다. 더욱이 이러한 깊은 정서적 유대감과 친밀감은 선수들에게 서로 의지할 수 있고 필요할 경우 팀원이 도움을 줄 것이라는 느낌을 준다.

여기서 핵심 단어는 신뢰이다. 미국 배구 국가대표팀의 전 감독이었던 Mike Hebert는 갈등을 다룰 때 신뢰의 중요성을 강조했다:

> *우리가 겪은 갈등을 되돌아보면 우리 모두가 신뢰라는 개념과 함께 이전 업무에서 이익을 얻었음이 분명하다. 그들은 문제를 다룰 때 서로를 신뢰하는 법을 배우고 있었다. 그들은 그러한 은밀한 토론에 종종 수반되는 보복에 대한 두려움에서 벗어나고 있었다. 우리는 문제를 둘러보느라 시간을 낭비하지 않고도 문제와 해결책에 대한 완전한 인식에 도달할 수 있었다. 우리는 서로를 부당하게 조롱하는 일이 없도록 서로를 신뢰했다. 우리는 개인적인 의제를 뒤로하고 개방적이고 비이기적인 방식으로 대화에 기여하기 위해 서로를 신뢰했다. 이 모든 것은 충분한 신뢰가 있었기 때문에 가능했다.*
>
> *선수의 재능에 관계없이 프로그램에 관련된 모든 사람 간의 확고한 상호 신뢰를 포함하는 긍정적인 환경은 코트 안팎에서 프로그램에 필수적이다. 과거의 성공 비결을 밝혀 달라는 요청을 받았을 때 나는 뛰어난 숙련된 트레이너, 전술적 천재, 철저한 경기 기획자, 훌륭한 동기 부여 연설가라고 대답할 수 있었지만 그렇지 않았다. 대신, 나는 그들에게 진실을 말했다: 나는 사람들이 신뢰하는 법을 배우도록 노력하는 데 대부분의 시간을 보냈다. 다른 모든 요소가 중요하지만, 전체 프로그램 구축 노력이 무너질 수 있는 유일한 변수는 신뢰이다.*
>
> (Hebert 2014)

선수 간의 신뢰 관계를 발전시키기 위해서는 선수가 자유롭게 자신의 의견을 말할 수 있는 상호 존중과 이해를 특징으로 하는 *안전한 분위기*가 조성되어야 한다. 이러한 분위기는 선수가 팀원과 하나가 되는 느낌을 강조하고 팀 내 갈등을 긍정적으로 처리할 수 있는 따뜻한 환경을 형성한다. 또한, 선수의 팀 정체성, 즉 선수가 팀과 연결되어 있다고 느끼는 정도와 *팀 구성원 자격*이 중요한 정도를 육성하는 것이 중요하다. 연구에 따르면 선수들의 팀 정체성을 강화할 수 있었던 코치와 운동선수 지도자들은 팀의 능력에 대한 자신감과 목표 달성에 대한 자신감도 강화한 것으로 나타났다(Steffens *et al*. 2014). 결과적으로, 팀과의 더 강한 유대감은 경기력 향상으로 이어졌다(Fransen *et al*. 2015c, 2016). 이는 팀 자신감의 중요성을 알려준다.

특징 #4 팀 자신감

스트레스 요인을 효과적으로 견디는 팀의 네 번째이자 마지막 특성은 팀 자신감(집단 효능이라고도 함)이다. 2016년 올림픽 금메달, 2014년 세계 선수권 대회에서 은메달을 획득한 중국 여자 국가대표팀 감독 Lang Ping은 이에 대해 다음과 같이 말했다:

코치로서 당신은 선수들을 정말 잘 알아야 한다. 코치는 선수들에게 많은 자신감을 주어야 한다! 경기 중에 코치는 정말 침착해야 한다. 예를 들어 긴장한 선수가 코치를 지켜본다. 같은 상황에 있는 코치를 보면 그녀는 점점 더 긴장하게 된다. 그래서 당신의 선수들에게 롤모델이 되는 것이 매우 중요하다.

코치가 팀에 대한 자신감을 표현하면 선수들도 자신감을 가지게 된다(Fransen *et al*. 2015b). 코치뿐만 아니라 선수 리더들도 팀의 롤모델이 되는 중요한 책임이 있다. 선수 리더들이 팀에 대해 높은 자신감을 표현하면 이러한 자신감이 선수들 전체로 확산된다. 그 결과 팀원들의 팀 능력에 대한 자신감이 커졌고, 결과적으로 경기력도 향상됐다. 대조적으로, 선수 리더들이 팀의 기회에 대한 모든 자신감을 잃었다고 표현했을 때, 그들의 행동은 팀원들의 자신감에 부정적인 영향을 미치고 그들의 경기력은 악화되었다(Fransen *et al*. 2015c, 2016).

결론

회복력이 뛰어난 팀의 네 가지 특성은 코치가 팀 개발 과정 전반에 걸쳐 의심할 여지 없이 발생할 수 있는 갈등을 예방하거나 효과적으로 처리할 수 있는 귀중한 도구를 제공한다.

정의상 팀 발전에 긍정적이거나 부정적인 영향을 미치는 것은 그룹 내 갈등 자체가 아니라 팀이 이러한 갈등을 처리하는 방식이 팀 결과에 결정적인 영향을 미친다는 점을 사람들에게 상기시키는 것이 중요하다(Martin et al. 2014). 예를 들어, 그룹 내 갈등 해결의 파괴적인 스타일(예: 관련자를 비판하거나 문제를 완전히 회피하는 것)이 스포츠 팀의 업무와 사회적 결속에 부정적인 영향을 미치는 것으로 나타났다. 잠재적인 결과는 팀 내에서 다양한 파벌이 출현할 수 있다는 것이다. 그러한 팀 내 파벌의 발달은 선수의 스트레스 수준을 높이고, 팀 결속력을 해치고, 팀 성과를 저하시키는 것으로 밝혀졌다. 코치들은 종종 팀 결속력을 향상시키기 위한 중요한 전략으로 "파벌 해체"를 언급한다(Martin *et al*. 2014). 실제로, 정량적 연구에서는 건설적인 갈등 해결 스타일(예: 상호 공개 및 노력)이 더 강력한 작업 응집력을 가져오는 것으로 확인되었다. 따라서 그룹 내 갈등은 파괴적일 필요는 없지만 팀 발전에 매우 중요할 수 있다.

요약

동기부여는 선수가 반복적인 실패 후에도 다시 일어서서 여전히 목표를 달성할 수 있게 하는 성공의 열쇠이며, 다음의 지혜에서 나타내고 있다: "배우려는 의지가 없으면 아무도 당신을 도와줄 수 없다. 당신이 배우고자 결심하면 누구도 막을 수 없다."

이 장의 시작 부분에 설명된 대로, 스포츠에 대한 본질적으로 동기 부여 되기 위해서 선수는 세 가지 기본적인 욕구를 가지고 있다: 자율성, 역량, 연관성. 우리는 어떻게 코치가 목표를 설정하고, 공유 리더십을 촉진하고, 갈등을 해결하고, 그룹 역학 개발 프로세스의 다양한 단계를 통해 이러한 요구를 지원할 수 있는 방법을 보여주었기를 바란다. 이러한 욕구가 충족되고 선수가 자신의 행동을 통제할 수 있고(자율성 만족), 자신이 하는 일에 유능하다고 느끼며(역량 만족), 코치 및 팀원과 관련되어 있다고 느낄 때(관계 만족), 그들은 배구를 하려는 본질적인 동기를 갖게 된다. 결과적으로 그들은 훈련 세션과 게임 중에 더 많은 노력을 기울이고, 장애물을 극복하려고 시도할 때 더 끈질기게 노력하며, 중도탈락률이 줄어들게 된다.

그러나 이러한 필요 지원 코칭 스타일에는 많은 이점이 있지만 일부 상황에서는 보다 지시적인 코칭 스타일이 필요하다는 점에 유의해야 한다(Chelladurai and Turner 2006). 예를 들어, 시간이 제한되어 있는 경우(예: 작전타임 중) 결단력 있는 코칭 스타일이 더 적합하다. 또한 일부 결정은 다른 결정보다 더 중요하므로 발언권의 적절한 정도가 변할 수 있다. 예를 들어, 코치는 팀에 가장 적합한 선수를 선택하고 선발 선수를 결정하는 데 책임을 져야 한다. 그러나 팀 주장 선정과 같은 결정은 민주적 투표로 결정할 수 있다. 후자의 상황에서는 리더의 효율성은 팀에서 그들을 받아들이는 정도에 달려 있기 때문에, 선수들이 주장을 선출하는 데 발언권을 갖는 것이 중요하다. 게다가 코치가 채택하는 스타일은 팀이 겪고 있는 발전 단계에 따라 달라진다. 대인관계의 질이 제한적이고 팀원들이 다양한 의견을 갖고 있다면 참여적 의사결정 과정은 이미 취약한 팀 의견일치(team consensus)와 팀 정신(team spirit)을 더욱 약화시킬 수 있다.

이 장을 편찬한 우리의 목표는 팀 구성과 선수 발달의 심리적 측면을 연구하고 적용하는 것의 중요성을 보여주는 것이다. 스포츠의 신체적, 기술적, 전술적 측면을 고려하는 것도 중요하지만 팀 발전의 심리적 측면을 고려하면 배구 코트에서 더 큰 발전(및 성공)을 이룰 수 있다고 확신한다.

참고문헌

Chelladurai P and Turner BA. (2006) Styles of decision making in coaching. In: JM Williams (ed.) *Applied Sport Psychology, 5 th edn. McGraw-Hill, New York, pp.* 140–154.

Cotterill ST and Fransen K. (2016) Athlete leadership in sport teams: current understanding and future directions. *Int Rev Sport Exerc Psychol,* 9, 16–133.

De Backer M, Boen F, Ceux T, *et al*. (2011) Do perceived justice and need support of the coach predict team identification and cohesion? Testing their relative importance among top volleyball and handball players in Belgium and Norway. *Psychol Sport Exerc*, 12(2), 192–201.

Fransen K, Vanbeselaere N, Exadaktylos V, *et al*. (2012) "Yes, we can!": perceptions of collective efficacy sources in volleyball. *J Sports Sci*, 30(7), 641–649.

Fransen K, Vanbeselaere N, de Cuyper B, Vande Broek G and Boen F. (2014) The myth of the team captain as principal leader: extending the athlete leadership classification within sport teams. *J Sports Sci*, 32(14), 1389–1397.

Fransen K, van Puyenbroeck S, Loughead TM, *et al*. (2015a) Who takes the lead? Social Network Analysis as pioneering tool to investigate shared leadership within sports teams. *Social Networks*, 43, 28–38.

Fransen K, Vanbeselaere N, de Cuyper B, Vande Broek G, Boen F.

(2015b) Perceived sources of team confidence in soccer and basketball. *Med Sci Sports Exerc*, 47(7), 1470–1484.

Fransen K, Haslam SA, Steffens NK, Vanbeselaere N, de Cuyper B and Boen F. (2015c) Believing in us: exploring leaders' capacity to enhance team confidence and performance by building a sense of shared social identity. *J Exp Psychol Appl*, 21(1), 89–100.

Fransen K, Steffens NK, Haslam SA, Vanbeselaere N, Vande Broek G and Boen F. (2016) We will be champions: leaders' confidence in 'us' inspires team members' team confidence and performance. *Scand J Med Sci Sports*, 26, 1455–1469.

Hebert M. (2014) *Thinking Volleyball*. Human Kinetics, Champaign, IL.

Martin L, Bruner M, Eys M and Spink K. (2014) The social environment in sport: selected topics. *Int Rev Sport Exerc Psychol*, 7, 87–105.

Morgan PBC, Fletcher D and Sarkar M. (2013) Defining and characterizing team resilience in elite sport. *Psychol Sport Exerc*, 14(4), 549–559.

Ntoumanis N and Vazou S. (2005) Peer motivational climate in youth sport: measurement development and validation. *J Sport Exerc Psychol*, 27, 432–455.

Price MS and Weiss MR. (2011) Peer leadership in sport: relationships among personal characteristics, leader behaviors, and team outcomes. *J Appl Sport Psychol*, 23(1), 49–64.

Steffens NK, Haslam SA, Reicher SD, *et al*. (2014) Leadership as social identity management: introducing the Identity Leadership Inventory (ILI) to assess and validate a four-dimensional model. *Leadership Quart*, 25, 1001–1024.

Tuckman BW. (1965) Developmental sequence in small groups. *Psychol Bull*, 63(6), 384–399.

Vallerand RJ and Ratelle CF. (2002) Intrinsic and extrinsic motivation: a hierarchical model. In: EL Deci and RM Ryan (eds) *Handbook of Self- determination Research*. University of Rochester Press, Rochester, NY.

Vande Broek G, Boen F, Claessens M, Feys J and Ceux T. (2011) Comparison of three instructional approaches to enhance tactical knowledge in volleyball among university students. *J Teach Phys Educ*, 30, 375–392.

19장

전망: 배구 스포츠의학 및 과학의 미래

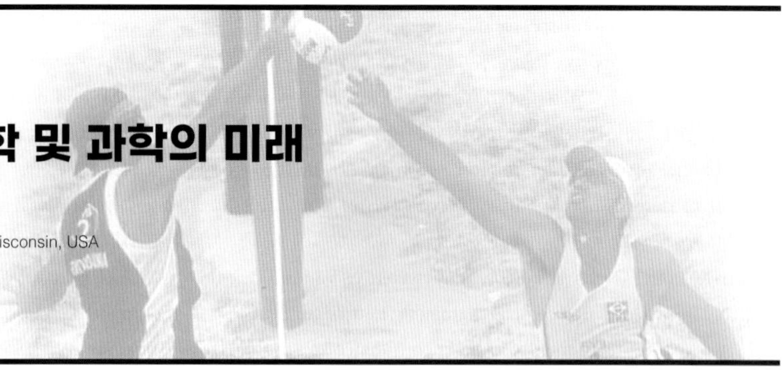

Jonathan C. Reeser

Marshfield Clinic Research Foundation, Marshfield, Wisconsin, USA

배구는 1895년 미국 매사추세츠주 홀리요크(Holyoke)라는 도시에서 Willian G. Morgan이라는 YMCA 강사에 의해서 고안되었다. 그 이후로 이 스포츠는 놀라운 성장을 누렸다. 비교적 짧은 기간 동안 배구는 성숙하였고 규칙은 제정되었다. 1964년에 배구는 올림픽 스포츠 종목이 되었다. 1996년에는 비치발리볼도(실내 배구경기의 야외 사촌) 올림픽 종목으로 선정되었다. 해당 스포츠 참가 인원은 전 세계적으로 증가하고 있다. 실제로, 일부 추정에 따르면 배구는 축구에 이어 세계에서 두 번째로 인기있는 참여 스포츠이다.

배구의 인기가 높아짐에 따라서, 스포츠 과학자들은 스포츠와 관련된 근본적인 질문에 대한 연구를 하는데 점점 더 많은 관심을 보여왔다. 이는 아마도 동료 평가 문헌에 매년 출판되는 배구 관련 논문의 수가 증가하는 것으로 가장 잘 반영되고 있다. **그림 19.1**에서 볼 수 있듯이 "배구"라는 키워드로 국립의학도서관에 요약되어 있고, Index Medicus에 등재된 논문의 수는 지난 50년동안 꾸준히 증가했다. 1956년 H. Berndt의 "배구에서 전형적인 부상"이라는 제목의 연구가 나온 이후, "배구"라는 키워드를 포함하는 총 1359개의 연구가 출판되었으며(2016년 7월 15일 현재), 이중 거의 10%가 2015년에만 출판되었다.

배구와 관련된 여러 손가락 부상을 기술한 1956년 논문에서 Berndt는 배구에서 부상률이 비교적 적다고 하였다. 추가 역학 연구에 따르면 배구와 비치발리볼은 모든 스포츠 중에서 가장 안전한 스포츠 중 하나라는 Berndt의 주장이 옳았다는 것이 입증하였다. 그럼에도 불구하고 배구는 부상의 위험이 전혀 없는 스포츠는 없다. 실제로 각 스포츠에는 고유한 부상 패턴이 있으며, 모든 레벨의 배구 선수는 코트에서 연습하거나 시합을 할 때마다 부상위험을 감수해야 한다.

세계 최고의 운동선수들은 확실하지 않은 승리를 추구하면서 조국을 대표할 기회를 얻기 위해 자신의 시간, 에너지, (너무 자주)건강을 교환하는 가장 큰 위험을 감수하는 사람들 중 하나라고 주장할 수 있다. 어떤 상황들은 선수의 뛰어난 성적이나 팀의 승리를 방해하게 안 좋게 돌아갈 수 있다. 하지만 운동선수의 가장 큰 두려움은 자신의 경기 능력을 저하시키며, 시간을 상실시키는 심각한 부상을 입는 것이다.

운동선수들은 왜 이러한 위험을 감수할까? 가장 간단한 대답은 부상에 대한 두려움보다 경쟁하고 이기고자 하는 욕구가 더 크다는 것이다. 그러나 특정 스포츠의 많은 운동 선수들에게 이것은 더 이상 사실이 아니다. 반복적인 머리 손상으로 인한 외상으로 중추 신경계(central nervous system)를 쇠약하게 하

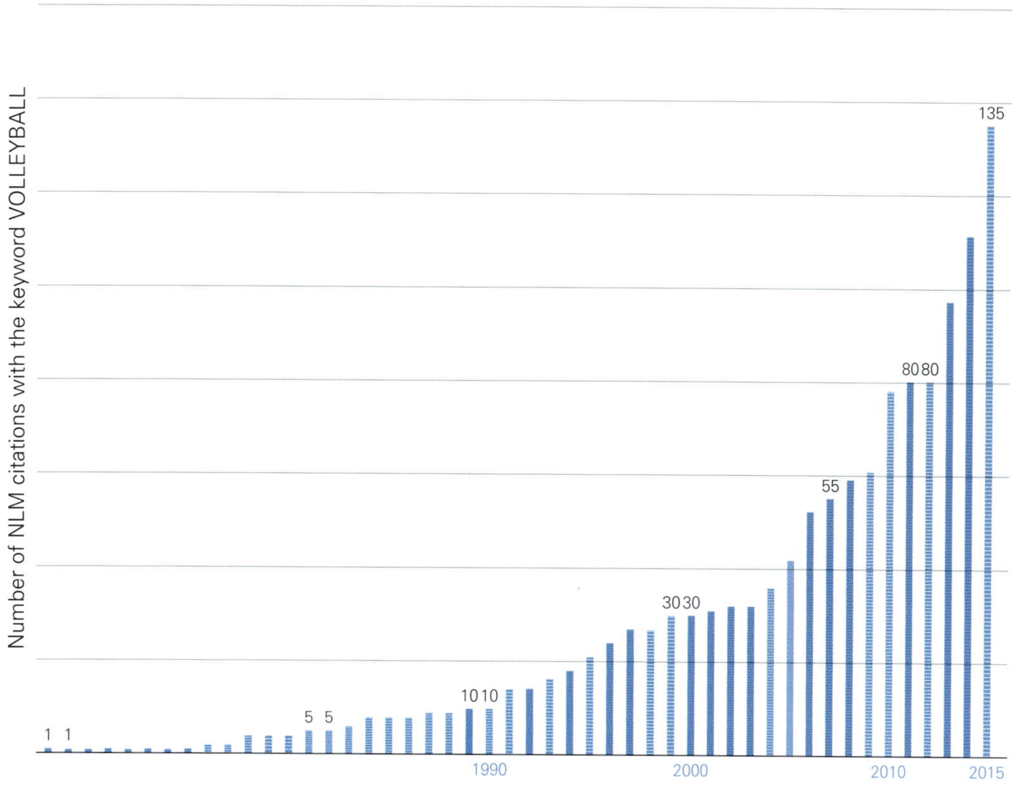

그림 19.1 1965년부터 2015년까지 국립의학도서관(NLM)에서 '배구'라는 키워드로 색인된 논문 수

는 위험을 늘리기보다, 운동선수로서 전성기 훨씬 전에 스포츠에서 은퇴하기로 결정하며, 최근 은퇴가 급증하고 있는 미국 미식축구 선수들을 우리는 목격하고 있다. 이러한 우려는 프로 운동선수에게만 국한되지 않으며, 부상으로 인한 영구적인 후유증에 대한 두려움 때문에 부모들이 자녀가 미식축구(및 기타 스포츠)를 하는 것을 점점 더 금지하고 있기 때문이다.

과학과 의학은 분명하게 스포츠 발전에 중요한 역할을 해왔고 앞으로도 계속 그럴 것이다. 운동선수를 돌보는 실천은 고대 그리스 의사 헤로디쿠스(Herodicus)까지 거슬러 올라가지만, "스포츠의학(sports medicine)"이라는 용어는 지난 세기에 만들어졌다. 아마도 스포츠의학의 가장 잊을 수 없는 이미지는 1940년대에 시작된 사이드라인에서 부상자를 선별하거나 의료 서비스를 제공하는 의사의 모습일 것이다. 현대 스포츠의학의 초기에 "적용범위(coverage)"란 스포츠에 어느 정도 익숙한 의사가 경기장이나 코트의 사이드라인을 배회하며 "임시로 치료하고 가는(patch and go)" 준비가 되어있다는 것을 의미했다. 오늘날 스포츠의학은 경기장 밖에서나 사이드라인에서 운동선수에게 최적의 치료를 제공하기 위해 다양한 전문 분야의 전문지식을 활용하는 종합 분야이다.

시간이 지남에 따라 임상의와 과학자의 경험과 협력 노력을 통해 스포츠 외상학(sports traumatology)의 병태생리학과 생체역학에 대한 이해가 향상되었다. 이는 결과적으로 스포츠 손상의 치료 및 재활 분야의 발전으로 이어졌다. 약 30년 전, 소수의 스포츠 의학 전문가들이 스포츠 관련 손상을 어떻게 피할 수 있을지에 대한 질문을 제기했다. 그리하여 스포츠손상 예방 분야가 탄생했다. 이 분야의 연구에 따르면 시간 손실 부상(time–loss injuries)을 완전히 없앨 수는 없지만 구조화된 예방프로그램을 적용하면 특정 부상의 위험을 줄일 수 있는 것으로 나타났다.

스포츠의학과 스포츠과학의 미래는 어떠할까? 최근의 "관심이 많은 주제(hot topics)"중 스포츠의학 연구 관련 주제는 집중적인 운동으로부터 생리적 회복을 최적화시키는 것이다. 회복(recovery)은 스포츠의학과 스포츠 운동능력(sports performance)의 교차점에 있으며, 이 분야의 발전은 운동 선수의 성공에 대한 잔여 장벽을 극복하는 데 필수적이다. 한편, 유전학과 같은 다른 과학 분야에서는 엘리트 운동능력(elite performance)의 유전적 구성 요소와 부상에 대한 취약성을 밝혀낼 수 있는 가능성을 제시하고 있다. 앞으로의 과제는 과학적 조사 과정에서 발생하는 부상의 경제학과 윤리적 난제를 충분히 이해하여 미래의 발견을 모든 사람이 이용할 수 있고 저렴하게 만드는 것이다.

아직 배워야 할 것이 많다. 연구에 기초하고 종단적 결과 연구(longitudinal outcome studies)와 무작위 임상 시험(randomized clinical trials)을 통해 강화된 증거 기반 결정(evidence–based decisions)은 엘리트 선수와 성장 중인 운동선수를 위한 의료의 황금 표준(gold standard of medical care)이 될 것이다. 미래의 치료 계획은 우리가 현재 "최첨단(state of the art)"으로 채택하고 장려하는 계획과 크게 달라질 것이다.

우리는 운동선수에게 적용 가능한 의학적 개입의 한계를 발전시키려고 끊임없이 노력하지만, 스포츠의학 분야가 필연적으로 발전함에 따라서, "첫째, 환자를 해치지 말라"는 히포크라테스 선서의 주요 교리를 계속 지켜야 한다. 의사, 과학자, 운동선수 사이에 신뢰의 유대가 끊어지지 않아야만 스포츠에 헌신하는 사람들에게 아직 이루어지지 않은 발견이 진정한 발전으로 이어질 수 있을 것이다.

참고문헌

Berndt H.(1956) Typical injuries in volleyball. *Dtsch Gesundheitsw*, 11(9), 314–315.

추천 자료

Van der Sluis A, Brink MS, Pluim B, Verhagen EA, Elferink-Gemser MT and Visscher C. (2016) Is risk-taking in talented junior tennis players related to overuse injuries? *Scand J Med Sci Sports* (Epub ahead of print): doi: 10.1111/sms.12729.

Index

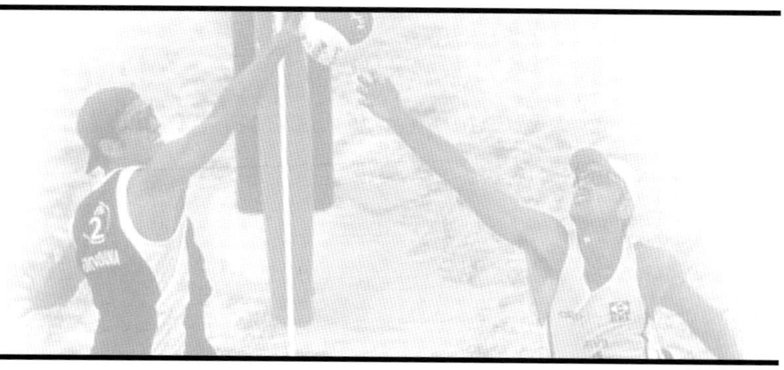

한글

S

W